Endovenous Therapy

静脉腔内治疗学

主　编　李春民　郑月宏　张曙光

中国科学技术出版社
·北 京·

图书在版编目（CIP）数据

静脉腔内治疗学 / 李春民 , 郑月宏 , 张曙光主编 . — 北京 : 中国科学技术出版社 , 2020.6
ISBN 978-7-5046-8625-1

Ⅰ . ①静⋯ Ⅱ . ①李⋯ ②郑⋯ ③张⋯ Ⅲ . ①腔静脉—外科学 Ⅳ . ① R654.3

中国版本图书馆 CIP 数据核字 (2020) 第 056905 号

策划编辑	郭秋霞　焦健姿
责任编辑	丁亚红
装帧设计	佳木水轩
责任印制	李晓霖

出　　版	中国科学技术出版社
发　　行	中国科学技术出版社有限公司发行部
地　　址	北京市海淀区中关村南大街 16 号
邮　　编	100081
发行电话	010-62173865
传　　真	010-62179148
网　　址	http://www.cspbooks.com.cn

开　　本	889mm×1194mm　1/16
字　　数	466 千字
印　　张	18.75
版　　次	2020 年 6 月第 1 版
印　　次	2020 年 6 月第 1 次印刷
印　　刷	北京威远印刷有限公司
书　　号	ISBN 978-7-5046-8625-1 / R·2523
定　　价	168.00 元

编著者名单

主　审　张望德　章希炜

主　编　李春民　郑月宏　张曙光

副主编　焦元勇　杨　林　张　龙

编　者（以编写章节的先后为序）

邹思力　海军军医大学第二附属医院	李振振　海南医学院附属海南医院
邱结华　南昌大学第二附属医院	焦元勇　南京医科大学第一附属医院
高　翔　河北医科大学第二医院	庄　晖　福建医科大学附属第一医院
师　龙　河北医科大学第二医院	郭平凡　福建医科大学附属第一医院
田　野　新疆医科大学第一附属医院	蒋　鹏　北京积水潭医院
吴巍巍　清华大学附属北京清华长庚医院	王　坚　浙江大学医学院附属第二医院
赵俊来　清华大学附属北京清华长庚医院	郭修海　云南省阜外心血管病医院
许永乐　解放军总医院	金　辉　云南省阜外心血管病医院
秦士勇　山东第一医科大学第一附属医院	金　冲　台州市中心医院（台州学院附属医院）
张曙光　山东第一医科大学第一附属医院	冯一浮　台州市中心医院（台州学院附属医院）
周　瑾　北京中日友好医院	杨　林　西安交通大学第一附属医院
马　军　哈尔滨医科大学附属第二医院	张智辉　广州医科大学第二附属医院
王曰伟　青岛大学附属医院	张云峰　山西省人民医院
孙　毅　首都医科大学附属北京朝阳医院	王振峰　山西省人民医院
丁鹏绪　郑州大学第一附属医院	管　强　山西省人民医院
张　韬　北京大学人民医院	赵海光　复旦大学附属华东医院
董　方　甘肃省人民医院	宋　燕　郑州大学第一附属医院
陈　泉　甘肃省人民医院	李桂杰　山东第一医科大学第一附属医院
杨　晗　广西医科大学第一附属医院	张　龙　北京大学第三医院
熊企秋　首都医科大学附属北京朝阳医院	孙巧玲　北京大学第三医院
冯　海　首都医科大学附属北京友谊医院	李春民　首都医科大学附属北京朝阳医院
刘　钊　首都医科大学附属北京友谊医院	

主编简介

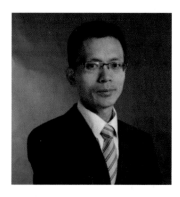

李春民 医学博士，首都医科大学附属北京朝阳医院血管外科，副主任医师。兼任中国微循环学会周围血管疾病专业委员会压力学组组长，中国医师协会整合医学医师分会整合血管及腔内血管外科专业委员会委员，中国研究型医院学会创面防治与损伤组织修复专业委员会委员，中国医药教育协会血管外科专业委员会委员，中国解剖学会血管分会委员。长期专注于血管外科疾病的诊治，在复杂血管外科手术及介入操作方面有丰富的经验；同时致力于血管外科疾病临床及压力治疗、组织工程血管、腹主动脉瘤病因等基础研究。参与多项国家高技术研究发展计划、国家自然科学基金等重大课题研究。参编英文著作1部、中文著作17部，其中主编6部，副主编4部；在中文核心期刊发表文章60余篇，其中中华系列杂志19篇，SCI文章12篇。

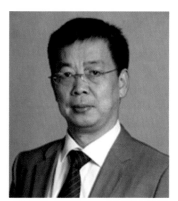

郑月宏 主任医师，教授，博士研究生导师，北京协和医院血管外科主任，协和临床科研博士后导师，临床博士后导师。兼任中国微循环学会副秘书长，中国微循环学会周围血管疾病专业委员会主任委员，亚太血管学术联盟（APA）会员大会主席，白求恩公益基金会血管分会主任委员，欧美同学会血管医师分会主任委员，澳门医学专科学院教授，Translational surgery 期刊主编。从医多年始终在临床一线工作。师从我国著名学者管珩教授。曾于美国 CCF 医学中心、Eppworth Healthcare 等研修。擅长周围血管外科疾病的开放手术和介入治疗、对血管疑难杂症治疗有独到见解和创新。对颈部、胸部大血管病变和腹主动脉瘤腔内介入和手术诊治有较多研究。创立布加根治、胸腹主动脉瘤多种血管手术新入路和手术改进，成果在行业顶级期刊发表。致力于面向基层的微循环血管基层推展活动，提倡"碎步快跑"，扶助中青年血管医护领跑亚太血管学术圈。主持国家自然科学基金、北京市自然科学基金、医学科学院重大专项课题等多项科研基金课题。在中文核心期刊发表论著100余篇，发表 SCI 文章50余篇。主编著作《腔静脉外科》等10余部。获中华、华夏等科技进步奖4项，曾多次获北京协和医院医疗成果奖。已培养和在读博士后、博士研究生30余人。获得北京协和医院优秀教师、外科最佳主任医师、北京市优秀医师等称号。

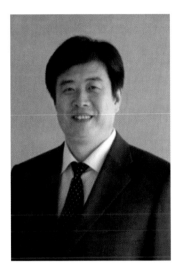

张曙光 山东第一医科大学第一附属医院（山东省千佛山医院）血管外科主任，教授，硕士研究生导师。山东省医师协会外周血管介入医师分会主任委员，中国医师协会血管外科医师分会委员，山东省医学会消化介入诊疗分会副主任委员，《临床普外科杂志》等期刊编委。长期从事门静脉高压症、布加综合征、夹层动脉瘤、腹主动脉瘤、下肢动脉硬化闭塞症、血栓闭塞性脉管炎、糖尿病足、急性肢体动脉栓塞、急/慢性肠系膜缺血性疾病、静脉血栓栓塞症（VTE）、下肢静脉曲张等各种周围血管疾病的诊治。获山东省科技进步三等奖1项，山东省医学科技进步二等奖2项。在国内外医学专业期刊上发表学术论文百余篇，其中SCI文章10余篇；主编《血管外科急症处理》《周围血管腔内治疗学》，参编《实用普通外科》《布－加综合征的诊治》等著作5部。

内容提要

自从古埃及时期开始出现对静脉曲张疾病描述以来，人们对静脉疾病认识的广度和深度均产生了巨大变化。一直以来，静脉疾病均被认为是血管外科医生的"开胃小菜"，没有受到足够重视，以至于在动脉疾病基础研究和临床诊断治疗不断推陈出新、跨步发展的今天，静脉疾病的治疗，尤其是腔内治疗在国内仍处于推广阶段。

近年来，随着腔内技术快速发展和对静脉疾病认识的深入，以及专用的腔内器械耗材研发效率提高，静脉疾病腔内治疗已获得长足进步。本书将从静脉疾病临床解剖、病例生理，到静脉疾病腔内治疗耗材、药物、常用技术，以及常见静脉疾病腔内治疗的临床实践，进行全景式的论述。书中综合论述了近年腔内治疗学在静脉疾病治疗中的最新进展，并试图以最贴近临床实践的角度将这些进展性应用融入到各种常见疾病中。

静脉疾病在我国属于高发病，是基层医院主要面对的血管外科疾病。为了更好体现"腔内治疗学"这一主旨，同时进一步推广静脉腔内治疗在广大基层医院的应用，本书在疾病各论部分，对各类常见静脉疾病腔内治疗的使用耗材、应用技术、操作步骤、术中注意事项及围术期处理进行详细的阐述，这些细节体现了我国静脉疾病治疗一线专家团队的心得体会，是他们多年来经验教训的总结，值得广大有志于静脉疾病诊疗事业的医生精细阅读和体会。

序 一

静脉是血管系统的重要组成部分，是收集回流血液入心脏的血管。不仅静脉血管数量较动脉更为庞大，而且静脉疾病种类繁多，其发病率远远高于动脉疾病人群。静脉疾病多为慢性疾病，不但影响患者身体健康、生活质量，而且还会造成社会生产效力的很大损失。

随着现代医学的迅猛发展，静脉疾病的相关新理论、新技术层出不穷，特别是现代影像学技术的不断进步，以及治疗方法（如介入器材和腔内技术）的进一步发展，已将静脉疾病的治疗推向一个新的阶段。腔内治疗是当今的主流微创治疗方式，但由于对静脉疾病重视程度不足，导致国内静脉疾病治疗方式发展很不均衡，许多医疗中心仍沿袭陈旧的治疗方式。动脉疾病的腔内治疗已获广泛普及，相关专业参考书和指南非常多，但有关静脉疾病的专业著作还比较少，因此迫切需要一本完整介绍静脉疾病腔内治疗的专著，这也是临床外科尤其是血管外科医师所期盼的。

鉴于此，北京朝阳医院李春民教授特别组织了 20 余所全国著名医科大学附属医院与教学医院的数十位活跃在临床一线的中青年专家，结合各自丰富的临床治疗经验及对静脉治疗进展的总结分析，共同撰写了这本全新的《静脉腔内治疗学》。本书重点阐述了各种静脉疾病腔内治疗的诊断技术、治疗方案、手术术式及其进展。全书内容严谨，层次分明，参考了大量中外文献，是一部非常好的学术专著，集理论性和实用性于一体，对促进我国静脉疾病腔内治疗、教学、科研的发展均将起到积极作用。希望本书可以使血管外科及其他相关专业的医师们获益，并为推动中国血管外科，尤其是静脉腔内治疗的发展做出贡献。

中国心脏及大血管著名教授

首都医科大学附属北京朝阳医院院长

于北京

序 二

　　静脉腔内治疗是静脉外科的新兴领域。近年来，随着微创理念越来越深入人心，静脉腔内治疗的方法和器材研发呈井喷式发展。静脉腔内治疗已基本渗透至传统静脉外科的各个方面，并在临床实践中取得了很好的治疗效果，成为许多疾病的一线治疗措施。

　　但当前静脉腔内治疗领域，存在器械品类繁杂、临床资料零散、系统研究不多等问题，且临床应用中还缺少统一的规范和标准的培训体系等。

　　基于以上情况，北京朝阳医院李春民教授组织国内数十位血管外科专家，编写了国内首部关于静脉腔内治疗方面的专著——《静脉腔内治疗学》。李春民教授是我的学生，一直在血管外科领域发展。他领衔完成这部填补国内空白的专著，我由衷开心，同时也向他表示祝贺。值得一提的是，一同完成本书的编者也都是目前国内优秀的血管外科专家，在静脉外科腔内治疗领域已有不俗的成绩。这群极富创造力的新生代学者平时的临床、科研、教学及学术交流等工作非常繁重，但他们利用业余时间参阅了大量文献，结合自己的宝贵经验，把当前国际静脉腔内治疗的理论规范及研究进展，用凝练专业的语言展现于书中。

　　希望这部专著能为广大血管外科医师提供帮助，为我国血管外科的发展及静脉腔内治疗系统性提高发挥积极作用。我更渴盼国内能涌现更多优秀的血管外科才俊，从事并热爱静脉外科专业，推动我国血管外科事业向更全面、更现代的方向发展。

中国科学院院士

于美国加州 Riverside

前　言

　　静脉疾病是常见的多发性疾病，包括静脉功能不全、深静脉血栓形成、先天性静脉疾病等。静脉疾病发病率远高于动脉疾病，且呈逐年增长趋势。因此，重视静脉疾病的研究，制订静脉疾病的临床诊断和治疗策略，就显得越来越重要。

　　近年来，随着血管外科技术的不断发展，静脉疾病的治疗已由传统的开放手术越来越多地转变为腔内治疗。同时随着新方法、新技术、新药的不断问世，我们对很多静脉疾病的治疗也有了新的理解，静脉疾病的诊疗水平也得到了明显提高。

　　为了能够更好地总结和归纳静脉疾病的腔内治疗进展，为患者提供更加先进、有效、适合的治疗策略，我们组织编写了本书。本书汇集了全国十余家著名医院的专家，根据各家医院的特色和优势，分章节撰写。从一定程度上来说，本书代表了我国目前静脉腔内治疗的水平。

　　本书从静脉解剖、常见静脉疾病的病理生理、静脉腔内治疗常用技术入手，对目前主流的静脉腔内治疗方法进行了详细论述，并结合当前的各种共识和指南，引用了大量的最新文献，具有很强的实用性，体现了各团队的宝贵实践经验，十分贴近血管外科的临床工作。

　　衷心感谢参与本书编写的各位编者，在繁忙的临床工作之余，能够孜孜不倦、精益求精，为书中的每一章节把关，展现了各位专家严谨认真的治学精神、强烈的事业心、责任感和崇高的奉献精神。感谢我们的老师汪忠镐院士，在本书的编写过程中，一直给予鼓励和支持。最后感谢所有在本书编写及出版过程中给予支持和帮助的单位及朋友。

　　由于书中的章节均为各位编者独立完成，内容形式与编排风格等稍有差异，加之新技术、新理念不断涌现，书中可能存在疏漏及不足之处，敬请批评指正。

于北京

目　录

总　论

各　论

总 论

第1章 静脉腔内治疗的概括及发展

一、静脉曲张的腔内治疗

人类认识和治疗静脉系统疾病的历史源远流长，公元前约 1550 年，古埃及的 Ebers 纸草文稿中就有针对静脉曲张的描述："许多筋瘤成团聚集，就像充了气一样"。那时候就已经有静脉曲张手术了，然而在当时简陋的条件下，手术创伤大，失血多，很容易感染，甚至死亡。Ebers 纸草文稿的作者并不推荐静脉曲张手术。在古希腊，当时人们对静脉曲张的认识被以雕塑的形式记录下来——雅典卫城发现的一块雕塑上，一个人抱着一条患有静脉曲张且肿胀的腿，这在很多关于静脉曲张的历史著作中都有描述。到了公元前 400 年左右，Hippocrates 在专著中主张摒弃静脉曲张的切除手术，提出对下肢多点穿刺放血随后压迫治疗。这也是中世纪盛行的放血疗法的理论基础。

在随后的数百年间，随着西医外科的发展，麻醉和无菌概念的逐渐成熟，静脉曲张的手术治疗得以发展、推广。期间经历了单纯结扎静脉、尽可能多地切除病变静脉等阶段。公元 600 年，希腊外科医生 Aegina，提出了治疗下肢静脉曲张，采用结扎和剥除大隐静脉的重要性。1485 年，Leonardo da Vinci 画出了下肢浅静脉的解剖图，他的素描有着不可思议的准确性，对医学的发展进步具有深远的影响。随着人们对静脉系统解剖以及血流动力学的认识不断加深，静脉系统疾病的治疗方法也不断推陈出新。

1891 年，Trendelenburg 公布了最早的大隐静脉高位结扎术。1905 年，Keller 提出了隐静脉剥离术比单纯结扎疗效更佳。自此，在隐股交界处高位结扎大隐静脉，并将腹股沟至膝关节或踝关节的大隐静脉全程剥除成为治疗大隐静脉曲张的标准术式，沿用至今。

随着材料学和其他相关科技的发展，血管腔内治疗器具及药物的研发日新月异。腔内治疗静脉曲张的方法也不断推陈出新。

19 世纪中期，随着注射器的开发，医学专家们便开始尝试血管硬化疗法。这也是最早的静脉疾病腔内治疗的尝试。当时使用的硬化剂是氯化铁，虽然能治疗静脉曲张，但由于这种疗法会引发多种并发症，所以未能得到广泛应用。鱼肝油酸钠是最古老的清洁剂类硬化剂，1930 年被 Higgins 和 Kittel 首次应用于静脉曲张的治疗。1937 年，Biegeleisen 报道了乙醇胺油酸酯的应用。1946 年，Reiner 开始将十四烷基硫酸钠作为硬化剂治疗静脉曲张。然而，历史数据显示，经皮注射液体硬化剂治疗大隐静脉曲张后一年内的再通率超过 50%。在 20 世纪后半期，血管硬化治疗在欧洲的应用越来越少，很大程度上是因为 Hobbs 的一项 10 年随机对照研究结果。该项研究发现：71% 隐静脉功能不全的患者经传统手术后随访结果良好，而接受血管硬化治疗者仅有 6% 效果良好。另外有众多的研究显示，血管硬化治疗后静脉曲张的复发率达 20%～70%。

但是血管硬化治疗并未因上述原因退出历史舞台，1939 年，McAusland 首次使用泡沫硬化剂来治疗静脉曲张，即通过摇晃装满鱼肝油酸钠的试剂瓶制成泡沫硬化剂，然后注射入血管内。这是最早的泡沫硬化疗法的概念。2000 年，Tessari 研究出提高泡沫硬化疗法质量的新技术，可以保证泡沫的真正无菌性。Tessari 法也是目前制备泡沫硬化剂的主要方法，因其简单实用得到了广泛应用，同时也促进了硬化疗法的临床应用。2008 年，液体硬化剂注射导管 ClariVein 被美国食品及药物管理局批准用于静脉曲张的治疗，这是一种特制的液体硬化剂注射导管，头端配有高速旋转的导丝头，能达到比传统硬化剂更好的闭合效果。2010 年，美国食品药品管理局批准使用 Asclera（聚多卡醇，聚乙二醇单十二醚）注射液，这种硬化剂的优点在于血管内注射时无痛，过敏反应很少见，不产生溶血现象，因而发生色素沉着的可能性很小。随着新型硬化剂的推出，硬化治疗相关的临床研究也在不断进行，并有了较前更好的临床效果。

1980 年，双超声波扫描（double ultrasonic scanning，DUS）问世，DUS 现已成为静脉疾病检查和治疗中至关重要的工具。在此基础上，1988 年，Claude Franceschi 出版了关于保留静脉主干的分段结扎术（cure conservatrice et hemodynamigwe del' insuffisance veineuse en ambulatorre，CHIVA）的专著，CHIVA 技术主要是在通过 DUS 充分评估病变静脉的血流动力学前提下，通过降低隐静脉及其属支中静脉血的静水压，改变下肢静脉血流动力学，从而缓解和治疗下肢静脉曲张。

CHIVA 手术虽然为微创手术，但仍然需要做皮肤切口，并非血管腔内治疗。1998 年，英国首先开发静脉腔内激光消融术（endovenous laser ablation，EVLA），1999 年由美国血管外科医师 Robert 率先应用于临床。这是一种通过热效应将曲张静脉从腔内烧闭的手术方式，经皮穿刺就可以完成。但随着激光治疗的推广，瘀斑、疼痛、大腿部硬结等常见的不良反应越来越多地被人们发现。这些不良反应很大程度上是由于激光导致

的静脉壁穿孔，引起血液外溢进入周围组织所致。为了减少激光治疗的不良反应，不同波长的激光被应用于临床。美国 FDA 于 2002 年正式批准 810nm 激光技术用于静脉曲张治疗。最新应用的 1470nm 波长的水特异性激光具有更少的能量传输即可闭合血管的特点，已有临床研究报道其术后疼痛、瘀斑等不良反应的发生率更低。

1999 年，射频消融术（radio frequency ablation，RFA）被美国 FDA 批准用于静脉曲张的治疗。RFA 是利用热效应，从静脉腔内烧闭功能不全静脉的一种手术方式。与激光点状发热机制不同，射频消融导管头端 7cm 的长度都可发射均匀的稳定热能。由热损伤引起的静脉壁胶原收缩使静脉壁迅速增厚，管腔缩小，由内皮破坏诱发的炎症反应促使静脉纤维化，最终实现永久性的静脉闭塞。

2015 年，美国 FDA 批准 VenaSeal 封闭系统（VenaSeal 系统）用于静脉曲张的治疗。该系统通过一种黏合剂对病变浅静脉进行密封，从而实现永久性的治疗。该方法利用非热效应，不需要沿静脉走向注射肿胀液，通过一个穿刺点可以完成整个目标静脉段的处理。

随着各项临床研究结果的陆续公布，静脉曲张腔内治疗的疗效被不断验证，目前此项技术已经很大程度上替代了传统的外科手术。

二、静脉血栓栓塞性疾病的腔内治疗

深静脉血栓、肺栓塞，连同血栓后综合征（post thrombotic syndrome，PTS）被统称为静脉血栓栓塞性疾病（venous thromboembolism，VTE）。在腔内技术发展起来之前，抗凝和溶栓药物的全身性使用是急性期 VTE 治疗的标准方案。过去的半个多世纪，有很多的相关研究报道了使用溶栓药物和单纯抗凝治疗的疗效对比，普遍认为与单纯抗凝治疗相比，全身溶栓能够更快清除血栓，并减少瓣膜破坏。但由于溶栓药物不与血

栓直接接触，必须增加全身使用的溶栓药物剂量才能有效作用于血栓，这样会导致溶栓治疗并发症，如颅内出血等严重的出血并发症的发生，这也促使人们探索更安全、有效的治疗手段。

1952 年，瑞典的放射科医师 Saldinger 发明了一种血管穿刺的新方法，现在叫作"Saldinger 技术"，为介入放射学的发展奠定了基础。1964 年，介入放射学之父 Dotter 经皮肤穿刺，成功扩张了下肢动脉的一处狭窄，开创了经皮血管成形术的新纪元，标志着介入放射学的形成。在此基础上后期又发展出球囊导管扩张术和金属支架植入术。

随着静脉腔内技术的日益发展，全身性溶栓治疗逐渐退出主流，各种能够把溶栓药物直接送达血栓内部的器械应运而生。Semba 和 Dake 最早报道了通过导管将尿激酶直接送达血栓内部的研究，这便是最早的导管接触式溶栓（catheter-directed thrombolysis，CDT）。随后的临床观察发现，对于某些髂静脉存在受压、狭窄的患者，仅通过 CDT 治疗无法保持静脉的长期通畅。由此 CDT 联合髂静脉球囊扩张或支架植入成为部分患者的治疗方案。

近 20 年间，腔内治疗发展迅猛。随着新型腔内器械的研发，经皮机械血栓清除术（percutaneous mechanical thrombectomy，PMT）逐渐进入人们的视野。PMT 是指通过经皮穿刺静脉，将器械输送至血栓部位，利用机械的方法清除血栓，同时还能将增加溶栓药物和血栓的接触面积，从而减少溶栓药物使用剂量，缩短治疗时间。目前，美国 FDA 已批准多种 PMT 设备。其中 AngioJet 血栓清除系统已有近 20 年的临床应用经验。其利用高速流体降低静脉内压力并产生真空区同时将血栓击碎，随后通过吸引装置将血栓吸出。并能够通过导管将溶栓药物输送并渗透至血栓内，加强碎栓吸栓的效果。已有大量研究报道了这一系统的有效性和安全性。但因为该系统需要用到大量液体，限制了其对于肾衰竭或充血性心衰

的患者的使用。2005 年，美国 FDA 批准上市的 TRELLIS（R）-8 周围灌注系统也是高效的 PMT 手段。该系统用球囊阻断血栓远近端的静脉，使血栓位于一个独立封闭的空间内，通过高速旋转的导丝搅碎血栓，并通过位于两个球囊之间的药物释放孔定向释放溶栓药物实现对血栓的治疗。此外，尚有 EkosSoinc 腔内声波系统等其他 PMT 相关器械，其临床应用效果值得期待。

急性期深静脉血栓一旦并发肺栓塞，很可能导致猝死等严重并发症。1934 年 Homans 提出通过阻断血栓近心端静脉回流，从而达到预防肺栓塞的目的。尽管他最早的设想是结扎股静脉，但在外科技术飞速发展的背景下，他随后便着眼于阻断下腔静脉。然而，彻底结扎下腔静脉导致了严重的术后心血管系统并发症，以及长期的静脉系统后遗症出现。这促使人们探索新的方案，选择性暂时阻断或折叠静脉的策略随后被提出来。这些策略包括用可吸收线暂时性结扎下腔静脉，间断褥式缝合折叠下腔静脉，以及在下腔静脉外用聚四氟乙烯材料实现部分阻断。但这些方案均需要全身麻醉，并暴露腹膜后区域。严重的手术创伤和麻醉风险导致这些方案均无法推广。

随着腔内技术的发展，直至 1967 年，Kazi Mobin-Uddin 发明了仅需局麻便可植入下腔静脉的滤器，研究结果于 1969 年发表在 *New England Journal of Medicine*。该滤器可经颈静脉通路放置到下腔静脉，明显减轻了开放手术带来的手术创伤，但存在的缺陷是，该滤器最初的材料是一种固体纤维膜，很容易继发血栓形成。随后，人们尝试使用开窗的滤器，发现有些患者能够在保持下腔静脉通畅的情况下，明显降低肺栓塞的发生率。这些发现促使下腔静脉滤器的设计改良不断发展。1973 年，出现了 Greenfield 滤器，在一定程度上克服了之前滤器的缺点，可通过颈静脉或股静脉放置，具有较低的腔静脉血栓发生率，临床应用时间较长，它成为后续几十年各种新型滤器设计的主要参考对象。经过

近半个世纪的发展，多种不同形状、不同材料的滤器相继出现，如常见的 Bird's Nest、Vena Tech、Simon Nitinol、Trapease、Günther Tulip 滤器等。每种滤器在应用过程中也在不断改进，变得更加简便易用。然而，随着滤器被广泛应用，滤器相关的并发症也逐渐受到重视。如何科学、规范地把握腔静脉滤器置入的适应证在过去几年一直存在争议。目前，国际上有许多种有关腔静脉滤器置入的指南，近年来国内多个学科也制定了相应的临床指南，使得腔静脉滤器的使用更为规范。可回收滤器的出现推动了预防性腔静脉滤器置入，但预防性腔静脉滤器置入的效果仍不明确，还需更多循证医学的证据加以证明。

尽管针对 VTE 的治疗方法不断革新，PTS 仍然具有一定的发生率，严重影响着患者人群的生活质量。一项人群调查研究显示，当前美国居民静脉性溃疡的年发生率为 18/10 万，PTS 每年至少消耗 20 亿美元。PTS 首选非手术治疗，近年来随着材料技术的不断发展，医用弹力袜及加压治疗相关的复合材料成为治疗 PTS 的有效手段。在腔内技术出现之前，由于静脉阻塞导致的严重 PTS 通常通过转流手术来治疗，另外有许多外科手术可以重建静脉瓣膜来纠正反流。随着腔内和材料的发展，腔内治疗因其微创、并发症少、效果可靠，已成为髂-股静脉及下腔静脉重建的首选，主要是通过腔内球囊扩张和（或）支架置入来解除回流静脉的狭窄。首例动物体内的腔内瓣膜植入术于 1996 年被报道，是经颈静脉入路，将内置瓣膜的 Z 形支架植入犬的髂外静脉及髂总静脉。后续又有不同材料的静脉瓣膜问世，从牛静脉到猪小肠黏膜下层胶原组织，都已在动物模型中应用。小肠黏膜下层表面不含促栓成分和免疫原性，被认为具有较好的应用前景。现有的动物实验和小样本的 I 期临床试验结果表明，腔内植入生物材料制成的静脉瓣膜，对于治疗功能不全的静脉瓣膜是可行的，这为 PTS 的腔内治疗提供了新的方向。

三、髂静脉压迫综合征的腔内治疗

1851 年 Virchow 首次报道，由于右侧髂总动脉对左侧髂总静脉的压迫，导致了左髂静脉呈鸟嘴样改变，从而造成左侧下肢深静脉血栓的发生率大于右侧下肢。1908 年加拿大动物学家 McMurrich 在 107 例尸体解剖中发现，左髂总静脉受到右髂总动脉压迫，并有腔内粘连的表现。后来，R. May 和 J. Thurner 经组织学研究发现，受到压迫的左髂总静脉内膜和中层被覆以内皮细胞的结缔组织所取代，而在胎儿找不到这种结构。他们认为，这是左髂总静脉受右髂总动脉和盆腔压迫，动脉搏动传导引起的静脉壁之间摩擦刺激而导致的一种获得性反应结果。1965 年，Frank Cockett 报道了静脉造影和手术探查的相关资料，并对这一现象进行系统详细的描述，将该病命名为髂静脉压迫综合征。后人以他们的名字将该病命名为 May-Thurner 综合征或 Cockett 综合征。后续的临床研究发现，近 40% 的髂静脉阻塞性疾病并非血栓形成所致，而是与髂静脉受压迫有关。而这种受迫不仅可以出现在左侧髂总静脉，也可以影响到右侧髂总静脉。

20 世纪 90 年代之前，髂静脉狭窄的治疗手段主要采用开放手术。这类传统的开放手术通常仅处理腹股沟韧带以下的静脉，但随着腔内技术的发展，静脉造影或血管内超声引导下静脉支架置入的出现，提供了治疗腹股沟韧带以上区域静脉阻塞性疾病的手段。近年来，随着技术的改善和血管腔内治疗器械的发展，经皮腔内球囊扩张血管成形术（percutaneous transluminalangioplasty，PTA）和支架置入用于髂静脉管腔再通的治疗逐步增多。越来越多的学者同意 PTS 的一个常见原因是髂静脉受压综合征，而血管腔内支架置入治疗对减轻髂静脉压迫，恢复静脉血流通畅，维持远期疗效十分必要。腔内介入治疗克服了传统手术治疗的弊端，恢复正常的解剖生理通道，从而有效开通闭塞髂股静脉，在消除下肢回流障碍的同时，逆转了病情的进展。1995年，Berger等率先报道了腔内支架治疗Cockett综合征，并取得了较好的疗效。2009年，Kolbel等报道了59例慢性髂静脉闭塞的患者行支架置入的随访结果，表明术后5年的Ⅰ期通畅率70%，Ⅰ期辅助通畅率73%，Ⅱ期通畅率80%。Neglén等报道了455例Cockett综合征行PTA及支架置入术，术后随访30d，髂静脉支架内闭塞发生率仅为1%。近年的多项研究表明，腔内治疗髂静脉狭窄或闭塞具有良好的近期及远期效果，同时，与传统手术相比，介入治疗显示出更好的症状缓解率及更低的并发症发生率。

四、上腔静脉阻塞综合征腔内治疗

上腔静脉阻塞综合征（superior vena cava obstruction syndrome，SVCS）是指各种原因引起的上腔静脉狭窄或闭塞，导致上腔静脉系统血液回流障碍的临床症候群。1857年，William Hunter首先报道由于梅毒性升主动脉瘤压迫导致的SVCS。在此后相当一段时间内，良性病变被认为是引起SVCS的主要病因。近50年来，随着梅毒和结核等感染性疾病发病率的显著降低，恶性肿瘤已经成为SVCS的主要病因。1951年，Klassen首先报道用股静脉作为治疗SVCS的转流血管材料。1967年，Funker报道438例SVCS中由恶性病变引起者占80%，其中肺癌最常见，占65%。肺癌患者发生SVCS的概率为3%～5%，其中大多数为右上叶肺癌。近年来，随着有创性穿刺治疗的广泛开展，医源性上腔静脉阻塞发病率明显升高，多见于长期中心静脉营养、人工动静脉瘘、心脏起搏器置入、放疗后导致上腔静脉血管局部纤维化等。除了针对原发病的治疗，解除上腔静脉的闭塞或狭窄，恢复静脉回流，对于缓解症状、改善患者生活质量具有重要意义。

传统的SVCS治疗方法需要通过外科手术重建闭塞的上腔静脉，但因其创伤巨大，死亡率高，现已基本弃用。随着腔内技术的发展，尤其是自膨式支架等器具材料的发展，腔内治疗已成为SVCS的首选治疗方案。1991年，Solomon等首次报道了6例SVCS患者通过植入支架，解除上腔静脉狭窄。随后的几年内，多个中心报道了通过经皮穿刺静脉内球囊扩张、支架植入的方式，成功开通狭窄/闭塞的上腔静脉。解除上腔静脉的阻塞后，上腔静脉血液得以回流，能够迅速有效地缓解患者症状。近年文献报道的技术成功率通常在85%～95%，但支架远期闭塞、移位等问题不容忽视，具体的内容将在后续章节讨论。

五、布加综合征及门静脉高压的腔内治疗

布加综合征（Budd-Chiari syndrome，BCS）是各种原因引起的肝静脉或其开口以上的下腔静脉阻塞导致的淤血性门静脉高压和（或）下腔静脉高压的临床综合表现。1845年，英国内科医生George Budd第一次描述了肝静脉血栓形成导致的BCS，1899年，澳大利亚病理学家Hans Chiari第一次描述了BCS的病理学表现，后人即以这两个人的名字来命名该病。在欧美，BCS绝大部分由肝静脉阻塞引起，而在中国、日本、印度、韩国、南非，大部分由肝静脉开口以上段下腔静脉阻塞性病变所致，且下腔静脉隔膜或蹼性病变占大多数，后者也被称为亚非型布加综合征，或称为肝静脉下腔静脉综合征更合适。中国研究者于1963年在国内首次报道，1981年以前，中国仅报道41例。

1984年Equchi首先报道应用球囊扩张术治疗下腔静脉膜性闭塞获得成功，1990年Furni等首次用自膨式金属支架成功治疗1例肝段下腔静脉梗阻患者。此后几十年，介入疗法得到了不断发展，其操作方法简便、创伤小、疗效确切，很快得到推广。在我国，以膜性病变与短节段性病变

为主的病变，通过腔内技术复通的成功率高，且腔内治疗创伤小、可重复，目前已成为 BCS 首选的治疗方式。近 30 年来，BCS 患者的预后得到很大提高，很大程度上归功于迅猛发展的腔内治疗技术。虽然腔内微创治疗的进步飞速，被越来越多应用于治疗，但对可能发生的腔内治疗并发症应做好充足的预防准备。传统开放性分流手术仍有重要作用，可作为腔内治疗失败和复杂病例的保障。经颈静脉门体静脉分流术（transjugular intrahepatic portosystemic stent shunt，TIPS）对于广泛肝静脉闭塞且副肝静脉代偿不良者具有独特的优势。对于复杂重症 BCS 患者，可采用手术与腔内联合治疗。肝移植对于 BCS 终末期肝衰竭患者可能是不得已的方法。

BCS 是由于肝静脉或其开口以上的下腔静脉阻塞导致的门静脉高压症状，而肝前性门静脉高压是由于先天或后天的原因引起的门静脉狭窄或阻塞而导致脾大，脾功能亢进，胃底食管静脉曲张等门静脉高压症状。以感染、营养不良及先天性门静脉狭窄为主的门静脉高压，上消化道出血是其主要症状，因此，治疗以控制消化道出血为主要目标，门体分流术是其主要治疗方式。据 Orlof 等报道，从 1958 年起 40 年间，200 例由于门静脉血栓导致门静脉高压的患者进行门腔分流手术后，取得了良好的效果。肿瘤患者肝前性门静脉高压的主要病因为肿瘤及周围淋巴结直接压迫门静脉，或转移的癌细胞直接浸润门静脉，也包括患者体质差，免疫力低下等原因。此类患者可选择经皮经肝或经皮经脾门静脉支架置入，解除肿瘤压迫，从而缓解门静脉高压。随着材料学的发展，血管内覆膜支架使用的 PTFE 等高分子聚合材料的出现，使金属支架与宿主具有了更好的组织相容性，从而减少病变血管的再狭窄。

六、肠系膜静脉血栓腔内治疗

肠系膜静脉血栓形成（mesenteric venous thrombosis，MVT）是一种临床上少见的内脏淤血性疾病，是由于血液在肠系膜静脉腔内不正常凝结，阻塞血管，血液回流受阻所致。MVT 与血液高凝状态有关，手术外伤、炎症性肠病，以及恶性肿瘤是 MVT 的常见高危因素。MVT 占肠道缺血性疾病的 10%～15%，多起病隐匿，血栓发生后易导致肠梗阻、出血性肠坏死及肠穿孔等，因其临床表现不典型，早期缺乏特异体征，病死率可达 32%。因此，MVT 是一种发病率低、症状重、误诊率及病死率高的危重急腹症。外科手术曾是治疗 MVT 的唯一方法。MVT 合并肠坏死、肠穿孔、肠梗阻或腹膜炎，均是外科手术的适应证。彻底切除坏死肠管和抗凝血治疗是经典的治疗方法。

近年来，随着腔内治疗技术的发展，经不同途径进行直接或间接静脉内置管溶栓及导管取栓等治疗方法应用于临床。腔内治疗的方法包括经皮经肝穿刺门静脉途径血栓清除术、经皮经肝穿刺门静脉途径置管溶栓术、经颈静脉肝内门体分流途径介入溶栓以及经肠系膜动脉内介入溶栓。Yang 等对 MVT 患者早期置管溶栓与开腹手术的对比研究发现，早期置管溶栓患者的平均住院天数、住院费用、再次手术切除肠管长度均小于开腹手术组。另外，MVT 可继发门静脉血栓，TIPS 应用于 MVT 合并门静脉高压患者，可降低门静脉血栓形成的风险，对于门静脉、肠系膜静脉、脾静脉血栓已广泛形成者，TIPS 可提高溶栓效果，还能减轻术后腹水、降低曲张静脉破裂出血的风险。Kang 等的研究发现，血栓抽吸辅助置管溶栓可清除血栓，复通血管，避免不必要的肠切除。血栓抽吸联合置管溶栓治疗与单独血栓抽吸或置管溶栓相比，术后血栓再通率明显升高。选择合适的介入治疗手段，能够提高患者的远期生存率。

不同的介入溶栓治疗方法均可较好地恢复肠系膜静脉血流，改善症状，但治疗后的造影检查发现，肠系膜静脉内往往仍存在陈旧性血栓，因此，溶栓治疗后应坚持长期、足量的抗凝血治疗，防止血栓复发。

七、下腔静脉综合征的腔内治疗

下腔静脉综合征（inferior vena cava syndrome, IVCS）是由于下腔静脉受邻近病变侵犯、压迫或腔内血栓形成，下腔静脉滤器阻塞或新生物等原因，引起下腔静脉部分或完全性阻塞和血液回流障碍所导致的临床症候群。

下腔静脉阻塞的临床表现，因阻塞部位、范围、程度、病程长短及病因不同而有差异。在介入技术发展起来之前，IVCS 确诊较困难，目前，下腔静脉造影是最可靠的诊断方法。IVCS 患者大都体质较差，无法耐受手术搭桥等创伤大的手术治疗，因此，手术效果和适应证范围明显受限。Charnsangave 等在 1986 年首次应用腔内支架治疗 IVCS 成功以后，该方法开始逐步应用于 IVCS 的治疗。

自下腔静脉滤器问世以来，为了预防下肢静脉血栓导致的肺栓塞，下腔静脉滤器的使用十分广泛。随之而来的滤器相关并发症也出现激增。其中，下腔静脉滤器栓塞是 IVCS 的重要原因之一。其可由下腔静脉滤器捕获血栓造成，也可由滤器本身引发血液凝固造成。Neglén 等尝试了跨滤器的下腔静脉支架成形术，经过 54 个月的随访发现，支架通畅率与未放置滤器组无统计学差异，并且无下腔静脉撕裂、肺栓塞发生。因此该技术有可能是处理滤器阻塞导致的 IVCS 的有效方法之一。

下腔静脉占位性病变导致的 IVCS，分原发性和继发性。继发性病变以泌尿及生殖系统来源多见，恶性者预期生存时间较短，进行根治性切除加辅助治疗可延长生存时间，但由于手术带来的创伤较大，术后并发症较多，故下腔静脉合并其他部位的转移性肿瘤仍是手术治疗的相对禁忌证，

对于仅转移至下腔静脉者是否适合手术目前仍存在争议。下腔静脉平滑肌肉瘤在原发性病变中占 95%，它是一种来源于下腔静脉血管平滑肌的罕见的恶性肿瘤，缓慢生长预后差，根治性切除是目前唯一有效的治疗手段。

八、盆腔淤血综合征的腔内治疗

盆腔淤血综合征（pelvic congestion syndrome, PCS）是一种由盆腔静脉曲张引起的，以慢性盆腔痛为主要症状的临床症候群。1949 年，Tayor 首次明确了卵巢静脉曲张、盆腔静脉淤血和慢性疼痛之间的密切关系；表明盆腔迂曲扩张的静脉压迫刺激周围内脏神经丛及淋巴回流可导致疼痛等不适症状；指出胡桃夹综合征、Cockett 综合征、先天性动静脉瘘、肝硬化、下腔静脉肿瘤血栓形成、门静脉血栓或肾癌所致的左肾静脉血栓形成等因素，都可以导致 PCS。Ganeshan A 等研究发现，约 10% 女性存在卵巢静脉功能不全，其中 60% 进展为 PCS，超过 30% 的慢性盆腔痛是由 PCS 单一因素所致，只有 40% 的慢性盆腔痛经过专科医生诊治。因此，PCS 逐渐被认为是育龄妇女慢性盆腔痛的潜在因素。

1993 年 Edwards 等首次报道经导管卵巢静脉栓塞治疗 PCS 是一种有效的治疗方法。手术通过选择性插管至反流的卵巢静脉后，运用各种栓塞材料永久闭塞反流静脉及相关的曲张的盆腔静脉丛。据文献报道，此项技术成功率大多在 98% 以上，术后 2 周疼痛症状的缓解达到 70% ～ 85%。关于该技术的远期随访和疗效观察的报道较少，Kies 等报道的一组 127 例长期随访的结果表明，栓塞治疗 4 年后临床症状改善达到 83%。随着腔内技术和材料的发展，栓塞所用的材料也出现了更多种选择。大多数学者使用金属弹簧圈作为栓塞材料，沿卵巢静脉全段依次进行填塞。也有报道使用组织硬化剂（如鱼肝油酸钠、十四烷硫酸钠）和空气混合成泡沫硬化剂，

或将鱼肝油酸钠和明胶海绵、碘化油混合成液态栓塞剂进行联合栓塞。据文献报道，弹簧圈栓塞血管再通率较高，易导致复发。泡沫硬化剂或硬化剂和明胶海绵、碘化油混合而成的液态栓塞剂的优点在于和靶血管接触面积大，可沿分支或交通支血管弥散，可一次性完成卵巢静脉和曲张盆腔静脉的栓塞。但是由于其流动性大、可控性较差，容易发生经吻合支误栓肠系膜下静脉而产生并发症。1997 年，Capasso 等报道了运用胶体栓塞剂（氰丙烯酸丁酯）栓塞治疗 PCS，目前国内也有学者进行了相关的研究报道，验证了其疗效及安全性。

此外，Cockett 综合征和胡桃夹综合征所致的 PCS 可行球囊扩张成型术和支架植入术，解除回流静脉的阻塞，达到缓解盆腔静脉高压的目的。

九、先天性血管畸形腔内治疗

先天性血管畸形（congenital vascular malformation，CVM）是指胚胎演变的某一阶段发育停滞所致的血管畸形。CVM 可涉及动脉、静脉或淋巴管三大系统的部分或全部，可以某一个系统为主，或以混合形式存在。1982 年，Mulliken 提出了根据血流动力学将 CVM 分为低流量病灶与高流量病灶的分类法。在腔内治疗出现之前，CVM 的治疗主要是外科切除。但大部分 CVM 病灶界限不清，难以完整切除，且术中出血无法控制，容易导致严重手术并发症，残留病灶的复发也十分常见，因此，适合外科切除的病例十分有限。

近年来，随着腔内技术的发展，CVM 的治疗也有了更多选择。目前，以栓塞和硬化剂治疗为主的腔内治疗已成为 CVM 的一线治疗方案。对于包括淋巴管畸形、静脉畸形、毛细血管畸形、特异性血管畸形（如 K-T 综合征）在内的低流量病灶，可通过静脉造影或超声引导，完成栓塞或硬化治疗。常用的硬化剂包括无水乙醇、5% 鱼肝酸油钠、平阳霉素等。近年广泛应用的新型硬化剂如聚多卡醇，能够制作成泡沫，从而增强疗效并减少外流，降低并发症的发生率。此外，激光治疗成为体表 CVM 治疗的重要手段，近年来随着激光技术的发展，其治疗用途也有所扩展。Nd：YAG 激光治疗黏膜表面的静脉畸形病灶疗效明确。

高流量病灶主要是指动静脉血管畸形或动静脉瘘，具有很强的侵袭性，可以侵犯肌肉、神经、骨骼、关节，导致肢体活动障碍，严重者出现坏疽，需要截肢，病情进展可出现充血性心力衰竭，侵犯内脏、气道、眼眶、颜面颅脑，破裂出血可致死，如受到内源性刺激（如月经初潮、妊娠、激素释放）或外源性刺激（如创伤、手术）短时间内可能迅速发展。传统开放手术创伤大，出血多，且绝大部分无法根治，如果复发可能需要再次经历手术，因此并不是很理想的治疗方案。近年来发展起来的腔内治疗创伤小，已逐渐成为首选治疗方式。选择性动脉栓塞术已广泛应用于高流量型 CVM 的治疗，特别是对于深部内脏器官的动静脉瘘畸形，腔内治疗的优势尤为明显。值得警惕的是，不正确的栓塞术反而会加重病情，栓塞的关键在于去除核心的"血管巢"病变，而不能仅仅控制病灶的流入道。常用的栓塞材料包括弹簧圈、二氰基丙烯酸对丁酯（NBCA）、无水乙醇、乙烯 - 乙烯基醇共聚物（Onyx）等。治疗往往采用微创、分次、重复的方案，目的在于控制病变的进展和症状。

由于 CVM 病变复杂，限于目前的材料和技术，大部分患者仍然很难实现彻底治愈。随着介入技术和材料科学的发展，相信会有更理想的栓塞剂和治疗手段问世，使 CVM 的腔内治疗取得更理想的疗效。

十、血透通路并发症的腔内治疗

血液透析（血透）是除肾移植以外终末期肾

衰竭患者的主要治疗方法，血透通路是肾衰竭血透患者的生命线，建立和维护功能良好的血透通路是保证充分透析的必要条件。自体动静脉内瘘（arteriovenous fistula，AVF）和人工血管动静脉内瘘（arteriovenous graft fistula，AVG）是目前上肢血透通路构建的主要方式。随着人口的老龄化，糖尿病肾病、高血压肾病患者不断增加，血透通路建立的难度上升，并发症亦越来越多。

血栓形成是 AVF 或 AVG 构建后的早期并发症，一旦发现应尽早干预。在腔内治疗发展起来之前，治疗血透通路血栓形成的主要措施包括手法按摩、药物溶栓、切开取栓、内瘘重建等。随着腔内技术的发展，AngioJet 血栓清除系统的出现，利用此系统实施吸栓治疗能够快速减少血栓负荷，同样也适用于血透通路的血栓清除。PEARL-I 研究显示 AngioJet 吸栓治疗总体成功率为 92%，AVF 血栓清除率为 98%，AVG 血栓清除率达到 82%。

血透通路的中远期并发症主要是内瘘狭窄闭塞。反复穿刺、血管不当压迫等机械因素易致内皮细胞的破坏和管壁纤维化。另外，透析患者血管内皮细胞长期慢性的氧化应激反应及移植物反应同样在病变中起到推动作用，即使无内膜损伤也极易致内膜纤维化增生。在腔内治疗发展起来之前，血透通路的狭窄闭塞只能通过内瘘重建来解决。现如今，国内外血透通路相关指南和共识均指出，经皮腔内球囊扩张血管形成术（PTA）是血透通路狭窄的首选治疗方法。目前常用的高压球囊能够有效打开血管狭窄环，AVF 狭窄行 PTA 术后一年期通畅率 26%～62%，然而，PTA 对 AVF 血管内皮的撕裂、损伤亦可加剧动静脉瘘血管内膜增生，涂药球囊可抑制内膜增生，在 AVF 狭窄治疗中显示出良好的临床应用前景。

另外，随着超声技术的普及和便携式超声机器的发展，彩超引导下血透通路狭窄的腔内治疗显示出了独特的优势。超声引导下血透通路狭窄治疗时间比 DSA 介入时间短，且手术成功率较高，在门诊即可进行该项治疗，且治疗费用较少，能有效减轻患者经济负担。在超声引导下进行血透通路狭窄腔内治疗，医师能实时地对球囊导管位置、扩张过程和血管内径变化情况进行监测，且能对患者血流量进行测定，保证治疗的成功率，同时减少并发症的发生。超声引导下治疗无须造影剂，无放射伤害，有助于减少医源性损害的发生，具有良好的应用前景。

（邹思力）

参考文献

[1] Semba CP, Dake MD. Iliofemoral deep venous thrombosis: aggressive therapy with catheter-directed thrombolysis[J]. Radiology, 1994, 191(2): 487-494.

[2] Berger A, Jaffe JW, York TN. Iliac compression syndrome treated with stent placement[J]. J Vasc Surg, 1995, 21(3): 510-514.

[3] Simoni E, Blitz L, Lookstein R. Outcomes of AngioJet(R) thrombectomy in hemodialysis vascular access grafts and fistulas: PEARL I Registry[J]. J Vas Access, 2013, 14(1): 72-76.

[4] Comerota AJ, Throm RC, Mathias SD, et al. Catheter-directed thrombolysis for iliofemoral deep venous thrombosis improves health-related quality of life[J]. Journal of Vascular Surgery, 2000, 32(1): 130-137.

[5] Enden T, Kløw NE, Sandvik L, et al. Catheter-directed thrombolysis vs.anticoagulant therapy alone in deep vein thrombosis: results of an open randomized, controlled trial reporting on short-term patency[J]. Journal of Thrombosis & Haemostasis Jth, 2010, 7(8): 1268-1275.

[6] Kolbel T, Lindh M, Akesson M, et al. Chronic iliac vein occlusion: midterm results of endovascular recanalization[J]. J Endovasc Ther, 2009, 16(4): 483-491.

[7] Charnsangavej C, Carrasco CH, Wallace S, et al. Stenosis of the vena cava: preliminary assessment of treatment with expandable metallic stents.[J]. Radiology, 1986, 161(2): 295-298.

[8] Orlof MJ, Orlof MS, Girard B, et a1. Bleeding esophagogastric variees from extrahepatic portal hypertension: 40 years experience with portal-systemic shunt[J]. J Am Coll Surg, 2002, 194(6): 717-728.

[9] Shah SR, Deshmukh HL, Mathur SK. Extensive portal and splenic vein thrombosis: differences in hemodynamics and management[J]. Hepatogastroenterology, 2003, 50(52): 1085-1089.

[10] Kang WJ, Mi HK, Park KM, et al. Mechanical thrombectomy-assisted thrombolysis for acute symptomatic portal and superior mesenteric venous thrombosis[J]. Ann Surg Treat Res, 2014, 86(6): 334–341.

[11] Neglén P, Oglesbee M, Olivier J, et al. Stenting of chronically obstructed inferior vena cava filters[J]. Journal of Vascular Surgery, 2011, 54(1): 153-161.

[12] 汪忠镐. 聚焦腔静脉疾病 [J]. 首都医科大学学报, 2015, 36(1): 12–17.

[13] Heit JA, Rooke TW, Silverstein MD, et al. Trends in the incidence of venous stasis syndrome and venous ulcer: a 25-year population-based study[J]. Journal of Vascular Surgery, 2001, 33(5): 1022–1027.

[14] Ganeshan A, Upponi S, Hon LQ, et al. Chronic pelvic pain due to pelvic congestion syndrome: the role of diagnostic and interventional radiology[J]. Cardiovascular & Interventional Radiology, 2007, 30(6): 1105–1111.

[15] Pavcnik D, Machan L, Uchida B. Percutaneous prosthetic venous valves: current state and possible applications[J]. Techniques in Vascular & Interventional Radiology, 2003, 6(3): 137–142.

第 2 章　静脉解剖学

静脉系统是人体循环系统重要组成部分，其主要功能为将血液输送回心房。根据解剖部位，静脉系统包括肺循环静脉和体循环静脉系统。肺循环静脉主要为肺部血液回左心房的通道。体循环静脉则是全身其他器官、组织血液回右心房的通道，是血管外科疾病主要好发部位，也是血管外科传统手术及腔内治疗主要涉及的静脉系统，因此本章将重点阐述体循环静脉系统解剖及其相关内容。

体循环静脉主要包括上腔静脉及下腔静脉系统（包含门静脉系统），其又可分为浅静脉和深静脉两大组。浅静脉位于皮下浅筋膜内，称皮下静脉，其无伴行动脉，最后汇入相应深静脉。深静脉位于深筋膜的深面或体腔内，一般与同名动脉伴行，故称伴行静脉，其收集范围、行程、名称与伴行的动脉大致相同。静脉管壁薄、弹性小，其管腔较同级动脉大，血管总容积为动脉总容积2倍以上。静脉系统的吻合支丰富，浅静脉与浅静脉、浅静脉与深静脉及深静脉之间均着广泛的吻合。体表的浅静脉多吻合成静脉网（或弓），深静脉在某些器官周围或壁内吻合成静脉丛，如椎静脉丛，直肠静脉丛等。此外，静脉与动脉不同之处在于其有瓣膜（门静脉除外），由血管内膜反折形成的半月形小袋，袋口朝向心方向，其主要功能是确保血液单向回流。瓣膜多成对，其数目的多少与静脉血受重力影响的大小有关。如四肢的静脉瓣膜多，而躯干较大的静脉其静脉瓣少或无瓣膜。

特殊结构的静脉包括：硬脑膜窦、板障静脉和骨松质。硬脑膜窦为颅内硬脑膜两层之间形成的腔隙，窦壁无平滑肌层，窦腔无静脉瓣，常处于开张状态。硬脑膜窦一旦破裂，往往需开颅止血。板障静脉位于颅顶诸骨板障内，借无瓣膜的导血管连接硬脑膜窦和头皮静脉，参与调节脑血流量。骨松质是人体的巨大血库，广泛通连周围的静脉。

一、上腔静脉系统

上腔静脉系统由上腔静脉及其属支组成，收集头颈、上肢、胸壁和部分胸腔器官的静脉血，最后将血液汇入右心房。其主干是上腔静脉，全程长约7cm，由左、右头臂静脉汇合而成，在升主动脉的右侧垂直下行，于第3胸肋关节下缘水平注入右心房。上腔静脉入心房前还接纳奇静脉的注入。

（一）颈内静脉

颈内静脉是颈部最大的静脉干，其外径男性（12.8±3.5）mm、女（12.0±3.20）mm。其在颈静脉孔处续于乙状窦，在颈动脉鞘内沿颈内动脉与颈总动脉外侧下降，至胸锁关节后方与锁骨下静脉汇合成头臂静脉。颈内静脉壁附着于颈动脉鞘，并与颈深筋膜相连，常处开放状态，利于血液回流。但当颈内静脉破裂时，由于管腔不易闭锁及胸腔负压对静脉的吸力，有导致静脉内空气栓塞的可能。此外，由于两侧颈内静脉与颅内的乙状窦相连通，一侧颈内静脉结扎后，可由对侧进行代偿，一般不会出现静脉回流障碍。颈内静脉的颅外属支包括眼静脉、下颌后静脉、舌静脉、咽静脉和甲状腺上、中静脉及面静脉。面静脉汇入颈内静脉处一般为颈内、外动脉分叉处。颈内静脉内有 2 ~ 3 对静脉瓣，以阻止血液逆流，颈内静脉在颈部位于颈动脉鞘内，先后沿颈内动脉和颈总动脉外侧下行，至胸锁关节后与锁骨下静脉汇合成头臂静脉。临床上可以用它做深静脉置管和全胃肠外营养等的通路，也可切取用作血管搭桥或补片的材料。

面静脉起自内眦静脉，伴面动脉向下外，至下颌角下方接受下颌后静脉的前支，至舌骨高度注入颈内静脉。面静脉收纳面前部软组织的静脉血。面静脉在口角平面以上缺少静脉瓣，并借内眦静脉，眼静脉与颅内海绵窦相交通，亦可经面深静脉、翼静脉丛、眼下静脉与海绵窦相通。当口角以上面部感染，病菌可经上述途径蔓延至颅内，继发颅内感染。故称鼻根至两侧口角间的三角区域为"危险三角区"。

下颌后静脉由颞浅静脉和上颌静脉在腮腺内汇合而成。该静脉在腮腺下端处分前、后两支，分前支注入面静脉，后支与耳后静脉、枕静脉汇合成颈外静脉。下颌后静脉收集面侧区深层和颞区的静脉血。

颈内静脉的解剖结构被认为是相对稳定的，但也有约为 2% 的变异率，其变异种类包括：双颈内静脉、双分叉颈内静脉、成窗型颈内静脉、后侧分子颈内静脉及三分叉颈内静脉（图 2-1）。这些变异约 30% 发生在右边，70% 发生在左边。了解这些解剖变异，对外科日常，尤其是颈部手术有非常大的指导意义。

（二）颈外静脉

颈外静脉是颈部最大的浅静脉，主要收集面部和头皮的静脉血回心脏。成人颈外静脉管径为上 1/3 段（4.11±1.54)mm、中 1/3 段（5.25±2.00）mm、下 1/3 段（6.29±2.02）mm。该静脉在下颌角处由下颌后静脉的后支、耳后静脉和枕静脉汇合而成，沿胸锁乳突肌表面下行，在锁骨上方穿颈深筋膜注入锁骨下静脉（44.92%±4.57%）、颈内静脉（16.94%±3.45%）、颈静脉角（32.20%±4.30%），最后汇入上腔静脉。

颈外静脉对于儿童而言，是一处良好的静脉点滴通路。对于成年人，尤其是中老年人，也可作为深静脉置管、多种静脉血管介入治疗的入路，使手术操作简单、也可降低因颈内静脉穿刺导致颈动脉损伤等严重的并发症风险。

（三）锁骨下静脉

锁骨下静脉缘续于腋静脉，与颈内静脉

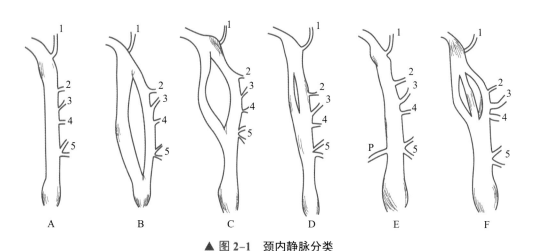

▲ 图 2-1 颈内静脉分类

A. 常见颈内静脉；B. 双颈内静脉；C. 分叉型颈内静脉；D. 开窗型颈内静脉；E. 后支汇入型颈内静脉；F. 三分叉型颈内静脉

1. 岩下窦静脉；2. 咽静脉；3. 面静脉；4. 舌静脉；5. 甲状腺静脉；6. 后分支静脉（引自 Mumtaz S. 等，2019）

合成头臂静脉，在回合前一般有 1 对静脉瓣膜。颈外静脉为锁骨下静脉主要的属支，其与锁骨下动脉伴行，锁骨下静脉在行程中，以前斜角肌为标志，可以分为 3 段。其长度男性为（38.69±7.60）mm、女性（36.30±5.50）mm，其直径男性（12.20±2.30）mm、女性（10.80±2.40）mm。

锁骨下静脉为临床常用的深静脉穿刺入路，穿刺位点一般在锁骨内侧端下方和第 1 肋之间。锁骨下静脉与腋静脉的属支之间有广泛的吻合，如果其闭塞，而吻合支不能完全代偿则上肢会出现不同程度的回流障碍表现，如上肢肿胀主要发生于有锁骨下静脉穿刺史的人群。

（四）上肢静脉

上肢静脉主要可分为深、浅两组，并有许多对瓣膜。深静脉与同名动脉伴行，而且多为两条，尤其是前臂的尺、桡静脉。浅静脉丰富并相互吻合成静脉网，主要有头静脉、贵要静脉和肘正中静脉。瓣膜主要功能为确保血液单向流通（远心端至近心端、浅静脉至深静脉）。除各深静脉之间相互吻合外，还与浅静脉相互吻合。前臂深静脉汇入肱静脉，肱静脉在胸大肌下缘处汇入腋静脉，腋静脉在腋动脉前内侧隔臂丛与腋动脉伴行，腋静脉为上肢血液回流的主要通道，虽有吻合网的浅静脉直接汇入锁骨下静脉，但结扎切断腋静脉仍有引起上肢回流不畅而致水肿的可能，因此，结扎或切断腋静脉仍应慎重。

1. **头静脉**　起自手背静脉网的桡侧，沿前臂桡侧沟上行，经三角肌、胸大肌间沟，穿深筋膜注入腋静脉或锁骨下静脉。其长度在男性约（60.00±11.00）mm，女性约（54.00±8.00）mm；其外径在前臂段约 2.80mm，汇合处（4.10±1.20）mm。在肘窝处，借肘正中静脉与贵要静脉连通。头静脉收集手和前臂桡侧浅层结构的静脉血，在临床中的主要功能为肾衰竭患者人工动静内瘘的靶血管及 PICC 入路血管。

2. **贵要静脉**　起于手背静脉网的尺侧，沿前臂前面尺侧上行，有前臂内侧皮神经伴行，至肘窝处接受肘正中静脉，沿肱二头肌内侧上行，至臂中点稍下方穿深筋膜注入肱静脉，或与肱静脉伴行直接注入腋静脉。临床工作中，贵要静脉被用插管等有关操作，在肾衰竭患者头静脉失去功能时，其也可通过转位与桡动脉行动静内瘘术。

3. **肘正中静脉**　为头静脉和贵要静脉的吻合支，临床工作中主要用于取血、输液等。

4. **上肢深静脉**　与同名动脉伴行，一般成对出现，包括尺静脉、桡静脉、肱静脉及腋静脉。上肢深静脉在临床中应用的比较少。

（五）胸部静脉

胸部静脉主要包括上腔静脉、头臂静脉、奇静脉及其属支。脐以上的胸腹前壁浅静脉沿胸腹壁静脉经胸外侧静脉注入腋静脉，而胸壁深层静脉则沿胸廓内静脉注入头臂静脉。

1. **上腔静脉**　由左、右头臂静脉在右侧第 1 胸肋关节的后方汇合而成，是一条粗而短的主干静脉，无瓣膜，全长约 7cm。上腔静脉沿升主动脉的右侧垂直下降，一般于第 3 胸肋关节下缘处汇入右心房。前面隔胸腺或脂肪组织和右胸膜的一部分与胸前壁相邻；后方为右肺根；左侧紧贴升主动脉；右侧有右胸膜的一部分和膈神经。在注入右心房之前有奇静脉注入其内。其下段位于纤维性心包内，前面和两侧被心包的浆膜层所覆盖。

2. **头臂静脉**　又称无名静脉，包括左、右头臂静脉，由同侧的颈内静脉和锁骨下静脉在胸锁关节后方汇合而成。汇合处夹角称静脉角，是淋巴导管的注入部位。头臂静脉主要接纳颈内静脉和锁骨下静脉的血液，同时还收纳甲状腺下静脉、椎静脉、胸廓内静脉等。右侧头臂静脉与上腔静脉成角小、长度较短，左侧头臂静脉与上腔静脉成角大、长度较长。

3. **奇静脉**　起自右腰升静脉，穿膈沿脊柱右侧上行至第 4 胸椎高度，弓形向前跨右肺根上方，注入上腔静脉。奇静脉沿途接受食管静脉、支气管静脉、右侧肋间后静脉和半奇静脉的静脉血。半奇静脉起自左腰升静脉,沿脊柱左侧上行,收集左侧下部肋间后静脉及副半奇静脉的血液。在第 8～9 胸椎高度向右跨脊柱前方注入奇静脉。副半奇静脉收集左侧中、上部肋间后静脉的血液。奇静脉和半奇静脉,借腰升静脉、腰静脉与髂总静脉、下腔静脉相连。因此,奇静脉构成了上、下腔静脉系之间的侧支吻合,此吻合具有重要的临床意义。

4. 椎静脉丛 分布于椎管内、外,纵贯脊柱全长。其分椎内静脉丛和椎外静脉丛,两者间有广泛的吻合。椎静脉丛收集脊髓、脊膜、椎骨和邻近肌的血液。椎静脉丛分别与椎静脉、肋间后静脉、腰静脉和骶外侧静脉等相通,向上与颅内硬脑膜窦相通,向下与盆腔静脉丛相连。

二、下腔静脉系统

下腔静脉系统由下腔静脉及相应属支构成,下腔静脉为其主干,主要收集腹部、盆部脏器和下肢的静脉血回心脏。

腹部与盆腔静脉

1. 下腔静脉 是人体最大的静脉干,由左、右髂总静脉在第 4～5 腰椎体水平右前方汇合而成。其沿脊柱右前方、腹主动脉右侧上行,经肝的腔静脉窝,穿膈的腔静脉孔入胸腔,注入右心房。沿途有肝静脉、肾静脉、腰静脉、膈下静脉和生殖腺静脉等汇入。

2. 肝静脉 一般包括肝右静脉、肝中静脉和肝左静脉,收集肝窦回流的血液,在肝下后方的第 2 肝门 – 腔静脉沟处分别注入下腔静脉。此静脉为经颈静脉肝内门 – 体静脉分流的入路血管。

3. 肾静脉 一般起于肾门,于第一与第二腰椎之间水平注入下腔静脉。其中左肾静脉需要跨越脊柱汇入下腔静脉,因此左肾静脉长于右肾静脉。同时,肠系膜上动脉也于此水平发至腹主动

脉。此解剖结构可能导致左肾静脉受压综合征,即胡桃夹综合征。

4. 腰静脉 一般有 4 对,另外在膈肌下还有一对膈下静脉,与同名动脉伴行,一般并直接汇入下腔静脉。腰静脉与椎外静脉丛吻合,进而与椎内静脉丛相通,可间接收纳椎内和脊髓的一部分血液,各腰静脉间有纵行分支相连构成腰升静脉。左、右腰升静脉分别移行为半奇静脉和奇静脉。

5. 生殖腺静脉 因性别差异,男性为精索静脉,女性为卵巢静脉,右生殖腺静脉一般于肾静脉下方汇入下腔静脉,而左生殖腺静脉则汇入左肾静脉。

6. 髂静脉系统 髂静脉系统包括髂总静脉、髂外静脉、髂内静脉及其属支。根据髂静脉汇入形式不同,Shin 等于 2015 年对其进行了分类(图 2-2),第 1 类为最见,约占 79.1%;第 2 类

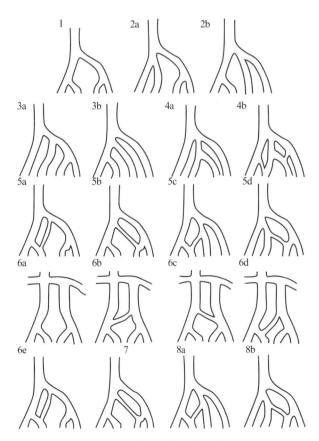

▲ 图 2-2 髂静脉正常及其变异示意图
引自 Shin M,et al. Surg Radiol Anat,2015

约占 7.8%；第 3 类约占 2.3%；第 4 类约占 0.9%；第 5 类约占 7.8%、第 6 类约占 0.9%、第 7 类约占 0.1%、第 8 类约占 0.4%。

一般情况下，下腔静脉位于右侧，左髂静脉需要横跨脊柱汇入下腔静脉。腹主动脉相当于第 4 腰椎高度分出左右髂总动脉，右侧髂动脉要在左髂静脉前方横跨脊柱进入右髂窝。因此，左髂静脉在前方受右侧髂动脉的骑跨，后方受腰骶部生理性前凸的推挤，造成前压后挤，严重者左髂静脉重度狭窄或闭塞，使左下肢静脉回流障碍，盆腔侧支静脉开放，从而导致左髂静脉受压综合征，Cockett 综合征或 May–Thurner syndrome 综合征。在临床工作中，我们需要区别左髂静脉受压综合征与髂静脉正常变异，有助于指导临床治疗。

髂内静脉是盆腔的静脉主干，在坐骨大孔稍上方由盆部的静脉汇合而成，起属支分为壁支和脏支，壁支包括臀上、臀下静脉，阴部内静脉，子宫静脉，闭孔静脉，以及骶外侧静脉。脏支大部分起自骨盆内脏周围的静脉丛，包括前列腺静脉丛，膀胱静脉丛，阴道静脉丛、子宫静脉丛和直肠静脉丛等。

髂外静脉为股总静脉的延续，同时有腹壁下静脉在腹股沟韧带上方注入，其主要收集腹前壁下部和下肢的静脉血。

髂总静脉由髂内静脉和髂外静脉汇合而成，双侧髂内静脉汇合成下腔静脉。

7. 下肢的静脉系统　下肢静脉包括三大系统：深静脉系统、浅静脉系统及穿通静脉系统，同时各静脉系统均有静脉瓣膜确保血液单向流通（远心端至近心端，浅静脉至深静脉），上述任何结构功能障碍都可能导致下肢浅静脉疾病，如下肢浅静脉曲张等。

下肢浅静脉系统包括大隐静脉和小隐静脉及其相应属支系统，一般起自趾背静脉在跖骨远侧皮下形成的足背静脉弓。

(1) 大隐静脉：是全身最长的浅静脉，起自足背静脉弓内侧，经内踝前方，膝关节后内方、大腿前内侧，于耻骨结节外下方 3 ～ 4cm，穿隐静脉裂孔注入股静脉。全程一般有 6 ～ 8 对瓣膜，第一对瓣膜一般在汇入股静脉之前。其行走在浅筋膜深层、深筋膜浅层的隐静脉鞘内，除收集小腿及大腿内侧浅静脉外，在注入处还接受腹壁浅静脉、阴部外静脉、旋髂浅静脉、股内侧浅静脉和股外侧浅静脉 5 条属支。此外，大隐静脉在汇入股静脉前可能还有数量不等的副大隐静脉伴行（图 2-3）。在临床中行大隐静脉高位结扎时，需要明确其解剖位置，避免误伤深静脉或遗漏真正大隐静脉。同时，大隐静脉行程长，在内踝的前

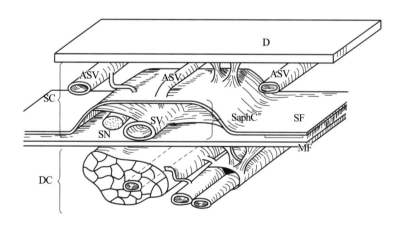

▲ 图 2-3　大隐静脉断层解剖示意图

D. 皮肤；SF. 隐筋膜；SC. 浅筋膜室；DC. 深筋膜室；MF. 肌筋膜；SV. 隐静脉；SN. 隐神经；ASV. 副隐静脉

方，其位置表浅，临床上常在此作静脉切开或穿刺进行静脉输液。大隐静脉是静脉曲张的好发血管。在小腿段，其与隐神经伴随上升，在行大隐静脉抽剥手术时，如果损伤隐神经，可能导致小腿麻木等感觉不适。因此在临床工作中，需要尽量避免损伤隐神经。此外，大隐静脉也是临床血管搭桥手术中常用的自体血管桥。

(2) 小隐静脉：起于足背静脉弓外侧，经外踝后方，沿小腿后面中线上升，至腘窝处穿深筋膜入腘静脉，全程也有数量不等的瓣膜。小隐静脉也为静脉曲张的好发血管，在一些情况，其也可作为自体血管桥用于血管搭桥。

(3) 穿通静脉：为浅静脉在行程中不同部位与深静脉直接沟通的静脉，根据其解剖位置，一般可以为 6 组，每组根据具体解剖位置，可细分为数个亚组（图 2-4）。穿通静脉部位为下肢静脉曲张患者溃疡好发部位。

三、门静脉系统

门静脉系统由肝门静脉及其属支组成，收集除肝以外不成对器官的静脉血液。肝门静脉，长

6～8cm，直径约 1.25cm，由肠系膜上静脉和脾静脉在胰头后方汇合而成。门静脉与一般静脉有所不同，管腔内一般无静脉瓣，始末端均为毛细血管（始于胃肠胰脾的毛细血管网，终于肝小叶内的血窦）。其主要功能为将消化道吸收的物质运输到肝，在肝内进行相应的新陈代谢。在正常情况下，门静脉血液均汇入肝，占入肝血液总量的 70%。

肝门静脉在肝十二指肠韧带内，经胆总管和肝固有动脉的后方至肝门，分左、右支，分别入肝左叶和肝右叶，之后在肝内反复分支最后注入肝窦，并与来自肝固有动脉分支的血液混合，经肝静脉注入下腔静脉。

（一）肝门静脉的主要属支

1. **肠系膜上静脉**　伴同名动脉右侧行于肠系膜内，在胰头后方与脾静脉合成肝门静脉。

2. **脾静脉**　由数条脾支在脾门处汇合而成，在胰后面伴行于脾动脉下方，向右与肠系膜上静脉汇合成肝门静脉，并收纳肠系膜下静脉和胃后静脉的血液。

3. **肠系膜下静脉**　起始部与同名动脉伴行，

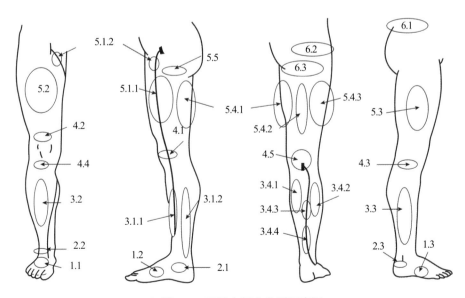

▲ 图 2-4　下肢穿通支分别示意图

1. 足部穿通静脉；2. 踝部穿通静脉；3. 小腿穿通静脉；4. 膝关节穿通静脉；
5. 大腿穿通静脉；6. 臀部穿通静脉

末段分离，注入脾静脉或肠系膜上静脉。

4. 胃左静脉（胃冠状静脉） 在胃小弯与胃左动脉伴行，向右汇入肝门静脉。在贲门处接受食管静脉丛的食管支。

5. 胃右静脉 与同名动脉伴行，接受幽门前静脉，向右汇入肝门静脉。

6. 胆囊静脉 起自胆囊，汇入肝门静脉主干或其右支。

7. 附脐静脉 起自脐周静脉网的数条小静脉，沿肝圆韧带入肝，注入肝门静脉左支。

门静脉系与腔静脉系统之间存在广泛的侧支吻合，这些吻合支在正常情况下不开放，但在门静脉高压时，则开放成侧支循环，使门静脉系血流导入腔静脉从而降低门静脉压力。

（二）门 - 腔静脉间侧支的主要通路

1. 第一条通路 门静脉系统的胃冠状静脉和胃短静脉与上腔静脉系统食管下段黏膜下层内的食管静脉丛及奇静脉相吻合。

2. 第二条通路 门静脉系肠系膜下静脉的直肠上静脉通过直肠下段黏膜下层内的直肠静脉丛与下腔静脉系统的直肠下静脉和肛门静脉吻合。

3. 第三条通路 通过脐周围皮下的脐周静脉网，门静脉系的附脐静脉与上腔静脉系的腹壁上静脉和胸腹壁静脉间吻合，或与下腔静脉系的腹壁下静脉和腹壁浅静脉间相吻合。

4. 第四条通路 门静脉系的脾静脉、肠系膜上、下静脉，以及升、降结肠和十二指肠、胰、肝等脏器的小静脉，在腹膜后与腔静脉系统的腰静脉、肋间后静脉、膈下静脉及睾丸（卵巢）静脉等相吻合，形成 Retzius 静脉。

在正常情况下，上述这些吻合支细小，血流量少，均按正常方向分别回流至所属静脉系。当门静脉回流受阻（如肝硬化或布加综合征），血流不能顺利流入肝，则通过上述侧支循环流入上、下腔静脉，由于血流量增加，吻合部位的小静脉变得粗大弯曲，于是在食管下端及胃底、直肠黏膜和脐周围出现静脉曲张，甚至血管破裂而引起呕血（食管静脉曲张破裂）、便血（直肠静脉丛曲张破裂）和腹水等。临床工作中可以利用肝静脉与肝门静脉的关系，建立直接通路，即进行肝内门体分流术，从而降低门静脉高压。

（邱结华）

参考文献

[1] Bechmann S, Kashyap V. Anatomy, Head and Neck, External Jugular Veins. Source StatPearls [Internet]. Treasure Island(FL): Stat Pearls Publishing, 2019.

[2] Mumtaz S, Singh M. Surgical review of the anatomical variations of the internal jugular vein: an update for head and neck surgeons[J]. Ann R Coll Surg Engl, 2019 Jan; 101(1): 2–6.

[3] Caggiati A, Bergan JJ, Gloviczki P, et al. Nomenclature of the veins of the lower limb: extensions, refinements, and clinical application. International Interdisciplinary Consensus Committee on Venous Anatomical Terminology[J]. J Vasc Surg. 2005 Apr, 41(4): 719–724.

[4] Caggiati A, Bergan JJ, Gloviczki P, et al. Nomenclature of the veins of the lower limbs: an international interdisciplinary consensus statement. International Interdisciplinary Consensus Committee on Venous Anatomical Terminology[J]. J Vasc Surg, 2002 Aug, 36(2): 416–422.

[5] 陆信武，蒋米尔 . 临床血管外科学 [M]. 5 版 . 北京：科学出版社，2018

[6] 张慧，张烁，樊夏 . 肝门静脉解剖在临床应用的研究进展 [J]. 中国临床解剖学杂志，2017(4).

[7] 张才新，张影，林毅，等 . 头静脉解剖观察及其临床意义 [J]. 中华解剖与临床杂志，2015, 20(5): 460–461.

第3章 静脉生理和病理学

一、静脉生理学概述

静脉系统不仅仅是作为血液回流入心脏的通道，由于整个静脉系统的容量很大，而且静脉容易被扩张，又能够收缩，因此静脉还起着血液贮存库的作用，并通过容量调节维持心血管稳态。静脉的收缩或舒张可有效地调节回心血量和心输出量，使循环机能能够适应机体在各种生理状态时的需要。

（一）静脉血压和血流

当体循环血液经过动脉和毛细血管到达微静脉时，血压下降至 $2.0 \sim 2.7kPa$（$15 \sim 20mmHg$）。右心房作为体循环的终点，血压最低，接近 0。通常将右心房和胸腔内大静脉的血压称为中心静脉压，而各器官静脉的血压称为外周静脉压。中心静脉压的高低取决于心脏射血能力和静脉回心血量之间的相互关系。如果心脏射血能力较强，能及时地将回流入心脏的血液射入动脉，中心静脉压就较低。反之，心脏射血能力减弱时，中心静脉压就升高。另一方面，如果静脉回流速度加快，中心静脉压也会升高。因此，在血量增加，全身静脉收缩，或因微动脉舒张而使外周静脉压升高等情况下，中心静脉压都可能升高。可见，中心静脉压是反映心血管功能的又一指标。当心脏射血功能减弱而使中心静脉压升高时，静脉回流将会减慢，较多的血液滞留在外周静脉内，故外周静脉压升高。

由于动脉脉搏波在到达毛细血管时已经消失，因此外周静脉没有脉搏波动。但是右心房在心动周期中的血压波动可以逆向传递到与心房相连续的大静脉，引起这些大静脉的周期性压力和容积变化，形成静脉脉搏。引起搏动的原因不同，故大静脉的脉搏波形和动脉脉搏的波形完全不同。正常情况下，静脉脉搏不很明显。但在心力衰竭时，静脉压升高，右心房内的压力波动也较容易传递至大静脉，故在心力衰竭患者的颈部常可见到较明显的静脉搏动。

血管系统内的血液因受地球重力场的影响，产生一定的静水压。因此，各部分血管的血压除由于心脏做功形成以外，还要加上该部分血管处的静水压。各部分血管的静水压的高低取决于人体所取的体位。在平卧时，身体各部分血管的位置大致都处在和心脏相同的水平，故静水压也大致相同。但当人体从平卧转为直立时，足部血管内的血压比卧位时高。其增高的部分相当于从足至心脏这样的一段血柱高度形成的静水压，约 $12kPa$（$90mmHg$）（图 3-1）。而在心脏水平以上的部分，血管内的压力较平卧时为低，例如颅顶脑膜矢状窦内压可降至 $-1.33kPa$（$-10mmHg$）。重力形成的静水压的高低，对于处在同一水平上的动脉和静脉是相同的，但是它对静脉功能的影响远比对动脉功能的影响大。因为静脉较动脉有一明显的特点，即其充盈程度受跨壁压的影响较大。跨壁压是指血管内血液对管壁的压力和血管外组织对管壁的压力之差。一定的跨壁压是保持血管充盈膨胀的必要条件。当跨壁压减小到一定程度时，血管就不能保持膨胀状态，由于静脉管壁较薄，管壁中弹性纤维和平滑肌都较少，因此当跨

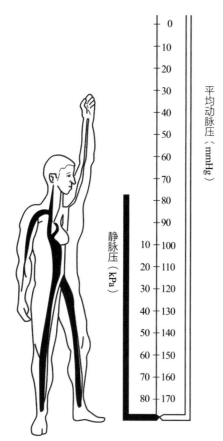

▲ 图 3-1　直立体位对肢体动脉和静脉血压的影响
（1mmHg=0.13kPa）

壁压降低时就容易发生塌陷，此时静脉的容积也减小。相反，当跨壁压增大时，静脉就充盈，容积增大。

在直立位时，静脉血流受静水压作用的支配，静水压由右心房下方血流柱重量产生，动态压也起到少部分作用。当人体从卧位转变为立位时，身体低垂部分静脉扩张，容量增大，故回心血量减少。站立时下肢静脉容纳血量增加的程度可受到若干因素的限制，例如下肢静脉内的静脉瓣，以及下肢肌肉收缩运动等。下肢血液回流到心房要克服静水压的影响，这需要肌肉泵和静脉瓣膜的协同作用来完成。在肌肉收缩时，腿部肌肉泵，尤其是小腿肌肉泵，高压驱使静脉向心房回流；当肌肉放松时，静脉瓣关闭，阻止血液正向流动而使血液回流至腿部。在平躺位时，上肢

静脉血流通过动态梯度调控。这种调控与下肢血流调控相似。不仅通过心房下方的距离进行调控，还通过上肢和第一肋骨之间的距离进行调控。

（二）静脉容量及相关调节机制

除了将血液回流入心脏外，静脉在维持心血管稳态中也发挥着重要作用。静脉能够储存大容量的血液，并在容量变化相对较大的状态下，通过改变形状来维持心血管稳态。静脉系统通常含有人体 75% 的血容量。因此，在出血等血容量减少的情况下，静脉系统可通过改变容量使血液迅速重新分布来代偿。例如，由于静脉容量的改变，一个健康人可以耐受 10% 血容量的迅速减少而没有严重的心血管后遗症。另外，静脉系统亦可以通过改变静脉体积和容量来代偿体液的大量增加。在静脉系统特定平滑肌张力作用下，血压和容积的关系称为容量。顺应性是指一段静脉每单位透壁压改变引起的血液容积改变，换句话说，顺应性是指容量曲线的斜率。

1. 血管阻力及微静脉对静脉容量的调节　单位时间内由静脉回流入心脏的血量等于心输出量。在静脉系统中，由微静脉至右心房的压力降落仅约 2kPa（15mmHg）。可见静脉对血流的阻力很小，约占整个体循环总阻力的 15%。静脉在血液循环中是将血液从组织引流回心脏的通道，并且起着血液贮存库的作用。小的血流阻力与静脉的功能是相适应的。

微静脉在功能上是毛细血管后阻力血管。毛细血管后阻力的改变可影响毛细血管血压。因为后者的高低取决于毛细血管前阻力和后阻力的比值。微静脉收缩使毛细血管后阻力升高，如果毛细血管前阻力不变，则毛细血管前阻力和后阻力的比值变小，于是毛细血管血压升高，组织液的生成增多（见后）。因此，机体可通过对微静脉收缩状态的调节来控制血液和组织液之间的液体交换，并间接地调节循环血量。

静脉的跨壁压改变时可改变静脉的扩张状态，

从而也改变静脉对血流的阻力。大静脉在处于扩张状态时，对血流的阻力很小；但当管壁塌陷时，因其管腔截面由圆形变成椭圆形，截面积减小，因此对血流的阻力增大。另外，血管周围组织对静脉的压迫也可增加静脉对血流的阻力，例如，锁骨下静脉在跨越第一肋骨处受肋骨的压迫，颈部皮下的颈外静脉直接受外界大气的压迫，腹腔内的大静脉受腹腔器官的压迫等。位于胸腔内的大静脉则因受胸膜腔内负压的作用，跨壁压较大，一般不会塌陷。颅腔、脊柱、骨和肝、脾等器官内的静脉，因受到血管周围结缔组织的支持，也不会塌陷。

2. **神经对静脉容量的调节** 静脉容量的变化通过血管被动伸缩和静脉壁平滑肌活动的主动变化进行调节。平滑肌活动则由交感神经系统控制，当流经器官的血液减少时，会发生血液被动流出器官。这是由于阻力的作用导致到达静脉的血流压力减少，例如，在运动后体温升高时，内脏血流容量减少可代偿皮肤静脉的血液容量。交感神经系统刺激后血容量会发生主动变化。Brooksby 和 Donald 在犬的动物实验研究中发现，刺激交感神经系统导致约 70ml 血液从内脏循环流出。研究者发现，内脏血管床的血流减少导致静脉系统的被动收缩，产生约 45ml 的排出血液量，其余 25ml 血液通过刺激交感神经系统的 α 肾上腺素受体主动排出。此外，动脉压力感受器如颈动脉窦也能够通过调节交感神经系统影响血容量。颈动脉窦感受动脉血压下降并引起儿茶酚胺分泌，从而导致小静脉血管平滑肌活性的增加。这些血管收缩（血容量减少）导致静脉血从外周流向心脏，以此增加心输出量。

3. **骨骼肌对静脉容量的调节作用** 人体在站立位的情况下，如果下肢进行肌肉运动，回心血量和在没有肌肉运动时就不一样。一方面，肌肉收缩时可对肌肉内和肌肉间的静脉产生挤压，使静脉血流加快；另一方面，因静脉内有瓣膜存在，使静脉内的血液只能向心脏方向流动而不能倒流。这样，骨骼肌和静脉瓣膜一起，对静脉回流起着"泵"的作用，成为"静脉泵"或"肌肉泵"，例如，小腿肌肉泵包括比目鱼肌和腓肠肌。下肢肌肉进行节律性舒缩活动时，例如步行，肌肉泵的作用就能很好地发挥。因为当肌肉收缩时，可将静脉内的血液挤向心脏；当肌肉舒张时，静脉内压力降低，有利于微静脉和毛细血管内的血液流入静脉，使静脉充盈（图 3-2）。肌肉泵的这种作用，对于在立位情况下降低下肢静脉压，以及减少血液在下肢静脉内潴留具有十分重要的生理意义。例如，在站立不动时，足部的静脉压为 12kPa（90mmHg），而在步行时则降低至 3.3kPa（25mmHg）以下。在跑步时，两下肢肌肉泵每分钟挤出的血液可达数升。在这种情况下，下肢肌肉泵的做功在相当程度上加速了全身的血液循环，对心脏的泵血起辅助的作用。但是，如果肌肉不是作节律性的舒缩，而是维持在紧张性收缩状态，则静脉持续受压，静脉回流反而减少。

4. **体位改变对静脉容量的调节作用** 当人体从卧位转变为立位时，身体低垂部分静脉扩张，容量增大，故回心血量减少。在直立位时，足背部测到的静脉压比臂压稍高，这与身高直接相关。走路时小腿肌肉泵收缩，引起足部水平静脉压很快（在 7～12 步内）减少到平均 22mmHg。站立时下肢静脉容纳血量增加的程度可受到若干因素的限制，例如下肢静脉内的静脉瓣，以及下肢肌肉收缩运动和呼吸运动等。下肢静脉瓣膜受损的人，常不能长久站立。即使对于正常人，如长久站立不动，也会导致回心血量减少，动脉血压降低。体位改变对静脉回心血量的影响，在高温环境中更加明显。在高温环境中，皮肤血管舒张，皮肤血管中容纳的血量增多。因此，如果人在高温环境中长时间站立不动，回心血量就会明显减少，导致心输出量减少和脑供血不足，可引起头晕甚至昏厥。长期卧床的患者，静脉管壁的紧张

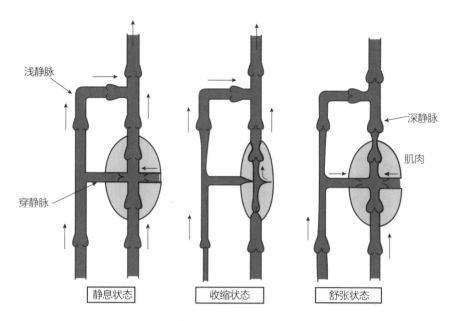

浅静脉

深静脉

肌肉

穿静脉

| 静息状态 | 收缩状态 | 舒张状态 |

▲ 图 3-2　正常小腿肌肉收缩时静脉血流动力学

性较低，可扩张性较高，加之腹腔和下肢肌肉的收缩力量减弱，对静脉的挤压作用减小，故由平卧位突然站起来时，可因大量血液积滞在下肢，回心血量过小而发生昏厥。

5. 呼吸运动对静脉容量的调节作用　呼吸运动也能影响静脉回流。胸膜腔内压低于大气压，称为胸膜腔负压。由于胸膜腔内压为负压，胸腔内大静脉的跨壁压较大，故经常处于充盈扩张状态。在吸气时，胸腔容积加大，胸膜腔负压值进一步增大，使胸腔内的大静脉和右心房更加扩张，压力也进一步降低，因此有利于外周静脉内的血液回流入右心房。由于回心血量增加，心输出量也相应增加。呼气时，胸膜腔负压值减小，由静脉流入右心房的血量也相应减少。可见，呼吸运动对静脉回流也起着"泵"的作用。Sumner 和 Zierler 制作了这一关系模型（图 3-3）。在这个模型中，将血液流向心脏的压力（15cmH₂O）以高处的液体储蓄池表示。可褶皱软管代表下腔静脉，穿过一个有 5cmH₂O 压的密闭容器，该容器代表腹腔。管的末端代表右心房，它开口于外界大气，因此流出压是 0cmH₂O。为了使血液从高处液体储蓄池（外周）通过密闭容器（腹腔）流向心脏，

可褶皱软管（下腔静脉）的压力必须增加直到超过密闭容器内的压力，从而将管腔开放。驱动压的升高将增加这一梯度并导致血液流动，但是流出压的改变并不影响血液流动，直到它的压力升高超过密闭容器的压力，此时梯度和血液流动将减少。增加密闭容器压力也将降低梯度和血流。这些关联来自于低压和静脉"易塌陷性"，这意味着只有当下腔静脉（以可褶皱软管表示）达到的跨壁压高于腹腔压时才可以产生血液流动。

6. 体循环平均充盈压及心脏收缩力量对静脉容量的调节作用　体循环平均充盈压是反映血管系统充盈程度的指标。实验证明，血管系统内血液充盈程度愈高，静脉回心血量也就愈多。当血

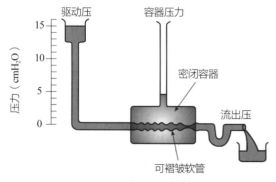

驱动压　　容器压力

密闭容器

流出压

可褶皱软管

▲ 图 3-3　"可褶皱软管"现象示意图

量增加或容量血管收缩时，体循环平均充盈压升高，静脉回心血量也就增多。反之，血量减少或容量血管舒张时，体循环平均充盈压降低，静脉回心血量减少。心脏收缩时将血液射入动脉，舒张时则可以从静脉抽吸血液。如果心脏收缩力量强，射血时心室排空较完全，在心舒期心室内压就较低，对心房和大静脉内血液的抽吸力量也就较大。右心衰竭时，射血力量显著减弱，心舒期右心室内压较高，血液淤积在右心房和大静脉内，回心血量大大减少。患者可出现颈外静脉怒张，肝充血肿大，下肢浮肿等症状。左心衰竭时，左心房压和肺静脉压升高，造成肺淤血和肺水肿。

二、静脉病理学

（一）下肢慢性静脉功能不全

下肢慢性静脉功能不全（chronic venous insufficiency，CVI）是一组由静脉逆流引起的病征，常见症状为下肢沉重、疲劳、胀痛等，临床表现有七类：有自觉症状但无明显体征，毛细静脉扩张或网状静脉扩张，浅静脉曲张，踝部和（或）小腿水肿，皮肤改变，色素沉着、湿疹、皮下脂质硬化或萎缩，皮肤改变及已愈合的溃疡，皮肤改变及活动期静脉性溃疡。CVI 根据病因可分为三类：先天性瓣膜结构及关闭功能异常，原发性浅静脉或深静脉瓣膜功能不全，继发性静脉瓣膜功能不全（深静脉血栓形成后，静脉外来压迫等）。根据病变涉及的范围分为三类：单纯累及浅静脉，同时涉及交通静脉，浅静脉、交通静脉及深静脉均已累及。根据血流动力学改变可以分为：静脉逆流，静脉阻塞引起回流障碍，二者兼有。因此，除了有明显下肢水肿的患者需与淋巴水肿鉴别外，对以浅静脉曲张为主症者，均应通过体检及多种特殊检查，从临床表现、病因分类、解剖定位及病理生理改变四个方面作出判断。

关于 CVI 的病因、病理和病理生理学，学者们已经提了一些重要理论。1937 年，John Homans 在一篇有关 CVI 诊断和治疗的论文中创造了一个新名词"血栓后综合征"。Alfred Blalock 提出假说：局部的缺氧促使 CVI 的发生。其他理论还包括：静脉的异常连接导致营养血液的分流，但该理论尚未得独立的验证。Browse 和 Burnand 提出：局部组织缺氧伴营养血流的改变是 CVI 的一个潜在病因。这两位学者所开展的重要研究直接显示了静脉高压对静脉微循环的影响，且在组织水平上观察到在人的毛细血管周围有纤维蛋白的沉积，被称为"纤维袖套"。有研究揭示：白细胞激活和数量增多在 CVI 形成中扮演重要的角色。在免疫组织化学和电镜检测中，研究者均观察到病变组织内有白细胞、巨噬细胞及肥大细胞的浸润。亦有研究揭示：运动可以减轻小腿肌肉泵的失能，这些改变包括短期内形成的完全上皮化、含铁血黄素和红细胞渗出产物的减少以及纤维袖套结构的消失。

1. 原发性下肢静脉曲张（primary lower extremity varicose veins）　指仅涉及隐静脉，静脉伸长、迂曲而呈曲张状态，持久站立工作、体力活动强度高、久坐者多见。

曲张静脉的病理变化主要发生在静脉壁的中层。在初期，中层的弹力组织和肌组织都增厚，这种变化可视为静脉压力增大所引起的代偿性反应。至晚期，肌组织和弹力组织都萎缩、消失，并为纤维组织所替代，静脉壁变薄并失去弹性而扩张静脉瓣也发生萎缩、硬化（图 3-4）。病变静脉周围组织的微循环亦由于静脉压的增高而发生障碍，引起营养不良，导致纤维细胞的增生。病变部位的皮下组织弥漫性纤维变性并伴水肿，水肿液内含大量蛋白质，这些蛋白质又可引起纤维组织增生。静脉淤滞使淋巴管回流受阻，淋巴液中含有大量的蛋白质又加重了组织纤维化。如此恶性循环的结果是局部组织缺氧，抗损伤能力降低，因而容易发生感染和溃疡。在曲张的静脉

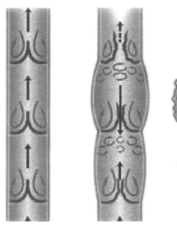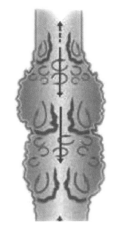

▲ 图 3-4　下肢静脉曲张的病理生理

中，中膜正常有序的结构变紊乱，取而代之的是胶原蛋白在平滑肌细胞之间大量沉积。平滑肌细胞呈椭圆形且可能转变为分泌表型。学者们已证实，在膨大的静脉曲张节段，转化生长因子 -β（transforming growth factou-β，TGF-β）和碱性成纤维细胞生长因子（basic fibroblast growth factor，bFGF）的含量均显著增加。造成这些组织学变化的潜在机制目前还不清楚，静水压的升高或（和）本身的遗传缺陷有关。

2. 原发性下肢深静脉瓣膜功能不全（primary lower extremity deep vein valve insufficiency）　指深静脉瓣膜不能紧密关闭，引起血液逆流，但无先天性或继发性原因。

原发性深静脉瓣膜功能不全，好发于重体力劳动及长久站立者。下肢深静脉瓣膜长期在血柱的重力作用，受到撑扯应力，其游离缘变得松弛脱垂，以致瓣膜对合时有漏斗状间隙，失去阻挡血液逆流的作用，而当逆流血液一旦通过无瓣或耐受性差的股静脉时，压力升高的血柱同时作用于大隐静脉、股浅静脉和股深静脉瓣膜。由于大隐静脉处于最高位置，部位表浅，缺乏肌肉保护，最易首先受累。而股浅静脉与股静脉直接延续，承受血柱重力最大，也往往受到破坏。如此，小腿深静脉主干和交通静脉逐渐受到破坏，于是在

这种"多米诺骨牌"效应作用下，下肢深、浅静脉瓣膜都遭破坏，造成静脉血倒流。因为病变的静脉管壁弹性明显下降，强度降低，这样在长期血柱的重力作用下，发生扩张，瓣环直径增大而出现相对性瓣膜关闭不全，时间过长，则使瓣膜发生失用性萎缩乃至消失。完全失去防止血液逆流的作用。由于静脉瓣膜的薄弱或缺如，管壁的弹性差，加之长期站立、负重远行，或慢性腹压增高性疾病（如慢性咳嗽、习惯性便秘）等原因，可导致下肢静脉压增高，造成瓣膜关闭不全，血液倒流，引发本病。原发性下肢深静脉瓣膜功能不全的病理生理特点是在致病因素的作用下，造成静脉瓣膜损害，静脉内压力增高，血液淤滞，血流动力学发生改变，导致病情逐渐加重，并引起一系列临床表现，当静脉血柱的重力作用于股静脉瓣膜时，首先破坏髂股静脉瓣膜，其游离脱垂，进而血柱重力作用于大隐静脉，可以单独发生大隐静脉曲张。股浅静脉瓣膜受累机会也较多，而股深静脉因解剖关系受血柱的重力影响较小。有研究者检测了 25 名正常志愿者和 30 名 CVI 患者的血液 CAM 浓度水平。伴有静脉高压的患者其内皮白细胞黏附分子 -1（endothelial leukocyte adhesion moleculel，ELAM-1）、血管细胞黏附分子 -1（vascular cell adhesion molecule-1，VCAM-1）和 ICAM-1 的血浆浓度显著提高，这间接表明了上述分子在 CVI 发病中的作用。相似的是，在带有皮肤溃疡的患者中，研究者也发现了 ICAM-1，VCAM-1 和白细胞功能相关抗原 -1（leukocyte function-associated antiUen-1，LFA-1）于内皮上的表达增加。并有研究揭示，下肢静脉曲张形成溃疡与 C282Y 基因高表达有关。

（二）急性静脉血栓栓塞

急性静脉血栓栓塞（venous thromboembolism，VTE）包括深静脉血栓形成（deep venous thrombosis，DVT）、肺动脉栓塞（pulmonary embolism，PE）和血栓后综合征。其并发症的重要性不仅仅在于它们

是造成住院死亡的常见可预防原因之一，还是许多潜在慢性病的诱发因素。

1. **深静脉血栓形成**　DVT 是指血液在深静脉腔内不正常凝结，阻塞静脉腔，导致静脉回流障碍，如未予及时治疗，急性期可并发肺栓塞（致死性或非致死性），后期则因血栓形成后综合征，影响生活和工作能力。静脉血栓可发于身体各种部位，如四肢的深、浅静脉，胸腹壁浅静脉，肠系膜静脉，腔静脉，门静脉，颈静脉，矢状窦以及内脏静脉等。深静脉血栓形成最常见的是下肢，约占 90%；上肢较少见，约占 4%。

大量尸体解剖证实，下肢深静脉血栓可起源于足底至下腔静脉的任何位置，如髂、股、腘静脉，但绝大多数源于腓肠肌静脉丛的瓣膜袋和足底窦间隙。源于其他部位的血栓多是静脉局部损伤的结果，特别右髂总动脉跨越左髂总静脉处，部分患者的血栓往往局限在此处。在瓣膜袋内，血液或是滞留或呈湍流，因此血细胞极易沉积，特别是红细胞。正常情况下，腓肠肌不断收缩，可将沉积的血细胞冲走而不会形成血栓，在病理状态下，这些沉积的细胞可触发凝血机制，最终形成牢固的血栓。

根据血栓结构的不同，一般将血栓分为 3 种。①白色血栓，其组成以血小板、纤维蛋白和白细胞为主，有少量红细胞。外观成灰白色，表面粗糙、卷曲、有条纹，主要见于动脉内。血栓的形成可能首先是管壁创伤，因此呈现附壁血栓。②红色血栓，其外观成暗红色，质均匀，富有弹性，主要结构为红、白细胞、纤维蛋白网络及少量血小板，多见于血流瘀滞的静脉。血栓与管壁黏附较疏松、易脱落而产生栓塞。③混合血栓，其在结构上可划分为由白血栓组成的头部、由红血栓与白血栓组成的体部及红血栓组成的尾部，血栓头常黏附血管壁上。自发性下肢深静脉血栓多数属于红色血栓，极易脱落。静脉壁受到机械性损伤后形成的血栓多属混合性血栓，血栓头部与管壁粘连紧密，较少脱落形成栓塞。

19 世纪中期，Virchow 提出，静脉损伤、血流缓慢和血液高凝状态是造成深静脉血栓形成的三大因素。损伤可造成内皮脱落及内膜下层胶原裸露，或静脉内皮及其功能损害，引起多种具有生物活性物质释放，启动内源性凝血系统，同时静脉壁电荷改变，导致血小板聚集、黏附，形成血栓。多数静脉血栓起源于瓣膜袋，血栓形成后通过添加程序而滋长，同时激活纤溶系统而自发性溶栓。凝血、抗凝血与纤溶系统的功能优势决定了血栓的演变，或是自溶消失，或局限于发病部位，或广泛延伸和滋长。血栓的繁衍滋长开始时总是顺静脉血流方向，当管腔阻塞时，血栓可逆行发展，最终使整个深静脉系统广泛阻塞。新鲜血栓的起始部位与管壁黏附较紧，而血栓尾质地松软、类似果冻样、往往漂浮于血流中，在受到挤压或侧支血流的冲击下极易断裂脱落，出现肺栓塞。

血栓形成后，新的肉芽组织长入栓子中，而栓子本身发生溶解和吸收，最后被结缔组织替代，此过程称血栓机化。机化过程在血栓形成后 24 ～ 48h 开始，一般从栓子中央到外周，此时粒细胞和血小板释放的蛋白水解酶使纤维蛋白网架分解，而血管内皮细胞向血栓内增殖长入，使血栓牢固地附着在管壁上。至第 10d，血栓中有大量的胶原纤维和网状纤维形成。至 2 周时，栓子中出现组织细胞。一些滋养血管滋生的毛细血管进入栓子内，其管腔直径逐渐扩大，腔内渐渐充满血管。栓子本身的收缩和溶解，使栓子与血管壁间出现间隙，内皮细胞在栓子表面长入并覆盖，形成血流通道，称为再通。下肢深静脉血栓通常在数月或数年有 35% 发生完全再通，55% 发生部分再通。机化的血栓由于钙质沉着而发生钙化，形成静脉结石，其原因与机化过程迟缓有关。

有研究揭示血液中的纤溶酶原激活剂抑制因子 PAI-1 浓度的升高可抑制纤溶作用并增加血栓

形成风险。人类基因的多态性，特别是启动子区域 4G/5G 的插入或缺失，影响了 PAI-1 的转录和 VTE 发生风险的增加相关。在带有 4G/5G 多态性个体的血液中，研究者发现了最高的 PAI-1 浓度水平，其发生静脉栓塞的风险增加了 8 倍。黏附分子可诱导白细胞的游走，而选择素家族（P- 选择素和 E- 选择素）全部参与了静脉血栓的形成过程。在血栓诱导形成 6h 后，静脉壁的 P 选择素浓度就发生上调，且研究者发现 E 选择素浓度随后也发生了上调。

有研究报道，微颗粒（MP）参与了血栓形成过程的启动和增强。它们是一类以 Ca 离子依赖的方式从血小板、白细胞和内皮细胞中分泌并脱落的磷脂小泡。MP 和激活的血小板融合后启动血栓形成的过程。静脉血栓的溶解过程与创伤愈合相似，都包括了促纤维生长因子的参与、胶原蛋白的沉积、基质金属蛋白酶的表达和激活。许多促炎介质被释放至局部的环境中，这其中包括了 IL-1 和 TNF-α，这些因素均可导致静脉壁纤维化并增加血栓再次形成的风险，而学者们仍在积极地研究造成静脉壁纤维化的特殊机制和寻找逆转纤维化过程的策略。

2. 肺动脉栓塞 PE 以及引发的死亡是 DVT 最严重的并发症，发生 PE 时肺血管阻力上升，血栓阻塞肺动脉造成机械性肺毛细血管前动脉高压，肺血管床减少造成肺循环阻力加大，肺动脉压力上升，右心室负荷加大，心输出量下降。当病情进一步发展可引起右心衰竭，血压下降。肺血管阻力上升除了血管机械性因素参与之外神经体液因素和循环内分泌激素也起了十分重要的作用，有实验提示血栓使肺动脉血流中断造成缺氧以及血小板黏附、聚集，使血管内皮分泌过量的 ET（血浆内皮素），过量增加的 ET 可能使堵塞部位的血管痉挛，阻碍栓子向下一级血管移动。增加 ET 可使肺动脉压力上升，血流加速以调节确氧而出现的过度换气。实验还提示急性 PE 后血浆 NO 浓度较栓塞前显著升

高，NO 增加可舒张肺血管，减轻肺阻力，维护肺循环压、低阻状态。5- 羟色胺、组织胺、血小板激活因子以及交感神经兴奋等也可引起气管痉挛，增加气道阻力，引起通气不良。5- 羟色胺、组织胺、血栓素 A2 等化学介质还可使血管通透性改变，当肺毛细血管血流严重减少，肺泡表面活性物质减少，肺泡萎缩，出现肺不张，同时肺泡上皮通透性增加，大量的炎症介质释放，引起局部弥漫性肺水肿、肺出血。肺泡细胞功能下降又引起表面活性物质合成减少及丢失，引起肺的顺应性下降，肺通气 - 弥散功能进一步下降。总之，肺栓塞特别急性大块肺栓塞改变了肺的通气 / 灌注的分布，增加了心脏和肺血管阻力，导致右心衰、低氧血症及低碳酸血症，并引起机体一系列病理生理改变，导致不同的临床表现。

（三）腔静脉闭塞

1. 上腔静脉阻塞综合征 上腔静脉阻塞综合征（srperior vena cava syndrome，SVCS）是上腔静脉阻塞而致的一组症候群。上腔静脉为血液由头、颈、上肢及上胸回流到右心的主要静脉通道，若上腔静脉阻塞影响静脉回流，可导致引流区域静脉压升高及表浅静脉扩张。多种因素与上腔静脉阻塞有关。纵隔和气管旁淋巴结的恶性肿瘤或转移病变、肿瘤直接侵犯血管壁和（或）血管内血栓形成、继发炎症、血液淤滞、血小板凝聚等单一或联合因素均可产生 SVCS。下腔静脉阻塞时，其血流可通过下列途径流入阻塞近侧的静脉：①起源于股总、髂外和髂总静脉的腹壁浅、旋髂深和髂腰静脉向腰静脉浅、深分支和肋间静脉回流。②起源于髂总静脉的腰升静脉或会同髂腰静脉，向腰静脉或下面几对肋间静脉回流。左腰升静脉与左肾静脉衔接汇入半奇静脉；右腰升静脉在肾静脉以下汇入下腔静脉，亦通过节段静脉汇入奇静脉。下腔静脉阻塞时，左，右腰升静脉都是主要侧支，可以扩张得很粗。③生殖静脉（包括妇女的阴道、子宫和卵巢静脉或男子的睾丸静

脉）汇入肾静脉。卵巢静脉或睾丸静脉起源于骨盆的小静脉丛，都可以处于明显的扩张状态，即使下腔静脉结扎术后，栓子仍可通过卵巢静脉而流入近侧。④其他次要的侧支有椎静脉等，可在下腔静脉阻塞早期、急性期发挥分流作用。

2. 下腔静脉阻塞综合征　下腔静脉阻塞综合征（inferior vena caval obstruction syndrome，IVCS）是由于下腔静脉受邻近病变侵犯压迫或腔内血栓形成等原因引起的下腔静脉部分或完全性阻塞，下腔静脉血液回流因之障碍而出现的一系列临床症候群。下腔静脉阻塞的首要原因是血栓形成，其次包括发育异常以及肿瘤或者炎症等因素。其病理改变包括正常途径下的下腔静脉由左右髂总静脉在第 4～5 腰椎之间的平面汇合，沿腹主动脉右侧上行，经膈肌的腔静脉孔进入胸腔，在相当于第 9 胸椎稍上方进入右心房。下腔静脉分为 3 段：①下段，肾静脉汇入处以下部分；②中段，介于肾静脉与肝静脉汇入处之间的部分；③上段，肝静脉汇入处以上部分。下腔静脉综合征大都是指肾静脉平面以下的下腔静脉回流障碍。

下腔静脉有丰富的侧支循环可分 4 组：①下腔静脉与上腔静脉之间的浅层和深层两组交通支；②下腔静脉与门静脉之间的交通支；③上腔静脉与门静脉之间的交通支；④下腔静脉主干三段之间的交通支。

当下腔静脉由于某种原因而血流受阻时，其侧支循环逐渐扩张，血流可通过下列途径流入阻塞近侧的静脉：①起源于股总、髂外和髂总静脉的腹壁浅、旋髂深和髂腰静脉向腰静脉浅深分支和肋间静脉回流。②起源于髂总静脉的腰升静脉或会同髂腰静脉，向腰静脉或下方几对肋间静脉回流。左腰升静脉与左肾静脉衔接汇入半奇静脉；右腰升静脉在肾静脉以下汇入下腔静脉，亦通过节段静脉汇入奇静脉。下腔静脉阻塞时，左、右腰升静脉都是主要侧支，可以扩张得很粗。③生殖静脉（包括妇女的阴道、子宫和卵巢静脉或男

子的睾丸静脉）汇入肾静脉。卵巢静脉或睾丸静脉起源于骨盆的小静脉丛，都可以处于明显的扩张状态，即使下腔静脉结扎术后，栓子仍可通过卵巢静脉而流入近侧。④其他次要的侧支有椎静脉等，可在下腔静脉阻塞早期、急性期发挥分流作用。而在高位下腔静脉阻塞时，下腔静脉和肝静脉的回流受到严重障碍，它不仅引起两下肢以至阴囊的明显肿胀，更可导致腹内脏器（如肝、脾肾和全胃肠道）处于高度淤血状态。回心血量也因之锐减，使右心缩小，左心也由于长期得不到充分供血而相应缩小，从而在解剖上形成一个小心脏，在功能上形成心贮备功能不足。随着发生阻塞部位的不同其临床表现亦不相同。Budd（1846）Chiari（1899）提出了阻塞发生在肝静脉段的下腔静脉，称为肝静脉阻塞综合征或 Budd-Chiari 综合征。

3. 髂腔静脉阻塞　髂腔静脉阻塞表现为慢性静脉疾病的症状和体征，包括从轻度肿胀、疼痛至皮肤色素沉着、血液淤滞所致的溃疡形成等。其大多数出现深静脉血栓形成累及髂静脉段后，这种典型的血栓后髂股静脉病变通常累及髂总静脉和髂外静脉，形成不规则的狭窄和闭塞，少数情况下，髂静脉长段弥漫性狭窄可无侧支形成，这种现象称为 Rokitansky 狭窄，病理学家 Rokitansky 于 19 世纪首次对此现象进行了描述，当严重的静脉炎消退时，血管壁纤维化，阻碍了侧支形成并导致静脉扩张。因此，不能因为无侧支形成而排除静脉流出道严重阻塞的可能。髂静脉腔外受压在临床中很常见，先前的研究显示了一些常见的病理结构如腔内网状结构和带环结构形成。有症状的非血栓性髂静脉病变（nonthrombotic iliac vein obstructive lesion，NIVL）以前也被称为 May-Thurne 综合征、Cockett 综合征或髂静脉受压综合征，以往普遍认为典型的髂静脉受压综合征累及左髂静脉近端，且临床症状主要发生在年轻育龄女性的左下肢。现在看来，

这些限制条件是错误的，因为髂静脉受压病变在男性和老年人群中也不少见，且也可以累及右下肢。

4. 盆腔淤血综合征 盆腔淤血综合征（pelvic congestion syndrome，PCS）包括慢性盆腔静脉血液流出不畅、盆腔静脉充盈、淤血等一系列症候群。其病理基础为盆腔静脉曲张，由 2 种机制引起，最常见的原因是盆腔静脉功能不全所致的静脉反流。病因不明，但研究显示激素因素对静脉脉曲张有一定影响。另外，卵巢囊肿也可导致盆腔静脉曲张。

（四）门静脉高压症

门静脉高压症形成后，主要发生以下病理变化：①脾肿大、脾功能亢进。门静脉血流受阻后，首先出现充血性脾肿大。门静脉高压症时可见脾窦扩张，脾内纤维组织增生，单核吞噬细胞增生和吞噬红细胞现象。临床上除有脾肿大外，还有血细胞减少，最常见的是白细胞和血小板减少，称为脾功能亢进。②交通支扩张。由于正常的肝内门静脉通路受阻，门静脉又无静脉瓣，其 4 个交通支大量开放（图 3-5），并扩张、扭曲形成静脉曲张。③腹水门静脉压力升高，使门静脉系统毛细血管床的滤过压增加，同时肝硬化引起的低蛋白血症，血浆胶体渗透压下降及淋巴液生成增加，促使液体从肝表面、肠浆膜面漏入腹腔而形成腹水。门静脉高压症时虽然静脉内血流量增加，

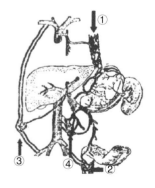

▲ 图 3-5　门静脉高压 4 个交通支大量开放
①食管下段、胃底交通支；②直肠、肛管交通支；③前腹壁交通支；④腹膜后交通支

但中心血流量却是降低的，继发刺激醛固酮分泌过多，导致钠、水潴留而加剧腹水形成。

（五）静脉畸形

静脉畸形好发于颊、颈、眼睑、唇、舌或口底部。位置深浅不一，如果位置较深，则皮肤或黏膜颜色正常；表浅病损则呈现蓝色或紫色。边界不太清楚，扪之柔软，可以被压缩，有时可扪到静脉石。肢体骨骼内静脉畸形可破坏骨干，引起病理性骨折。累及胃肠道则可引起慢性出血。静脉畸形易与血管瘤混淆。虽然同属血管异常，但两者的解剖学、组织学、病理生理学表现以及临床过程有着本质的差别。真性血管肿瘤是来源于内皮细胞的血管肿瘤。通常见于新生儿早期，生长快速。其显著病理特征是增殖期来得早、生长快速，随后进入缓慢退化期，血管瘤呈自限性，在 12 岁前退化完成，静脉畸形源于胚胎缺陷，出生时就存在，并且不会退化和消失。

（高　翔　师　龙）

参考文献

[1] Qvarlander S, Sundstrom N, Malm J, et al. Postural effects on intracranial pressure：modeling and clinical evaluation[J]. Journal of Applied Physiology, 2013, 115 (10):1474-1480.

[2] Hesse B, Nielsen I, Ring-Larsen H, et al. The influence of acute blood volume changes on plasma renin activity in man[J]. Scandinavian Journal of Clinical and Laboratory Investigation, 1978, 38 (2):7.

[3] Brooksby G A, Donald D E. Release of Blood from the Splanchnic Circulation in Dogs[J]. Circulation Research, 1972, 31 (1):105-118.

[4] Fukuoka M, Okada M, Sugimoto T. Foot venous pressure measurement for evaluation of lower limb venous insufficiency[J]. Journal of Vascular Surgery, 1998, 27 (4):671-676.

[5] Saba L. Central and Peripheral Vessels[J]. Geriatric Imaging, 2013:285-316.

[6] John Homans M D. Venous thrombosis in the lower limbs：Its relation to pulmonary embolism[J]. American Journal of Surgery, 1937, 38 (2):316-326.

[7] Bell H E, Openshaw P. The cause of venous ulceration[J]. The Lancet, 1982, 320 (8295):437-438.

[8] Coleridge Smith P D. Deleterious effects of white cells in the course of skin damage in CVI. [J]. International Angiology A

Journal of the International Union of Angiology, 2002, 21（2 Suppl 1）：26.

[9] Powell C. C, Rohrer M. J, Barnard M. R, et al. Chronic venous insufficiency is associated with increased platelet and monocyte activation and aggregation[J]. Journal of Vascular Surgery, 1999, 30 (5):844-851.

[10] Pascual G, Mendieta C, Garcí, et al. TGF-β1 Upregulation in the Aging Varicose Vein[J]. Journal of Vascular Research, 2007, 44 (3):192-201.

[11] Peschen M, Weyl A, Weiss J M, et al. Expression of the Adhesion Molecules ICAM-1, VCAM-1, LFA-1 and VLA-4 in the Skin with Chronic Venous Insufficiency[M]// Phlebology'95. Springer London, 1995.

[12] Singh A V, Subhashree L, Milani P, et al. Review：Interplay of Iron Metallobiology, Metalloproteinases, and FXIII, and Role of Their Gene Variants in Venous Leg Ulcer[J]. International Journal of Lower Extremity Wounds, 2010, 9 (4):166.

[13] Wiman B. Plasminogen activator inhibitor 1（PAI-1）in plasma：its role in thrombotic disease.[J]. Thromb Haemost, 1995, 73 (1):071-076.

[14] PAI-1 promoter 4G/5G genotype as an additional risk factor for venous thrombosis in subjects with genetic thrombophilic defects[J]. British Journal of Haematology, 2000, 111 (1):122-128.

[15] Rectenwald J E, Myers D D, Hawley A E, et al. D-dimer, P-selectin, and microparticles：Novel markers to predict deep venous thrombosis-A pilot study[J]. Thrombosis and Haemostasis, 2006, 94 (6):1312-1317.

[16] Auwerda J, Yuana Y, Osanto S, et al. Microparticle-associated tissue factor activity and venous thrombosis in multiple myeloma[J]. Thrombosis and Haemostasis, 2011, 105 (1):14-20.

[17] Halici B, Ulasli S S, Gunay E, et al. Assessment of inflammatory biomarkers and oxidative stress in pulmonary thromboembolism[J]. Inflammation, 2014, 37 (4):1186-1190.

[18] Krebs J, Ferguson S J, Nuss K, et al. Plasma levels of endothelin-1 after a pulmonary embolism of bone marrow fat[J]. Acta Anaesthesiologica Scandinavica, 2010, 51 (8):1107-1114.

[19] Ascher E, Hingorani A, Tsemekhin B, et al. Lessons learned from a 6-year clinical experience with superior vena cava Greenfield filters[J]. Journal of Vascular Surgery, 2000, 32 (5):881-887.

[20] Aydinli M, Bayraktar Y. Budd-Chiari syndrome：Etiology, pathogenesis and diagnosis[J]. World J Gastroenterol, 2007, 13 (19):2693.

[21] Raju S, Neglen P. High prevalence of nonthrombotic iliac vein lesions in chronic venous disease: a permissive role in pathogenicity.[J]. Journal of Vascular Surgery, 2006, 44 (1):136-144.

[22] Maleux G, Stockx L, Wilms G, et al. Ovarian Vein Embolization for the Treatment of Pelvic Congestion Syndrome: Long-Term Technical and Clinical Results[J]. Journal of Vascular and Interventional Radiology, 2000, 11 (7):859-864.

[23] Mulliken J B, Glowacki J. Hemangiomas and Vascular Malformations in Infants and Children: A Classification Based on Endothelial Characteristics[J]. Plastic & Reconstructive Surgery, 1982, 69 (3):412-422.

第4章 静脉腔内治疗常用技术

一、静脉腔内治疗常用器械

（一）穿刺针

穿刺针用于经皮肤穿刺血管以建立经皮肤直通血管内部的工作通道，然后通过引入穿刺鞘管、导丝、导管等进行血管腔内的诊断和治疗等操作。

血管穿刺针分为动脉穿刺针和静脉穿刺针，还有淋巴管穿刺针。

穿刺针的形状、大小与种类有很多。穿刺针尖分为菱形、圆锥形和斜面形，前2种穿刺方向准且不易偏斜。穿刺针的外径粗细以G（gauge）表示，号码数越大，管径越细。血管穿刺常用的为18G和21G。穿刺针的长度根据穿刺部位的深度而定，一般成人的血管穿刺针长7cm，儿童以4cm为宜。穿刺针太短达不到靶血管。

目前最常用的血管穿刺针常包含在同时含有配套短导丝和鞘管的穿刺套装内。

1. 塑料穿刺套管针 塑料针套比其内的金属穿刺针稍短，需要做经典Seldinger穿刺。此类穿刺套管针比较适于静脉穿刺，尤其是通过自带负压的穿刺套管针进行透壁穿刺后回退套管的技术在静脉穿刺中十分有效。

2. 前壁穿刺针 一般为18G，需进行改良Seldinger穿刺（只穿透血管前壁），穿刺时针头的斜面须向上，进入血管内后，即可置入导丝，更换鞘管。一般只能使用配套的金属导丝。若用超滑导丝时需注意导丝与穿刺针的斜面方向必须一致，不能成角，否则退导丝时会造成金属针的斜面将超滑导丝的亲水涂层剥离残留在体内。

3. 微穿刺系统 含21G的金属穿刺针、0.46mm（0.018in）/21cm长的导丝、12cm长的扩张管2根[一根内径与0.46mm（0.018in）导丝相匹配，另一根内径与0.97mm（0.038in）导丝相匹配]及4-6F鞘管。使用时进行改良Seldinger穿刺。目前常用于下肢动脉腔内治疗时的逆穿和肱、桡动脉穿刺。

4. SOS无出血穿刺针 在针座处有一侧管连到一收集袋，针座端有瓣膜，可防止穿刺针穿入血管后血液从针座端喷出。

5. Paulerson注射器 注射器的内芯中空，连接外端处有瓣膜。与普通穿刺针连在一起使用。穿入血管抽得血后，将导丝通过注射器外端中心处的瓣膜插入，再通过注射器及穿刺针进入血管，可以防止血液外流。

6. 超声导向穿刺针（Smart穿刺针） 可在超声引导下准确定位血管中心与穿刺方向，适用于动脉搏动无法扪及的情况下提高穿刺准确率，减少并发症，但是费用较高。

7. 其他穿刺针 RUPS100针用于经颈静脉肝内门腔静脉内支架分流术（TIPSS）时进行经皮经颈静脉肝静脉—门静脉穿刺；Brocken brough针用于房间隔穿刺用等。

（二）导丝

1. 规格 "导丝是腔内治疗的生命线"，导丝（导引钢丝，guide wire）按照直径分为0.038in、0.035in、0.032in、0.025in、0.021in、0.018in、0.016in、0.014in、0.012in、0.011in、0.010in（1in=25.40mm）几种规格。在外周血管腔内治

疗方面，较常用的是 0.89mm、0.46mm、0.36mm（0.035in、0.018in、0.014in）3 种规格的导丝。一般来讲，在处理主动脉及髂股动脉病变时多选择 0.89mm（0.035in）的导丝，而在处理肾动脉、股腘及膝下病变时多选择 0.46mm、0.36mm（0.018、0.014in）的导丝。

2. **作用** 导丝具有将导管经皮引入血管或机体其他管腔的作用，而且是协助导管选择性进入细小血管分支或其他病变腔隙，以及操作中更换导管的重要工具。导丝在腔内治疗过程中有 3 种主要作用：①进入血管的辅助（穿刺导丝）；②通过血管内病变区（工作或开通导丝）；③输送各种器械（支撑导丝）。

3. **结构** 导丝的基本结构包括核芯（core）、头端（tip）、导丝护套（coering）和表面涂层（coating）部分（图 4-1）。了解导丝的设计和结构，有助于术者根据不同导丝特点选择合适的导丝。

(1) 核芯：核芯的材质主要有不锈钢、镍钛合金或高张力不锈钢等。导丝全长呈圆柱形，其尖端可呈锥形或者流线型变细，又称为锥体核芯（tapered core）。锥体核芯从功能上主要包括近端的

推送杆，远端的塑形段，以及两者之间的过渡段（图 4-2）。

(2) 头端：不同的设计决定了头端的可控性和柔韧性。导丝的头端形状可分为直头、J 形头、可塑性头等。设计包括核心直达头端（Core-to-tip）设计和成形丝（Shape ribbon）设计。

① Core-to-tip 单丝设计：此设计有较好的操控性，触觉反馈性能，增加了尖端硬度，适用于通过阻力较大的病变和经支架网孔穿入边支血管的操作（图 4-3）。

② Shape ribbon 塑形丝设计：该设计一般与 NiTi 合金一起使用，提高其塑形持久性。也可以设计成刚硬的类型。柔顺性能好，适用于扭曲、成角病变，对血管的损伤小，但操控性及通过性能差（图 4-4）。

(3) 导丝护套：导丝护套根据材质可分为以下 3 种（图 4-5）。

①弹簧护套：优点为提高了触觉反馈能力，若为不透射线的金属材料，可增加导丝的可视性能；缺点为增加了导丝和病变区的摩擦力，不利于通过严重钙化、扭曲及闭塞病变。

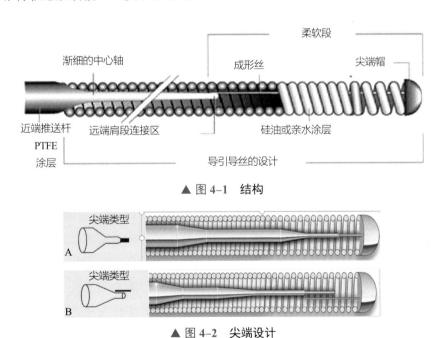

▲ 图 4-1 结构

▲ 图 4-2 尖端设计

A. Core-to-tip 单丝设计：核心导丝直达帽端，提高了尖端的硬度；B. Shape ribbon 塑形丝设计：核心导丝靠一根细导丝与帽端相连，增加了导丝的柔软性

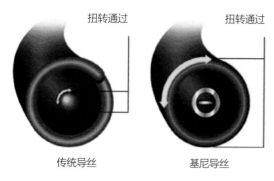

▲ 图 4-3 Core-to-tip 单丝设计

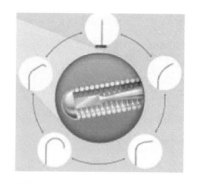

▲ 图 4-4 Shape ribbon 塑形丝设计

②聚合物护套：优点为可使导丝表面光滑，提高了导丝的通过能力；缺点为降低了导丝尖端的触觉反馈能力。

③聚合物护套 + 弹簧圈护套：优点为提高导丝的支撑力，可视性和跟踪性表面涂层；涂层为了降低导丝表面的摩擦力，改善器械间（球囊 / 导丝、支架 / 导丝）的相互作用，提高导丝在血管中的跟踪性。

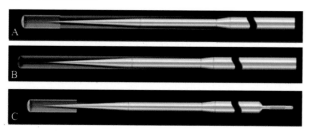

▲ 图 4-5 导丝护套
A. 弹簧护套；B. 聚合物护套；C. 聚合物 + 弹簧护套

目前，涂层材料分为两大类：①亲水涂层，吸引水分子在其表面形成"凝胶状"表面，降低导丝的通过阻力；②疏水涂层，抵制水分子形成"蜡状"表面，减少摩擦，增加导丝的跟踪性能。

临床常用的关于导丝的术语：①操纵性，即恰当的扭力传递和可控制性；②跟踪性，在扭曲血管内的移动能力；③可塑性，导丝头端的易于塑形的程度；④耐久性，导丝头端及导丝的形状记忆能力；⑤通过性 / 推送性，导丝通过狭窄或闭塞病变的能力；⑥支撑力，支持器械过弯曲病变的能力；⑦顺滑性，指导丝减少在血管内摩擦的涂层的性能情况；⑧传递性，可感觉导丝末梢信息的性能情

况；⑨可视性，导丝头端可视的情况。

术中合理保护导丝的措施有 3 项：①用无菌肝素生理盐水彻底冲洗分配器绕管，如果取出导丝时阻力较大请再次冲洗。如不正确进行此操作可能会导致导丝受损。②用 1 片被肝素生理盐水浸湿的纱布将微导丝从绕管内取出。请勿使用干燥的纱布，以免损伤导丝表面的涂层。请勿丢弃绕管，每次使用后应将导丝重新插入绕管。③当微导丝从患者体内取出后，用肝素生理盐水纱布将其擦拭干净。然后将微导丝从导丝的近端开始插回到绕管中，再次冲洗绕管。

（三）导管

导管是进行血管造影及腔内治疗的基础设备。导管主要采用聚四氟乙烯、聚亚氨酯、聚乙烯或尼龙等材料。常用导管外径范围为 2.6 ～ 8F，长度为 60 ～ 150cm。根据周围血管疾病介入诊断和治疗中的导管用途，可将外周导管分为 3 类：诊断性造影导管、指引导管及治疗性导管。

1. 诊断性造影导管　目前常用的造影导管有两类。一类为多侧孔设计的非选择性造影导管，侧孔设计起到在增加造影的流量和流率的同时，保证了导管的稳定性，避免高速喷射的造影剂对血管壁的损伤。此类导管适用于主动脉、腔静脉造影。另一类为端孔设计的选择性造影导管，导管头端具有多种形状，末端仅有一个端孔。此类导管适用于选择性血管插管和特定主动脉分支的选择性导管术。

非选择性造影导管主要包括：猪尾（Pigtail）导管及 Omini flush 导管，多侧孔直导管也归为此类。猪尾导管呈闭环设计，造影剂通过端孔向近端反流，从而增加了血管显影的范围；Omini flush 呈开环设计，端孔向下，造影剂反流少，提高了局部显影效果，尤其适用于内脏动脉开口部位病变的评估。

选择性造影导管通过多种类型的头型设计，实现对不同部位血管的选择性插管。常用的选择性外周血管造影导管包括椎动脉（vertebral）导管、多功能（MPA）导管、JR4 导管、JR5 导管、IH 导管、猎人头（headhunter）导管、Simmon 系列导管、眼镜蛇（cobra）导管等。

2. 指引导管　指引导管的外形与造影导管类似，但功能不同，其主要目的是为介入器材通过提供必要的支撑力及管腔内径。因此其较造影导管更加追求"小外径、大内腔"。

指引导管由 3 层结构组成：①外层为聚乙烯材料，表面光滑可防止血管内膜损伤和血栓形成；②中层为不锈钢丝的编织网状结构，为指引导管的骨架，可防止导管塌陷变形及折断；③内层为尼龙或聚四氟乙烯材料，起润滑作用，减少后介入器材与指引导管内腔的摩擦力。指引导管外径 6 ～ 8F，长度有 60cm、90cm。

常用的外周指引导管有用于肾动脉狭窄的 RDC 指引导管与颈动脉及内脏动脉狭窄的 MPA 指引导管。当然对于某些变异血管还可选择冠脉腔内操作指引导管，利用特定的头型来提高靶血管的选择性。例如，可运用 JR3.5 指引导管进行锁骨下动脉的血管腔内操作。

3. 治疗性导管　为了与造影导管及指引导管相区别，特将一些具有专门治疗功能的导管，如溶栓导管，取栓导管，用于下肢慢性完全闭塞（CTO）病变的支持导管等，单独列出加以介绍。

(1) 溶栓导管：溶栓导管用于对动静脉血栓进行直接接触溶栓。其头端灌注段为多侧孔设计，以增加溶栓药物与血栓的接触面积，配以 0.020 内芯。在插入内芯后，当泵入溶栓药物达到一定压力，药物将由头端侧孔泵出，实现与血栓充分接触溶栓。不同公司产品灌注段长度不一。以 Angiodynamic 公司出产的 Unifuse 溶栓导管为例，其外径包括 3 ～ 5F，灌注段长度为 10cm、20cm、30cm 和 40cm 4 种规格。操作时可根据血管的直径、血栓的长度来选择相应的溶栓导管。

(2) 取栓导管：取栓导管包括 Fogarty 取栓导管和各种经皮取栓导管，主要用于血栓栓塞疾病，如深静脉血栓形成、肺血栓栓塞、动脉栓塞、动脉血栓形成及人工血管和血液透析通道血栓形成。Fogarty 导管为单腔或双腔球囊导管，通过直视切开外周血管置入导管并穿越血栓至其远端后，将生理盐水或稀释造影剂充盈球囊回拉至血管切口处以取出血栓。该导管缺点为容易残余大量附壁血栓及造成严重的内膜损伤。

(3) 支持导管：其特点在于在不增加外径的同时，能够提供较普通选择性造影导管及相应直径球囊更好的支撑力及通过性。尤其适用于外周 CTO 病变。规格有 0.89mm、0.46mm、0.36mm（0.035in、0.018in、0.014in）系统支持导管，长度为 90 ～ 150cm。目前常用的支持导管有 CXI（Cook 公司）、Seeker（Bard 公司）、Trailblazer（Medtronic 公司）等。

（四）鞘管

鞘管是介入手术通路的重要组成部分，通常由单向止血阀、扩张器和侧管三部分组成。鞘管能够在皮肤和血管腔之间建立一个安全的通道，减少引导丝、导管及支架系统进出给穿刺口和血管带来的损伤，其配备的单向止血阀可以防止血液反流，使得导丝和导管的交换更加方便和安全。

传统的鞘管通常呈直筒长型，长度为 10 ～ 15cm，能够满足大部分外周血管介入手术的治疗需求。分支动脉病变需要进行介入手术时，头端有着特殊形态导引鞘可能更加适用。鞘管的型号大小用 F 表示。1F=0.33mm。鞘管不同的型号大小，由不同的颜色进行标志。4～11F 的颜色分别由红、灰、绿、橙、蓝、黑、紫罗兰和黄色表示。

1. 选择鞘管　根据病变的部位及用途选择鞘管。

(1) 病变部位：对于大多数的外周血管病变的介入操作，使用 3～9F 的鞘管即可。静脉系统疾病，尤其是髂静脉，腔静脉系统在治疗时因自身直径较大，所需的支架球囊系统较粗，此时通畅需要较大号的鞘管。静脉系统疾病治疗过程中直筒长形的经典鞘管通常能够满足治疗需求。如果为需要翻山治疗的病变，则通常需要使用翻山鞘或导引导管。静脉系统疾病的介入治疗通常可以通过颈静脉、股静脉和腘静脉到达治疗所需的部位。在穿刺点距离病变部位较长时，可以置入长鞘（90cm），但在静脉疾病翻山治疗时，如需要 8F 以上的长鞘系统时将会遇到困难，难以成功翻山。

(2) 用途：诊断性或门诊治疗性手术使用的鞘管通常较小。导管溶栓使用的 4F 或者 5F 鞘管可以减少鞘管周围处的出血。在外周血管中，长鞘（30～100cm）可用于各种目的，包括撑直扭曲的髂血管、改善扭矩控制、提供更好的支撑，以及有效辅助指引导管和支架的递送。

2. 鞘管的置入步骤　鞘管需 5 个步骤置入：①穿刺成功后，置入导丝。②逐级使用扩张器扩张穿刺口以便置入鞘管。③撤除扩张器后，压迫动脉开口止血以预防血肿出现。④将扩张器与鞘管组装后一起沿着导丝推送。轻轻按压动脉穿刺点以免鞘管变形。⑤在透视下跟随鞘管头端到达预定的位置后，撤除扩张器。

3. 鞘管使用过程中应注意的问题

(1) 何时需要更换鞘管：通常情况下，不宜频繁更换鞘管，确认重要的装置无法通过当前的鞘管时，或者发生鞘周出血时，或者鞘管头端磨损甚至变形时才考虑更换。

(2) 鞘管独特的测量方式：与扩张器、导管不同，鞘管的型号大小测量的是鞘管的内径。因此，鞘管的实际大小通常会比同型号的扩张器或者导管大 1F。例如，6F 的扩张器和 5F 鞘管有相似的外径，因而可用于 5F 鞘管置入前的扩张。

(3) 何为合适大小的鞘管：一方面不宜过大，否则会增加穿刺口并发症发生的风险；另一方面也不宜过小，否则会影响导丝、导管和支架系统通过。

（五）球囊导管

球囊导管是经皮腔内血管成形术的主要应用器械之一。

1. 分类

(1) 按材料分类：常用的球囊导管按材料可分为顺应性球囊导管、非顺应性球囊导管和半顺应性球囊导管。

①顺应性球囊导管。球囊扩张直径随着压力的增大而增大，球囊充盈时在未达到靶血管直径时呈球状，当到达靶血管直径时呈圆柱状贴壁，因此观察球囊呈圆柱状扩张时需停止加压，球囊直径可达 20mm 以上。此类导管常用于胸腹主动脉、腔静脉治疗。②非顺应性球囊导管。球囊扩张直径为预设直径，不会因压力增大而改变。此类导管目前临床已很少使用。③半顺应性球囊导管。球囊扩张压力在一定范围内，球囊扩张直径随着压力的增加可稍微增大。直径可达 1.25～12mm，长度可达 2～20mm。此类导管应用于外周血管近远端不同血管直径的治疗，是目前外周血管成形术中常用的球囊导管。

(2) 按导管通过导丝的方式分类：球囊导管可分为同轴球囊导管和快速交换球囊导管。

①同轴球囊导管。同轴球囊导管又称双腔球囊导管，导管由完全独立的贯穿全程的导丝腔通道和球囊腔通道组成。导管尾端呈"Y"，直行端通过导丝，标记有 ballon 的侧端为球囊腔，用于连接压力泵，扩张球囊。球囊导管标记分别为 0.89mm、0.46mm、0.36mm（0.035in、0.018in、0.014in）系

统，表示导丝腔可分别通过 0.89mm、0.46mm、0.36mm（0.035in、0.018in、0.014in）导丝。0.89mm（0.035in）系统多用于大中血管，0.46mm、0.36mm（0.018in、0.014in）系统多用于中小血管。②快速交换球囊导管。此类导管外形为一种头端双腔、尾端单腔，双腔单腔连接部位有一侧孔。导丝经头端进入从侧孔引出，尾端单腔连接压力泵，用于扩张球囊。常配合使用 0.46mm、0.36mm（0.018in、0.014in）导丝，190cm 长度的导丝可交换使用。此类球囊常用于冠状动脉、颈动脉、肾动脉和外周中小动脉治疗，在静脉疾病的介入治疗中基本没有使用。

2. 各种新型球囊导管　新型球囊导管有药物涂层球囊、冷冻球囊、切割球囊、双导丝球囊等，目的是为了提高斑块撕裂的疗效、提高 PTA 中远期疗效、减少支架的使用。有条件的临床中心在动脉周围血管疾病治疗中使用新型球囊导管越来越多见，但在静脉疾病治疗中则很少使用。

3. 关于球囊的常用术语　常用术语有工作压范围、爆破压、通过导丝直径、球囊直径 / 球囊长度、球囊导管全程长度、球囊导管头端大小、球囊通过血管鞘大小的要求、推送性、跟踪性、柔顺性、抗爆性、球囊回撤时间等。

4. 术中球囊导管维护注意事项　在血管扩张术中，合理保护球囊导管的措施有①用无菌肝素生理盐水彻底冲洗导丝腔，减少导管与导丝之间的摩擦力；②在体外时不可对球囊导管的球囊腔进行扩张冲洗；③球囊导管在拆洗和输送过程中保持呈直线状态，避免在体外拆洗过程、体内输送过程中发生球囊导管打折现象；④同轴球囊导管到位后可撤出导丝进行造影，但快速交换球囊导管时不可撤出导丝，也无法利用球囊造影；⑤球囊腔连接压力泵后需回抽排气；⑥球囊扩张过程需观察球囊扩张形态的变化过程及压力数值，避免盲目加压；⑦撤出体外的球囊导管需及时冲洗导丝腔，擦洗球囊导管外表，在无打折的状态

下摆放，以便再次使用。

（六）血管支架

1. 基本概念

(1) 定义：血管内支架作为血管内支撑物，维持病变血管的通畅，可以预防球囊扩张后血管的弹性回缩。

(2) 植入指征：血管内支架的植入指征包括深静脉血栓形成后综合征开通后维持血管管腔；髂静脉受压综合征，造影显示直径狭窄超过 50%；髂静脉虽然没有明显的狭窄或闭塞，但存在明显的侧支循环、血管闭塞、血管破裂。

(3) 学术名词：关于血管支架的学术名词有一期支架植入术和二期支架植入术。①一期支架植入术。无论血管内球囊扩张术结果如何，都在病变处植入支架。多用于长段闭塞性病变、球囊扩张后复发性病变，多用于静脉的闭塞性病变。②二期支架植入术。对于病变血管，先行球囊扩张术，如果单纯球囊扩张治疗结果不满意，病变近远端存在明显的压力差，则再实施血管内支架植入术，多用于没有明显狭窄，可临床观察的静脉血液淤滞性病变。

2. 支架的类别

血管支架可通过释放方式，表面是否覆膜以及是否涂药等进行分类。

(1) 依据释放方式：依据释放方式可分为自膨式支架和球扩式支架。①自膨式支架。多由镍钛合金材料制作，在体内病变血管处，通过输送系统释放，膨大至预先设计的长度和直径。适用于长段、扭曲的血管。通常支架直径需要较治疗部位正常血管直径大 1 ～ 2mm（10% ～ 20%）。②球扩式支架：多由不锈钢或钴合金材料制作，附着在球囊上，在体内病变血管处，通过扩张球囊而释放支架。适用于开口或分叉处短段病变，定位准确，通过球囊作用可对抗钙化严重病变，此类支架在周围静脉疾病中基本没有应用。

(2) 依据金属支架表面是否覆膜：依据金属支

架表面是否覆膜可分为裸支架和覆膜支架。覆膜支架是以不锈钢或镍钛合金材料外覆膜（ePTFE或聚酯织物），常用于动脉瘤腔内隔绝术，动脉闭塞性疾病近年也使用覆膜支架以隔绝动脉病变。覆膜支架根据释放方式不同，也可分为自膨式和球扩式覆膜支架。

(3) 涂药支架：涂药支架是将抗内膜增生的药物涂抹于支架上，在病变部位除发挥支撑血管的机械性作用外，还发挥抗内膜增生的化学作用。目前使用的药物有西罗莫司和紫杉醇，此类支架目前还没有临床应用在静脉疾病的治疗中。

二、静脉腔内治疗穿刺及插管基本方法

（一）穿刺技术

1. 经典 Seldinger 穿刺法 一般使用带有针芯的穿刺针或套管针，同时穿透血管前壁和后壁，去除针芯回撤套管后，针进入血管内。

2. 改良 Seldinger 穿刺法 一般采用无针芯的前壁穿刺针，只穿透血管前壁，现已被多数学者采纳。尤其在做肱动脉、桡动脉、腋动脉穿刺时，或当患者进行抗凝、配合溶栓治疗时。

（二）穿刺常见并发症

1. 出血性并发症 出血性并发症往往与压迫不确切有关。术后生命体征的监测、穿刺点局部的观察对于早期发现活动性出血非常关键，特别是发生后腹膜出血时，腹股沟区可能并不出现明显血肿，仅表现为血压不稳定、血红蛋白进行性下降等活动性出血症状。如高度怀疑后腹膜血肿，可进一步通过盆腔 B 超或 CT 加以明确。一旦明确，早期外科干预或覆膜支架置入可避免严重后果。

2. 动脉栓塞 误穿动脉导致的动脉栓塞，与穿刺部位选择不当有关。一旦发生拔鞘，压迫止血后，该侧动脉搏动明显减弱，并出现急性下肢缺血症状，应高度考虑穿刺点发生斑块掀起或血

栓形成。可考虑经对侧股动脉造影明确原因，并及时进行血管腔内或手术干预恢复血供。对于这类并发症，绝大多数可以通过积极的术前准备来规避。对于术前查体股动脉搏动不佳的患者，需进一步进行血管多普勒超声或 CTA 检查，评估穿刺点，避免对存在严重钙化、管腔严重狭窄的股动脉进行穿刺。

3. 动—静脉内瘘 动—静脉内瘘为误穿刺动脉后的并发症。动静脉内瘘如瘘口较小，可以观察；如瘘口大，特别是股总动脉和股总静脉间形成的内瘘，容易产生肢体肿胀和心功能不全，需要开放手术治疗。

4. 动脉闭塞 误穿刺动脉时，止血后出现动脉闭塞的原因有血管痉挛、血栓形成、动脉斑块的腔内突起及 VCD 相关的血管闭塞。血管痉挛可以在短时间内症状消除。如果超声和动脉造影明确有机械性阻塞因素存在，那么急诊开放手术几乎不可避免。手术要点在于去除病因，如血栓、突起的斑块及 VCD 残留的异物。

（三）支架的植入

1. 支架植入前的球囊扩张（预扩） 对于闭塞性病变，建议以小于治疗靶血管直径 1mm 的球囊预扩。球囊扩张压力遵循在其工作压力范围内，扩张时间至少 1min。研究证明，较低的球囊扩张压力和较长的扩张时间，可以明显减少血管夹层的发生。在一部分静脉疾病的治疗中，因为静脉直径的测量困难，形态变化多端而静脉弹性又相对较好，有时可以使用较粗的球囊进行预扩张，而患者出现目标病变扩张时的酸痛则是提示球囊直径适合的标志之一。另外，球囊预扩长度必须覆盖病变全长。

对于狭窄性病变，如支架输送系统可通过的病变，可以直接植入支架。

2. 植入支架 支架的长度必须覆盖病变，静脉支架置入的尺寸问题争论较多，静脉为扁椭圆形或不规则形状，其直径很难被准确测量。IVUS 的出

现为准确测量静脉直径提供了一种选择，但此类设备在国内尚未普及，大部分还是通过经验性或者通过矢状位和冠状位分别造影后取平均值的方式大致确定。静脉支架的 OVERSIZE 相对动脉要大，主要是为了防止支架移位，支架的直径需比靶血管直径大 0%～20%。目前认为支架直径较靶血管过大，可能造成对治疗的血管的过度刺激，与支架后内膜增生相关，因此静脉支架的闭塞通常是由于支架覆盖段的远端的肉芽增生导致的。

3. **支架植入后的球囊扩张（后扩）**　为保证支架植入后很好地贴覆靶血管，同时保证靶血管的完全扩张，可以用较支架直径小 1mm 或等同直径的球囊进行支架内的扩张，没有限制球囊扩张压力和时间，只要球囊扩张后支架没有明显残余狭窄即可。

4. **药物辅助治疗**

(1) 术前：静脉疾病的腔内治疗前通常不需要特殊的抗血小板治疗。如怀疑有血栓性病变，可皮下注射低分子肝素 4000～5000U/d。

(2) 术中：术中普通肝素药物静脉内注射（1mg/kg），静脉疾病治疗主要以抗凝为主，对抗血小板的要求不高。

(3) 术后：术后 6 个月内口服氯吡格雷 75mg/d，同时口服拜阿司匹林 100mg/d。6 个月后可仅口服拜阿司匹林 100mg/d 至终身。伴有血栓性病变的患者建议同时口服抗凝药物，另外由于静脉内支架通畅率较高，而少部分闭塞的病例机制尚不清楚，因此有学者认为术后抗凝同时抗血小板可能会对减少支架闭塞有帮助。

5. **支架的并发症及防治**

(1) 靶血管破裂：静脉疾病治疗过程中出现靶血管破裂的情况较动脉疾病治疗过程中的发生率偏多，主要是发生在导丝通过病变过程中，但由于静脉内血压较动脉明显偏低，所以一般不会造成较大的血肿或难以控制的出血，然而如果对此问题重视不够，在球囊扩张前不能确认导丝位于

血管主干内而盲目扩张，则可能造成静脉较大的撕裂，导致出现较大的出血，严重的甚至危及患者生命。

(2) 支架移位：由于支架的直径过小或过短未能完全覆盖病变血管时，可发生支架的移位。对于短段的严重狭窄的动脉病变，支架植入前应充分的球囊预扩张，选择合适长度的支架植入是预防的关键。静脉内支架的移位较动脉更易发生，原因有支架直径过小、支架长度过短且靠近心脏、支架植入后外在压迫性因素手术的解除。由于静脉属于高顺应性血管，在患者吸气、呼气或屏气时，血管直径可以发生变化，同时管腔的前后径和左右径可以明显差别，因此评估静脉血管的直径较动脉困难。血管腔内超声的检查可以帮助准确评估血管的直径，支架的直径选择宜大不宜小。

支架移位发生后，如果移位不严重，可再在靶血管内植入直径较前枚支架大的新支架，并且与前枚移位支架重叠至少 2～3cm；如果移位支架完全游离于血管内，可用圈套器取出；如支架移位至心脏内，需要手术取出。

(3) 支架血栓形成：支架植入后血栓形成的原因包括术中抗凝药物应用不充分；支架植入前动脉内有血栓；支架植入血管后未完全扩张；流入和流出道血管严重狭窄或闭塞。预防和治疗的方法包括：术前和术后规范的抗血小板药物治疗，术中充分应用抗凝药物；对于伴随有血栓的血管疾病，支架植入前必须实施药物溶栓和机械性取栓治疗；支架植入后必须充分的球囊扩张，确保支架血管无明显残余狭窄；流入和流出道血管的正确评估和治疗。

支架血栓发生后，在病因治疗的同时实施支架内药物溶栓和（或）机械取栓治疗。

(4) 支架折断：支架折断的原因较复杂，主要包括支架释放技术的错误、血管活动部位、血管病变的进展等。支架的折断可以影响血流的通畅。支架释放过程中的扭曲和拉长可以造成支架植入

后的严重折断，人体特殊部位如关节附近的血管，支架植入后可能发生折断；动脉硬化病变的发展及血管外肿块增大都可能造成支架植入后的折断。

支架折断分4种类型：Ⅰ型，1个支架连接处断裂；Ⅱ型，多个不同平面支架连接处断裂；Ⅲ型，整个水平面支架连接处断裂，但无移位；Ⅳ型，整个水平面支架连接处断裂，有移位。支架Ⅰ和Ⅱ型折断，如不影响支架的通畅率，可不做处理；如支架Ⅲ型和Ⅳ型断裂，影响支架内血流，需要再次腔内治疗并支架内支架植入，再次支架选择多为覆膜支架。部分严重病例，需要动脉旁路手术治疗。

(5) 支架感染：支架感染是血管腔内治疗术后最严重的并发症。原因在于操作和器械的污染，原发血管病变为感染性，支架植入术后患者新发感染。金黄色葡萄球菌为最常见感染菌种。预防的作用大于治疗，主要的预防措施包括严格的无菌手术、术后穿刺点的保护、肢体溃疡的处理，以及患者全身抵抗力的增强。支架感染发生后必须积极地规范抗炎症治疗，中重度感染需要移除移植物并进行血管重建手术。

（四）基本插管法

无论是在理论层面还是在技术层面，导丝和导管的配合运用都是血管腔内操作中的基础。实际操作中，导丝和导管是密不可分的，如同外科开放手术中的止血钳和剪刀的关系，在一些关键时候，选择错误的导丝及导管甚至会导致整个手术的失败。因此在介绍导管使用技巧时，必须结合导丝配合的技巧一并讨论。

1. 导管基本操作技巧

(1) 使用前和使用后都要用肝素盐水反复冲洗导管。

(2) 使用导管时应选择合适的外径、长度及头部形状，有助于顺利完成操作。

(3) 当通过穿刺点将导丝成功放置后，在放置鞘管或放置导管之前应用手指压迫穿刺点进行止

血，正确的压迫可以尽量减少穿刺点血肿形成。

(4) 用蚊钳扩张表皮至合适的尺寸，以便于扩张器、鞘管或导管进入。

(5) 应顺着导丝中较硬的部分将扩张器、鞘管或者导管推入至血管中。

(6) 导管顺着导丝推进，同时须牵拉导丝固定。在使用亲水导丝时，有时需要用止血钳夹住导丝后端，防止导丝在导管中突然向前滑动。推进导管时须抓紧导管短距离的向前推进，每次前进几厘米，如果操作手距导管进入鞘管的距离太远，则可能使导管及导丝发生弯折。

(7) 当导管推进到达导丝较柔软的部分时，导管头端可能会恢复原有形状，导致其可推进性大大降低。此时，应不时向前推进导丝，使导管始终在导丝中较硬的部分前进。

(8) 推进导管时应在靠近穿刺点的地方操作，在操控、旋转导管时应操作其底座部分。

(9) 如果由于血管扭曲严重等因素致导管不能沿导丝顺利推进，此时可以平稳的后撤导管，同时旋转推进导管可以减少摩擦力，促进导管前进，这就是"牵拉技术"。在进行此操作时应不时透视检查，确保导丝不会后撤太多。

(10) 如果采用"牵拉技术"后导管仍然无法顺利推进，此种情况通常是由于导管与周围血管摩擦力较大。此时可以放置较长的鞘管以增加外支撑，或更换硬度更大的导丝来增加内支撑，然后再推进导管。

(11) 猪尾造影导管主要用于造影检查，减少高压注射对周围血管的损伤，另外可以通过调整导丝进入猪尾导管的深度使导管头端变成不同角度的钩型。

(12) 单弯等较直的导管通常被用作交换导管，还可用于测病变部位近远端的压力；此外，这类导管还可以用于增加导丝的硬度，使其更容易通过一些困难病变。

(13) 放置导管后，需要用肝素盐水不时地冲

洗导管，但是在观察到明确回血之前不要向导管内注射任何物质。

(14) 导管尾端连接高压注射器造影之前应通过手推低压造影，确保导管尖端位于较安全的位置。

(15) 当撤除导管或进行交换操作时，保持导丝处于原位，间断透视检查导丝是否处于原位。回撤导管时，可以用拇指及示指抓紧导管底座，同时用环指及小指抓紧导丝，抓着导管底座将导管撤除，并保持导丝不动，这就是"walking along"技术。

(16) 如果导管头端发生打结，可以用较硬的导丝通过导管将结解开。

(17) 当导管放置以后，有时很难在透视下被识别，此时可以考虑使用尖端带有非透光标记的导管。

(18) 在撤除导丝后，如果无法确定导管头端的位置，可以在导管管腔内注射并保留少量对比剂，这样可以提高导管的可视性。

（五）压迫与止血

1. 适应证　适应证有经皮血管穿刺、血管造影或血管腔内介入治疗结束后。

2. 准备工作

(1) 检查穿刺部位，明确穿刺血管的解剖定位，明确穿刺血管壁的情况和血管鞘的大小。

(2) 出凝血功能检查。

3. 止血与术后处理

(1) 直接压迫止血

①适应证包括单纯的血管造影和静脉疾病腔内介入治疗穿刺点。

②出凝血功能检查结果恢复正常；拔除血管穿刺鞘后，手部按压皮肤穿刺点上方及下方；按压时间 10 ~ 15min，至无出血。

(2) 术后处理及观察

①穿刺部位术后并发症风险的评估。高危因素有肥胖、穿刺部位动脉硬化、患者凝血功能异常、肝肾功能不全、高血压、较长的手术时间及大直径的穿刺鞘。

②术后处理。一般的穿刺造影，穿刺部位压迫 6h，如无活动性出血可移除；静脉治疗性腔内介入操作，如选用了较大的血管鞘，则需要平卧 12h 后解除压迫，适量下地活动。

③术后观察。患者生命体征（心率、血压）；穿刺部位远端动脉的搏动；穿刺部位有无血肿。

三、具体的静脉腔内治疗技术

（一）经皮经肝穿刺 PV 插管溶栓

1988 年，美国学者报道用经皮肝穿刺 PV 插管方法溶栓，基本方法同经皮肝穿刺胆管造影，适用于无腹水、凝血功能正常患者。穿刺 PV 肝内分支可在超声波、CT 或 X 线透视引导下进行，以床旁超声波和 X 线透视相结合较便利。酌情选择 21 ~ 23G 细型穿刺针，入路以右侧腋中线为主，一般应穿刺 PV 的外周分支、然后将导丝 - 导管引入 SMV-PV 主干。为减少腹内出血并发症发生率，应尽量避免直接穿刺肝门处 PV 左、右干。穿中 PV 分支后，可导入 5.5 ~ 7F 柔软型血管鞘至 PV 主干，以便于术中交换导管，具体溶栓和清除血栓技术与经 TIPS 途径相同。

经皮经肝穿刺途径的优点是对设备要求不高、操作较简单、用时较短。缺点是由于使用的导管鞘和抽吸血栓导管较粗，术中及术后使用抗凝 - 溶栓剂，术后可出现严重腹腔内出血。最近有报道，采用细针穿刺 PV 分支，术后用钢丝圈、明胶海绵条或其他材料栓塞穿刺道，可大大减少腹腔内出血并发症。

（二）经 TIPS 途径溶栓

Sze 等首先详细报道经 TIPS 途径清除 SMV-PV 血栓的经验，最近有些作者报道用此方法成功救治重症复杂病例，包括肝移植术后急性 PV 血栓形成者。

技术方面，当 PV 的肝内分支被血栓充填、无血流时，不能用回抽穿刺套管方法确定是否穿中 PV，此时可边回撤套管边缓慢注入造影剂，也可以采用注入 CO_2 显示门静脉分支。穿刺成功的表现是造影剂在 PV 分支滞留，多沿门静脉壁分布（轨道样），可勾画出门静脉分支轮廓，此时用超滑导丝容易进入 SMV-PV。有经验的操作者不难辨认肝动脉、胆管和肝实质显影。与 TIPS 操作一样，在不能确认导丝进入 PV 系统时，不能盲目导入较粗（≥ 5F）的导管。

当 SMV-PV 完全被血栓充填时，可首先用机械性方法清除血栓，具体方法有大腔导管抽吸、导管 - 导丝捣碎血栓、专用抽吸血栓导管和血栓汽化器材等。由于此种情况下 PV 系统多无血流，故不宜单纯使用血栓捣碎或"粉碎"技术。术中应间歇给予溶栓药，首次冲击量尿激酶（UK）20 万～ 40 万 U，总量以 ≤ 100 万 U 为宜，有相对禁忌证者应酌情减少 UK 用量，术中交替注入肝素盐水可以增强溶栓效果。当合并 SMV-PV 主干局限性阻塞（如肿瘤压迫和侵犯、血管吻合口狭窄）时，可用球囊扩张和支架置入解除狭窄。

术中是否做 PV- 肝静脉分流尚存在争议。有学者认为，在清除主干血栓后建立小口径（直径 6 ～ 8mm）分流、同时留置导管，可提高治疗成功率。此途径的优点是抽吸血栓较经皮肝穿刺方法便利，穿刺道不经过腹腔、适用于存在腹水及凝血功能障碍者。

另外，在 SMV-PV 广泛血栓形成时，由于血流缓慢或完全无血流，加之介入技术难以完全清除附壁血栓和微小分支栓塞，血栓极易复发，故术后保留导管持续治疗十分重要，而经 TIPS 途径保留导管对患者的生活自理更有利。留置时间应视症状改善情况和 Doppler 超声波复查结果而定。

（三）静脉腔内激光治疗

1. 手术前准备　手术前准备包括常规门诊手术的术前准备，导管、导丝，激光治疗机的准备，患侧大隐静脉入股静脉入口位置皮肤标记，并经血管多普勒超声校正确认。

2. 激光治疗仪器　常用的商业化机器有英国戴美（DIOMED）半导体激光机，波长 810nm；德国的多尼尔（Cornier Medilas）半导体激光，波长 940nm，有对治疗部位组织温度的监控反馈控制技术（LPS）。

3. 手术方法与术后处理

(1) 手术方法：手术可选择在门诊手术室进行，手术步骤如下。

①手术选择平卧体位并垫高患肢（肢体与床面呈 30°）。

②于内踝前方以 18 号套管针穿刺大隐静脉（穿刺失败者可行局部静脉切开），置入 0.035in 超滑泥鳅导丝至大隐静脉汇入股静脉处，沿导丝置入 4F 腔静脉导管，使导管顶端距大隐静脉汇入股静脉入口处 1.0cm；撤除导丝，沿导管引入直径 600μm 的激光纤维，使光纤的头端与导管的头端平齐；将光纤的末端与激光治疗机连接；打开激光发射器为准备状态，变手术室为暗视野，导管回撤 1.0cm，即可透过皮肤观察到光纤头端的光亮点。

③沿光纤行皮肤、皮下局部浸润麻醉。以 1% 利多卡因注射液沿标记的大隐静脉主干进行皮下浸润并使皮下膨胀。其作用是在麻醉的同时使皮肤与静脉间距增大，对皮下脂肪少的患者尤为重要，可减少皮肤的灼伤。

④激光治疗。选择激光机功率为 12W，调整脉冲使持续时间及间隔时间均为 1s；再次确认光纤头端位于大隐静脉内，并距股隐静脉入口下方 1 ～ 2cm 处；脚踏开关使激光机进入工作状态，同时以大约 3mm/s 速度均匀自近端向远端回撤出导管与光纤，完成大隐静脉主干的激光治疗。

⑤治疗后即刻行患肢弹力绷带加压包扎，并即刻下地慢步行走 20min。

(2) 术后处理：术后即刻下地活动。可口服预防性广谱抗生素，3 ～ 5d。术后 3d 复诊，弹力绷带包扎 14d 或包扎 3d 后改穿医用治疗型弹力袜。

有缝线的切口，术后 8 ～ 12d 拆线。定期随访。对导丝向上引入有困难者，可选择膝关节水平处的大隐静脉穿刺或切开；仍困难者可选择卵圆窝切开，高位大隐静脉结扎，远端大隐静脉逆向引入光纤激光治疗。

4. 疗效评价　有适应证的患者应用静脉腔内激光治疗通常可取得满意疗效。由于手术在局部麻醉穿刺下完成，保证了良好的微创性和对美观的要求。但部分患者治疗区域局部有短期淤血现象，少部分患者有呼出气体异味感觉，这与激光光纤头端工作时有局部高温炭化作用有关。激光只治疗了功能不全隐静脉的主干，对合并有穿静脉、交通静脉功能不全者治疗效果受限。手术操作有一定的技术经验要求，部分患者光纤引入困难，在有超声引导下技术成功率更高。治疗后复发率较高，国外文献报道的复发率在 20% ～ 50%。

（四）射频治疗

1. 手术前准备　常规门诊手术的术前准备；备 6F 或 8F 鞘管；射频治疗机及配套的射频治疗导管；备术中血管多普勒超声。

2. 射频治疗仪器　常用的有商业化机器美国的 VNUS 静脉腔内闭合系统。

3. 手术与术后处理

(1) 手术方法：手术可选择在门诊手术室进行，手术步骤如下。

①手术选择平卧体位并垫高患肢约 30°。

②于内踝前方（或膝关节平面）穿刺大隐静脉（穿刺失败者可行局部静脉切开），置入 6F 鞘管。超声引导下沿鞘管引入 6F 射频治疗导管至大隐静脉汇入股静脉处，使导管顶端距大隐静脉汇入股静脉入口处下方 1.0cm；回撤导管手柄开关使射频导管电极打开，超声监测确认电极头端位置。

③沿光纤行皮肤、皮下局部浸润麻醉、以 0.5% 利多卡因注射液沿标记的大隐静脉主干进行皮下浸润并使皮下膨胀。其作用是在麻醉的同时使皮肤与静脉间距增大，对皮下脂肪少的患者尤

为重要，可减少皮肤的烫伤。

④射频治疗。射频导管的入水侧孔连接注射用肝素生理盐水（500ml 生理盐水加 3000U 普通肝素），压力袋辅助下缓慢滴注冲洗电极头端。调整射频消融治疗时的温度为（85±3）℃，电阻为 150 ～ 200Ω（8F 电极导管，电阻≥ 200Ω；6F 电极导管，电阻≥ 150Ω，选择射频机功率为 84 瓦，调整脉冲使持续时间及间隔时间均为 1s；超声再次确认电极头端位于大隐静脉内，并距股隐静脉入口下方 1 ～ 2cm 处；脚踏开关使射频进入工作状态，同时以大约 3mm/s 速度均匀自近端向远端回撤出电极导管，完成大隐静脉主干的射频闭合治疗）。

⑤治疗后即刻行患肢弹力绷带加压包扎，并即刻下地慢步行走 20min。

(2) 术后处理：术后即刻下地活动。可口服预防性广谱抗生素 3 ～ 5d。术后 3d 复诊，弹力绷带包扎 14d 或包扎 3d 后改穿医用治疗型弹力袜。有缝线的切口，术后 8 ～ 12d 拆线，定期随访。美国的 VNUS 静脉腔内闭合系统新近推出的改进产品 Closure Fast Catheter 使应用更加快捷方便。

4. 疗效评价　有适应证的患者应用射频闭合治疗可取得满意疗效，微创性及美观效果与激光相同。其缺点是只治疗功能不全隐静脉的主干，对合并有穿静脉、交通静脉功能不全者治疗效果受限；必须有超声监测定位；射频导管成本较高；复发率较高，国外文献报道的复发率在 20% ～ 50%。

（五）泡沫硬化剂治疗

1. 治疗前准备　常规门诊手术准备；准备合适型号的医用弹力袜（大腿袜、治疗型）。

2. 硬化剂的准备　1% 聚桂醇注射液（化学名聚氧乙烯月桂醇醚）或者 1% ～ 2% 乙氧硬化醇。

3. 经皮注射治疗方法与术后处理

(1) 手术方法：手术步骤如下。

①平卧位，拟治疗患肢垫高，使下肢与治疗

床呈 45°～60°。

②现场配制泡沫硬化剂。通常选用液气比为 1∶4，取 2ml 液体硬化剂原液与 8ml 空气（或者二氧化碳）经注射器三通法混合而成，现用现配。

③超声检查大隐静脉主干大腿段，在超声监测下以 2.5ml 注射器分次抽取泡沫硬化剂，分 2～4 次（点）注射，每次（点）注射 2～4ml 泡沫硬化剂。

成功注射治疗的三要点：超声监测引导下见到注射针尖进入拟注射的静脉内；回抽有血；推注时超声监视见到清晰的泡沫硬化剂影像回声在静脉腔内散开。

(2) 术后处理：穿刺点粘贴无菌干棉球，即刻穿医用治疗型弹力袜，并即刻下地慢步行走 20min，观察无不适反应后，即可自行回家。

(3) 术后注意事项：严格要求穿治疗型医用弹力袜：前 2 周 24h 持续穿着；2 周后睡觉时可脱去。避免久站及体育活动 1 个月。无须辅助用药。嘱术后 1、3、12、36 个月定期随访。补行第二次注射治疗的标准：第一次注射治疗后 1 个月仍然有较明显的曲张畸形；及或复查超声时大腿中上段大隐静脉主干直径＞5mm。第二次注射治疗的方法与剂量同第一次注射治疗。

4. 导管引导泡沫硬化剂注射方法及术后处理

(1) 治疗方法：该方法需要在有血管造影条件的导管室内进行主要操作。

①平卧位。常规心电、氧饱和度及血压监测。

②穿刺置入鞘管。局麻下顺行（向头）穿刺拟治疗肢体对侧股静脉，置入 4F 鞘管。

③引导导管到达大隐静脉内。应用对侧穿刺途径时常选择的导管为 4F 的眼镜蛇导管和椎动脉导管，常需要导丝引导；如果遇到有股总静脉有完好的瓣膜（少数有），则改用同侧穿刺内踝处的大隐静脉，选择的导管为 4F 腔静脉导管或椎动脉导管；常用的导引导丝有 0.035in 超滑泥鳅导丝等。

④引导导管的过程中造影检查。导管头在髂外、股总静脉注射造影剂同时嘱患者做屏气试验（Valsalva 试验）和或小腿挤压放松试验，以进一步证实大隐静脉反流情况及大隐静脉直径，以及了解深静脉瓣膜功能。

⑤泡沫硬化剂注射治疗。垫高患侧肢体使与床面呈 45°～60°；根据大隐静脉主干的直径大小和远端静脉扩张静脉球的多少选择注射部位和剂量，泡沫硬化剂总量控制在 8ml 以内；使导管头端位置在距股隐汇合处 50～150mm 处的大隐静脉主干内，向远端均匀较迅速地推注 4～8ml 泡沫硬化剂。

⑥退导管至髂外、股总静脉，抽回导管内残留泡沫，注射造影剂同时嘱患者做屏气试验，检验股静脉形态是否完整及大隐静脉反流是否消除。

⑦治疗结束后撤除导管，拔除鞘管局部压迫，治疗肢体穿医用治疗型大腿弹力袜。

(2) 术后处理：平卧 1h 后可下地慢行，观察 24h 无不适反应可出院。无须特殊辅助用药：嘱术后 2 周、3 个月、12 个月、3 年随访。

5. 疗效评价 泡沫硬化剂治疗是一种全新的治疗方法，具有更微创和不影响美观的效果。它对各种静脉曲张都有治疗作用，而且已经被证明是安全、简单、经济、可靠、可重复的。泡沫硬化剂治疗的缺点在于复发率较高，但可重复治疗。

（六）生殖静脉的腔内治疗

将导管经下腔静脉、左肾静脉插至左精索内静脉或卵巢静脉，然后注入硬化剂或钢圈等材料栓塞此静脉，治疗生殖静脉曲张。

精索静脉曲张的血管腔内治疗需要在打血管造影条件的导管室内进行治疗。

1. 治疗操作步骤

(1) 平卧位，常规心电图、氧饱和度及血压监测。

(2) 1% 利多卡因局部浸润麻醉，顺行（向头）穿刺一侧股静脉（多选右侧），置入 4F 鞘管。

也可以选择穿刺肢静脉途径。

(3) 引导导管到达左侧精索静脉内或卵巢静脉，常选择的导管为 4F 的眼镜蛇导管和椎动脉导管，在导丝引导下，先将导管引入到下腔静脉，再引入到左肾静脉，再引导入左精索静脉或卵巢静脉；常用的导引导丝有 0.035in 超滑泥鳅导丝等。

(4) 引导导管的过程中造影检查。当导管头端位于左肾静脉时，在电影模式下在左肾静脉内推注 10ml 造影剂，同时嘱患者做屏气试验，连续咳嗽，对精索静脉或卵巢静脉全程造影，以进一步检查证实曲张、反流情况及测量评估静脉直径。

(5) 硬化闭塞剂或栓塞治疗时，造影检查证实并评估生殖静脉病变的情况后，选择硬化闭塞剂或钢圈栓塞治疗。

①泡沫硬化剂闭塞法。注射部位一般选择在生殖静脉主干中段；注射泡沫硬化剂的剂量根据生殖静脉主干的直径大小和远端静脉扩张静脉球的多少选择，一般控制在 6 ~ 8ml 以内；使导管的头端位于生殖静脉主干中段后向远端均匀较迅速地推注 6 ~ 8ml 泡沫硬化剂，同时嘱患者重复进行 Valsalva 动作，这样可以帮助控制泡沫硬化剂滞留于生殖静脉并向远端行进。

②钢圈栓塞法。在生殖静脉主干中段及主要的属支（腹膜后段）内填塞弹簧圈栓塞精索静脉，目前国际上较统一的理念是尽量栓塞主干全段，包括近生殖静脉开口处，以降低复发率。

(6) 造影时，退导管至左肾静脉内（泡沫硬化剂法要抽除导管内残留泡沫），注射造影剂同时嘱患者做屏气试验加咳嗽，造影检查生殖静脉反流消除情况。

(7) 治疗结束后撤除导管，拔除鞘管局部压迫。

2. 术后处理　平卧 2h 后可下地慢行（泡沫硬化剂治疗的，建议术后前 3d 减少站立时间），观察 24h 无不适反应可出院。无须特殊辅助用药。嘱术后 3 个月、12 个月、3 年超声随访。

3. 疗效评价

(1) 优点：生殖静脉曲张的血管腔内治疗的优点为简单、微创、经济、有效。

①简单：对于血管腔内技术比较熟练的医生，操作技术不复杂，多数患者的手术可在 30min 内结束。

②微创：4F 鞘管的小穿刺口，无须外科手术切开；无须特殊麻醉。

③经济：无特殊昂贵的耗材；泡沫硬化剂更加经济，且体内不留异物。

④有效：安全有效。

(2) 缺点：生殖静脉曲张的血管腔内治疗的缺点是，不论精索静脉还是卵巢静脉均常有畸形变异，导致个别病例导管选择性进入有困难。尽管右侧单发或双侧发病率较低，但是单独对右侧生殖静脉进行导管选择性进入较左侧有一定困难。这与其解剖特点及变异特点有关。治疗需要 X 线透视引导。

文献的报道也给出积极的评价。Villar Esnal R 等报道了 690 例左侧精索静脉曲张进行经皮穿刺闭合精索静脉的经验。他们应用的主要方法也是弹簧圈或硬化剂，得出的结论是该治疗方法是微创、有效、无严重并发症的好治疗方法，建议应当作为精索静脉曲张治疗的标准方法。

Pieri S 等回顾性调查了几年间经皮穿刺治疗的 3229 例精索静脉曲张患者的资料，患者平均年龄 24.6 岁（范围 14—46 岁），治疗的适应证为腹股沟区胀痛以及精液的异常。选择性造影结果显示只有 2.8% 的患者为右侧精索静脉功能不全。右侧精索静脉功能不全中只有 7.5% 直接汇入肾静脉；有 22.5% 同时汇入肾静脉和下腔静脉；有 69.8% 汇入下腔静脉，大多数为单干汇入。Valsalva 试验显示造影剂沿精索静脉到达髂静脉水平，大多数精索静脉全程均匀增粗无瓣膜。结论认为，血管腔内介入治疗是精索静脉曲张的微创治疗方法之一，但是需要充分掌握精索静脉及腔静脉的解剖学和解剖变异的知识，尤其是右侧精索静脉。

同样对于应用泡沫硬化剂治疗卵巢静脉曲张在国际上是一种较先进的手段，相关的大宗文献报道并不多，但无一例外地给予了良好的评价。意大利的 Gandini 及同事报道了 38 例女性患者接受泡沫硬化剂治疗生殖静脉曲张的结果，提示总体症状缓解率高达 100%，没有严重并发症，随访期复发率为零；Pieri 及同事报道了同样对 33 例女性患者应用泡沫硬化剂治疗生殖静脉曲张，结果提示症状缓解率同样高达 90%；Ratnam 及同事报道了对 218 例女性患者应用弹簧圈治疗卵巢静脉曲张的结果，提示临床症状缓解率仅 85%。对比文献我们发现，应用泡沫硬化剂治疗后，症状缓解率要明显高于应用弹簧圈，分析原因可能因为泡沫硬化剂相比弹簧圈更容易随着患者的 Valsava 动作进入卵巢静脉远端，即进入盆腔静脉丛，通过这些可能与卵巢静脉产生多样沟通的环绕直肠 / 膀胱 / 阴道 / 子宫 / 卵巢的无瓣静脉丛达到彻底栓塞的效果，从而提高临床症状缓解率。

（七）介入置管溶栓

介入置管溶栓是利用血管腔内技术，将溶栓导管插入血栓中或血栓阻塞部位远端，经导管连续灌注溶栓药物溶解血栓、恢复血流的方法。一般从患侧腘静脉穿刺顺行插管至血栓内。实践证明，溶栓治疗可使 45% 的 3d 以内的 DVT 明显或完全溶解，而抗凝血治疗仅达 4%，溶栓可最大限度地维护瓣膜的正常功能。溶栓治疗的关键是早期用药，但是溶栓治疗可能增加出血的风险，是常规抗凝治疗的 3 ～ 4 倍。溶栓药治疗早期 DVT 可减少 PTS 的发生尚不确定。治疗急性期的严重髂股静脉血栓在适当的抗凝血治疗下，可考虑使用溶栓治疗。

关于 DVT 的溶栓时机国内外尚不统一，一般认为越早越好，72h 以内效果明显，因为这期间，血栓的水分和血浆素原含量丰富，溶栓疗程需 5 ～ 7d；形成时间 3d 以上，血栓机化，水分和血浆素原含量大为减少，溶栓效果欠佳。有一些血栓形成超过 3d 的患者，接受溶栓治疗后，肢体肿胀也迅速消退，可能是因为远、近端继发的新鲜血栓被溶解，侧支循环建立所致。原发血栓往往不能全部溶解。有文献报道，经导管局部溶栓对病程 > 4 周的慢性形成血栓也具有较好疗效，但病程的长短直接影响溶栓的疗效。对病程 > 4 周的慢性血栓局部灌注尿激酶可软化机化的血栓，使血栓内部液化形成单、多腔发生再通，其有效率可达 60% ～ 71%，而全身静脉溶栓有效率仅为 14%。

溶栓治疗期间应避免进行对血管有损伤的操作，溶栓的禁忌证有：①体内有活动性出血者；② 2 个月内有过脑卒中或颅内有病灶者；③ 2 周内有过大手术、器官活检术或较大创伤者；④围生期妇女；⑤有消化道溃疡或有消化道出血史者（不包括痔）；⑥严重肝、肾功能不全者；⑦未得到控制的高血压患者；⑧左心有附壁血栓的患者；⑨亚急性心内膜炎患者等。对怀孕期妇女、房颤患者、近期施行心肺复苏者、糖尿病视网膜病变患者、近期接受过小手术以及有轻度肝肾功能不全患者应慎用溶栓治疗。

溶栓药物包括尿激酶、链激酶、人组织型纤溶酶原激活物（t-PA），以及第三代血栓溶解剂 reteplase。

1. 溶栓治疗方案

(1) 链激酶治疗：链激酶使用量为 25 万 U 负荷量，30min 缓慢静脉注射，继以 10 万 U/h 持续静脉滴注，维持 24 ～ 48h。链激酶有抗原性，部分患者可能发生过敏反应，发生率在 1.7% ～ 18%，因此，在使用链激酶前应做过敏试验，为预防超敏，用药前 30min 肌内注射 25mg 异丙嗪或静脉注射 5mg 地塞米松。对近期有过溶血性链球菌感染或 6 个月内用过链激酶的患者，不应使用链激酶。链激酶在体内先与纤溶酶原组成链激酶 - 纤溶酶原复合物，然后激活纤溶酶原使之成为具有溶栓活性的纤溶酶而发挥作用（链激酶 - 纤溶酶原复合物逐渐转化为链激酶 - 纤溶酶复合物，该复合物同样具有激活纤溶酶原的作用）。由于链激酶对血栓中的纤溶酶原与循环血液中的纤溶酶原无选择性。因此，当输入体内后有相当一部分与循环中的纤溶酶原形成复合物，从而增加了出血的危险性链激酶 - 纤溶酶原复合物和链激酶 - 纤溶酶复合物的半衰期分别是 16min 和 83min。

(2) 尿激酶治疗：尿激酶负荷量 4400U/kg，溶于 100ml 生理盐水或 50g/L 的葡萄糖溶液中，30min 连续滴完，随后以 2200U/（kg·h）的剂量维持，连续 12 ～ 24h。如果插管介入溶栓，则在超声定位下穿刺患侧腘静脉，顺行将直头多侧孔灌注导管插入血栓，以 15 万～ 20 万 U/h 的速度灌注尿激酶，每 12h 行 X 线造影，了解血栓溶解情况，并调整灌注导管的位置，直至血栓溶解。如用药 12h 后检查血栓无溶解迹象，则应停药维持剂量。根据每日测定的纤维蛋白原含量而定，低于 2.0g/L 时暂停。各地学者报道尿激酶的实用剂量差异很大。与链激酶不同，尿激酶无须形成复合物，可直接激活纤溶酶原，溶解血栓。它对循环中的纤溶酶原及和纤维蛋白结合的纤溶酶原同样有效，因此也无选择性尿激酶无抗原性，无须做过敏试验，其半衰期为 14min。

(3) 组织型纤溶酶原活化剂（t-PA）：在无纤维蛋白存在的情况下，组织型纤溶酶活性很低，但当有纤维蛋白时，其活性明显增强，分解纤溶酶原使之成为纤溶酶。因此，t-PA 能选择性地作用于血栓内的纤溶酶原，其出血的危险性较上述 2 种溶栓药物小。而正因为这种选择性，当与纤维蛋白结合的纤溶酶原迅速减少后，t-PA 的溶栓作用明显减弱。因此，与无选择性的溶栓药物相比，其溶栓能力相对较低。目前应用的主要是重组 t-PA（rt-PA），在人体内的半衰期为 4 ～ 7min，使用方法是用 100ml 专用注射用水将 100mg 药品溶解，首次剂量为 10mg，于 1 ～ 2min 内静脉推注，然后在 60min 内静脉滴注 50mg，剩余 40mg 在 120min 内静脉滴注。

2. 溶栓治疗有效的指标 显示溶栓治疗有效的指标包括纤维蛋白原（Fg）为 1.2 ～ 1.5g/L；凝血酶时间（TT）是正常对照的 1.5 ～ 2.5 倍；纤维蛋白（原）降解产物（FDP）为 300 ～ 400mg/L。

3. 溶栓疗效评价指标

(1) 痊愈：无症状，下肢造影深静脉壁光滑无血栓。

(2) 显效：症状明显缓解，下肢静脉造影开通、回流畅，但壁不光滑，开通血管内径 > 2/3（70%）。

(3) 有效：症状有所减轻，肢体略消肿，造影血栓残留，开通血管内径 < 2/3（70%）。

(4) 无效：症状及下肢造影均无改善。

4. 溶栓后肝素或华法林继续抗凝血治疗 溶栓治疗最常见的副作用是出血，发生率达 12% ～ 45%，出血与用药剂量、用药方式和用药时间有关。剂量越大、用药时间越长，出血的危险性越大，全身用药比局部用药出血的危险性大。皮肤浅表出血较容易控制，但机体深部出血尤其是颅内出血（发生率 1% ～ 2%，尤其是老年人和有潜在出血危险的患者），危险性很大。因此，当有出血表现时应停用溶栓治疗，必要时输注新鲜血浆以补充凝血因子。如果溶栓治疗出现此 3 种情况时，即：①开始数小时后，血浆纤维蛋白原含量低于 1.0g/L；②治疗 3d 后，血小板低于 50×10^9/L；③ APTT 延长到正常对照值的 2 倍以上，提示可能发生出血并发症溶栓治疗中肺栓塞的发生机会有所增加，放置腔静脉滤网可能是比较好的预防方法。

（八）静脉腔内血管成形术

静脉腔内血管成形术包括单纯球囊扩张术和静脉内支架术对于陈旧性局限性髂股静脉血栓后遗症患者或 Cockett 综合征患者可考虑行静脉腔内血管成形术。但是，髂动脉长期的搏动造成支架疲劳以及支架置入后血管内膜的增生对于支架置入后的长期通畅性的影响不容忽视，术后的抗凝血治疗任务更为艰巨，其长期疗效尚需作大样本长期的随访研究。由于静脉管壁薄，弹性差，易受压变形，因此，必须对受累的髂总和髂外静脉给予全程的内支架成形，支架近心端进入下腔静脉 1 ~ 2cm，远端接近腹股沟韧带，以纠正髂静脉内陈旧的机化血栓或 Cockett 综合征等造成的髂静脉管腔狭窄。在选择支架方面，首选柔韧性好的自膨式支架。

（九）手术取栓

手术取栓治疗可使急性下肢深静脉血栓临床症状消失快，近期疗效显著，是公认的治疗严重急性下肢深静脉血栓导致股部青肿，挽救肢体的有效手段。其原因在于，手术取出大量血栓后，使得深静脉主干保持了通畅，对于侧支循环的建立，快速降低深静脉内压力，缓解了小腿腓肠肌急性水肿和下肢淤血状态。更重要的是，避免了血栓演进过程中对深静脉瓣膜的破坏，保存了部分瓣膜，这对减少深静脉血栓形成后遗症的发生非常有益。近年来国内外的一些研究发现，对于急性下肢深静脉血栓早期取栓手术较传统的溶栓非手术治疗效果更加明显，并且可以减少远期后遗症的发生率。但也有学者认为，远期疗效不确定，手术取栓能否常规应用于急性下肢深静脉血栓仍有争议。

1. 手术取栓的适应证

(1) 不能使用溶栓药物而临床症状相当严重的 DVT 患者。

(2) 股青肿危及肢体生存，大量血栓不可能靠药物溶解，并且深静脉内持续的高张力会导致纤维蛋白渗入组织，导致淋巴水肿。

(3) 局限于髂股静脉的血栓。

2. 手术取栓的时机

发病时间不超过 5d，最好控制在 72h 内，血栓尚未与静脉内腔面粘连，是取栓术的最佳时机；7d 以后血栓表面已有内皮细胞覆盖，取栓难以奏效；5 ~ 7d 内，如果症状进展，鉴于内皮细胞未完全覆盖，仍可以采用取栓治疗。

手术前应行彩超或下肢静脉造影检查，以明确血栓的部位。应注意血栓是否衍生至下腔静脉。为预防取栓时血栓脱落，可在取栓前置入下腔静脉滤器。

(1) 手术方法：最好在 DSA 手术室中进行。如血栓局限在一侧髂静脉、股静脉，则于患侧腹股沟沿股静脉行径做一切口，显露股静脉，小心分离股总静脉，避免人为地将血栓挤压脱落，在股总静脉前壁上沿静脉长轴做一切口，将 Fogarty 取栓导管插入股静脉近心端，至下腔静脉后将球囊扩张，拉出血栓，反复几次直至无血栓拉出为止。在 X 线透视下或血管镜直视下，将吸引导管选择性插入髂内静脉，将髂内静脉内血栓吸除干净，静脉造影证实髂静脉内无血栓残留。如造影发现左髂静脉局部狭窄，可在 X 线透视下行狭窄处球囊扩张，必要时于狭窄处放置支架。用驱血带或手法挤压小腿及大腿，将远端的静脉血栓挤出，如发现股静脉内血栓较难清除干净，可结扎股浅静脉，以防远端的静脉血栓向近端衍生。股深静脉内插入取栓导管，取栓后恢复静脉血流。选取一根大隐静脉属支，将它切断后，近心端与股浅动脉端 - 侧吻合。建动静脉瘘目的是加快髂静脉内血流速度，减少血栓再形成的危险。动静脉瘘可在 6 周后通过介入的方法将瘘口栓塞关闭，或行手术结扎瘘口。

血栓已衍生至下腔静脉，如直接行股静脉切开取栓，手术时可能增加肺栓塞的风险。应在直视下先将下腔静脉内血栓取出，再行下肢静脉取栓手术。具体方法是于患侧中下腹行弧形切口，经腹膜后途径显露下腔静脉及两侧肾静脉。纵行切开下腔静脉，将下腔静脉内血栓清除干净后，缝合静脉切口。再用上述方法行髂、股静脉取栓术并建临时性动静脉瘘。

一般手术后患肢肿胀很快消退，手术后当日起开始抗凝血治疗，同时用华法林和肝素或低分子量肝素，待凝血酶原时间 INR 值至 2 ～ 3 时，停用肝素或低分子量肝素，继续用华法林抗凝治疗 6 个月左右。也可结合介入置管溶栓的方法。

(2) 手术取栓的并发症：血栓复发是手术取栓中常见并发症，使人们对取栓术的价值重新认识，而溶栓治疗的安全性逐步增高，也使取栓手术受到一定的限制。再血栓的原因可能有：血栓广泛而无法取净，特别是小静脉内血栓；血栓过于陈旧与静脉内膜粘连，取栓时导致内膜损伤，胶原组织暴露，血小板聚集造成再血栓。左髂静脉因受压致静脉血栓多见，Forgarty 导管较难取尽静脉内血栓，而且取栓术不能去除血栓形成的原因。这类患者可根据髂静脉狭窄程度加做髂静脉 PTA 和（或）支架置入术。取栓术后辅以抗凝、祛聚、溶栓治疗，可取得满意疗效。

尽管术后静脉再血栓的发生率很高，但它能一次性取出大量血栓，迅速降低静脉内压力，从而迅速缓解肢体肿胀，促进静脉侧支的建立，积极配合合适的药物治疗，可望提高取栓术的疗效。

（十）静脉内超声消融术

超声消融术是 20 世纪 80 年代后期发展起来的一种导管介入治疗方法，可以在已经完全闭塞的静脉内打出一条通道。在下腔静脉滤器的保护下，在已形成血栓的静脉内插入一根纤细的超声溶栓导管，通过低频高能超声波的机械振动、空化作用等生物学效应选择性地消融血栓，可以在静脉血栓中打通成一个隧道，血管壁因含大量胶原和弹性基质而不会受损，而超声探头的低频震动具有扩张血管、解除血管痉挛的作用，为其提供了有利的条件。

1. 超声消融的适应证　超声消融原则上适用于早期患者，病程越短效果越好，一般在 2 个月以内的（少数在 3 个月以内）均可进行。其适应证还包括①药物溶栓或导管取栓效果不好或失败；②对药物溶栓有禁忌；③急性股青肿；④周围型突然扩展为中央型的慢性血栓急性发作；⑤对癌性血栓超声有效；⑥对 1 年以上深静脉血栓后遗症部分有效，为相对指征。

2. 禁忌证　超声消融不适用于 3 种情况：①严重凝血机制障碍或血友病患者；②晚期癌症有远处转移或盆腔后腹膜肿瘤；③对腘静脉以下小腿血栓，病程 4 ～ 6 个月以上深静脉血栓形成均不宜超声治疗，亦不宜用于深静脉血栓形成后遗症的治疗。

3. 并发症　防治腔内超声消融治疗很少发生并发症，偶尔会出现如下情况。

(1) 静脉穿孔：主要原因是机械因素，与操作不当有关，治疗过程中强行推进超声导管可发生静脉穿孔、如遇到静脉完全阻塞，血栓较硬时，应按静脉走行方向在导丝引导下逐渐推进超声导管进行消融治疗，治疗过程中如发现造影剂外溢，应停止操作，并不宜再行球囊扩张。一旦发生穿孔迅速退出即可，一般无须特殊处理。

(2) 深静脉瓣损坏：如操作不当，在导丝及超声导管通过深静脉瓣的过程中可能引起静脉瓣的部分或完全破坏。

(3) 急性肾衰竭：介入下操作时间过长及造影剂用量过大，可导致急性肾衰竭，老年患者更易发生。介入治疗应尽量减少操作时间和造影剂用量，选用等渗造影剂，术前水化有助于肾功能的保护。

(4) 其他：少数报道术后健侧并发深静脉血栓形成，肺动脉栓塞等发生，与肢体活动受限、术后残留血栓或血栓脱落等因素有关，预防性下腔静脉滤器置入，能有效预防肺栓塞的发生。

超声消融治疗不能完全清除静脉腔内血栓，不能解决管腔狭窄，因此不能作为单一治疗手段。将超声消融技术与其他腔内技术相结合，可以起到协同互补的作用，通过超声消融将阻塞血栓打通成隧道，用 Fogarty 导管取出残留血栓，静脉狭窄处球囊扩张，必要时置入支架，使静脉回心道通畅。

术后酌情使用抗凝溶栓、祛聚治疗。抗凝药物一般要求维持 6～12 个月以上，如置有腔静脉滤器或静脉支架，抗凝血药物维持可能需终身服用。

超声消融可使急性深静脉血栓的再通率达92%，长期服用抗凝药患者，3～5 年静脉通畅率达 80%，但其中 70% 患者静脉有不同程度狭窄和瓣膜功能不全。慢性深静脉血栓形成，超声消融治疗的再通率达 82%，约 18% 的患者静脉腔完全闭塞，超声导管无法通过。超声消融后置入支架的患者 3～5 年静脉通畅率约 65%，并且静脉瓣膜功能不全，但患者 DVT 相关临床症状明显改善。

（田　野）

参考文献

[1] Horlander KT, Mannino DM, Leeper KV. Pulmonary embolism mortality in the United States, 1979-1998:An analysis using multiple-cause mortality data. Arch Inter Med 163:1711-1717, 2003.

[2] Prandoni P, Lensing AW, Prins MH, et al. Below-knee elastic compression stockings to prevent the postthrombotic syndrome: A randomized, controlled trial. Ann Int Med 141:249-256, 2004.

[3] Baldwin MJ, Moore HM, Rudarakanchana N, et al. Post-thrombotic syndrome: A clinical review. J Thromb Haemost 11:795-805, 2013.

[4] Kahn SR, Shbaklo H, Lamping DL, et al. Determinants of healthrelated quality of life during the 2 years following deep vein thrombosis. J Thromb Haemost 6:1105-1112, 2008.

[5] Semba CP, Dake MD. Iliofemoral deep venous thrombosis: Aggressive therapy with catheter-directed thrombolysis. Radiology 191:87-494, 1994.

[6] Plate G, Eklof B, Norgren L, et al. Venous thrombectomy for iliofemoral vein thrombosis—10-year results of a prospective randomised study. Eur J Vasc Endovasc Surg 14:367-374, 1997.

[7] Plate G, Eklöf B, Norgren L, et al. Venous thrombectomy for iliofemoral vein thrombosis—10-year results of a prospective randomised study. Eur J Vasc Endovasc Surg 14:367-374, 1997.

[8] Arnesen H, Heilo A, Jakobsen E, et al. A prospective study of streptokinase and heparin in the treatment of deep vein thrombosis. Acta Med Scand 3:457-463, 1978.

[9] Elliot MS, Immelman EJ, Jeffrey P, et al. A comparative randomized trial of heparin versus streptokinase in the treatment of cute proximal venous thrombosis: An interim report of a prospective trial. Br J Surg 66:838-843, 1979.

[10] Wells PS, Anderson DR, Bormanis J, et al. Value of assessment of pretest probability of deep-vein thrombosis in clinical management. Lancet 350:1795-1798, 1997.

[11] Lensing AW, Pradoni P, Brandjes D, et al. Detection of deep-vein thrombosis by real-time B-mode ultrasonography. N Engl J Med 320:342-345, 1989.

[12] Jaff MR, McMurtry MS, Archer SL, et al. Management of massive and submassive pulmonaryembolism, iliofemoral deep vein thrombosis, and chronic thromboembolic pulmonary hypertension: A scientific statement from the American Heart Association. Circulation 123:1788-1830, 2011.

[13] Kearon C, Akl EA, Ornelas J, et al. Antithrombotic therapy for VTE disease: CHEST Guideline and Expert Panel Report. Chest 149:315-352, 2016.

[14] Vedantham S, Goldhaber SZ, Julian JA, et al. Pharmacomechanical catheter-directed thrombolysis for deep-vein thrombosis. N Engl J Med 377:2240-2252, 2017.

[15] Lu Y, Chen L, Chen J, et al. Catheter-directed thrombolysis versus standard anticoagulation for acute lower extremity deep vein thrombosis: A meta-analysis of clinical trials. Clin Appl Thromb Hemost: 1-10, 2017.http: //dx.doi.org/10.1177/1076029617739703.

[16] Enden T, Haig Y, Kløw NE, et al. Long-term outcome after additional catheter-directed thrombolysis versus standard treatment for acute liofemoral deep vein thrombosis（the CaVenT study）: A randomised controlled trial. Lancet 379:31-38, 2012.

[17] Mewissen MW, Seabrook GR, Meissner MH, Cynamon J, Labropoulos N, Haughton SH. Catheter-directed thrombolysis for lower extremity deep venous thrombosis: Report of a National Multicenter Registry. Radiology 211:39-49, 1999.

[18] Parikh S, Motarjeme A, McNamara T, et al. Ultrasound-accelerated thrombolysis for the treatment of deep vein thrombosis: Initial clinical experience. J Vasc Interv Radiol 19:521-528, 2008.

[19] Bush RL, Lin PH, Bates JT, et al. Pharmacomechanical thrombectomy for treatment of symptomatic lowere xtremity deep venous thrombosis: Safety and feasibility study. J Vasc Surg 40:965-970, 2004.

[20] Kim HS, Patra A, Paxton BE, Khan J, Streiff MB. Adjunctive percutaneous mechanical thrombectomy for lower-extremity deep vein thrombosis: clinical and economic outcomes. J Vasc Interv Radiol 17:1099-1104, 2006.

[21] Lin PH, Zhou W, Dardik A, et al. Catheter-direct thrombolysis versus pharmacomechanical thrombectomy for treatment of symptomatic lower extremity deep venous thrombosis. Am J Surg 192:782-788, 2006.

[22] Vedantham S, Vesely TM, Sicard GA, et al. Pharmacomechanical thrombolysis and early stent placement for iliofemoral deep vein thrombosis. J Vasc Interv Radiol 15:565-574, 2004.

[23] Haase M, Haase-Fielitz A, Bagshaw SM, et al. Cardiopulmonary bypass-associated acute kidney injury: a pigment nephropathy? Contrib Nephrol 156:340-353, 2007.

第5章 静脉腔内治疗药物和耗材

随着临床工作中对于静脉疾病的重视程度越来越高，静脉疾病腔内治疗技术发展迅速，出现了很多针对静脉曲张、静脉血栓及静脉狭窄性疾病的药物及耗材。本章介绍国内临床中较常用的药物及耗材。

一、静脉腔内治疗药物

静脉疾病腔内治疗过程中常用药物有2种，治疗静脉血栓时用到抗凝药物、溶栓药物，治疗静脉曲张、血管瘤及血管畸形时用到硬化剂。

（一）抗凝药物

1. 肝素　肝素是一种抗凝药，是由2种多糖交替连接而成的多聚体，在体内外都有抗凝血作用。肝素具有带强负电荷，能干扰血凝过程的许多环节，在体内外都有抗凝血作用。其作用机制较为复杂，主要通过与抗凝血酶Ⅲ（AT-Ⅲ）结合，而增强后者对活化的Ⅱ、Ⅸ、Ⅹ、Ⅺ和Ⅻ凝血因子的抑制作用。能够阻止血小板凝集和破坏，妨碍凝血激活酶的形成；阻止凝血酶原变为凝血酶；抑制凝血酶，从而妨碍纤维蛋白原变成纤维蛋白。

肝素口服不吸收，皮下、肌内或静脉注射吸收良好。但80%肝素与血浆白蛋白相结合，部分被血细胞吸附，部分可弥散到血管外组织间隙。由于分子量较大，不能通过胸膜、腹膜和胎盘组织。肝素主要在网状内皮系统代谢，肾脏排泄，其中少量肝素以原形排出。静脉注射后其排泄取决于给药剂量。当一次性给予100、400或800U/kg时，$t_{1/2}$分别为1h、2.5h和5h。慢性肝肾功能不全及过度肥胖者，代谢排泄延迟，有蓄积可能。本品起效时间与给药方式有关，静脉注射即刻发挥最大抗凝效应，但个体差异较大，皮下注射因吸收个体差异较大；故总体持续时间明显延长。血浆内肝素浓度不受透析的影响。

肝素应用的禁忌证包括对肝素钠或其他低分子肝素和（或）肝素过敏、有明确病史或怀疑患有肝素诱导的免疫介导型血小板减少症、严重的凝血系统疾病及急性胃十二指肠溃疡和脑出血等。

肝素是血管外科最为常用的抗凝药物，是搭桥手术及介入手术围术期的一线用药，抗凝效果明确，作用快，半衰期短。可监测抗凝指标APTT及时调整药物用量，药物过量时能够用鱼精蛋白拮抗。

肝素的用法用量包括皮下注射和静脉注射。血管外科手术患者，在准备进行血管治疗前15min，按每千克体重100U静脉入全身肝素化。术后可将12 500U（1支肝素钠）加入48ml生理盐水中配制成50ml，以每小时2.1ml起泵，每4h监测APTT，根据抗凝要求及化验结果调整药物剂量。

肝素过量可导致自发性出血倾向。肝素过量时可用1%的硫酸鱼精蛋白溶液缓慢滴注，如此可中和肝素作用。每1mg鱼精蛋白可中和100U的肝素钠。

2. 低分子肝素　低分子肝素是指分子量低于6.5kD的肝素，由具有抗血栓形成和抗凝作用的普通肝素解聚而成。

低分子肝素是由普通肝素解聚而成，分子量

比普通肝素小，平均分子量为 4～6kD，分子量越低，抗凝血因子 Xa 活性越强。它主要抗凝血因子 Xa（97U/ml）的活性，也有抗凝血因子 Ⅱa 作用或抗凝血酶活性（30U/ml）。这 2 种活性比是 3.2。针对不同适应证的推荐剂量，低分子肝素不延长出血时间，APTT 延长不明显。

低分子肝素药代动力学参数的研究是根据血浆中抗凝血因子 Xa 活性的改变来进行的，具体包括：①生物利用度。皮下注射后，低分子肝素很快吸收并且可以达到近 100% 吸收。在使用后约 3h 达到血浆峰值。②分布。低分子肝素中抗凝血因子 Xa 活性的半衰期较普通肝素长，大约为 3.5h。而抗凝血因子 Ⅱa 的活性同抗凝血因子 Xa 相比，在血浆中消失得很快。③清除。主要通过肾脏以少量代谢的形式或原形清除。

低分子肝素临床用于预防手术后血栓栓塞、预防深静脉血栓形成、肺栓塞、血液透析时体外循环的抗凝药、末梢血管病变，以及血管外科手术围术期抗凝治疗等，尚有报道用于一些栓塞性疾病的特殊治疗。

禁忌证包括对本品过敏或肝素过敏者、有任何肝素引起的血小板减少症病史、凝血障碍有关的出血倾向和症状、易出血的器质性损伤等。

低分子肝素在血管外科的应用广泛，尤其是深静脉血栓，急、慢性下肢缺血患者的抗凝治疗。其应用方便，出血风险较小，抗凝效果良好。由于没有能监测抗凝指标，术后须严格抗凝的患者多使用普通肝素治疗。

低分子肝素临床常用的制剂有伊诺肝素、替地肝素、弗希肝素、洛吉肝素和洛莫肝素等。用药剂量因人而异，宜个体化给药。推荐剂量为，体重 < 50kg，3000U；体重 50～70kg，4000U；体重 > 70kg，6000U。均皮下注射。预防剂量每日 1 次；治疗剂量每 12 小时 1 次。

3. 阿加曲班　阿加曲班是精氨酸衍生物，是一种直接凝血酶抑制药，抗凝作用起效快。它能可逆地与凝血酶活性位点结合，具有凝血酶抑制作用。抗血栓作用不需要辅助因子抗凝血酶Ⅲ参与，通过抑制凝血酶催化或诱导的反应，包括血纤维蛋白的形成，凝血因子 Ⅴ、Ⅷ和Ⅻ的活化，蛋白酶 C 的活化，以及血小板聚集，发挥其抗凝血作用。阿加曲班对凝血酶具有高度选择性，治疗浓度时，对相关的丝氨酸蛋白酶（胰蛋白酶，因子 Xa，血浆酶和激肽释放酶）几乎没有影响。阿加曲班对游离的及与血凝块相连的凝血酶均具有抑制作用。它与肝素诱导的抗体间没有相互作用。

健康成人用 30min 静脉滴注阿加曲班 2.25mg，血药浓度的最高值 0.08μg/ml（0.144μmol/L）。阿加曲班从血中消除迅速，半衰期为 15min（α 相）、30min（β 相）。健康成人用 3h 静脉滴注阿加曲班 9.0mg，每日 1 次，连续给药 3d，血药浓度迅速上升后达稳态，没有蓄积性。阿加曲班（$5×10^{-7}$mol/L）在人血清蛋白及人血白蛋白的结合率为 53.7% 及 20.3%。健康成人使用阿加曲班以 300μg/min 的速度静脉滴注 30min，到给药后 24h 之内，22.8% 以原形药、1.7% 以代谢物由尿中排泄；12.4% 以原形药、13.1% 以代谢产物在粪便中排泄。给药后 24h 内在尿、粪中的原药、代谢物的总排泄量为 50.1%，主要代谢物为喹啉环的氧化物。

阿加曲班在血管外科可作为对肝素抵抗、肝素诱导的血小板减少（HIT）或过敏患者必须抗凝治疗时的替代治疗。

4. 替罗非班　替罗非班是一个非肽类血小板 Ⅱb/Ⅲa 受体拮抗药，具有高度特异性及选择性，是一种静脉应用的抗血小板药物，通常与肝素同时应用。替罗非班是一种非肽类能与血小板糖蛋白 Ⅱb/Ⅲa 可逆性的结合的拮抗药，通过阻止纤维蛋白与糖蛋白 Ⅱb/Ⅲa 结合，阻断血小板的交联及血小板聚集。其抗血小板时间与药物的血浆浓度平行，抑制血小板作用与剂量成正比，停药后血小板功能迅速恢复到基线水平。

替罗非班在 0.01 ～ 25μg/ml 的浓度范围内，与血浆蛋白结合率不高，其结合率与药物浓度无关。血浆中不结合部分为 35%。替罗非班的稳态分布容积范围为 22 ～ 42L。它可以通过大鼠及兔的胎盘。分析以及 ^{14}C 标记替罗非班在尿液及粪便中的代谢产物情况，表明其放射性主要来自未改变的替罗非班，循环血浆放射性主要来自未改变的替罗非班（用药后达 10h）。这些资料提示替罗非班的代谢有限。在健康人中以 ^{14}C 标记替罗非班单次静脉给药后，在尿液、粪便中探测到的放射性分布分别占给药量的 66%、23%，探测到的总放射性约为 91%。替罗非班主要从尿路及胆道排出。在健康人中替罗非班血浆清除率范围为 213 ～ 314ml/min，肾脏清除率占血浆清除率的 39% ～ 69%，半衰期范围为 1.4 ～ 1.8h。在冠心病患者中替罗非班血浆清除率范围 152 ～ 267ml/min。肾脏清除率占血浆清除率的 39%，半衰期范围 1.9 ～ 2.2h。在大鼠中，替罗非班可泌入乳汁。在轻、中度肝功能不全患者中，替罗非班的血浆清除率与健康人没有明显差别。包括需要血液透析的患者在内的血浆肌酐清除率 < 30ml/min 的患者，替罗非班的血浆清除率降低到有临床意义的程度（> 50%）。替罗非班可以通过血液透析清除。

盐酸替罗非班适用于不稳定型心绞痛或非 Q 波心肌梗死患者，预防心脏缺血事件，同时也适用于冠脉缺血综合征患者进行冠脉血管成形术或冠脉内斑块切除术，以预防与经治冠脉突然闭塞有关的心脏缺血并发症，通常与肝素联用。亦有在血管外科介入术中的应用报道。

将替罗非班溶于 0.9% 氯化钠注射液或 5% 葡萄糖注射液中，终浓度为 50μg/ml。与肝素联用，从同一液路输入。必须注意避免长时间负荷输入。还应注意根据患者体重计算静脉推注剂量和滴注速率。不稳定型心绞痛或非 Q 波心肌梗死：盐酸替罗非班注射液与肝素联用由静脉输注，起始

30min 滴注速率为 0.4μg/（kg·min），起始输注量完成后，继续以 0.1μg/（kg·min）的速率维持滴注。在血管外科应用需根据病情参考心内科用法调整。

主要不良反应为出血，通常是渗出或轻度出血。无颅内出血报道。腹膜后出血的发生率 0.6%。颅内出血、心包积血、肺（肺泡）出血和脊柱硬膜外血肿，致命性出血罕见。其他少见不良反应包括恶心、发热、头痛、严重血小板减少症、超敏感性。

禁忌证包括近期（1 年内）出血，包括胃肠道出血或有临床意义的泌尿生殖道出血。血障碍、血小板异常或血小板减少病史者。1 年内的脑血管病史。1 个月内的大的外科手术、严重躯体创伤史或近期硬膜外的手术。病史、症状或检查结果为壁间动脉瘤。严重的未控制的高血压 [收缩压 > 180mmHg 和（或）舒张压 > 110mmHg] 和急性心包炎。出血性视网膜病。

在替罗非班治疗前、推注或负荷输注后 6h 内以及治疗期间至少每天要监测血小板计数、血红蛋白和血球压积（如果证实有显著下降需更频繁）。在原先接受过血小板糖蛋白 IIb/IIIa 受体拮抗药的患者应当考虑尽早监测血小板计数。如果患者的血小板计数下降到 < 90 000/mm³，则需要再进行血小板计数以排除假性血小板减少。如果已证实有血小板减少，则须停用替罗非班，并进行适当监测和治疗。

（二）溶栓药物

溶栓治疗是通过溶栓药物，将纤溶酶原激活为纤溶酶，纤溶酶裂解纤维蛋白，溶解已形成的血栓，从而达到治疗血栓栓塞性疾病的目的。目前临床中常用的溶栓药物主要有链激酶（SK）、尿激酶（UK）和重组组织型纤溶酶原激活剂（rt-PA）。

1. 链激酶　链激酶是从 β - 型溶血链球菌中分离提纯的一种细菌蛋白，可与纤溶酶原形成链

激酶 – 纤溶酶原复合物，使纤溶酶原转变成具有活性的纤溶酶，后者水解纤维蛋白为纤维蛋白降解产物，使已形成的新鲜血栓溶解而被清除。SK 具有抗原性，可使机体产生抗体灭活药物，并可引起严重过敏反应。目前临床中多被尿激酶替代。

2. 尿激酶　尿激酶是由两条多肽链组成的丝氨酸蛋白酶，最初由尿液中提取，后从肾组织的培养液中获得。它直接作用于纤溶酶原，使后者活化成为纤溶酶，水解纤维蛋白。尿激酶无抗原性和致热原性，人体内无抗体存在，不引起发热，可以重复使用。是目前临床中应用较为广泛的溶栓药物。

3. 重组组织型纤溶酶原激活剂　此种激活剂是人类血液中存在的 2 种纤溶酶原激活剂之一。几乎所有的组织中都含有数量不等的 rt-PA。可以直接激活纤溶酶原，从而溶解血栓。与血栓表面纤维蛋白的选择性较链激酶和尿激酶强，较少激活体循环中的纤溶酶原，出血并发症少。

溶栓治疗势必会增加出血风险，其主要禁忌证有：①有胃肠道或泌尿道出血史；②颅内病变、创伤、肿瘤、血管病变等；③外科手术后 7 ～ 10d 内；④骨折；⑤大面积皮肤移植、烧伤未愈合等；⑥心肺复苏时；⑦妊娠期；⑧感染性血栓形成、细菌性心内膜炎；⑨新近形成的结核空洞、晚发肝病；⑩患者高龄。

（三）硬化剂

使用硬化剂治疗静脉疾病的报道最早见于 1840 年，当时使用的硬化剂为无水乙醇。而 1957 年 Mayer 和 Brucker 报道了制作泡沫硬化剂的特殊装置。泡沫硬化剂是具有表面活性的液态溶液与气体组成的混合物，泡沫硬化剂被注入血管后将相当于本身容量的血液从血管内排挤出去。通过硬化剂的直接化学刺激作用，导致蛋白质变性引起血管内皮损伤，形成血栓，继而发生内皮剥脱和胶原纤维收缩，血管最终转化为纤维条索而

永久地闭塞。泡沫硬化疗法与普通硬化疗法相比，延长了药物与血管内皮组织的解除时间和扩大了解除面积，在静脉曲张和血管畸形的治疗中得到了越来越广泛的应用。2003 年 4 月欧洲泡沫硬化剂治疗法协调会议上，专家们一致认为泡沫硬化剂疗法是治疗静脉曲张的有效疗法之一，明确了泡沫硬化剂的定义、制定并规范了安全有效的临时制备泡沫的方法。

硬化剂治疗主要用于静脉曲张的微创治疗，1997 年第一次报道。原则上所有类型的静脉曲张均适合硬化治疗，但当静脉直径过大时，可能影响硬化剂与静脉壁间的相互接触，导致闭合效果不佳。同时为避免肺栓塞等情况，对于硬化剂单次使用剂量存在一定限制。作者对于直径较大静脉仍建议腔内热消融治疗，对于交通支静脉反流建议采用超声引导下硬化剂注射治疗。泡沫硬化剂的绝对禁忌证包括持续制动、已知过敏、严重全身疾病、急性深静脉血栓形成、治疗部位或全身感染、周围动脉硬化闭塞症、妊娠、已知症状性卵圆孔未闭等。

目前临床中常用的硬化剂包括化学型硬化剂、渗透型硬化剂和清洁剂类硬化剂。

1. 化学型硬化剂　通过腐蚀作用发挥硬化作用，包括铬酸甘油酯、多碘化碘和 95% 乙醇等。

2. 渗透型硬化剂　通过渗透性脱水作用，使注射部位的红细胞和邻近的内皮细胞破裂，包括高渗盐水等。

3. 清洁剂类硬化剂　具有固定的亲水和亲油基团，在溶液的恶表面能定向排列，并使液体表面张力显著下降，具有良好的起泡性能。此类硬化剂的代表为聚多卡醇。聚多卡醇是由羟基聚乙氧基十二烷和蒸馏水组成，加入 5% 体积比的 96% 乙醇，确保聚多卡醇微团的乳化。聚多卡醇是欧洲常用的硬化剂，国产已于 2008 年上市，美国 FDA 于 2010 年批准聚多卡醇注射剂用于治疗静脉曲张。

二、静脉腔内治疗耗材

（一）静脉曲张腔内治疗耗材

下肢静脉曲张传统治疗方式是大隐静脉高位结扎剥脱术，而微创治疗的尝试已经进行数年，因其创伤小、恢复快，越来越多的应用于临床。目前临床中常用的消融治疗方法有泡沫硬化剂治疗、激光消融治疗及射频消融治疗。

1. 静脉腔内激光治疗　静脉腔内激光治疗是从血管腔内将激光能量传送至静脉壁，通常用 810nm 或 980nm 波长的二极管激光，静脉壁受热后会出现胶原收缩、内皮损毁，最终会导致静脉纤维化。文献报道激光治疗大隐静脉即刻闭合技术成功率高达 98%，3 年复发率仅为 4% ～ 7%。激光腔内治疗常见并发症为瘀青、疼痛及压迫感。但近期文献报道激光治疗随效随时间递减。近期一项大型的前瞻性研究纳入 1020 条肢体，发现 1 年的失败率为 7.7%，3 年为 13.1%。

2. 射频消融治疗　射频消融是通过射频导管在静脉腔内瞬间产生高热，高热相关的炎性反应可导致静脉内皮破坏以及静脉壁肿胀，以及弹力纤维重塑及成纤维细胞增殖，从而使静脉闭锁（图 5-1）。Closure ™系统最早于 1999 年经过 FDA 批准应用于临床，而新一代 Closure FAST ™系统在 2015 年于我国批准应用于临床（图 5-2）。Closure FAST ™，能在 20s 的能量循环内治疗 7cm 的静脉段，并且治疗静脉的最大直径可达 20mm，提高治疗效率、缩短治疗时间、扩大临床应用范围。国外文献报道射频治疗常见并发症为瘀斑、红肿、血肿、疼痛及感觉异常，术后 1 周分别为 5.8%、1.3%、1.0%、1.8% 及 1.5%，长期随访 1 年后疼痛 0.6%、感觉异常 0.3%，其他症状均消失（图 5-3）。Rasmussen 等对 121 名患者的 137 条患肢进行了随机分组，分别接受局麻下大隐静脉高位结扎及剥脱术和静脉内激光消融治疗，比较大隐静脉剥脱和静脉内热消融的临床疗

效，结果显示，两组术后大隐静脉再通率无统计学差异，但在术后 12d 时大隐静脉剥脱组疼痛评分明显高于静脉内热消融组。

（二）静脉血栓腔内治疗耗材

下肢深静脉血栓形成（deep venous thrombosis，DVT）是指血液在下肢深静脉内异常凝结，导致血液回流受阻，出现肢体肿胀、疼痛等症状。血栓脱落导致肺栓塞（pulmonary embolism，PE）与 DVT 合称为静脉血栓栓塞症（venous thromboembolism，VTE）。在美国每年有超过 900 000 人患 VTE，VTE 已成为美国第三大心血管疾病，是美国可预防的医院内死亡的最常见病因。血栓复发、肺动脉高压及血栓后综合征

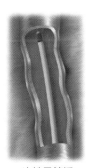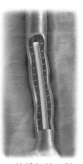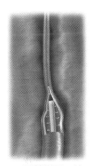

一次性导管插入静脉内　　静脉加热、胶原收缩　　导管撤回、静脉闭塞

▲ 图 5-1　射频消融治疗示意图

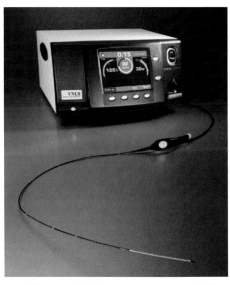

▲ 图 5-2　美敦力 Closure FAST™ 系统

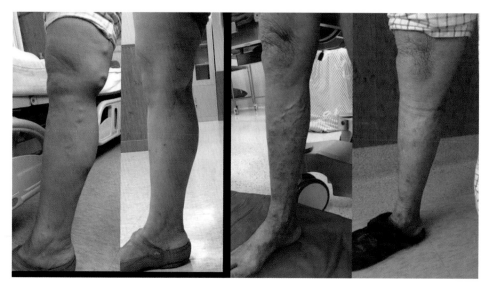

▲ 图 5-3　射频消融治疗术前术后对比

（post-thrombotic syndrome，PTS）是 VTE 最主要的并发症。VTE 后血栓复发概率可达 30%，PE 后肺动脉高压发生率在 2%～4%。PTS 是由于 DVT 后静脉压力增高，出现下肢疼痛、肿胀、水肿、静脉营养改变甚至出现静脉性溃疡等症状，与下肢静脉梗阻、瓣膜破坏反流相关。相关文献报道有 20%～50% 的 DTV 患者在 1～2 年内发展出现 PTS，其中 5%～10% 的患者出现静脉性溃疡症状。抗凝治疗目前仍是 VTE 的经典治疗方案，近几年，介入治疗 VTE 的方法如置管溶栓（catheter-directed thrombolysis，CDT）、机械取栓（percutaneous mechanical thrombectomy，PMT）、下腔静脉滤器（inferior vena cava filter，IVCF）及支架等均取得良好的效果，但其有效性和安全性仍有争议，目前指南仅在特定情况下推荐使用。

1. 置管溶栓（CDT）　CDT（图 5-4）起自 20 世纪 70 年代，能有效清除血栓，保护静脉瓣膜，是将多侧孔溶栓导管置于血栓中，使溶栓药物直接接触血栓，可提高溶栓效果并且减少出血风险。M. Elsharawyy 等 2002 年通过随机临床试验报道，CDT 的早期（6 个月）通畅率（73%）高于传统抗凝治疗（12%）。2012 年的 CaVenT 研究将 209 例患者随机分为 2 组，抗凝组 108 例，CDT 组 101 例，24

个月可随访 189 例（90%），对照组 99 例，CDT 组 99 例。CDT 组出现 PTS 37 例（41.1%，95%CI 31.5%～51.4%），抗凝组 55 例 55（55.6%，95%CI 45.7%～65.0%）。6 个月通畅率 CDT 组 58 例（65.9%，95%CI 55.5%～75.0%），抗凝组 45 例（47.4%，95%CI 37.6%～57.3%）。2012 年 Edward T. Casey 等发表系统回顾研究报道 CDT 可明显降低 PTS 的发生（RR0.19，95%CI 0.07～0.48），减轻静脉梗阻（RR0.38，95%CI 0.18～0.37）及静脉反流（RR0.39，95%CI 0.16～1.00）。2014 年的 Cochrane 研究中提到 CDT 明显提高早期血管通畅（RR 35.05，95%CI 2.28～539.63），降低 PTS 的发生（RR0.74，95%CI 0.55～1.00），改善静脉功能（RR 0.16；95%CI 0.04～0.62）。但也有文献报道对 CDT 持怀疑或否定态度。2011 年有文献报道 CDT 并没有在复发率及降低 PTS 发生率上比传统抗凝治疗更有优势。近期的系统性回顾研究收集 90 618 例住院 DVT 患者，其中 3649 例（4.1%）行 CDT。CDT 比例从 2005 年的 2.3% 增长到 2010 年的 5.9%。对比 CDT 组及抗凝治疗组，住院死亡率无明显差异（1.2% vs. 0.9%）（OR1.40，95%CI 0.88～2.25，P=0.15），而在输血（11.1% vs. 6.5%）（OR1.85，95%CI 1.57～2.20，P < 0.001）、肺栓塞（17.9% vs. 11.4%）

（OR1.69，95%CI 1.49 ～ 1.94，*P* < 0.001）、颅内出血（0.9% vs. 0.3%）（OR2.72，95%CI 1.40 ～ 5.30，*P*=0.03）及滤器置入（34.8% vs. 15.6%）（OR2.89，95%CI 2.58 ～ 3.23，*P* < 0.001）方面 CDT 组明显高于抗凝组。同样，在平均住院时间（7.2 vs. 5.0d）（OR2.27，95%CI 1.49 ～ 1.94，*P* < 0.001）及住院费用方面 CDT 组亦高于抗凝组（\$85 094 vs. \$28 164，*P* < 0.001）。

CDT 增加出血风险，延长住院时间，增加费用等方面的问题限制了其应用，目前 ACCP 9 指南（2B）及 NICE 指南中提到广泛急性 DVT、病程 < 14d、身体功能良好、预期寿命 > 1 年且出血风险低的患者可采用 CDT 治疗。对于肺栓塞伴有低血压患者，抗凝禁忌、抗凝失败或休克危及生命时，如条件允许可行 CDT（2C）。在美国血管外科学会的指南中提到对于股青肿患者建议早期 CDT（1A），对于孤立的股腘静脉血栓不建议 CDT（1C）。

2. 血栓清除导管 手术切开取栓治疗深静脉血栓可提高静脉通畅率，减轻静脉压力，降低 PTS 的发生，但手术切开取栓增加患者围术期风险。1997 年 Uflacker 报道了第一例经皮穿刺机械取栓术。PMT 通过介入手段清除血栓，相比于 CDT 减少溶栓药物的使用量及治疗时间，降低出血风险，并可减少治疗费用。目前 PMT 装置有以下 3 种。

（1）高速旋转抽栓装置（Rotational devices）：通过高速旋转的叶片将血栓打碎后经负压装置抽出血栓，目前有 Amplatz 抽栓装置，Tretorotola 装置，以及 Straub Rotarex 和 Aspirex 装置（图 5-5）等，均有文献取得良好的效果报道。

（2）流体溶栓吸引装置（Rheolytic device）：先通过脉冲注入溶栓药物，再以高压液体喷射血栓，最后将软化血栓吸出。目前临床有 Angiojet 装置，可以在抽栓的同时进行溶栓治疗；TRELLIS-8 装置在近远端均有球囊，可在导管内注射溶栓药物后导丝高速旋转使药物充分发挥。

（3）超声消融装置：此类装置包括如 EKOS 和 Omniwave 等，配备多个高频低能探头，超声波扩展可改变血栓的纤维蛋白结构，增加纤维蛋白酶原受体位点，增加溶栓药物的作用。文献报道用于慢性血栓的清除，取得了良好的效果。

Peter H. Lin 等总结 CDT 及 PMT 治疗下肢静脉血栓形成的临床经验后认为，PMT 在血栓清除、PTS 发生率等同于 CDT，但明显减少 ICU 的治疗时间、住院时间及治疗费用。最近一项随机对照研究中，将 42 例髂股静脉血栓患者随机分为 PMT 组（21 例）和药物组（21 例），随访 1 年结果 PMT 组通畅率明显高于药物组（57.1% vs. 4.76%），临

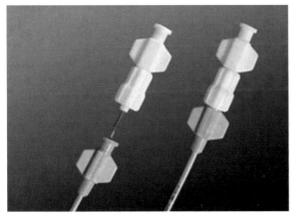
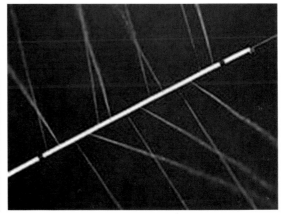

▲ 图 5-4 多侧孔溶栓导管

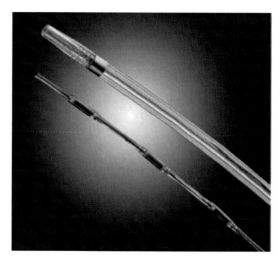

▲ 图 5-5 Aspirex 装置

床症状也明显改善。A. Karthikesalingam 等系统性回顾了 16 篇 PMT 相关文献，共涉及 481 例患者，技术成功率 82% ～ 100%，无操作过程中死亡或中风的报道，肺栓塞发生率＜ 1%，有 6 篇报道显示有出血现象，4% ～ 14% 患者需要输血。

目前大多数文献中报道 PMT 治疗 DVT 均为结合溶栓治疗，或为 PMT 装置本身可进行溶栓治疗，如 Angio jet（图 5-6）、TRELLIS-8 等，或为 CDT 结合 PMT 治疗。尚无指南阐述 PMT 治疗 VTE，仅在美国血管外科学会的指南中提到在技术及设备条件允许的情况下建议 PMT 结合 CDT 治疗（2C）。PMT 可有效清除血栓，作用明确，但目前 PMT 的随机对照试验很少，其并发症发生率、预防 PTS 等方面尚缺少有力证据。目前正在进行的 ATTRACT 试验共入 692 例近端 DVT 患者分为介入组及抗凝组，观察 2 年后 PTS 的发生率，以期能给介入治疗提供更多的临床依据。

（三）下腔静脉滤器

下腔静脉滤器目的是拦截大的脱落血栓，防止形成致命性肺栓塞。它可分为永久性滤器及可回收滤器。自 1972 年有介绍以来，IVCF 的应用越来越广泛，目前临时滤器越来越多地应用于预防性的治疗。1979 年在美国只有 2000 例 IVCF，到 2012 年这一数字已超过 250 000，其中临时性滤器占了 80%。永久滤器可有效预防肺栓塞，但相应增加血栓复发、下腔静脉血栓形成、滤器断裂及移位等风险。而临时性滤器可取出，起到预防肺栓塞的作用，同时可减少相应并发症的发生。PREPIC 实验是一项单中心随机对照研究，将 400 例患者随机分为 IVCF 组和非滤器组，2 组均行抗凝治疗 3 个月，分别观察 12d、2 年、8 年的肺栓塞发生率、血栓复发率及并发症发生率。研究对比 12d、2 年及 8 年的肺栓塞发生率，滤器组均有明显优势，12d 肺栓塞发生率（1.1% vs. 4.8%，

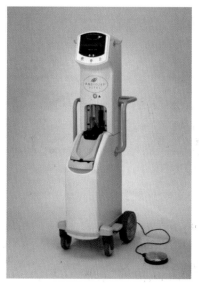
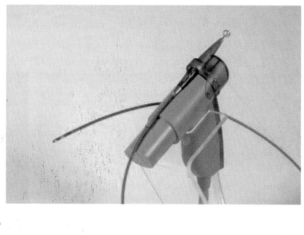
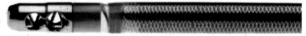

▲ 图 5-6 Angiojet Ultra 血栓抽吸系统

$P = 0.03$），2 年症状性肺栓塞发生率（3.0% vs. 6.0%，$P = 0.16$），致命性肺栓塞发生率（0.5% vs. 2.5%），8 年肺栓塞发生率（6.0% vs. 15.0%，$P = 0.008$）。但滤器组 DVT 复发率明显增加，2 年（21.0% vs. 12.0%，$P = 0.02$），8 年为（36.0% vs. 28.0%，$P = 0.042$）。但也有文献报道 IVCF 并没有减少肺栓塞发生率，反而增加并发症发生率。近几年介入治疗 DVT 越来越多，介入治疗中要不要行 IVCF 仍然存在争议。Clinton D. Protack 等报道无 IVCF 下行 CDT 无一例肺栓塞。M. Sharifi 等报道 1 份随机对照研究，141 例 DVT 行介入治疗，随机分为试验组（滤器组 70 例）和对照组（非滤器组 71 例）。治疗过程中试验组有 14 例怀疑肺栓塞，确诊 1 例，对照组有 22 例怀疑肺栓塞，确诊 8 例（1.4% vs. 11.3%，$P = 0.048$）。

IVCF 的应用越来越广泛，抗凝禁忌、VTE 复发、治疗慢性肺动脉高压、创伤、游离静脉血栓、溶栓治疗均被认为是 IVCF 的适应证，但目前均缺乏有力的证据，仍需大型多中心随机对照研究来规范 IVCF 的临床应用。在 ACCP 9 及 NICE 指南中均提到 IVCF 的绝对适应证仅为抗凝禁忌的 DVT 或 PE（1B 级），复发的 DVT 或 PE 也应在加强抗凝或更换为低分子肝素治疗无效后使用，不建议作为围术期预防肺栓塞治疗（2C 级）。在美国血管外科学会的指南中提到介入治疗髂股静脉血栓形成是不推荐常规 IVCF（1C 级），对于拟行介入治疗的患者、下腔静脉内血栓患者和心肺功能不全的患者应评估植入滤器的风险及获益（2C）。

三、静脉狭窄腔内治疗

髂动脉压迫左侧髂总静脉的现象称为髂静脉压迫综合征，又称为 May-Thurner 综合征或 Cockett 综合征，50% ~ 60% 的左侧 DVT 合并有左侧髂静脉压迫或粘连。当髂静脉狭窄大于正常髂静脉直径 50%，血栓的发生率增加 2 倍。静脉

流出道梗阻是导致 DVT 复发和 PTS 的主要原因，血管成形（percutaneous transluminal angioplasty，PTA）或植入支架可有效缓解梗阻症状，预防血栓复发及 PTS，改善患者生活质量，目前多篇文献报道 DVT 后髂股静脉病变部位 PTA 或支架置入结合 CDT 或 PMT 治疗可有效解除梗阻病变，缓解患者症状，并发症少，并且有良好的近远期通畅率。Ali F. AbuRahma 等对比抗凝治疗（33 例）及 CDT 后支架治疗（18 例），随访 1、3、5 年静脉通畅率及相关症状，CDT 组均明显优于抗凝组。髂股静脉支架置入的中长期通畅率已达到与动脉系统相同的水平；特别是，1 年初级通畅率达到了 75% ~ 100%，而且 5 年通畅率也在 65% ~ 95%。

在美国血管外科学会的指南中提到推荐在髂静脉压迫或梗阻性病变使用自膨式裸支架（1C），但不建议在股腘静脉植入支架（2C）。CIRSE2014 髂静脉支架指南中建议：① CEAP3 ~ 6 级的慢性静脉阻塞病变均可考虑行腔内治疗；② CEAP3 级且压力治疗失败的患者；③髂静脉狭窄率 > 30% 且合并旁支血管，可以考虑支架；④合并血栓的髂静脉压迫，在溶栓或手术取栓后可以考虑支架。下肢静脉血栓形成腔内治疗专家共识：①成功行 CDT 或切开取栓后，造影发现髂静脉狭窄 > 50%，建议首选球囊扩张、支架置入术，必要时采用外科手术解除髂静脉阻塞。②对于非髂 - 下腔静脉交界处的狭窄或闭塞，支架的置入建议以病变部位为中心，近端不进入下腔静脉。对于髂 - 下腔静脉交界处的病变，控制支架进入下腔静脉的长度（1cm 以内）。

因为髂静脉解剖的特殊性，对于髂静脉支架的要求与动脉支架不同。静脉支架需要较大的直径、较强的径向支撑力以克服持续的压迫或阻塞；需要足够的柔顺性去克服解剖挑战；以及需要可靠的释放系统保证疗效的持续性。

目前临床中较常用的静脉支架有编织支架与

激光雕刻支架 2 种。

1. 编织支架　目前较常用的是波科公司的 Wallstent 支架（图 5-7），由生物医学超耐热合金丝（Elgiloy®）编织而成网状支架。在过去的十余年中，Wallstent 为医生提供了具有良好的柔顺性、径顺应性、可视性和可回收性的自膨式支架，型号齐全，适用于 TIPS、胆道、支气管及静脉治疗，其中 10 ～ 16mm 直径支架适用于静脉，可选长度 20 ～ 90mm。多年的临床数据表明，Wallstent 支架应用于髂静脉通畅率良好，一期通畅率在 83% ～ 98%，二期通畅率在 93% ～ 100%。

2. 激光雕刻支架　目前临床适应证为静脉的支架只有 COOK 公司的 Zilver Vena 支架（图 5-8），它是一款镍钛合金材质的开环激光雕刻支架。于 2010 年上市，具有良好的柔顺性、径向支撑力、定位精确的特点。Zilver Vena 采用 7F 输送系统，有 14mm 及 16mm 直径，60mm、100mm 及 140mm 长度型号。最新文献显示 Zilver vena 应用于髂静脉 1 年通畅率为 87.9%。

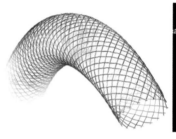
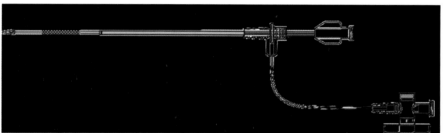

▲ 图 5-7　Wallstent 支架及输送系统

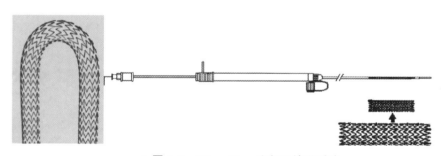

▲ 图 5-8　Zilver Vena 支架及输送系统

（吴巍巍　赵俊来）

参考文献

[1] John A. Heit. The Epidemiology of Venous Thromboembolism in the Community. Arterioscler Thromb Vasc Biol. 2008 March, 28 (3): 370–372.

[2] Wells PS, Forster AJ. Thrombolysis in deep vein thrombosis: is there still an indication? Thromb Haemost, 2001, 86: 499–508.

[3] The leapfrog group hospital quality and safety survey.https: // leapfrog.medstat.com.

[4] Rosie J Darwood, Frank CT Smith. Deep vein thrombosis. VASCULAR SURGERY-Ⅱ. 2013, 31: 206–215.

[5] Samuel Z Goldhaber, Henri Bounameaux. Pulmonary embolism and deep vein thrombosis. Lancet, 2012, 379: 1835–1846.

[6] Ylva Haig, Tone Enden, Carl–Erik Slagsvold, et al. Residual rates of reflux and obstruction and their correlation to post–thrombotic syndrome in a randomized study on catheter–directed thrombolysis for deep vein thrombosis. J Vasc Surg: Venous and Lym Dis 2014, 2: 123–130.

[7] Susan R. Kahn1, Jeffrey S. Ginsberg. The post–thrombotic syndrome: current knowledge, controversies, and directions for future research. Blood Reviews 15 155–165.2002. Elsevier

Science Ltd.

[8] Sara R. Vazquez, Susan R. Kahn. Advances in the diagnosis and management of postthrombotic syndrome. Best Practice & Research Clinical Haematology 25 (2012) 391–402.2012. Elsevier Ltd.

[9] Kearon C, Akl EA, Comerota AJ, Prandoni P, Bounameaux H, Goldhaber SZ, et al. Antithrombotic therapy for VTE Disease: antithrombotic therapy and prevention of thrombosis, 9th ed: American College of Chest Physicians evidence–based clinical practice guidelines, Chest 2012, 141: e419S–e494S.

[10] Venous thromboembolic diseases: the management of venous thromboembolic diseases and the role of thrombophilia testing. CG144 NICE clinical guideline, 2012.

[11] Andrew F. Shorr. The Pharmacoeconomics of Deep Vein Thrombosis Treatment. The American Journal of Medicine (2007) Vol 120（10B）, S35–S41.

[12] Raffaele Pesavento, Maria Amitrano, Javier Trujillo–Santos, et al. Fondaparinux in the initial and long–term treatment of venous thromboembolism. Thrombosis Research 135 (2015) 311–317.

[13] Russell D. Hull, Jane Liang, Grace Townshend. Long–term Low–Molecular–Weight Heparin and the Post–Thrombotic Syndrome: A Systematic Review. The American Journal of Medicine (2011) 124, 756–765.

[14] Schulman S, Kearon C, Kakkar AK, Mismetti P, Schellong S, Eriksson H, et al. Dabigatran versus warfarin in the treatment of acute venous thromboembolism. N Engl J Med, 2009, 361: 2342–2352.

[15] Schulman S, Kakkar AK, Goldhaber SZ, Schellong S, Eriksson H, Mismetti P, et al. Treatment of acute venous thromboembolism with dabigatran or warfarin and pooled analysis. Circulation, 2014, 129: 764–772.

[16] The EINSTEIN Investigators. Oral rivaroxaban for symptomatic venous thromboembolism. N Engl J Med, 2010, 363: 2499–2510.

[17] The EINSTEIN–PE Investigators. Oral rivaroxaban for the treatment of symptomatic pulmonary embolism. N Engl J Med, 2012, 366: 1287–1297.

[18] S. K. Kakkos, G. I. Kirkilesis, I. A. Tsolakis. Editor's Choice–Efficacy and Safety of the New Oral Anticoagulants Dabigatran, Rivaroxaban, Apixaban, and Edoxaban in the Treatment and Secondary Prevention of Venous Thromboembolism: A Systematic Review and Meta–analysis of Phase III Trials. European Society for Vascular Surgery, 2014.

[19] Mohsen Sharifi, Curt Bay, Laura Skrocki, et al. Moderate Pulmonary Embolism Treated With Thrombolysis（from the "MOPETT" Trial）. Am J Cardiol, 2013, 111: 273–277.

[20] Watson L, Broderick C, Armon MP. Thrombolysis for acute deep vein thrombosis（Review）.2014 The Cochrane Collaboration. JohnWiley & Sons.

[21] P. Gogalniceanu, C. J. C. Johnston, U. Khalid, P. J. E. Holt, et al. Indications for Thrombolysis in Deep Venous Thrombosis. Eur J Vasc Endovasc Surg, 2009, 38: 192–198.

[22] Issa Alesh, Fadi Kayali, Paul D. Stein. Catheter–Directed Thrombolysis（Intrathrombus Injection）in Treatment of Deep Venous Thrombosis: A Systematic Review. Catheterization and Cardiovascular Interventions, 2007, 70: 143–148.

[23] N. Bækgaard, R. Broholm, S. Just, et al. Long–Term Results using Catheter–directed Thrombolysis in 103 Lower Limbs with Acute Iliofemoral Venous Thrombosis. Eur J Vasc Endovasc Surg, 2010, 39: 112–117.

[24] Elsharawy M, Elzayat E. Early results of thrombolysis vs anticoagulation in iliofemoral venous thrombosis. A randomised clinical trial. Eur J Vasc Endovasc Surg, 2002, 24: 209–214.

[25] Tone Enden, Ylva Haig, Nils–Einar Kløw, et al. Long–term outcome after additional catheter–directed thrombolysis versus standard treatment for acute iliofemoral deep vein thrombosis（the CaVenT study）: a randomised controlled trial. Lancet, 2012, 379: 31–38.

[26] Edward T. Casey, M. Hassan Murad, Magaly Zumaeta–Garcia, et al. Treatment of acute iliofemoral deep vein thrombosis. J Vasc Surg, 2012, 55: 1463–1473.

[27] W. GHANIMA, I. W. KLEVEN, T. ENDEN, et al. Recurrent venous thrombosis, post–thrombotic syndrome and quality of life after catheter–directed thrombolysis in severe proximal deep vein thrombosis. J Thromb Haemost, 2011, 9: 123–126.

[28] Riyaz Bashir, Chad J. Zack, Huaqing Zhao, et al. Comparative Outcomes of Catheter–Directed Thrombolysis Plus Anticoagulation vs Anticoagulation Alone to Treat Lower–Extremity Proximal Deep Vein Thrombosis. JAMA Intern Med, 2014, 174 (9): 1494–1501.

[29] Mark H. Meissner, Peter Gloviczki, Anthony J. Comerota, et al. Early thrombus removal strategies for acute deep venous thrombosis: Clinical Practice Guidelines of the Society for Vascular Surgery and the AmericanVenous Forum. J Vasc Surg 2012; 55: 1449–6243+Vedantham S1, Goldhaber SZ, Kahn SR, et al. Rationale and design of the ATTRACT Study: a multicenter randomized trial to evaluate pharmacomechanical catheter–directed thrombolysis for the prevention of postthrombotic syndrome in patients with proximal deep vein thrombosis. Am Heart J, 2013, 165 (4): 523–530.

[30] Plate G, Eklof B, Norgren L, Ohlin P, Dahlstrom JA. Venous thrombectomy for iliofemoral vein thrombosis e 10–year results of a prospective randomised study. Eur J Vasc Endovasc Surg, 1997, 14 (5): 367–374.

[31] Anthony J. Comerota. The Current Role of Operative Venous Thrombectomy in Deep Vein Thrombosis. Semin Vasc Surg, 2012, 25: 2–12.

[32] Uflacker R: Mechanical thrombectomy in acute and subacute thrombosis with use of the amplatz device: Arterial and venous applications. J Vasc Interv Radiol, 1997, 8: 923–932.

[33] Kenneth D. Murphy. Mechanical Thrombectomy for DVT. Techniques in Vascular and Interventional Radiology, Vol 7, No 2（June）, 2004: 79–85.

[34] Gregory A. Stanley, Erin H. Murphy, Mitchell M. Plummer, et al. Midterm results of percutaneous endovascular treatment for acute and chronic deep venous thrombosis. J Vasc Surg: Venous and Lym Dis, 2013, 1: 52–58.

[35] Hyun S. Kim, Ajanta Patra, Ben E. Paxton, et al. Adjunctive

Percutaneous Mechanical Thrombectomy for Lower-extremity Deep Vein Thrombosis: Clinical and Economic Outcomes, J Vasc Interv Radiol, 2006, 17: 1099–1104.

[36] Rita Faria, Márcia Oliveirab, MartaPontea, et al. Percutaneous thrombectomy in the treatment of acute pulmonary embolism: Initial experience of a single center. RevPortCardiol, 2014, 33 (6): 371–377.

[37] Hulya Bayiz, Mert Dumantepe, Burak Teymen, et al. Percutaneous Aspiration Thrombectomy in Treatment of Massive Pulmonary Embolism. Heart, Lung and Circulation (2015) 24, 46–54.

[38] Michael Lichtenberg, Friedrich–Wilhelm Stahlhoff, Dirk Boese. Endovascular treatment of acute limb ischemia and proximal deep vein thrombosis using rotational thrombectomy: A review of published literature. Cardiovascular Revascularization Medicine, 2013, 14: 343–348.

[39] Frank R. Arko, Charles M. Davis Ⅲ, Erin H. Murphy, et al. Aggressive Percutaneous Mechanical Thrombectomy of Deep Venous Thrombosis. Arch Surg, 2007, 142: 513–519.

[40] Stephan T. Wicky. Acute Deep Vein Thrombosis and Thrombolysis. Tech Vasc Interventional Rad 12: 148–153.

[41] M. Dumantepe, I. A. Tarhan, A. Ozler. Treatment of Chronic Deep Vein Thrombosis Using Ultrasound Accelerated Catheter–directed Thrombolysis.© 2013 European Society for Vascular Surgery.

[42] Peter H. Lin, Wei Zhou, Alan Dardik, et al. Catheter–direct thrombolysis versus pharmacomechanical thrombectomy for treatment of symptomatic lower extremity deep venous thrombosis. The American Journal of Surgery 192 (2006) 782–788.

[43] Volkan Cakir, Aytac Gulcu, Emrah Akay. Use of Percutaneous Aspiration Thrombectomy vs. Anticoagulation Therapy to Treat Acute Iliofemoral Venous Thrombosis: 1–year Follow–up Results of a Randomised, Clinical Trial. Cardiovasc Intervent Radiol, 2014, 37: 969–976.

[44] A. Karthikesalingam, E. L. Young, R. J. Hinchliffe, et al. A Systematic Review of Percutaneous Mechanical Thrombectomy in the Treatment of Deep Venous Thrombosis. Eur J Vasc Endovasc Surg, 2011, 41: 554–565.

[45] Mickley V, Schwagierek R, Rilinger N, Gorich J, Suder-Plassmann L. Left iliac venous thrombosis caused by venous spur: treatment with thrombectomy and stent implantation. J Vasc Surg, 1998, 28: 492–497.

[46] M. J. Husmann, G. Heller, C. Kalka, H. Savolainen, et al. Stenting of Common Iliac Vein Obstructions Combined with Regional Thrombolysis and Thrombectomy in Acute Deep Vein Thrombosis. Eur J Vasc Endovasc Surg, 2007, 34: 87–91.

[47] Akimasa Matsuda, Norikazu Yamada, Yoshito Ogihara, et al. Early and Long–Term Outcomes of Venous Stent Implantation for Iliac Venous Stenosis After Catheter-Directed Thrombolysis for Acute Deep Vein Thrombosis. Circ J, 2014, 78: 1234–1239.

[48] Ali F. AbuRahma, Samuel E. Perkins, John T. Wulu,, et al. Iliofemoral Deep Vein Thrombosis: Conventional Therapy Versus Lysis and Percutaneous Transluminal Angioplasty and Stenting. ANNALS OF SURGERY 2001; 233: 752–760.

[49] Smouse B, Johar A. Is market growth of vena cava filters justified？ Endovasc Today, 2010, 74–77.

[50] Ido Weinberg, John Kaufman, Michael R. Jaff, Inferior Vena Cava Filters, J Am Coll Cardiol Intv, 2013, 6: 539–547.

[51] The PREPIC Study Group. Eight–Year Follow–Up of Patients With Permanent Vena Cava Filters in the Prevention of Pulmonary Embolism The PREPIC（Prévention du Risque d'Embolie Pulmonaire par Interruption Cave）Randomized Study. Circulation, 2005, 112: 416–422.

[52] Spencer FA, Bates SM, Goldberg RJ, et al. A population-based study of inferior vena cava filters in patients with acute venous thromboembolism. Arch Intern Med, 2010, 170: 1456–1462.

[53] Clinton D. Protack, Andrew M. Bakken, Nikhil Patel, et al. Long–term outcomes of catheter directed thrombolysis for lower extremity deep venous thrombosis without prophylactic inferior vena cava filter placement. J Vasc Surg, 2007, 45: 992–997.

[54] Mohsen Sharifi, Curt Bay, Laura Skrocki, et al. Role of IVC Filters in Endovenous Therapy for Deep Venous Thrombosis: The FILTER–PEVI（Filter Implantation to Lower Thromboembolic Risk in Percutaneous Endovenous Intervention）Trial. Cardiovasc Intervent Radiol (2012) 35: 1408–1413.

[55] Anita Rajasekhar, Michael B. Streiff. Vena cava filters for management of venous thromboembolism: A clinical review. Blood Reviews, 2013, 27: 225–241.

[56] O'Sullivan GJ, Sheehan J, Lohan D, et al. Iliofemoral venous stenting extending into the femoral region: initial clinical experience with the purpose–designed Zilver Vena stent. J Cardiovasc Surg（Torino）, 2013, 54 (2): 255–261.

第6章　静脉腔内治疗的患者评估

静脉系统是一个复杂的系统，有着不同于动脉的生理功能和解剖特点，而静脉疾病也有着不同于动脉疾病的病理和病理生理特点，因此静脉疾病的诊断和腔内治疗评估手段也独具特色。对于静脉血栓性疾病患者来说，还要进一步检查凝血功能等凝血功能异常包括抗凝血酶、肝素辅因子2、蛋白C、蛋白S缺乏，以及抗磷脂抗体存在、纤溶活性异常，Hageman因子、Leiden病V因子和Ⅱ因子（凝血酶原）G20210A基因突变，还需要检查是否合并肿瘤以及风湿疾病的情况。初步的检查包括肿瘤标记物、血沉（ESR）、C反应蛋白（CRP）之类。而对于一般的静脉疾病，通过影像学检查就能得到比较准确的诊断。因此，本章将重点介绍静脉腔内治疗的患者评估方法，尤其是包括双功超声在内的各种影像检查方法。

一、病史收集及体格检查

准确而全面的采集病史和体格检查，能够初步判断患者所患何种疾病以及病程如何，并由此决定进一步检查的时限和手段，以及是否需要紧急处理等。本部分主要介绍接诊静脉疾病患者时，询问病史和体格检查方面的重点内容。

（一）病史收集

静脉疾病患者就诊时症状主要为肢体的水肿、疼痛、沉重不适、溃疡等。询问病史时，需要明确水肿等症状的部位，起病为急性还是慢性，症状的性质和程度以及演变情况。

1. 水肿　水肿是静脉疾病患者就诊时的主要症状，可以是急性病程或者是慢性病程，单侧或者双侧肢体受累。水肿可以长时间稳定，也可以表现为逐渐加重的一个过程，多数可以随着肢体的抬高而缓解。水肿大体上可以分为静脉性水肿、淋巴性水肿或者全身性水肿。

2. 静脉性水肿　静脉性水肿的特点是可凹性水肿，按压胫骨前方有凹陷，水肿一般不影响足部。新发的深静脉血栓形成可以产生急性水肿，以单侧多见。髂股静脉血栓可以引起整个下肢水肿，股静脉远端和腘静脉血栓形成可以造成小腿局限性的水肿。陈旧性的静脉血栓或者静脉反流所造成的静脉性水肿表现为慢性下肢水肿，也是以单侧多见，水肿往往会随肢体抬高而缓解，表现为晨轻暮重（晨起时水肿减轻，久站后水肿加重）的特点。

3. 淋巴性水肿　淋巴系统回流受阻以后，组织间隙中的蛋白和液体聚集，从而产生水肿即淋巴水肿。主要的特点是非可凹性水肿，即按压时没有凹陷，水肿可以累及足部。淋巴水肿从病因上分为原发性和继发性。原发性淋巴水肿与淋巴系统发育不全、增生或者功能不全有关。临床表现多为无痛性的下肢肿胀，单侧多见，患肢抬高后水肿无缓解，水肿多起于远端，足背也可受累。继发性淋巴水肿比原发性淋巴水肿多见，可继发于任何淋巴系统损伤，如反复发作的淋巴管炎（丹毒）、丝虫病、肿瘤手术等，主要表现是患肢的肿胀和发沉。

4. 全身性水肿　全身性水肿多累及双侧，患肢抬高缓解不明显。比较常见的原因有心功能不全、肾功能不全、肝功能不全，还有甲状腺功能低下，药物（比如钙离子拮抗药）的作用等。患者多有相关的基础疾病，水肿可以为其首发症状。需要注意患者的伴随症状，比如胸闷、憋气、面部水肿、体力下降，无精打采等。全身性水肿的主要机制是体内液体潴留，因此利尿药效果比较好。

（二）体格检查

静脉疾病患者的查体应当全面细致。首先根据患者的主诉检查是否符合相应的体征，例如水肿累及的部位（单侧肢体还是双侧肢体，是否合并颜面部水肿等）、范围以及程度。水肿的量化可以通过测量肢体的周长进行估测。静脉疾病有一些特定的体征，需要特殊注意。

血栓性浅静脉炎的患者，可以看到局部有条索状的、沿静脉走行分布的发红和硬结，有明显的触痛，皮温稍高。

急性深静脉血栓形成除了表现为单侧肢体水肿之外，还可以表现为股青肿或股白肿。股青肿，由于广泛的静脉血栓回流受阻，造成肢体广泛肿胀伴有发绀；而股白肿，表现为下肢苍白、肿胀。急性深静脉血栓形成的阳性体征还包括 Homans 征，被动足背屈可引起小腿疼痛；Bancroft 征，前后挤压小腿诱发小腿疼痛；Lowenberg 征，在小腿上段用袖带加压时引起小腿疼痛。需要注意的是，这些体征不足以诊断深静脉血栓形成，还需要影像学的证据。

静脉曲张患者的查体应该采取站立位，注意曲张静脉的分布，大隐静脉系统分布于下肢的内侧，小隐静脉系统一般分布于小腿的后侧。合并会阴部或下腹部静脉曲张者，提示髂静脉病变。通常需要进行如下 3 个临床试验进行初步的判断。

1. 静脉瓣膜功能试验（Trendelenberg 试验） 此试验用以鉴别浅静脉还是深静脉瓣功能不全。检查时，患者平卧，患肢抬高，在大腿中上段扎止血带，然后让患者站立，如果浅静脉迅速充盈，则提示存在深静脉或者是穿静脉的瓣膜功能不全；如果静脉没有充盈，可将止血带去除，之后静脉迅速充盈，则提示有浅静脉瓣的功能不全。

2. 交通静脉瓣膜功能试验（Pratt 试验） 此实验用于定位瓣膜功能不全的交通静脉。患者仰卧位，抬高患肢，排空浅静脉内的血液。分别从足踝向上，从卵圆窝向下缠绕弹力绷带，会合后，让患者站立，一边向下解开下面的弹力绷带，一边向下继续缠绕上面的弹力绷带，在两根弹力绷带之间的间隙出现任何曲张静脉，意味着该处有功能不全的交通静脉。

3. 深静脉通畅试验（Perthes 试验） 此实验又称踢腿实验，患者站立位请另外充分充盈之后用止血带在腹股沟下方压迫静脉患者用力踢腿或下蹲 20～30 次，如果充盈的曲张静脉迅速消失或者明显减轻表示深静脉通畅，交通静脉完好，则结果为阴性；反之曲张静脉不减轻反而增加，或者患者感觉下肢出现胀痛，表示深静脉阻塞，则结果为阳性。Perthes 试验对下肢静脉曲张是否适合手术，作用很重要。

长期的、慢性静脉功能不全，可产生慢性静脉淤血的表现。内踝区（足靴区）可表现为皮肤发亮、发硬，甚至有色素沉着的情况，最终可能出现静脉性溃疡。CEAP 分类系统可以用来对慢性静脉疾病进行系统规范的描述。

二、静脉双功超声检查

双功超声（duplex ultrasonography，DUS）是静脉疾病鉴别诊断、围术期评估和术后随访最常用、经济、有效的检查手段。随着超声技术和设备的发展，双功超声已发展为静脉疾病诊治的最重要手段。

早在 1982 年，Talbot 即提出静脉超声下的特点，如血流信号随呼吸运动而改变、探头压迫静脉可把静脉压扁等。1986 年，Raghavendra 提出静脉管腔可被压闭是判断静脉正常的最重要标准。

1987 年开始，双功超声取代增强静脉造影，成为诊断急性下肢深静脉血栓（deep vein thrombosis，DVT）的首选方法。

尽管双功超声在诊断下肢静脉疾病方面的特异性和敏感性都很高，但是其结果的准确性往往依赖于操作者的经验、水平以及超声设备的质量。只有那些静脉解剖经验丰富的操作者才能获得相对可靠的检查结果。因此，超声的操作者需要系统的培训，同时需要进行定期技术更新。

1993 年美国放射学协会（American College of Radiology，ACR）发表了《周围静脉疾病超声检查指南》，其中包括与美国超声医学会（American Institue of Ultrasound in Medicine）共同编写的临床应用内容，即适应证、操作和器械规范。2006 年，国际静脉协会（Union International de Phlebologie）就双功超声检查在慢性下肢静脉疾病诊治中的应用达成共识，总结了当时下肢静脉疾病的超声诊断标准。

超声检查过程中，探头的选择非常重要。探头的轴向分辨率和组织穿透力成反比。正常情况下静脉位于皮下 $1 \sim 3cm$，选择 $4 \sim 7MHz$ 是线性排列探头；更浅的静脉，应用更高频率的探头，可以获得较高的分辨率；深静脉，如腹部、盆腔静脉，以及肥胖和水肿患者的静脉，最好使用低频曲线的探头，穿透力更强。

双功超声在静脉血栓形成、静脉反流性疾病和特定静脉疾病腔内治疗的实施和随访方面都能发挥非常重要的作用。

（一）超声在静脉血栓形成中的应用

顺行静脉造影曾被认为是 DVT 的诊断金标准，但是随着超声技术的发展，DUS 对静脉阻塞的敏感性和特异性均达到 90% 以上，因此双功超声已经取代静脉造影成为 DVT 的首选检查方法。

DVT 会引起肢体的水肿、疼痛，在急性期还可能引发肺栓塞（pulmonary embolism，PE），是住院患者猝死的最主要原因；到慢性期会引起血栓后综合征（post-thrombotic syndrome，PTS），严重者造成肢体的脂性硬皮病、溃疡等，严重影响患者生活质量。因此快速、准确的诊断 DVT，为治疗 DVT 和预防严重并发症提供有力的保障。

怀疑下肢 DVT 者检查时，患者取反 Trendelenburg 体位，同时膝盖弯曲和外旋。从股总静脉开始，检查包括股静脉、股深静脉、腘静脉、腓静脉、比目鱼肌静脉、腓肠肌静脉和胫后静脉在内的所有深静脉，最后检查大隐静脉主干。当然，如果怀疑病变累及髂静脉和下腔静脉，也应进行相应部位的检查。探查下肢静脉时，首先将探头垂直于静脉并加压，之后将探头转向与血管平行进一步评估血流情况；而髂静脉和下腔静脉的检查，则无法进行加压来评判，只能通过观察血流情况来判断。另外，检查过程中时刻有一个概念，就是静脉的解剖变异。

对于 DVT 而言，不但要求诊断准确，还要求能够区分出新鲜血栓还是陈旧性血栓，因为两者的风险和治疗完全不同。DUS 能够将两者区分开，但是对于血栓形成的具体时间尚不能准确的来评估，只能结合患者病史来大致的判断。

新鲜血栓一般的表现为扩张静脉内均匀、部分可压缩的低回声信号，有时可以看到漂浮状的血栓。该处的静脉管壁光滑，管腔扩张，血栓和管壁界限清晰，在彩色超声中仍可探及少量的血流信号（图 6-1B）。而慢性的陈旧性血栓，DUS 下表现为不均匀的高回声，静脉不能压缩，血栓与血管壁紧密连接，可能会有多条血流通道或侧支开放，伴有静脉壁的增厚、不规则。另外管腔内呈多孔网状，管壁增厚，伴有或不伴反流，但无血栓影像者，也提示既往有血栓形成的可能。急性、亚急性与慢性血栓的鉴别见表 6-1。

浅静脉血栓形成又称浅静脉血栓性静脉炎，常见于四肢浅静脉，最常见于隐静脉及其属支其次多见于头静脉和贵要静脉，尤其是合并曲张静脉者。虽然血栓性浅静脉炎，根据病史和体征来

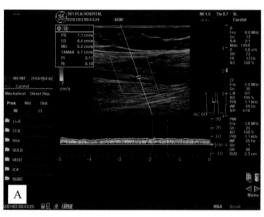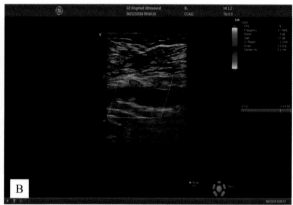

▲ 图 6-1　静脉双功超声显示正常股静脉（A）和股静脉血栓形成（B）

表 6-1　双功超声鉴别急性、亚急性和慢性静脉阻塞的标准

	急　性	亚急性	慢　性
静脉直径	扩张	不再扩张	缩小，有时不能被双功超声发现
回声反射性	透回声：急性血栓内不包含高密度物质	中等回声：栓子内细胞成分增多	高回声：血凝块老化，成纤维细胞和胶原沉积物形成
管腔特征	将不能被压缩或者仅能部分压缩，压迫时常有海绵状结构	管腔再通，伴随残留血栓黏附在静脉壁上	部分再通，可见充盈缺损或反流
管壁特征	薄而光滑	增厚	管壁增厚，管腔变窄
血流特征	无血流/充盈缺损	部分再通	部分再通伴反流，侧支静脉扩张血流增加
血栓特点	有一个尾巴	血栓呈线性，缓慢延长	
侧支静脉	缺乏	可能有	在阻塞阶段周围常可有

诊断，但是 DUS 有助于精确评估血栓的范围。

上肢静脉 DVT 发生率低于下肢，造成肺栓塞的概率也相对低一些，但仍有形成致命性肺栓塞的可能，因此也是应该重视的情况。检查上肢静脉时，患者取仰卧位，前臂自然外展，避免过度外展。常规检查部位包括颈内静脉、头臂静脉、头静脉与锁骨下静脉汇合处、锁骨下静脉、腋静脉、肱静脉、贵要静脉和前臂静脉。检查头臂静脉，可从锁骨上或胸骨上入路，使用扇形或相控小探头可以获得较好的图像；锁骨下静脉，探头可放在锁骨上，也可放于锁骨下；腋静脉近段应该在锁骨下发、胸小肌之下探查，远段应在腋窝探查；贵要静脉位置较表浅，但常比肱静脉粗大，也更容易发生血栓，在上臂中段或更近段汇入肱静脉。同样，上肢静脉解剖变异情况也很常见，检查上肢静脉时，建议同时检查双上肢，比较两侧信号及波形是否对称，不对称说明可能存在无法直接发现的中央静脉阻塞。除了与下肢 DVT 类似的血栓诊断标准之外，心脏节律性搏动的缺失或减弱是血栓形成的敏感指标，呼吸所致周期性信号改变也是一个有用的指征。对于临床高度怀疑 DVT 而超声检查无法明确诊断时，可选择静脉造影或其他静脉成像技术（CTV 或 MRV）进一步检查。

（二）超声在反流性静脉疾病中的应用

应用超声评估静脉反流，可以对不同静脉的反流量进行量化。已有多个研究表明 DUS 在诊断反流方面比静脉造影更有优势，因此 DUS 被认为是反流性静脉疾病诊断和监测的首选方法。

实际上，静脉存在生理性反流，而且不同静脉的生理性反流持续时间也不相同。理论上，较粗大静脉相对较细小静脉瓣膜数量少，因此大静脉的瓣膜反流持续时间相应会比短小静脉要长。股总静脉、股静脉、腘静脉的生理性反流时间一般小于 1000ms，而浅静脉、股深静脉、小腿深部静脉和肌间静脉的反流时间小于 500ms，穿静脉反流时间不到 350ms。

检查时，患者取站立位，面向检查者，被检查肢体轻度屈曲并外旋。不能站立者，大腿中段及以下静脉可取坐位。平卧位检查时，肢体应抬高 45° 以上，但平卧位无法准确检查反流和测量静脉直径。压迫检查部位远端之后放松，所获得的血流增强是检查反流的可靠方法。检查近端静脉可先压迫小腿然后放松，检查小腿静脉则压迫足部。压迫的方式可以用手压迫静脉丛、气囊带环绕压迫、主动做足背屈和放松运动，或者做 Valsalva 动作（尤其适用于检查股隐静脉结合处）。压迫会使静脉回心血量增加，压迫一旦解除，血液反流，如果瓣膜功能不全，反流会持续一段时间。理论上为保证测量的标准化，最好是用气囊带来进行压迫。临床实践中采用 Valsalva 动作和足部背屈跖屈的方法更方便。需要注意的是，如果股隐交汇处瓣膜功能良好，Valsalva 动作对于下肢远端静脉的检查作用不大。

一般先从深静脉开始检查，探头放在股总静脉到股深静脉与股静脉结合处之间，然后将是大隐静脉汇入股静脉处，最后是腘静脉和小腿深静脉。之后检查浅静脉系统，包括大隐静脉、小隐静脉及其属支、非隐静脉系统。大隐静脉位于隐静脉裂孔处，有两层筋膜包绕。小隐静脉在腘三角出现，被小腿筋膜和腓肠肌包绕。同样，下肢静脉的解剖变异也不少见，最常见的是大隐静脉主干节段性发育不全，发育不全的节段有副隐静脉替代，双大隐静脉相对少见。最后检查穿静脉，

穿静脉穿过深筋膜连接深、浅静脉。深筋膜致密，在超声上表现为高回声信号。在下肢的 150 支穿静脉中，20 支穿静脉比较重要，其反流具有临床意义。

股总静脉应在纵向面检查，主要观察正常呼吸下血流周期性变化、深吸气时血流停滞、Valsalva 动脉时可能出现的反流、压迫大腿和小腿时的血流改变。这些情况再患者取仰卧位时更容易观察。如果股总静脉内探测到连续血流，提示近端静脉有梗阻，建议向近心端探查髂静脉和下腔静脉。股总静脉应该检查股隐静脉交接区的以上和以下部分。然后检查股静脉全程直至腘静脉。检查腘静脉时，患者可取俯卧位，因其局部解剖走行复杂，需要多次变换横断面和纵向面进行检查。Valsalva 运动在腘静脉水平作用有限，一般用挤压小腿的方式检查腘静脉反流的情况。检查腘静脉时，应该检查隐腘交界区以上和以下部分，只有仅在交接区以远出现反流是才是真正的腘静脉反流。检查小腿深静脉时，患者应该采取站立位或者是坐位，小腿自然下垂。胫后静脉的反流最具有临床意义，应该从内侧或后内侧检查。而腓静脉是小腿 DVT 最常累及的部位，应该从后内侧或后侧检查。最后检查一下肌肉深部的比目鱼肌静脉和腓肠肌静脉。

检查大隐静脉，应该从一侧腹股沟区开始。探头横向扫描寻找大隐静脉和股总静脉，两者都位于股总动脉内侧，3 种结构构成"米老鼠"征。隐股静脉交界处有多条属支静脉和两个主要的大隐静脉瓣膜（终端和终端前），均能在超声下被探及。横断面扫描可以发现反流的终点包括：①在隐静脉区反流至大隐静脉；②反流至副前隐静脉；③反流至隐筋膜浅部的大腿属支。需要检查大隐静脉全长，这段静脉位于筋膜室内，超声下影像为"隐静脉眼"，很容易识别。可以每隔几厘米检查静脉的可压缩性和反流。如果存在反流，要测量隐股交界处和大隐静脉直径。推荐测量隐股交

界处以下 3cm 处的大隐静脉直径，其他部位还包括大腿中段和膝关节处。测量静脉直径有助于决定手术方式，比如硬化剂治疗、射频消融、激光和外科手术的选择。另外，如果考虑进行射频消融或者腔内激光治疗时，还需要测量大隐静脉和皮肤的距离。同时这些测量数据也是腔内治疗后随访疗效的依据（图 6-2A）。

检查小隐静脉时，患者取站立位，背对检查者。小隐静脉汇入腘静脉位置不固定，汇入点可能位于腘静脉的内侧、后侧或外侧。因此检查应在膝关节后方开始，先采用横断面检查腘窝内的主要静脉，再结合纵向面检查评估有无血栓和反流。应注意隐腘静脉结合处反流和小隐静脉反流应仔细区分。如果发现反流，应测量隐腘静脉反流处以远 3cm 处和小腿中段的小隐静脉主干直径。当然，还要注意小隐静脉反流是否有其他来源，例如与小隐静脉相连的穿静脉、大隐静脉属支、小隐静脉在大腿的延伸等。

穿静脉，穿过深筋膜，而深筋膜在超声下很好确认。尽管不是所有穿静脉都能探查到，但仍建议进行细致检查。大腿段穿静脉通常会在大腿内侧、中下段 1/3 处发现，但如果大腿外侧和后方有静脉曲张，该区域也可能存在功能不全的穿静脉。一般认为，如果发现穿静脉血流方向为双向，则表明其功能受损，此时应该记录穿静脉的

部位、直径等信息，有助于治疗方案的选择。需要注意的是，对于小腿段穿静脉，双向血流的临床意义尚未达成共识（图 6-2B）。

超声在静脉疾病腔内治疗的过程和术后随访方面的作用也很重要，例如超声引导下的静脉射频消融术。治疗前详细评估静脉，了解其直径、反流部位、皮下深度、迂曲度等情况，有助于治疗方案的制定；治疗时，超声可以实时提供静脉、周围组织和治疗器材的图像，有助于治疗的实施；治疗结束时，还能够检查治疗的即刻效果，确定消融是否完全以及深静脉是否有血栓；术后随访，超声可以明确有无复发和新发病变等。再比如，超声还可以用于泡沫硬化剂注射来治疗曲张隐静脉或穿静脉，提高硬化治疗的精确性，同时减少硬化剂的用量。髂静脉受压或闭塞病变行腔内治疗术、下腔静脉滤器植入术等静脉手术之后，超声对这些患者的随访，能非常全面地了解治疗效果和术后并发症的情况。

（三）超声的局限性

超声最大的局限性来源于对操作者的依赖性，尤其是对于静脉疾病的监测，技术上尚未标准化和形成完全的共识，其结果的可信度因人而异。另一个局限，来源于解剖因素，例如，静脉解剖变异的情况相对常见，盆腹腔静脉受肠气影响很大，局部肿胀，位置较深的小静脉，体位受限无

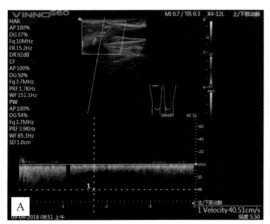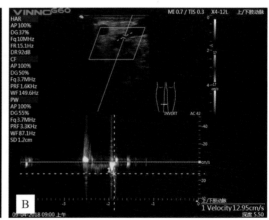

▲ 图 6-2　超声显示大隐静脉反流（A）和穿静脉反流（B）

法配合检查等情况。此时，可能就需要结合其他检查（比如 CTV、MRV、静脉造影等）。当然，尽管超声有上述局限性，但鉴于其无创、方便、经济等特点，目前双功超声仍是诊断静脉疾病的最重要的检查手段。

三、静脉功能性检查

尽管临床上只凭借静脉超声就能完成多数静脉疾病的诊断并同时给出临床决策，但是超声并不能明确某些解剖的异常对于肢体总体静脉功能是否重要，也就是该解剖异常是否是造成不良结果的关键点。我们经常可以看到一些超声下反流很重的患者，却没有相应的临床症状，而另一方面有明显的溃疡的患者，静脉的反流却不明显。因此，通过静脉功能性的一些检查，可以提高对患者的临床评估效果。本节重点介绍可用于静脉系统总体血流动力学评估的技术，尽管有些功能学检查在临床开展的并不十分普遍。

（一）运动静脉压

静脉功能不全的血流动力学因素的综合可以通过测定运动静脉压（ambulatory venous pressure，AVP）来评估。其定义为：经过 10 个足跟抬起的原地运动后，直立位的足背静脉压。一般作为测量下肢静脉血流动力学的"金标准"。

测量运动静脉压时，先在足背静脉内留置导管连接压力传感器，记录此时足背静脉基础压力。然后让患者以每秒 1 次的速度，做 10 次足跟抬起的原地运动以排空小腿静脉血，再恢复到直立位，此时记录的压力定义为运动静脉压，然后静脉压恢复到基础值的 90% 所需要的时间记录为再充盈时间。另外，测量时大腿段用止血带阻断浅静脉系统有助于区分深、浅静脉压力。

正常人的基础直立位静脉压约为 90mmHg（与身高有关），运动静脉压一般为 30mmHg，再充盈时间一般为 30s。异常的结果可以有多种，例如，基础静脉压升高，提示静脉瓣功能不全；运动

中静脉压力下降不正常，提示肌肉泵不能有效的工作；再充盈时间过短，提示深静脉或浅静脉反流；压力在运动中不降反升，提示深静脉梗阻。

有研究表明 AVP 值与下肢静脉性溃疡和下肢静脉功能不全的严重程度相关，皮肤溃疡的发生率也随 AVP 的平均值的增大而升高。当然 AVP 对于静脉疾病患者和正常人群存在重叠，多达 25% 的溃疡患者 AVP 可能处于正常范围。因此，我们还要注意它的局限性，部分研究也发现 AVP 的结果不能十分准确地反映下肢静脉系统，尤其是深静脉系统的压力变化。此外，测量过程需要穿刺静脉，是有创检查，对于那些局部水肿严重、皮肤条件不好的患者，静脉穿刺就很有困难，限制了它的推广和应用。

（二）容积描记法

容积描记法反映的是肢体体积的变化，其基本原理为短时间内其他组织的体积变化不明显，那么此时肢体体积的变化主要体现了血管内血容积的变化，而血容积的变化可以由体位的改变或者阻断带改变下肢静脉流出道的情况来实现。一般的采用阻断带的方法来达到标准化操作的目的。

临床上用到的几种方法包括应变容积描记法（strain-gauge plethysmography，SGP）、阻抗容积描记法（impedance plethysmography，IPG）、光学容积描记法（photoplethysmography，PPG）和空气容积描记法（air plethysmography，APG）。这些方法实施起来比较烦琐，而且都有一定的局限性，因此临床上应用并不十分广泛，尤其在国内开展的非常有限。

（三）静脉功能性检查的选择

对于以上这些静脉功能性的检查选择，需要考虑以下因素：患者的临床表现（急性还是慢性）、患者对这些检查的依从性、临床上可以获得的具体检查项目和检查的简便性等。如果仅仅需要知道患者是否患有静脉疾病，而不需要了解静脉疾病的解剖学或者严重程度，PPG 是相对较

快而且合理的选择。如果需要知道反流的结构位置并需要制定干预计划，那么就应该进行双功超声的检查。如果主要问题是静脉疾病的严重程度或者干预后是否有改善，则应该选择 APG 检查。PPG 或 APG 可以用来对静脉功能总体进行评价，所以可以用于鉴别，主要是外观问题的 CEAP 分级 2 级和有明显静脉功能障碍的 3、4 级患者。完成上述区分之后，就可以用双功超声检查来明确反流的位置，同时评估深静脉和穿静脉系统，指导手术干预治疗。APG 也可以用于评估干预后的疗效和预测长期预后。CEAP 分级 5 级和 6 级的患者，也必须进行双功超声检查，来明确是应该手术治疗还是腔内治疗，APG 检查有助于识别治疗后溃疡易复发的高风险患者。

四、静脉造影术

自 1940 年首次报道正常静脉及急、慢性深静脉血栓形成（DVT）静脉造影情况以来，静脉造影在临床应用已经超过 70 年。尤其是 1972 年，Rabinnov 和 Paulin 发表了静脉造影技术后，经过多年的改进，此项技术已成为诊断 DVT 的"金标准"。本节重点介绍不同部位的静脉造影术。

（一）下肢静脉造影术

下肢静脉造影根据对比剂与静脉血流方向的关系，大致可分为 2 种主要方式，即顺行静脉造影和逆行静脉造影。

1. 顺行静脉造影　顺行静脉造影可用于多种疾病的诊断，包括 DVT、穿静脉功能不全、静脉瘤以及静脉畸形等。对于深静脉血栓形成的诊断，下肢静脉顺行造影主要用于那些临床高度怀疑而超声诊断不明确的患者。操作上首先需要在外周静脉置管，通常选择足背的浅静脉做入路，同时在踝部和膝部扎止血带（显影前松开），将对比剂驱赶入深静脉。尽量避免直接穿刺隐静脉作为入路，否则容易造成深静脉充盈不佳显影差。检查过程中，患者的体位对于显影质量也有很大的

影响。建议采用可倾斜的造影床，先让患者采取半直立位，注射足够的对比剂之后（一般需要 50 ～ 100ml），再将患者置于平卧位取片。这样可以充分利用重力作用延迟造影剂上行，使显影最优化。当然，即使采取上述操作，也可能由于深静脉梗阻而造成深静脉显影质量不理想。此时，还可以考虑俯卧位下穿刺腘静脉入路，直接深静脉造影。造影术中发现深静脉管腔内充盈缺损，边缘有对比剂环绕，即所谓"轨道征"，是静脉血栓的重要标志。其他影像特征还包括血管显影的突然中止或驼峰样显影。其实，随着超声技术的发展，以及直接造影技术的局限性，目前顺行静脉造影仅作为超声无法确诊后的一个备选检查手段。对于穿静脉功能不全，顺行静脉造影尽管也是可靠的技术，但基本上已被超声所取代。仍然采用足背静脉穿刺入路注入造影剂，在踝部扎紧止血带阻断浅静脉直接回流，这样在射线下即可观察到造影剂从深静脉经过功能不全的交通静脉反流到浅静脉，同时标记穿静脉位置。在反流穿静脉上方再次扎止血带，可以观察到更近心端的功能不全的穿静脉反流影像。顺行静脉造影还可用于静脉瘤和静脉畸形（如 Klippel–Trenaunay 综合征）的诊断和病情评估，当然这些病变还可以采取超声引导下或直视下的病变直接穿刺造影。造影中可以发现静脉系统局部的静脉扩张，同时可以发现扩张静脉腔内的充盈缺损，提示血栓形成。

2. 逆行静脉造影　逆行静脉造影，与顺行静脉造影类似，很大程度上已被双功超声所取代，尤其是单纯浅静脉曲张 / 瓣膜功能不全的患者评估。但是，该技术对鉴别慢性静脉瓣膜功能不全和即将行静脉瓣膜修补或移植手术具有重要作用。

逆行静脉造影用于评估下肢静脉瓣膜的解剖和功能，可以显示静脉瓣膜的位置，也可以显示这些瓣膜的功能是否完整。关于深静脉反流的严重程度和静脉瓣膜功能的完整性，已经有详细的

静脉反流分级（表 6-2）。

造影时，建议患者采取 60° 的半直立位，平卧位也是一个选择。通常选择患肢对侧股静脉穿刺建立入路，导管"翻山"至患肢股总静脉。注入对比剂之后，嘱患者屏气，并做 Valsaval 运动，同时透视或电影模式下定位瓣膜功能不全的部位和程度。当然也可选择同侧股静脉或者颈静脉穿刺入路。

（二）髂静脉造影术

髂静脉压迫综合征，即髂静脉受压所致髂静脉狭窄或闭塞病变，临床上并不少见，尤其在那些临床表现非常严重（C_5/C_6）的静脉功能不全的患者中更为常见。而超声对于髂静脉的评估，由于受到肠气、肥胖等因素的影响，准确率往往大打折扣，因此造影的作用凸显。为了更好地显示股深静脉和股浅静脉汇合处，建议选择大腿中段或腘窝水平作为入路。可以超声引导下穿刺该水平深静脉。一般的，股浅静脉入路的最佳体位是仰卧位，而腘静脉入路的最佳体位为俯卧位。穿刺成功后植入鞘管，引入猪尾导管进行造影，显影相对均匀。造影可以显示静脉闭塞和侧支形成。严重静脉狭窄的其他表现包括髂静脉增宽、变薄、对比剂成细线、管腔充盈缺损、隔膜和侧支循环形成。

（三）下腔静脉造影术

下腔静脉造影，可以评估解剖变异和静脉血栓。下腔静脉的变异，尤其是双下腔静脉、巨大下腔静脉、左侧腔静脉等的变异，尽管不常见，但是详细评估是否存在此类变异对于下腔静脉滤器植入很重要。造影入路可以选择股静脉或颈内静脉。经股静脉建立通道后，引入猪尾导管于髂静脉和腔静脉下端逐步造影。此造影可以获得髂静脉有无受压变窄或闭塞，腔静脉直径，确认肾静脉水平，有无静脉血栓等。需要注意的是，对比剂通常不会充盈肾静脉，而是以特殊的混合有对比剂的不透明血流或者"流空"现象来判断。而髂总静脉汇合处则通常是通过对比剂溢出到对侧来确认。

（四）肾静脉和卵巢静脉造影

盆腔淤血综合征的典型症状是下腹部和腰部胀痛，女性还有痛经、性交痛、外阴及盆腔静脉曲张，男性还有精索静脉曲张。其病因包括卵巢静脉反流、盆腔静脉曲张等。

正常卵巢静脉平均直径 3.1mm，$2 \sim 3$ 个瓣膜，回流至宫旁、宫颈、输卵管系膜和蔓状丛静脉，$2 \sim 3$ 各支流静脉在 L_4 水平形成单一静脉。右侧卵巢静脉直接汇入肾静脉下方的下腔静脉，左侧则呈直角汇入左肾静脉，再加上左肾静脉有被肠系膜上动脉压迫的可能（胡桃夹综合征），因此左侧卵巢静脉更常见。造影入路常选股静脉，当然也可选颈内静脉。建立入路后，选择合适角度造影导管配合超滑导丝，经下腔静脉可直接选入右侧卵巢静脉，超选左侧卵巢静脉需经过左侧肾静脉（可同时行左肾静脉顺行造影及测压了解有无肾静脉受压）。导管到位后，注入造影剂，嘱

表 6-2 静脉反流分级

级 别	描 述
0	瓣膜功能正常，无反流
1	局限于大腿上部的最小反流
2	更广泛的反流，可达到大腿下部；腘静脉存在有功能的瓣膜，小腿水平没有反流
3	反流同上，但腘静脉瓣膜功能不全，对比剂可至小腿静脉
4	瓣膜几乎无功能，导致对比剂迅速、显著的反流至小腿远端。常常可以看到功能不全的小腿穿静脉显影

患者进行 Valsalva 动作，获取图像。Beard 等于1984 年即建立了盆腔淤血综合征的静脉造影标准，内容包括卵巢静脉直径 6mm 及以上；对比剂滞留超过 20s；盆腔静脉丛充血或同侧 / 对侧髂内静脉显影（或两者兼有）；阴道静脉曲张及大腿静脉曲张。每个异常根据程度分为 1～3 分，高于5 分表示盆腔淤血综合征。卵巢静脉反流的诊断标准包括左侧卵巢静脉直径为 8mm 及以上，以及逆行的左侧卵巢静脉血流。

（五）肠系膜上静脉和门静脉系统造影

急性肠系膜上静脉和门静脉血栓的诊断通常可以通过静脉超声、CT 或 MR 来实现，造影作为备选方案，一般用于需要做局部溶栓治疗的患者。造影既可以通过肠系膜上动脉注入造影剂的间接法实现，也可以通过肠系膜上静脉注入造影剂的直接法来实现，而且两者均可以同期行局部溶栓治疗，而后者还可以实现球囊扩张、支架植入等血管成型术。间接法相对简单，需要穿刺股动脉建立同路，导管超选入肠系膜上动脉后，注入造影剂，延迟期或者动脉相之后继续显影取影像。而直接法有 2 种入路，一种在超声引导下直接经皮经肝穿刺门静脉右支，另一种为经颈静脉肝内穿刺门静脉。后者经过改进经颈静脉肝内门体分流术（transjugular intrahepatic portosystemic shunting，TIPS）的技术。一般穿刺右侧颈内静脉建立通路，选入肝静脉，用一个 16 号、55cm 的 Colapinto 穿刺针通过肝实质进入门静脉分支，之后用超硬导丝做支撑，可更换合适导管做造影。一般的，造影结束后的肝内通道需要栓塞止血。

（六）肝静脉造影术

正常肝静脉是由左中右静脉汇入肝后下腔静脉，最后进入右心房。肝静脉及其流出道梗阻会造成肝淤血，肝功能恶化，最终肝硬化、门静脉高压等一系列病症，称为 Budd–Chiari 综合征。肝静脉造影对于诊断 Budd–Chiari 综合征很重要，同时还可以进行干预。可以通过股静脉或颈静脉

建立通路，合适导管（如 Simmons 1）分别超选入肝静脉内进行选择性造影。肝静脉流出道的血栓形成可通过肝静脉造影，可以看到典型的"蜘蛛状"影像。当然，肝静脉近心端的腔静脉梗阻，可以通过腔静脉造影来明确。

（七）上肢静脉造影术

上肢静脉造影可以用来评价上腔静脉和上肢静脉梗阻情况。上肢静脉梗阻的原因有上肢静脉血栓形成、肿瘤压迫、胸廓出口综合征、上腔静脉阻塞等。上肢静脉造影最常用的方法是肘正中静脉或者手背浅静脉入路，手臂外展 5°～10°，或者外展 90°，在 5s 内注入 50ml 对比剂，嘱患者屏住呼吸并抬高手臂距水平约 60° 持续 3s，同时采集图像。锁骨下静脉血栓的重要影像特点包括静脉不显影伴侧支显影或者静脉内充盈缺损。胸廓出口综合征通常造成胸锁关节处的静脉狭窄或闭塞，可以看到大量侧支静脉形成。对于上腔静脉梗阻的病例，建议双上肢静脉同时注入对比剂，可以看到大量侧支循环建立，提示上腔静脉阻塞，也可以看到静脉外的压迫征象。

（八）肺动脉造影术

肺动脉造影常用于那些 CTA 和 MRA 不能诊断，而临床高度怀疑的肺栓塞患者，而且肺动脉造影对于细微栓塞优于 CTA 和 MRA，而且可以同时测压和局部溶栓治疗。通常选择股静脉建立通路，选择猪尾导管进入右心房、右心室，最后达肺动脉进行造影。进入右心室须特别注意，可能会引起短暂的右束支传导阻滞，如果患者有左束支传导阻滞有引起完全性心脏传导阻滞，此时就需要临时起搏器来救治。左右肺动脉通常分别造影，以15～25ml/s 的速度，注入 30～50ml 造影剂，患者屏住呼吸来采集图像。需要注意的是，肺动脉高压患者严禁注入大剂量的对比剂，右心室舒张末期压力大于 20mmHg，被认为是注入大剂量对比剂的相对禁忌证。急性肺栓塞的典型影像特征是远端对比剂增强减少的腔内充盈缺损。主干和段肺动脉栓

塞很容易诊断，更小的肺动脉栓塞很容易忽视。另外，慢性肺栓塞典型表现为狭窄、呈网状或与机化血栓相一致的管壁增厚。

五、其他影像学检查

传统静脉造影术已不作为诊断静脉疾病的一线影像方法，除了前面介绍的静脉双功超声之外，还有计算机断层静脉造影（CTV）、磁共振静脉造影成像（MRV）等相对无创的影像方法，可用于静脉疾病的评估，另外还有血管腔内超声（intravascular ultrasound，IVUS）等其他影像学检查手段。本节对上述内容进行简略的介绍。

（一）计算机断层静脉造影

近些年来，多排、螺旋 CT 的发展，让 CT 信号采集速度和质量大大提高，能够实现优质的计算机断层静脉造影（CTV）三维重建。CTV 对多种静脉疾病的诊断和术前评估，均具有很多优势。对于肢体静脉的 CTV 而言，可以选择间接法和直接法来获取图像，通常情况下，直接法成像质量更高。例如直接法行单侧下肢深静脉 CTV，于同侧足背部静脉建立通路注入对比剂，于足踝部扎止血带阻对比剂经浅静脉回流，之后采集数据，可以完成单侧下肢深静脉至髂静脉 CTV。一般来说，建议双侧同时成像便于对比。下腔静脉 CTV 时，也应该采用双足背部静脉注射对比剂。CTV 也可以用来评估下肢静脉功能不全（图 6-3A），有研究指出相比于超声来说，其对于皮下组织较厚的病例更有优势，而且敏感性可达 98.2%，特异性也有 83.3%。对于动静脉瘘，CTV 也能显示得非常清楚（图 6-3B）。

（二）磁共振静脉造影成像

磁共振是利用强大的外加磁场、磁场梯度和振荡磁场让人体产生信号而成像，其成像对比依赖于物质成像的特性和本身序列的特性。典型成像是 T_1 加权像和 T_2 加权像，T_1 像通常可用于血管造影成像，包括磁共振静脉造影成像（MRV），

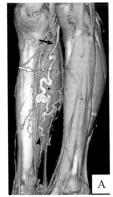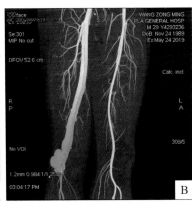

▲ 图 6-3　CTV 显示下肢静脉曲张（A）及下肢动静脉瘘（B）

而 T_2 加权像一般不同于血管造影成像。磁共振血管成像技术可以采取非对比剂增强的方法来实现，也可以采用钆对比剂增强的方法。MRV 是评估中心静脉和深静脉非常有效的方法。中心静脉，尤其是上腔静脉，与 DSA 相比，对血栓的诊断敏感性可达 100%。对于骨盆静脉和深静脉，MRV 诊断静脉血栓的患者有 20% 是超声所不能诊断的。当然，磁共振也有其局限性，比如伪影、钆对比剂纤维化、体内金属植入物磁安全等。

（三）血管内超声

血管内超声（intravascular ultrasound，IVUS）最早报道于 1950 年，随后发展迅速，并用于动物试验和人体静脉。IVUS 是基于腔内技术，超声导管循导丝进入血管内，于血管内采集图像，可同时显示管腔内部和管壁结构的影像，而且分辨率相比体外多普勒超声高。IVUS 可分辨肾静脉，引起单独由 IVUS 引导下可完成下腔静脉滤器的植入。IVUS 也可用于髂静脉压迫综合征的诊断和腔内治疗效果评价，IVUS 可以分辨静脉瓣膜和分支等结构、静脉壁的增厚、小梁形成、血栓和外压等情况，因此可用于诊断静脉疾病，评价狭窄的严重程度，有助于提高静脉支架的准确性。IVUS 还可以作为外周隐静脉旁路的评价方法，可以观察侧支的开放和断裂、瓣膜的完整和吻合口问题。

（许永乐）

参考文献

[1] Jack L Cronenwett, K Wayne Johnston. 卢瑟福血管外科学（第7版）[M]. 郭伟，符伟国，陈忠，译. 北京：北京大学医学出版社，2012.

[2] 陈孝平，汪建平. 外科学 [M]. 8 版. 北京：人民卫生出版社，2013.

[3] Cronan JJ. History of venous ultrasound[J]. J Ultrasound Med, 2003, 22: 1143–1146.

[4] Criado E, Burnham CB. Predictive value of clinical criteria for the diagnosis of deep vein thrombosis[J]. Surgery, 1997, 122: 578–583.

[5] Mattos MA, Londrey GL, Leutz DW, et al. Color–flow duplex scanning for the surveillance and diagnosis of acute deep venous thrombosis[J]. J Vasc Surg, 1992, 15: 366–376.

[6] Labropoulos N, Patel PJ, Tiongson JE, et al. Patterns of venous reflux and obstruction in patients with skin damage due to chronic venous disease[J]. Vasc Endovascular Surg, 2007, 41: 33–40.

[7] Jeanneret C, Jäger KA, Zaugg CE, et al. Venous reflux and venous distensibility in varicose and healthy veins[J]. Eur J Vasc Endovasc Surg, 2007, 34: 236–242.

[8] Myers KA, Jolley D, Clough A, et al. Outcome of ultrasound-guided sclerotherapy for varicose veins: medium–term results assessed by ultrasound surveillance[J]. Eur J Vasc Endovasc Surg, 2007, 33: 116–121.

[9] AbuRahma A, Bergan J, eds. Non–invasive Vascular Diagnosis [M].2nd ed. London: Springer–Verlag, 2007: 375–384.

[10] Delis KT, Bjarnason H, Wennberg PW, et al. Successful iliac vein and inferior vena cava stenting ameliorates venous claudication and improves venous outflow, calf muscle pump function, and clinical status in post–thrombotic syndrome[J]. Ann Surg, 2007, 245: 130–139.

[11] Hartung O, Otero A, Boufi M, et al. Mid–term results of endovascular treatment for symptomatic chronic nonmalignant iliocaval venous occlusive disease[J]. J Vasc Surg, 2005, 42: 1138–1144.

[12] Belenky A, Bartal G, Atar E, et al. Ovarian varices in healthy female kidney donors: incidence, morbidity, and clinical outcome[J]. AJR Am J Roentgenol, 2002, 179: 625–627.

[13] Ferro C, Rossi UG, Bovio G, et al. Transjugular intrahepatic portosystemic shunt, mechanical aspiration thrombectomy, and direct thrombolysis in the treatment of acute portal and superior mesenteric vein thrombosis[J]. Cardiovasc Intervent Radiol, 2007, 30: 1070–1074.

[14] Ruiz Y, Caballero P, Caniego JL, et al. Prospective comparison of helical CT with angiography in pulmonary embolism: global and selective vascular territory analysis. Interobserver agreement[J]. Eur Radiol, 2003, 13: 823–829.

[15] Lee W, Chung JW, Yin YH, et al. Three–Dimensional CT venography of varicose veins of the lower extremity: image quality and comparison with doppler sonography[J]. AJR Am J Roentgenol.2008 Oct; 191 (4): 1186–1191.

[16] Kardys CM, Stoner MC, Manwaring ML, et al. The use of intravascular ultrasound imaging to improve use of inferior vena cava filters in a high bariatric population[J]. J Vasc Surg, 2007, 46: 1248–1256.

[17] Forauer AR, Gemmete JJ, Dasika NL, et al. Intravascular ultrasound in the diagnosis and treatment of iliac vein compression（May–Thurner）syndrome[J]. J Vasc Interv Radiol, 2002, 13: 523–527.

[18] Neglén P, Hollis KC, Olivier J, et al. Stenting of the venous outflow in chronic venous disease: long–term stent–related outcome, clinical and hemodynamic result[J]. J Vasc Surg, 2007, 46: 979–990.

第7章 静脉腔内治疗并发症

静脉腔内治疗具有微创、住院周期短等优势，但是并发症并不少见。并发症的发生，除了患者存在其他并发症和血管解剖变异等因素外，操作技术是否规范，以及操作熟练程度也是导致并发症发生的重要因素，另外，技术本身和设备耗材等方面的缺陷也是原因之一。

一、穿刺入路相关并发症

（一）静脉腔内治疗常用入路

静脉腔内治疗常用的入路有股静脉、颈内静脉、锁骨下静脉、腋静脉、头静脉或贵要静脉、腘静脉入路以及经皮肝穿刺门静脉入路等，部分病例会采用经皮直接穿刺入路。

（二）穿刺相关并发症

穿刺部位出血是最常见的并发症，多由于局部反复多次穿刺、压迫止血方法不当或者患者合并有凝血功能障碍等因素造成。误穿临近动脉，可以增加出血的风险，亦可并发医源性假性动脉瘤、动静脉瘘的形成。锁骨下静脉穿刺时，可能会并发血胸、气胸等并发症。经皮肝穿刺门静脉入路，可能会并发胆汁性腹膜炎、腹腔内出血等并发症。

穿刺点局部压迫止血是静脉腔内治疗术后最常用的止血方法。压力过大或压迫时间过长，特别是合并有局部血肿时，可能会出现局部皮肤软组织坏死。Steppich B 等认为，超声引导下凝血酶注射术（UGTI）是股动脉假性动脉瘤 / 动静脉瘘（PSA/AVF）的一种治疗选择，至少在口服抗凝治疗期间舒张末期动脉流速 ≤ 25cm/s 的小瘘管中

是如此，在较大的动静脉瘘中应用需要谨慎。他们治疗了 40 例患者，平均随访时间为（6 ± 15.5）个月，部分病例结合手动压迫治疗后闭塞，一部分通过观察治疗后闭塞，2 例采用了覆膜支架植入术和手术修复。

穿刺部位感染比较少见，多由于无菌操作技术不规范或者穿刺点局部有感染性病灶所致。

神经损伤少见，多由于误穿静脉邻近的神经所致。患者可能会出现一过性局部感觉异常，但很少并发感觉或运动功能障碍。

穿刺点局部对比剂外渗，可以造成局部皮肤软组织水肿、炎症反应，严重者会出现皮肤软组织坏死。

超声引导下穿刺，可有效提高穿刺成功率，并减少相关并发症的发生。建议有条件的单位，常规采用超声引导下微穿刺针穿刺成功后，更换所需规格的血管鞘。

（三）导丝相关并发症

导丝是静脉腔内治疗的"生命线"，是所有导管、植入物及其他治疗装置通达靶器官的轨道。如果穿刺过程中或术中操作不当，可能会出现导丝涂层脱落、导丝断裂、导丝打结等，以致导丝部分或整体滞留体内，取出困难。导丝的控制应在透视引导下进行，并且要轻柔、规范，以免出现打襻、折断、穿出血管壁等情况。术中应根据不同需要，选用合适长度、直径和硬度的导丝。

（四）导管相关并发症

导管分造影导管、导引导管、治疗用导管等。临床常见的并发症包括导管打折、断裂、取出困

难或滞留体内。导管须在相匹配的导丝导引下进出，并且要轻柔操作，避免出现导管扭曲、折断等并发症。术者应根据不同需要，选用不同形状、长度、直径和硬度的导管。

二、对比剂相关并发症

（一）常用对比剂

在疾病诊治过程中，为改变机体局部组织的影像对比度，将某种特定的物质应用于人体内，这种物质称为对比剂（contrast media，CM）。分为阴性对比剂和阳性对比剂两大类。临床常用的阴性对比剂有空气、氧气和二氧化碳，它们之间的差别主要在于溶解度不同。阳性对比剂（positive contrast media）通常分成4类：①难溶性固体对比剂；②主要经肾脏排泄的对比剂；③排泄性胆道对比剂；④油脂类对比剂。后三类阳性对比剂主要是含碘化合物，其显影效果与碘含量成正比。

按照分类方法不同，含碘对比剂可分离子型和非离子型、单体和双聚体以及高渗、相对低渗和等渗对比剂。等渗对比剂是因其渗透压与血浆渗透压相似而提出的。低渗对比剂是指相对于原来离子型高渗对比剂（如泛影葡胺）而言的。第一代含碘对比剂渗透压比血浆渗透压的高5～7倍，是高渗离子型单体；第二代含碘对比剂渗透是血浆渗透压的2倍左右，相对低渗包括非离子型单体和离子型二聚体；第三代含碘对比剂渗透压与血浆渗透压相等，为等渗非离子型二聚体。由于高渗对比剂不良反应较多，已很少使用。目前常用的含碘对比剂是低渗或等渗含碘对比剂。一般按体重计算，对比剂用量为1.5～2ml/kg。根据不同的检查部位、扫描方法、患者的年龄、体质等，其用量、流速略有不同。

（二）对比剂相关并发症

含碘对比剂不良反应有多种，因分类方法不同，可分为以下3类：

1. 按照严重程度分为轻度、中度和重度三类。

2. 按照发生机制不同分为①特异性反应或过敏样反应，常见的有喉头水肿、皮疹及过敏性休克等，与含碘对比剂注入体内的剂量、方式和速度无关；②非特异性反应或物理化学反应，如对比剂肾病（contrast induced nephropathy，CIN），与含碘对比剂的使用剂量、注入方式和速度、理化性质相关。

3. 按其发生时间早晚分为①急性不良反应，是指发生在对比剂使用后1h之内的不良反应；②迟发不良反应，是指在应用对比剂后1h到1周之内发生的不良反应；③晚发不良反应，是指发生在应用对比剂1周之后发生的不良反应。迟发和晚发不良反应以轻中度为主。

（三）对比剂肾病

CIN的定义是使用对比剂后3天内，血清肌酐值绝对值升高＞0.5mg/dl（44.2μmol/L）或较基础值升高＞25%，并排除其他原因导致的肾损害。CIN通常只表现为SCr水平增高，一般在注射对比剂后24～48h发生，3～4d后达到高峰，7～10d内可恢复正常。目前，CIN已成为第三类引起医院获得性肾衰竭的主要病因，占住院患者中的11%，CIN的进一步发展会增加院内和长期的发病率和死亡率，延长住院时间，和长期的肾功能损害。

CIN多表现为非少尿型急性肾衰竭，多数患者肾功能可于7～10d恢复，部分需短暂透析维持，其发生率小于2%，其中20%～30%可遗留有肾功能损害，10%需长期透析治疗。

CIN发病有多种危险因素：对比剂用量是引起造影剂肾病的独立危险因素；原有肾功不全、糖尿病患者，CIN发病率高，慢性肾功能不全（CRF）是引起对比剂肾病的最危险因素。对比剂肾病发病率随血肌酐水平上升而升高。糖尿病伴CRF的患者CIN发病率有显著上升。其他危险因素还包括血容量不足、肾素血管紧张素转换酶抑制药（ACEI）及非甾体类抗炎药物的使用、高龄男性、肝硬化、动脉粥样硬化与充血性心力衰竭等。

（四）对比剂肾病的预防与治疗

使用对比剂，应对患者进行危险因素评估。避免应用非甾体抗炎药、利尿药、氨基糖苷类抗生素等可加重对比剂肾毒性的药物。尽可能把 CM 用量控制到最小有效剂量，减少 CM 剂量可降低 CIN 发生率。

CIN 的防治措施有评估基础肾功能、选择 CM 种类、水化、控制 CM 量和药物治疗等，这些措施可降低 CIN 的发生风险。动物实验观察分析及随机临床研究证实，水化是降低 CIN 发生风险的关键。CIN 高危患者，建议接触造影剂前 8 ～ 12h 开始补液，补液速度为 100 ～ 150ml/h。Muller 等经随机临床试验发现，补充等张生理盐水比半张盐水更能有效降低 CIN 发生率（ –0.6% vs. 2.7%，$P = 0.02$）。左室功能不全者，需要同时应用利尿药和有创的血流动力学监测。

药物治疗目前研究较多的有他汀类、N- 乙酰半胱氨酸（NAC）、抗氧化剂（抗坏血酸）、腺苷受体抑制药（茶碱）、前列腺素 E、小剂量多巴胺、钙离子拮抗药等，但目前无证据表明上述药物预防和治疗 CIN 的效果。尤其需要注意的是，尽量不用襻利尿药，术前至少 24h 停用双胍类、非甾体抗炎药等药物。

短期大剂量对比剂会增加 CIN 和远期肾损伤风险，需注意控制对比剂量。宋瑞芳等研究认为，对于 eGFR ≥ 60ml/（min·1.73m^2）的患者，2 周内动静脉重复使用对比剂是安全可行的；eGFR ＜ 60ml/（min·1.73m^2）的患者 2 周内使用会增加 CIN 风险，但不会造成远期肾损伤。

三、腔内植入物相关并发症

（一）常见植入物

静脉腔内治疗常见的植入物有临时性植入物和永久性植入物两大类。临时性植入物有溶栓导管、可回收型腔静脉滤器、PICC、PORT（植入式静脉输液港）等。永久性植入物有支架、永久性腔静脉滤器、弹簧圈、明胶海绵颗粒、放射性粒子植入物等。

（二）植入物相关并发症

静脉腔内植入物在植入过程中，可能会出现脱载、释放困难、异位滞留或栓塞、误释放等并发症。永久性植入物或临时性植入物在体内滞留期间，可以并发静脉血栓形成、静脉管腔狭窄或闭塞、植入物相关的感染或败血症等。临时性植入物亦可出现取出困难或滞留体内等并发症。有些植入物如支架、腔静脉滤器等，可能会发生构件或整体的断裂、移位等，严重的可能会发生血管壁穿孔，邻近动脉、肠管或其他脏器的损伤，如腰动脉出血、动静脉瘘、肠瘘等。

1. 静脉支架相关并发症　静脉支架相关的并发症主要有支架移位、支架断裂、支架闭塞及支架内再狭窄、下肢深静脉血栓形成等。Abdul-Haqq R 等报道，36 个月时因非血栓性髂静脉压迫植入的支架和因静脉血栓植入的支架总通畅率分别为 97.2%（1/36）和 73.7%（10/38）（$P = 0.001$）。

2. 下腔静脉滤器相关并发症　滤器倾斜是指滤器与腔静脉长轴的成角大于 15°，是滤器回收失败的最常见原因。除鸟巢滤器（Bird's Nest Filter，Cook Medical，USA）外，其他滤器都可以出现这一并发症。Celect 滤器在左侧股静脉入路释放时，滤器倾斜可能性大于右侧股静脉（$P < 0.01$）。

滤器移位是指从初始放置位置上下位移超过 2cm 或更大的上下移动。滤器移位可能是由多种原因造成的，可回收滤器比永久滤器的移位发生率多 2 倍。

滤器断裂发生在滤器因结构故障导致构件破碎和构件所致潜在栓塞的情况，这通常是滤器的远期并发症。最常见于滤器置入 1 年以上，总体

发病率为 1% ～ 2%

腔静脉穿孔是指滤器组件穿透腔静脉壁（＞3mm）并进入腔静脉周围空间和（或）邻近组织。穿孔可能在滤器植入后立即发生，也可能是远期后果。总的来说，MAUDE 数据库中 20% 的并发症是由下腔静脉穿孔造成的。穿孔的发生率随滤器类型和设计的不同而变化很大。

腔静脉血栓形成的发生率低于 10%，但文献报告的发生率在 2% ～ 30% 之间。

3. PICC 和输液港 PICC 的并发症主要有静脉炎、静脉血栓形成，穿刺部位的渗血、血肿和感染，导管相关性感染等，异常情况有导管头端异位、导管漂移或脱出、导管破裂或断裂、导管堵塞等。对 PICC 并发症的研究在国内发展也很快，但某些领域如恶性胸腔积液、顽固性肝硬化腹水应用 PICC 治疗，以及一些罕见并发症如臂动静脉瘘、神经损伤、心律失常、呼吸窘迫、液体渗漏肝实质引起腹痛和呼吸困难等需要在国内进一步研究。

王寅欢等分析 105 例采用植入式静脉输液港的乳腺癌患者的临床资料，发现静脉血栓 1 例、港体外露 2 例、导管破裂 1 例、导管堵塞 1 例、回抽无血 12 例、局部皮肤感染 1 例。

四、腔内治疗药物相关并发症

（一）常用药物

静脉腔内治疗，除了对比剂用于造影之外，常用药物还有碘油、化疗药物、溶栓药物、硬化剂等。

（二）药物相关并发症

碘油可以用于支气管造影、子宫输卵管造影、肝癌栓塞化疗、各种腔室和窦道、瘘管造影等。肝癌栓塞化疗（TACE）中，在肝肿瘤供血动脉作选择性插管，或肝总动脉插管，将与抗癌药混匀的碘化油 5 ～ 10ml 注入。除了化疗药物的副反应以外，TACE 还可并发异位栓塞，如肺栓塞、脑栓塞等。

溶栓药是促进纤维蛋白溶解而溶解血栓的药。体内纤维蛋白溶解过程是一系列蛋白酶催化连锁反应，第一阶段为血浆或组织中激活剂的活化并转化为纤溶酶原激活剂；第二阶段为纤溶酶原转化为纤溶酶；纤维蛋白或纤维蛋白原被分解。链激酶可直接或间接作用于纤溶系统各环节。纤溶系统由纤溶酶原、纤溶酶、激活酶原和抑制物组成。链激酶为促进蛋白溶解剂或纤溶酶原的直接激活剂（除链激酶外）。链激酶、尿激酶、阿替普酶、瑞替普酶改善对血凝块的穿透性，增加开通率，溶栓活力提高 3 ～ 5 倍。溶栓药物主要不良反应是出血，常见表浅部位出血，如皮肤、黏膜和血管穿刺部位出血、瘀斑；也可为内脏出血，如消化道出血、咯血、尿血、腹膜后出血、脑出血等。严重出血患者可死亡。偶见溶血性贫血，黄疸及 ALT 升高。溶栓后继发性栓塞（肺栓塞、脑栓塞等），过敏反应。

硬化剂常用的有鱼肝油酸钠（sodium morrhuate）、无水乙醇、聚桂醇、聚多卡醇等，主要并发症为误注射、皮肤软组织坏死、异位栓塞等。

五、操作相关并发症

（一）基本操作技术

静脉腔内治疗的基本操作包括造影、栓塞、血管开通、植入物植入和取出、药物注射治疗等。

（二）操作相关并发症

操作相关的并发症，因操作技术的不同，并发症亦有所不同。无论是何种操作，都应按照相应的技术规范和操作程序进行。操作者应掌握各种操作技术的要点，并熟悉相关设备的性能和操作方法，以及相关介入器材包括导丝、导管、植入物等的使用方法。对于较少应用或首次应用的器材，应详细阅读使用说明书，避免因误操作等技术原因导致相关的并发症。

随着临床上对 VTE 的重视，下腔静脉滤器的使用日益广泛，但是滤器引起的相关并发症也日益增多。常见的并发症主要有滤器内血栓形成、IVC 阻塞、肺动脉栓塞再发、滤器倾斜、滤器移位、折断、误释放，滤器支脚穿透血管壁致下腔静脉或邻近动脉出血等。临时性下腔静脉滤器或者可回收滤器在取出过程中，亦可出现取出困难，下腔静脉破裂出血等并发症。

滤器打开不完全是指滤器在展开后出现异常和不对称配置，其发病率为 0.7% ～ 13.9%，可能是由于滤器本身的缺陷、操作失误或 IVC 中未识别的血栓导致。

滤器除了在腔静脉内的释放位置不正确外，还有一些关于滤器放置不正确的报告。例如，性腺静脉有滤器放置的病例报告，其中 1 例导致同侧卵巢静脉积水和血栓形成。另有报道称，有的误释放在肠系膜静脉、主动脉，甚至由于血管鞘穿入腹膜后、椎间孔导致误释放，极端的情况是椎管内都有滤器误释放的报告。有报道 Optease 滤器被倒置释放，最终需要联合颈静脉和股静脉入路的方法来回收。

与 IVC 滤器回收相关的并发症包括滤器断裂和下腔静脉损伤，如肠套叠、夹层或出血。较长的体内留置时间、滤器倾斜角度和回收钩包埋与回收相关并发症的增加显著相关。田轩，刘建龙等报告 77 例骨折合并 DVT 患者的临床资料进行回顾性分析，选择经股静脉（71 例）及右侧颈内静脉（6 例）路径放置 Celect 滤器，技术成功率 100%，滤器在体内留置时间为 10 ～ 111d，平均 37.5d。2 例（2.6%）发生症状性肺栓塞（PE），无致命性 PE。64 例患者进行了滤器回收，62 例（96.9%）成功取出，2 例取出失败。27 例（42.2%）捕获大量血栓，经导管溶栓后二期回收。

（秦士勇　张曙光）

参考文献

[1] Steppich B, Schürmann F, Bruskina O, et al. Ultrasound-guided thrombin injection for treatment of femoral artery pseudoaneurysm with concomitant AV-fistula–a retrospective single centre experience. Vasa, 2018 Oct, 47 (6): 507–512.

[2] 宋瑞芳，吕良冬，陈法东．短时间动静脉重复使用对比剂对肾脏损伤的初步临床研究，中国中西医结合肾病杂志，2018(05).

[3] 田轩，刘建龙，贾伟等．Celect 可回收滤器在骨折合并下肢深静脉血栓治疗的应用，中国血管外科杂志（电子版），2014(4).

[4] Abdul-Haqq R, Novak Z, Pearce BJ. Routine extended follow-up surveillance of iliac vein stents for iliocaval venous obstruction may not be warranted. J Vasc Surg Venous Lymphat Disord, 2017 Jul, 5 (4): 500–505.

[5] Simer Grewal, Murthy R. Chamarthy, Sanjeeva P. Kalva. Complications of inferior vena cava filters. Cardiovascular Diagnosis and Therapy, 2016, 6 (6): 632–641.

[6] Kinney TB. Update on inferior vena cava filters. J Vasc Interv Radiol, 2003, 14: 425–440.

[7] Desai TR, Morcos OC, Lind BB, et al. Complications of indwelling retrievable versus permanent inferior vena cava filters. J Vasc Surg Venous Lymphat Disord, 2014, 2: 166–173.

[8] Andreoli JM, Lewandowski RJ, Vogelzang RL, et al. Comparison of complication rates associated with permanent and retrievable inferior vena cava filters: a review of the MAUDE database. J Vasc Interv Radiol, 2014, 25: 1181–1185.

[9] Carman TL, Alahmad A. Update on vena cava filter Treat Options. Cardiovasc Med, 2008, 10: 101–111.

[10] Kim HS, Young MJ, Narayan AK, et al. A comparison oclinical outcomes with retrievable and permanent inferivena cava filters. J Vasc Interv Radiol, 2008, 19: 393.

[11] Martin MJ, Blair KS, Curry TK, et al. Vena cava filters: current concepts and controversies for the surgeon. Curr Probl Surg, 2010, 47: 524–618.

[12] Milovanovic L, Kennedy SA, Midia M. Procedural and indwelling complications with inferior vena cava filters: frequency, etiology, and management. Semin Intervent Radiol, 2015, 32: 34–41.

[13] 周美玲，李惠萍．中美两数据库中有关 PICC 并发症及异常情况的文献分析，护理学报，2008(8).

[14] 王寅欢，陈显春，曾令娟，等．乳腺癌患者植入静脉输液港并发症原因分析及护理对策，齐鲁护理杂志，2016(16).

[15] Kalva SP, Wicky S, Waltman AC, et al. TrapEase vena cava filter: experience in 751 patients. J Endovasc Ther, 2006, 13: 365–372.

[16] Tan WP, Sherer BA, Khare N, et al. Unfriendly Filter: An Unusual Cause of Hydronephrosis and Hematuria. Urology, 2016, 87: e9–e10.

[17] Cronin B, Nguyen L, Manecke G, et al. Foreign body located intraoperatively using transesophageal echocardiography. J Cardiothorac Vasc Anesth, 2014, 28: 852–853.

[18] Cuadra SA, Sales CM, Lipson AC, et al. Misplacement of a vena cava filter into the spinal canal. J Vasc Surg, 2009, 50:

1170–1172.

[19] Cappelli F, Vignini S, Baldereschi GJ. ALN inferior vena cava filter upside down rotation with chest caval migration in an asymptomatic patient. J Invasive Cardiol, 2010, 22: E153–155.

[20] Al–Hakim R, Kee ST, Olinger K, et al. Inferior vena cava filter retrieval: effectiveness and complications of routine and advanced techniques. J Vasc Interv Radiol, 2014, 25: 933–939；quiz 940.

[21] 虞丰，李晓强 . 髂静脉受压综合征腔内治疗并发症原因分析及防治，中国血管外科杂志（电子版），2015 (4).

[22] Joels CS, Sing RF, Heniford BT. Complications of inferior vena cava filters. Am Surg, 2003, 69: 654–659.

第8章 静脉腔内治疗的围术期护理

我国的血管外科始于20世纪50年代，90年代腔内治疗技术在血管外科的应用，开启了血管外科临床治疗的新纪元。进入21世纪后，随着血管腔内技术的研发和创新及腔内治疗概念与技术的逐渐推广，腔内治疗在诸多领域获得广泛应用，尤其是近年发展的静脉腔内溶栓术、经皮球囊导管扩张术以及静脉内支架置入术、栓塞术、射频消融术及硬化剂腔内注射等为静脉系统疾病提供了新的治疗方法。随着血管外科医疗技术的发展，血管外科护理专科的发展也尤为重要，现介绍临床常见静脉系统疾病的腔内治疗围术期护理实践相关内容，以期望能为血管外科护理人员在临床护理工作中、为患者提供健康教育指导及对专科护士培训中提供一些帮助。

一、静脉造影护理

对于静脉系统疾病的患者，在造影过程中可了解血管内血流、血管壁等情况，全面判断血管结构及功能变化。临床常以静脉造影作为金标准来评估及诊断患者的病情及其严重程度，为确诊和治疗提供了可靠的依据。

1. 护理评估

(1) 术前评估患者侧支循环试验（Allen test），了解下肢静脉之间侧支循环情况。

(2) 患者肾功能情况，有无肾脏疾病史。

(3) 有无碘过敏史。

(4) 术区皮肤是否清洁完整。

2. 术前护理

(1) 向患者及家属讲解手术的目的、操作过程及配合要点，安抚患者，消除焦虑情绪。

(2) 无须禁食，但不宜过饱，食用易消化的食物。保证良好休息，睡眠充足。

(3) 建立静脉通路，准确执行医嘱给药。

3. 术后护理

(1) 卧床休息，穿刺侧肢体保持直位，不可弯曲，必要时沙袋压迫2h，2h后即可下床活动。

(2) 观察穿刺部位伤口敷料有无出血、渗血、血肿，穿刺肢端皮肤的颜色、温度、感觉等，如发现异常应及时报告医生协助处理。

(3) 监测生命体征，严密观察血压、心率等变化。

(4) 根据患者病情，酌情鼓励患者多饮水，以利于造影剂排出。

4. 健康指导

(1) 指导患者床上排尿。

(2) 如患者穿刺处伤口渗血或肢体疼痛难忍，及时告知医护人员。

二、下肢静脉曲张护理

下肢静脉曲张系指下肢浅静脉瓣膜功能不全，使静脉内血液倒流，远端静脉淤滞，进而病变静脉壁扩张、变性，出现不规则的膨出和扭曲。成年男性与女性的发病率分别可高达15%和25%，多见于长期从事站立工作及重体力劳动者，如教师、医务人员、售货员等。目前，临床上针对不同部位静脉系统的腔内治疗日趋成熟，如激光、射频消融、硬化剂治疗等腔内闭合曲张血管，通过多种方法联合手术治疗效果良好。

1. 护理评估

(1) 下肢局部皮肤隆起的部位、范围，皮肤有无色素沉着、皮疹和溃疡。

(2) 久坐、久站及久行后下肢有无肿胀、酸胀、疼痛、乏力、沉重和麻木感。

(3) 有无家族史、糖尿病史，有无合并其他下肢静脉或动脉疾病。

(4) 既往是否接受过硬化剂或手术治疗。

2. 术前护理

(1) 饮食：普通饮食。

(2) 避免长时间站立、坐位和行走，卧床休息时可抬高患肢。适量活动，患肢活动时避免外伤引起曲张的静脉破裂出血。

(3) 下肢皮肤溃疡的患者，局部勤换药，保持创面清洁，可遵医嘱应用抗生素控制感染。

(4) 保持大便通畅，避免由于长期便秘而增加腹腔压力，影响静脉回流。

(5) 术前常规行下肢静脉超声检查，必要时行下肢静脉造影检查。

3. 术后护理

(1) 观察生命体征的变化，全麻术后平卧 4 ～ 6h 之后可进食。若出现恶心、呕吐等麻醉反应，头偏向一侧，遵医嘱用药。

(2) 患肢用弹力绷带加压包扎，观察伤口敷料有无渗血、渗液，观察患肢皮肤颜色、温度。若下肢高度肿胀，疼痛加重时应及时报告医生处理。

(3) 术后即指导患者下肢功能锻炼，做踝泵运动，不感疲劳为宜，以预防下肢深静脉血栓形成。

(4) 术后 2h 抬高床尾 30°，利于静脉回流，减轻肢体肿胀。

(5) 患者术后 6h 即可下床活动，行走时双腿同时持重。手术当日可少量活动，次日起每日活动 ≥ 5 次，每次 15 ～ 20min，活动量循序渐进。

(6) 如患者应用硬化剂治疗，则注射后即可活动。

(7) 观察有无下肢深静脉血栓征象，及时发现、检查并处理。

4. 健康教育

(1) 保持伤口敷料清洁、干燥，如果伤口需要拆线，则在术后 10 ～ 14d 拆线，期间避免伤口感染。

(2) 穿弹力袜 3 ～ 6 个月。术后 2 周内每日需 24h 穿着，2 周后日间活动时穿着，夜间休息脱下。建议最好能长期坚持弹力袜辅助。

(3) 每日进行下肢功能锻炼，每次 15 ～ 20min，每日 > 4 次，循序渐进，术后 3 个月可逐渐恢复正常运动。

(4) 避免长时间站立、行走及患肢过度负重，休息时抬高患肢，促进静脉回流。避免增加腹压的因素，如慢性咳嗽，便秘等。

(5) 注意观察下肢皮肤温度、颜色，有无肿胀、疼痛，如有异常及时就诊。

(6) 遵医嘱按时服药，复查。

三、下肢深静脉血栓护理

下肢深静脉血栓（DVT）是指血液在下肢深静脉内不正常凝结引起的静脉回流障碍性疾病。其发生后可以造成患者肢体肿胀、疼痛、行走障碍，慢性期 DVT 还可出现患肢色素沉着、溃疡，严重时可出现肢体坏死，称为血栓后综合征（post thrombotic syndrome，PTS）。PTS 发生率也可高达 50%，影响患者生活质量并长期困扰 DVT 患者。同时 DVT 还可以造成严重的并发症，如血栓脱落可导致肺动脉栓塞，其中一部分为致死性。DVT 多见于手术后、创伤、晚期肿瘤、昏迷或长期卧床的患者。近年来 DVT 的发病率呈上升趋势，越来越引起社会及医护人员的关注。临床以抗凝治疗为基础，常用的血管腔内技术包括导管接触性溶栓治、球囊扩张、支架植入术等。

1. 护理评估

(1) 评估测量双下肢大、小腿同一部位的周径，下肢有无肿胀疼痛，患肢皮肤颜色、温度、感觉，动脉搏动情况。

(2) 评估是否有诱发因素，近期有无外伤、手术、分娩、长期卧床等诱因。

(3) 有无静脉曲张、糖尿病，既往有无深静脉血栓、肺栓塞病史。

2. 术前护理

(1) 饮食方面，注意进食低脂、含丰富纤维素的食物。

(2) 急性期绝对卧床休息 10～14d，床上活动时避免动作幅度过大。抬高患肢 20°～30°，患肢禁止按摩、热敷、理疗等，以防血栓脱落发生肺栓塞。

(3) 观察患肢肿胀程度，皮肤颜色、温度的变化，动脉搏动情况。每日测量并记录患肢不同平面的周径。

(4) 保持大便通畅，避免因排便困难引起腹内压增高，影响下肢静脉回流。

(5) 抗凝治疗期间，观察有无出血倾向，如鼻出血，牙龈出血，皮肤瘀斑、瘀点，血尿、柏油样便等。遵医嘱监测凝血时间或凝血酶原时间。

(6) 观察患者有无胸痛、呼吸困难、咯血、口唇发绀、心律失常等肺动脉栓塞的表现。若出现上述表现，立即嘱患者平卧，避免做深呼吸、咳嗽、剧烈翻动，同时给予高浓度氧气吸入，并报告医生。

3. 术后护理

(1) 密切观察生命体征的变化，观察血压、心率及末梢循环情况。观察伤口敷料有无渗血，穿刺部位有无血肿、出血。

(2) 平卧 6h 后改为半卧位，患肢抬高超过心脏水平面 20～30cm，避免膝下悬空，用长枕沿长轴垫高下肢；鼓励患者做踝关节背伸跖屈运动，利用腓肠肌的肌泵作用，促进静脉回流。手术当天在床上活动下肢，第二天离床锻炼。

(3) 观察患肢皮肤张力、温度、颜色、足背

动脉的搏动。每日测量并记录双下肢髌骨上下各 15cm 处肢体的周径，与术前对比，观察患肢肿胀改善情况。

(4) 指导患者多饮水，利于造影剂的排出。注意观察患者尿量，滤器置入术中应用的大量造影剂均可以引起急性肾衰竭，应及早发现相关症状体征。

(5) 指导患者进食高维生素、高蛋白、低胆固醇的饮食，如新鲜的水果与蔬菜等，避免生冷及辛辣刺激性食物，以防损伤消化道黏膜出血。

(6) 抗凝治疗的护理。用药期间注意观察皮肤、口腔黏膜、眼结膜、牙龈有无出血点、瘀斑，穿刺点有无渗血或出血。观察有无持续性头部胀痛、视物模糊、呕吐、呕血、意识障碍等情况。遵医嘱用药，监测凝血功能。

4. 并发症的观察

(1) 出血：观察患者有无穿刺部位出血、皮肤出血、小便出血、牙龈出血、消化道出血、颅内出血等征象。

(2) 滤器移位和穿孔：严密观察血压、心率、面色及末梢循环情况，注意有无腹痛、背痛等。

(3) 肺动脉栓塞：有无呼吸困难、胸痛、咯血、晕厥等肺栓塞症状。

(4) 下腔静脉穿孔：表现为患者腰背部剧烈疼痛，且沿脊柱方向传导，同时伴有恶心感。

(5) 血栓：穿刺路径血栓形成及血栓复发。

5. 健康教育

(1) 注意休息，避免久站、久走影响下肢静脉回流及血供；适当活动肢体，逐渐增加活动量，3 个月内避免负重活动，坚持功能锻炼。

(2) 活动时坚持穿弹力袜，卧床时适当抬高患肢，主动做伸屈运动促进静脉回流。指导患者了解长期坚持弹力袜辅助治疗的重要性及意义。

(3) 定期复查凝血功能，口服华法林患者术后第 1 个月每周监测 PT，第 2 个月起每月复查 1 次。严格遵医嘱服用抗凝药，避免漏服，不可自行停

药或更改剂量。

(4) 指导患者掌握自我观察出血倾向的能力。

(5) 注意食物和药物影响抗凝药效，菠菜、动物肝脏等维生素 K 丰富的食物会降低药效；阿司匹林、二甲双胍可增加药效；镇静药、口服避孕药可降低药效。

(6) 下腔静脉临时滤器置入 1 个月后即可取出。对永久滤器置入患者嘱其每隔半个月、1 个月、2 个月门诊随诊，术后第 1、6、12 个月拍腹部 X 线平片，复查滤器位置。

(7) 禁烟禁酒，富含纤维清淡饮食，保持大便通畅。

(8) 如出现下肢肿胀、疼痛加重，及时就医。

四、肺动脉栓塞腔内治疗护理

静脉血栓栓塞（VTE）包括深静脉血栓形成（DVT）、肺动脉栓塞（PE）和血栓后综合征。PE 是常见致死性心血管疾病之一，可导致猝死，主要影响患者的循环功能及肺部气体交换，同时肺动脉压力过高导致的右心衰是重症肺栓塞患者的首要致死因素。因此，需要及时解决如何尽快降低肺动脉压力，恢复患者循环稳定及肺部气体交换功能的问题。现临床除了在全麻深低温体外循环下行肺动脉血栓内膜剥脱术的高难度复杂的外科手术之外，还可采用血管腔内介入治疗的方法，包括肺血管球囊扩张术、支架植入术、机械碎栓术、经导管血栓抽吸术、局部溶栓术及下腔静脉滤器置入术等。

1. 护理评估

(1) 评估患者颜面、甲床有无发绀等末梢循环情况，观察有无缺氧症状，指尖氧饱和度数值。

(2) 评估患者的呼吸功能、双肺呼吸音及自主咳痰情况。

(3) 了解患者服用抗凝药物的种类及服用时长。

(4) 了解患者肾功能情况，有无肾脏疾病史。

了解有无碘过敏史。

(5) 完善各项检查，评估 6min 步行距离。

2. 术前护理

(1) 根据患者应用抗凝药物的种类，遵医嘱术前暂停用抗凝药。

(2) 向患者及家属讲解手术的目的、操作过程及配合要点，消除焦虑情绪。

(3) 术前 6h 禁食水，建立静脉通路备用。

(4) 准备术区皮肤，清洁完整。

3. 术后护理

(1) 卧床休息，穿刺处伤口沙袋压迫 2 ~ 4h，患肢制动 6h。

(2) 观察穿刺部位伤口敷料有无出血、渗血、血肿，穿刺肢端皮肤的颜色、温度、感觉有无异常。

(3) 心电监护 24h，监测生命体征，严密观察血压、心率及心律等变化。

(4) 吸氧，鼓励患者进行深呼吸、缩唇式呼吸功能锻炼，实施有效咳痰。严密观察呼吸及血氧饱和度变化。

(5) 遵医嘱给予 0.9% 氯化钠注射液 1500 ~ 2000ml 水化治疗，以 1ml/(kg·h) 静脉泵入，记录尿量。

(6) 准确执行抗凝药物医嘱并观察抗凝效果及有无出血倾向。

(7) 根据患者病情及麻醉方式进行饮食指导，可先进流食后再恢复正常饮食。

(8) 密切观察有无并发症的发生，如肺水肿、咯血等，必要时备齐抢救用物，应用无创呼吸机辅助呼吸及进行 CPR 抢救。

4. 健康指导

(1) 适量活动，避免劳累，活动量循序渐进。

(2) 严格遵医嘱服用抗凝药，避免漏服，不可自行停药或更改剂量。定期监测凝血功能。

(3) 指导并教会患者及家属对于出血倾向的自我观察。用药期间注意观察皮肤、口腔黏膜、眼结膜、牙龈有无出血点、瘀斑，穿刺点有无渗血或出血。观察有无持续性头部胀痛、视物模糊、呕吐、呕血、意识障碍等情况。

(4) 遵医嘱定期复查。

五、血管畸形护理

血管畸形是由于胚胎发育过程中，因为血管淋巴管的发育是血管淋巴管过度增长导致的脉管畸形，它一般随时间延长逐渐缓慢加重，随人体的增长而增大。临床常以药物、激光、硬化剂注射、介入栓塞和外科手术等治疗血管畸形。

1. 护理评估

(1) 局部皮肤有无颜色改变，如呈紫色或蓝色，有无肿胀、硬结，是否膨隆。

(2) 触摸并判断血管畸形的质地、范围及有无压痛、触痛、感觉异常等。

2. 术前护理

(1) 同外科术前一般护理。

(2) 完成术前常规检查。

(3) 做好心理护理，消除患者紧张心理。患者多为儿童青少年，应根据不同年龄特点给予心理安慰，使患者尽快消除紧张感和陌生感，积极配合各项检查和治疗。

(4) 完成术区的皮肤准备，备齐用品，需要者携带胸带或腹带等。

(5) 若为会阴部血管畸形，则应术前留置导尿管。

3. 术后护理

(1) 根据不同的麻醉方式，给予相应的术后护理，认真做好护理记录。

(2) 观察病情变化，监测生命体征，遵医嘱给予鼻导管吸氧。

(3) 应密切观察手术部位有无出血现象。若发生出血，可用弹力绷带加压包扎，必要时使用沙袋压迫，并及时通知医生。应用弹力绷带包扎后，要注意观察末端血液循环，观察伤口有无红、肿、热、痛及渗液。

(4) 观察手术部位有无神经损伤，注意手术部位神经所支配区域肌肉的运动情况。应鼓励患者及早进行主动运动和被动运动，以促进功能的恢复。

(5) 评估疼痛的级别，针对疼痛的原因给予相应的处理，宣教减轻疼痛的方法，如放松疗法，转移注意力，减轻心理负担等，保证足够的睡眠。

4. 特殊护理
对于生长在特殊位置的血管畸形，采用相应的特殊护理措施。

(1) 口腔及舌部血管畸形：及时擦去流出的唾液，必要时使用负压吸引器吸出。一般手术当日禁食物和饮水，术后第一日根据情况改为流食或半流食，用生理盐水或漱口液清洗口腔 3 ～ 4 次 / 日。注意观察口腔内有无感染，必要时行口腔护理。若伤口肿胀较严重影响呼吸，使用鼻咽通气道，利于患者呼吸通畅。

(2) 会阴部血管畸形：注意保持会阴部的干燥清洁，避免大小便污染伤口，导尿管根据病情变化宜尽早拔除。

(3) 四肢部位的血管畸形：注意观察患肢功能情况，鼓励患者尽早进行肢体上举、外展、内旋等运动，以利于功能恢复。上肢前臂血管畸形术后可用三角巾将前臂悬吊于胸前；下肢血管畸形术后可适量抬高患肢，次日鼓励患者下床适量运动。

(4) 颜面部和累及眼睛的血管畸形：注意观察视力是否受损，注意保护角膜，预防角膜炎的发生，必要时可使用抗生素眼药水或眼罩遮盖。

5. 健康教育

(1) 预防手术部位的感染：保护伤口，保持局部清洁、干燥，减少摩擦，避免外伤，减少破溃出血的概率；合理饮食，忌食油腻厚味、烈性酒及辛辣煎炸食品；注意休息，切勿过劳，病情严重者需卧床治疗，不宜做剧烈运动。

(2) 心理护理：向患者解释疾病的发生和发展的过程，减轻其思想负担，解除思想顾虑，积极配合手术，树立战胜疾病的信心。

(3) 出院指导：出院后 1～3 个月复诊检查。

六、Klippel-Trenaunay 综合征护理

Klippel-Trenaunay（KT）综合征是一种少见而复杂的先天性毛细血管 – 静脉 – 淋巴管混合畸形的周围血管疾病，典型的临床表现为葡萄酒色血管斑，浅静脉曲张和畸形静脉，以及肢体肥大三联征。好发于儿童和青少年，症状逐渐加重，严重影响患者生活质量。临床常采用药物、物理治疗及外科手术或激光疗法，还可行介入治疗，使用弹簧圈进行栓塞治疗。

1. 护理评估

(1) 评估患肢骨骼及软组织情况，局部皮肤隆起的部位、范围，皮肤有无色素沉着、皮疹和溃疡情况。

(2) 有无家族史、糖尿病史，有无合并其他下肢静脉或动脉疾病。

(3) 既往是否接受过手术治疗。

2. 术前护理

(1) 皮肤溃疡的患者，局部勤换药，保持创面清洁。

(2) 患肢抬高 15°～30°，利于静脉回流，减轻肢体肿胀。

(3) 完善各项检查，清洁术区部位皮肤。

3. 术后护理

(1) 监测生命体征变化，了解手术方式、用药情况等。

(2) 平卧位，穿刺部位加压包扎，观察伤口敷料是否清洁及患肢皮肤的颜色、温度。患肢制动 6h。

(3) 患肢功能锻炼，进行踝关节和足趾屈伸活动，防止静脉血栓形成。保持患肢功能位。

(4) 遵医嘱准确应用抗凝、溶栓药物，观察有无出血倾向，例如皮肤黏膜有无出血点和瘀斑，血尿、血便。

(5) 局麻者术后恢复正常饮食，全麻禁食 6h 后进半流饮食。可多饮水，利于造影剂的排出。

(6) 间断更换卧位，防止出现皮肤压力性损伤。

4. 健康教育

(1) 药物指导：抗凝药物正确按时服用，不可随意增减剂量或漏服。观察有无出血倾向：牙龈出血、皮肤瘀斑、血尿、血便等，如有异常立即停药，就诊。

(2) 饮食指导：低盐低脂，忌食辛辣刺激食物，多食用富含纤维食物，保持大便通畅。

(3) 适量活动，避免久站久坐、下蹲动作，活动时须穿弹力袜保护。

(4) 戒烟戒酒。

(5) 术后 1、3、6 个月及 1 年随访，定期复查血常规，凝血功能。

七、动静脉瘘护理

动静脉内瘘被称为血液透析患者的生命之路，但往往由于血管通路的狭窄闭塞而严重限制了其使用寿命。血流动力学因素、反复穿刺与压迫、感染及动脉硬化等原因所致的血管非血栓性狭窄是导致血管通路失去功能的最主要原因，主要表现为内瘘血流缓慢以致流量不足，而血流缓慢最终可导致动静脉内瘘血栓形成和闭塞。临床常采用经皮血管腔内成形术（PTA）、导管溶栓、支架植入术等进行治疗。

1. 护理评估

(1) 患者自理能力及合作程度。

(2) 手臂自体血管情况。

(3) 高血压、糖尿病、肾衰竭、氮质血症、动静脉造瘘术史等既往史。

(4) 是否规律性血液透析及长期应用肝素等抗凝药。

(5) 心理状况。

2. 术前护理

(1) 选择非惯用侧手臂备用作内瘘。避免在造

瘘侧肢体进行动（静）脉穿刺、输液、测血压等。

(2) 保护该侧手臂皮肤清洁及完整性，防止术后感染。

(3) 术前不宜使用抗凝药，可用鱼精蛋白对抗肝素治疗，防止血液透析穿刺处渗血。

(4) 做好健康宣教，消除患者的焦虑心理。

3. 术后护理

(1) 观察患者神志状态、血压等生命体征的变化，有无胸闷、心悸的症状及医疗合作程度。

(2) 观察患肢皮肤颜色、温度及围度，手指末端血管的充盈情况，有无麻木、皮肤温凉、疼痛，如有异常及时通知医生处理。

(3) 密切观察内瘘是否通畅，造瘘处触诊有无震颤，听诊有无血管杂音。

(4) 观察伤口处敷料有无渗血、渗液，保持伤口局部皮肤清洁、干燥，以防感染。

(5) 将患肢抬高 30°，以利于静脉回流，减少手臂肿胀。防止患肢手臂受压，不持重物。

(6) 指导患者术后进行早期功能锻炼，做握拳动作及腕关节运动，以促进血液流动，减轻水肿及防止血栓形成。术后第一日可用手握拳或挤压橡皮球 10s 放松，每次做 10 ～ 15min，3 ～ 4 次 / 日。

(7) 禁止在造瘘侧手臂测血压及有创性操作。

4. 健康教育

(1) 保持患肢敷料的清洁、干燥，防止感染。

(2) 避免患侧手臂持重物及佩戴过紧饰物，穿宽松袖口衣服，避免患肢碰撞或外伤。睡眠时防止患侧肢体受压。

(3) 避免在患侧肢体测血压、输液、抽血等操作，禁止冷热湿敷。

(4) 指导患者掌握正确判断内瘘通畅的方法，每日监测动静脉瘘的变化，如果不能触摸到震颤或听诊血管杂音偏低或消失，请立即到医院就诊。

看：造瘘处的皮肤有无肿胀、瘀斑、破溃，皮肤是否清洁。

听：用听诊器放在瘘口处可听到清楚动脉血流冲击音。

触：用手指触摸造瘘口处可感觉有力的动脉搏动伴有震颤或过血感。

(5) 饮食以清淡、低盐、低蛋白、低钾、低磷、低尿酸，适当补充维生素及微量元素为原则。避免高钾食物，如低钠盐、无盐酱油、酱菜、加工罐头、人参精、鸡精、浓茶等；避免高尿酸食物，如动物内脏、海鲜、小鱼干及豆类等。

(6) 动静脉造瘘成熟时间一般 4 ～ 6 周，最好在术后 3 ～ 4 个月后再使用。

随着我国社会老龄化的迅速发展，血管外科疾病的发病率将会持续升高。腔内治疗技术作为血管外科重要的治疗方法，其未来的发展值得期待。血管外科护理人员也将继续努力汲取新的知识与技能，积累更多的护理实践经验，为患者提供更优质的照护。

（周　瑾）

参考文献

[1] 汪忠镐. 血管淋巴管外科学 [M]. 北京：人民卫生出版社，2014:271–275. 285–293.
[2] 蒋米尔，张培华. 临床外科学 [M]. 北京：科学出版社，2014:657–663.
[3] 陈孝平. 外科学 [M]. 北京：人民卫生出版社，2010:761–763. 944–945.
[4] 王宁，高书图，刘又文等. 下肢深静脉血栓形成的研究进展 [J]. 世界中西医结合杂志，2010, 5 (2):181–183.
[5] 张显岚. 下肢深静脉血栓治疗进展 [J]. 中国当代医药，2013, 20 (17):27–28.
[6] 叶志东，陈洁，樊雪强等. 下肢静脉曲张的治疗现状 [J]. 中国血管外科杂志（电子版），2012, 4 (1):6–7.
[7] 那金波，NAJin-bo. 以下肢病变为主的 Klippel–Trenaunay 综合征的诊治新进展 [J]. 医学综述，2012, 18 (23):4012–4015.
[8] 陈晓蓉. Klippel–Trenaunay 综合征介入栓塞治疗的护理 [J]. 全科护理，2016, 14 (31):3291–3292.
[9] 洪满珍. 尿毒症的临床表现和护理体会 [J]. 中国社区医师（医学专业），2012, 1 (14):362.

各 论

第9章 上腔静脉闭塞腔内治疗

上腔静脉（superior vena cava，SVA）由左右两侧的头臂静脉汇合而成，收集头颈部、上胸部及双上肢组织和器官的静脉回流，最后注入右心房，是上半身血液回流的主干静脉。各种原因引起的上腔静脉和（或）头臂静脉狭窄或闭塞，可导致上腔静脉系统高压，进而出现颜面部、颈部、上胸部和双上肢的水肿，表浅静脉扩张，甚至呼吸困难、头晕、意识障碍等症状，因此这种疾病称为上腔静脉综合征（superior vena cava syndrome，SVCS）。

多数的上腔静脉综合征由纵隔的肿瘤压迫或直接侵袭引起，少数情况下是由纵隔纤维化、中心静脉置管等良性病因引起。近年来，随着腔内治疗技术的进步，传统的开放式头臂静脉（颈内静脉或上腔静脉）—右心房搭桥手术、上腔静脉成型术等术式逐渐被微创的腔内治疗所代替。相对于以往的化疗、放疗方法，腔内治疗可以更快地缓解临床症状，改善生活质量，血管腔内治疗也被越来越多的临床医生认可，推荐为上腔静脉综合征的一线治疗方法。

一、病理解剖和病因

上腔静脉没有瓣膜，全长 6～8cm，是一条粗而短的静脉干，在右侧第 1 胸肋关节的后方由左、右头臂静脉汇合而成，沿升主动脉的右侧垂直下降，至右侧第 3 胸肋关节下缘高度注入右心房。SVC 位于中纵隔内，前方为胸腺和胸膜，后方为右肺根，左侧紧贴升主动脉，右侧有右胸膜的一部分和膈神经，在注入右心房之前有奇静脉

注入其内，其下段被心包所覆盖。所有来自头颈部、上肢和胸部（除心脏）的静脉，都属于上腔静脉系，最后都通过上腔静脉注入右心房。上腔静脉侧支循环丰富，当出现上腔静脉阻塞时，可通过奇静脉 - 半奇静脉 - 腰升静脉通路、乳内静脉 - 胸腹壁静脉通路、椎旁静脉 - 膈下静脉通路等将静脉血引流至下腔静脉系统返回右心房。

据文献报道，美国每年大约有 15 000 名患者出现上腔静脉或头臂静脉阻塞的相关症状。根据病因，上腔静脉综合征可以分为良性和恶性两大类。1757 年 William Hunter 最早报道了因梅毒性升主动脉瘤压迫引起的上腔静脉阻塞。20 世纪 50 年代以前，梅毒和结核等感染性疾病是 SVCS 的主要病因，随着抗生素的广泛应用，这一类疾病逐渐减少。目前文献报道的各类恶性肿瘤是引起 SVCS 的主要原因，占所有病因的 60%～80%。任何发生于前纵隔、中纵隔的肿瘤、转移癌、肿大的淋巴结都可以产生外压性或侵袭性上腔静脉阻塞。最常见的是右侧的支气管肺癌，小细胞肺癌、腺癌和鳞癌，其他肿瘤包括胸腺的肿瘤、淋巴瘤、霍奇金病，畸胎瘤等。良性上腔静脉综合征占所有病因的 20%～40%，包括纵隔纤维化、放疗性损伤、真菌性肉芽肿、医源性上腔静脉内植入物引起的血管闭塞等。纵隔纤维化的确切原因不清楚，与腹膜后纤维化相似，可以引起包括上腔静脉在内的纵隔内的结构受压继而狭窄和阻塞。随着中心静脉置管操作的增多，如终末期肾病患者的中心静脉透析通路、心脏起搏器电极置

入等，医源性上腔静脉综合征逐年增多。Rossi 等发现，在所有心脏起搏器植入的患者中，约 25% 会在植入后的 1～15 个月出现上腔静脉的狭窄或阻塞，由于良好的侧支代偿能力，其中只有 1%～3% 会出现上腔静脉阻塞的症状。长期存留于上腔静脉内的导管随着呼吸运动、心脏搏动、体位变化反复刺激局部血管壁，造成内皮细胞损伤，导致炎症反应，激活凝血途径、刺激内膜增生和纤维化。同时导管或人工动静脉瘘可以引起局部血流动力学变化，血管壁压力增加，促进血小板聚集和内膜增生。这些是引起导管相关性上腔静脉综合征的主要机制。当上腔静脉狭窄达到一定程度，会引起血栓形成并迅速蔓延，引起血管闭塞，症状急性加重。

二、临床表现

上腔静脉综合征症状的严重程度与 SVC 阻塞的程度、进展速度以及侧支循环建立情况有关。表 9–1 列举了 SVCS 的常见症状和体征。

患者通常会出现头颈部、上胸部和上肢的静脉高压的表现，如头颈部肿胀感，症状在俯身或者低头时加重。严重的静脉高压会出现劳力性呼吸困难甚至端坐呼吸，头部静脉回流障碍可以引起颅内高压，继而出现起头痛、头晕，视觉障碍，甚至晕厥和昏迷。SVCS 会出现特征性的头颈颜面部浮肿，颈部、上胸部、背部和上肢表浅静脉扩张增多，多血质面容是典型的体征。恶性肿瘤引起的上腔静脉综合征患者可能会出现咳嗽、咯血，声音嘶哑，吞咽困难，体重减轻，发热等肿瘤伴发症状。医源性上腔静脉综合征患者既往有上腔静脉置管、心脏起搏器植入等病史。根据在舒适入睡时卧床的角度可以粗略的估计上腔静脉阻塞的程度，头颈和躯干的角度越大说明症状越重。在专著或者文献报告中推荐使用 Yale 评分系统评估和说明症状的严重程度（表 9–2）。

三、疾病诊断

上腔静脉综合征的诊断包括临床诊断，病因诊断和解剖学诊断。临床方面根据患者的既往病史，临床症状和体征可以做出初步诊断，而通过超声、X 线、计算机断层扫描静脉造影（computed tomographic venography，CTV）、磁共振静脉造影（magnetic resonance venography，MRV）和数字减影血管造影（digital subtraction angiography，DSA）等影像学方法可以明确诊断、了解病变的解剖部位和结构，并且对病因进行分析，必要时可能还需要做肿瘤标记物检查和活检等病理学检查。

胸部 X 线片和超声多普勒是最经济且无创的

表 9–1　上腔静脉综合征常见症状和体征

症状和体征	百分比（%）
血流动力学相关症状	
面部水肿	82%
上肢水肿	46%
颈浅静脉扩张	63%
胸壁静脉扩张	53%
多血质面容	20%
视觉症状	2%
呼吸系统	
呼吸困难	54%
咳嗽	54%
声音嘶哑	17%
喘鸣音	4%
神经系统	
晕厥	10%
头痛	9%
头晕	6%
意识模糊	4%
昏睡或昏迷	2%

表 9-2 上腔静脉综合征（SVCS）症状严重程度分级

级别	症状分类	发生比率（%）	症状描述
0	无症状	10	影像上发现上腔静脉阻塞，但无临床症状
1	轻度	25	头颈部水肿，浅静脉扩张，发绀，多血质面容
2	中度	50	肉颈部水肿并伴有功能障碍（轻度吞咽困难、咳嗽、眼睑或下颌活动不灵活、结膜水肿引起的视觉障碍）
3	重度	10	轻度或重度的脑水肿（头痛、头晕），轻度或中度喉部水肿，弯腰诱发晕厥
4	有生命危险	5	严重的脑水肿（意识混乱、昏睡），显著的喉头水肿（哮鸣音），严重血流动力学障碍（无诱发因素的晕厥、低血压、肾功能不全）
5	致命性症状	<1	死亡

检查。X 线可以发现纵隔增宽，右侧肺门增大或包块，胸腔积液，肺叶不张等征象，提示肺或者纵隔的肿瘤，但正常的 X 线胸片并不能排除上腔静脉综合征的诊断。由于胸骨的遮挡，超声不能直接观察到 SVC，但可以通过颈内静脉和锁骨下静脉的扫描给出间接征象。当在患者用鼻部吸气或做 Valsalva 动作时，原本存在的锁骨下静脉和颈内静脉随胸腔内压力变化而出现的直径和流量变化会减小或消失，间接说明了近心段腔静脉的狭窄或闭塞。超声多普勒还常用来做术后的随访和病情观察。

CTV 和 MRV 可以清晰地显示上腔静脉阻塞的部位和程度，在横断片上显示为血管腔内的充盈缺损（图 9-1），在三维重建片中可以直观的显示病变范围、流入道和流出道情况，为腔内手术或外科开放手术提供丰富的解剖学信息（图 9-2）。另外，在横断面上可以测量血管直径和病变长度，为治疗器具的选择（如所需支架的长度和直径）提供帮助。同时 CTV 和 MRV 可以从不同角度和方向观察上腔静脉管壁和血管外的解剖结构，为病因诊断提供大量信息，CT 还可以指引胸腔内病变穿刺，通过病理学检查明确疾病性质。但在 CTV 和 MRV 检查时均需要应用造影剂，可能会引起肾功能恶化或者肾脏纤维化，对原有肾功能不全的患者应慎重选择。

DSA 造影需要做经皮股静脉、颈内静脉或者上肢静脉的血管穿刺，复杂病变有可能需要多点穿刺，这是一种有创伤性的检查方法，同样需要

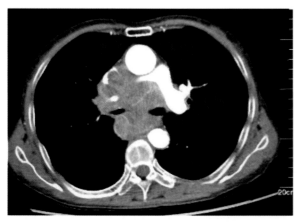

▲ 图 9-1 纵隔转移癌 CT 血管造影
纵隔内肿瘤压迫上腔静脉并内血栓形成，血管腔内充盈缺损

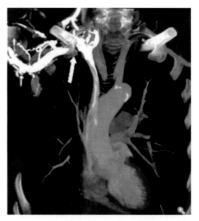

▲ 图 9-2 深静脉置管后上腔静脉综合征
CTV 三维重建显示右侧锁骨下静脉、上腔静脉血栓形成

注射含碘造影剂。DSA 造影可以清楚地显示病变部位，观察侧支循环形成情况及血流方向，它是诊断上腔静脉综合征的"金标准"。Stanford 和 Doty 描述了 4 种造影类型的 SVCS（图 9-3），病变程度由狭窄至闭塞，病变长度由短至长，奇静脉和半奇静脉血流方向发生翻转。除特殊或复杂的病例外，DSA 不单独作为疾病的检查手段，而是用于腔内治疗前的一个常规步骤。

四、治疗

上腔静脉综合征的治疗方法主要有保守治疗，开放手术治疗和血管腔内治疗 3 种方法。良性的上腔静脉综合征可以获得持久的良好的临床效果，恶性上腔静脉综合征多数情况下病灶不能彻底根除，外科手术只能缓解腔静脉梗阻的临床症状，是一种姑息性治疗。

（一）保守治疗

症状轻微或者恶性肿瘤晚期患者，全身状况差，无法耐受开放手术和血管腔内治疗的情况下，可以采用药物治疗为主的保守治疗。保守治疗也是开放手术和腔内治疗的基础治疗，有利于缓解术前症状，巩固手术疗效，增加围术期的舒适度和安全性。

保守治疗的主要措施包括 4 个方面：①患者保持头颈部和胸部高位，白天活动时注意避免低头和弯腰动作，不穿紧身和领子紧的衣服；晚上睡觉时适当垫高头部和胸部，采用斜坡位或半卧位睡眠。②应用利尿药可以减轻静脉负荷，有颅内高压症状的患者可给予甘露醇或激素减轻症状。③恶性肿瘤的患者血液处于高凝状态，可给予皮下注射普通肝素或者低分子肝素，预防静脉内血栓形成，保护侧支血管，长期抗凝可以给予华法林或者新型口服抗凝药物。④对于合并血栓的上腔静脉综合征可考虑溶栓治疗，病变部位的经导管溶栓治疗（catheter directed thrombolysis，CDT）可以减少溶栓药物用量，降低出血风险，溶栓效率和安全性优于全身性用药。

由恶性肿瘤引起的上腔静脉综合征可以在病理组织学基础上采用针对性的化疗、放疗或者两者结合，一般在 4～6 周，患者症状可以缓解。

（二）外科手术治疗

外科手术治疗的指征包括患者有严重临床症状，通过保守治疗症状不能缓解；良性的 SVCS 且病变广泛，不能进行血管腔内治疗或者腔内治

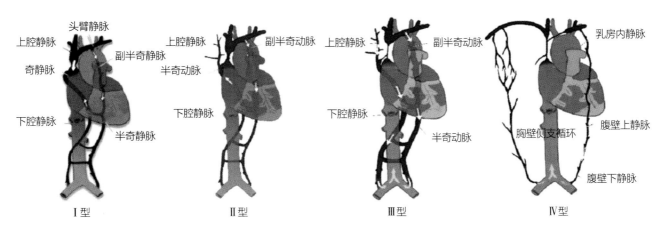

▲ 图 9-3　**Stanford 和 Doty 上腔静脉综合征 DSA 造影分类**

Ⅰ 型：SVC 重度狭窄，但上腔静脉和奇静脉血流方向正常，半奇静脉和副半奇静脉侧支循环增加；
Ⅱ 型：SVC 狭窄超过 90% 或闭塞，奇静脉血流方向正常；
Ⅲ 型：SVC 闭塞，奇静脉和半奇静脉血流反向；
Ⅳ 型：广泛的 SVC、头臂静脉和奇静脉闭塞，胸壁侧支循环显露

疗失败。这些病例可以考虑经胸骨正中切口的旁路搭桥手术。对于恶性SVCS，患者的预期寿命至少要超过1年，才考虑创伤较大的经胸骨劈开的解剖位上腔静脉重建，根据病变情况可同时切除肿瘤病灶。如果患者预期寿命较短，不适合腔内治疗或者腔内治疗失败可以考虑采用复合大隐静脉、人造血管的颈内静脉—股静脉的解剖外血管旁路手术。

上腔静脉直径较粗，常规用来搭桥的大隐静脉口径相差过大，可采用螺旋形大隐静脉重新制备移植物。获取大隐静脉后，肝素盐水冲洗管腔，纵行剖开大隐静脉，去除瓣膜，将大隐静脉连续环形缠绕于30～36F的导管表面，然后用6～0 Prolene线连续缝合静脉边缘。通常从腹股沟韧带大隐静脉入口处至膝关节处全程大隐静脉，可以制备长度约10cm的螺旋形大隐静脉移植物，足够用于上腔静脉的原位重建手术。如果不能获得大隐静脉，可以应用带支撑环的膨体聚四氟乙烯人造血管（Expanded polytetrafluoroethylene，ePTFE）进行搭桥。双侧颈静脉和颅内静脉侧支循环丰富，通常只做单侧颈内静脉—右心房的搭桥就足以缓解症状。如颈内静脉不适合作为流入道，可选择一侧锁骨下静脉作为血管流入道，但锁骨下静脉血流量和流速较小，一部分专家主张，加做上肢远端的动静脉瘘以维持旁路血管的长期通畅。术后应常规给予静脉内肝素预防血栓，同时交替口服华法林或者新型口服抗凝药。对于大隐静脉移植物一般抗凝3～6个月，采用人造血管搭桥的患者和肿瘤患者建议终身抗凝。

（三）血管腔内治疗

1. 病例选择　20世纪80年代，绝大多数上腔静脉综合征采用化疗、放疗、激素冲击治疗或者联合放化疗的方法。应用这些方法的前提是能够通过肿瘤穿刺或者腔镜、手术等方法明确肿瘤的病理性质，并且肿瘤对放疗或化疗药物敏感，从而减小占位效应，改善静脉回流。即便如此，

多数患者需要4～6周才能显效。在初始治疗时，由于化疗药物的炎症反应，或者化疗前的水化过程，患者的症状可能加重，因此在治疗SVCS时表现的效率比较低下。外科手术治疗，需要全身麻醉，劈开胸骨，正中开胸，有时需要建立体外循环，手术创伤大，围术期并发症和死亡率较高。对于纵隔纤维化引起的良性上腔静脉综合征患者，外科手术表现了良好的近远期效果，但对于身体状况差、不能够耐受手术、预期寿命短的患者则丧失了手术机会。

1986年Charnsangavej等首次报道了应用球囊扩张式支架治疗上腔静脉综合征，开始了SVCS血管腔内治疗时代。所谓血管腔内治疗是应用导丝、导管、球囊、支架等器械，采取导管溶栓（CDT）、球囊扩张（percutaneous angioplasty，PTA）、支架植入等方法，在血管腔内开通闭塞病变（图9-4）。这种方法不需要全身麻醉，通过外周血管穿刺即可完成，创伤小，术后回复快。越来越多的病历资料表明，无论良性还是恶性的上腔静脉综合征，腔内治疗都表现了良好的治疗效果，患者症状可以迅速缓解。一些患者在手术过程中，呼吸困难、头晕、头痛等症状也明显缓解。在恶性肿瘤引起的SVCS，腔内治疗只是改善症状的姑息性治疗，术后仍需辅助放化疗等方法。不能够手术切除病灶的恶性SVCS或者预期寿命较短的患者，一期支架植入可以延长上腔静脉通畅时间。能够手术切除病灶的病例，如果术前有严重的上腔静脉阻塞症状，可以考虑腔内开通闭塞的上腔静脉，有助于调整术前状态，为开胸手术创造条件，但此时应根据外科手术需要酌情考虑是否植入支架。文献表明，纵隔纤维化、上腔静脉置管或心脏起搏器电极置入等引起的良性SVCS，腔内治疗也表现了良好的治疗效果。考虑到支架再闭塞的风险，在良性SVCS治疗中应尽量不植入支架。

2. 血管腔内治疗技术　手术需要在具有DSA

造影机的复合手术室或者导管室内进行。这类手术患者通常全身状况较差，术中注意观察心率、血压、血氧饱和度、意识状态等指标，注意询问患者的主诉症状并及时处理，床旁应配备心肺复苏需要的设备和药物，具备心包穿刺引流的技术条件。

　　患者采用平卧位，在不影响操作的前提下，可适当抬高头颈部和上胸部以减轻临床症状，对于局麻的患者，术中良好的舒适感有利于患者的配合和管理。消毒范围包括双侧的腹股沟区。颈部和双上肢也应做好消毒工作，以备术中多入路穿刺的需要。麻醉方式可以采用穿刺部位的局部麻醉，部分患者可以辅助应用镇静药物，但应注意观察呼吸状态和意识状态。复杂、预计手术时

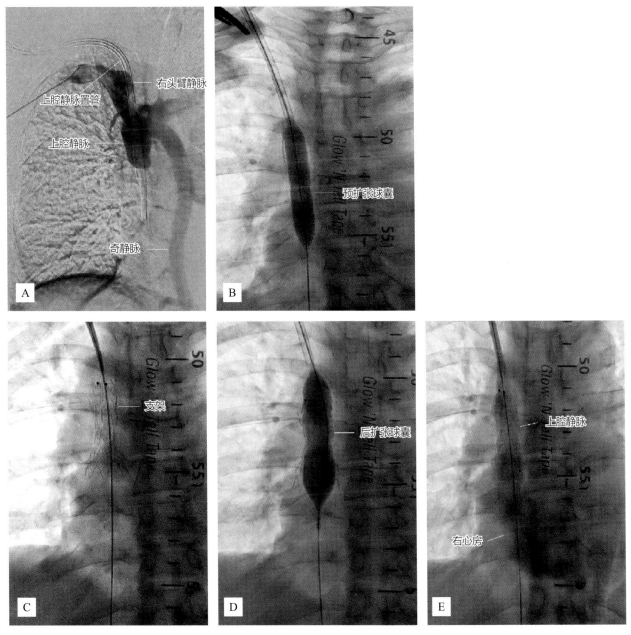

▲ 图 9-4　1 例上腔静脉置管后 SVCS 腔内治疗过程

A. 造影显示上腔静脉中下段闭塞，奇静脉代偿性增粗，血流反向；B. 球囊预扩张（14～80mm）；C. 植入支架（20～60mm）；D. 球囊后扩张（18～80mm）；E. 最终造影显示上腔静脉恢复血流

间长且患者状态允许的情况下可以考虑气管插管的全身麻醉方式。

常用的手术入路是右侧经股静脉穿刺入路。右侧股静脉、髂静脉、下腔静脉、上腔静脉的导管通路相对较直，有利于导丝导管的操控。术者站于患者右侧方便手术操作。常规球囊、裸支架6～8F血管鞘即可通过，大口径球囊或覆膜支架可能应用到9～12F的血管长鞘。复杂的病例还需要做颈内静脉、上肢肱静脉或贵要静脉穿刺，建立闭塞段远端入路。双入路或者多入路可以进行病变段两侧同时造影获得详细的解剖学信息。远端置入的导管还可以作为导丝开通的方向指引，开通后可以经远端穿刺点引出导丝贯穿病变，建立稳定的导丝通道，有利于球囊通过，同时增加支架释放过程的稳定性。中心静脉原有置管的患者可以直接应用该通路作为入路。穿刺完成后，应立即进行全身肝素化，通常根据患者的凝血功能和出血风险按照62.5～125U/kg体重给予肝素，以后每1.5h追加1000U肝素，如果条件允许，最好能够通过监测的ACT值来调整肝素用量。

导丝通过病变是整个手术过程的核心。将长鞘尽量靠近病变部位，有利于操作系统的稳定，使得导管导丝有足够的支撑力。起始导丝推荐使用头端柔软的0.035in系统亲水超滑导丝，配合不同形状的单孔导管应用。对于狭窄但还未完全闭塞的病变，小心旋转导丝头端，经真腔通过病变。如病变纤细，也可选择0.018in平台导丝通过病变，总体原则为尽量经真腔通过，避免血管损伤。完全闭塞性病变，推进导丝时应根据导丝头端形态、术中阻力、血管自然走行等进行判断和调整，循序渐进，避免暴力通过，引起血管穿破等严重并发症。如股静脉入路方向难以通过，可尝试经颈内静脉或上肢入路方向通过病变或双向汇合。对于坚硬的闭塞性病变，采用导丝翻转后的硬头穿刺或空心的穿刺针穿刺可获得成功。术中需要于远端接应血管内预留导管作为方向指引，

不断改变管球投照方向，调整穿刺方向。此操作具有一定的风险性，属于Off-label应用，有经验的术者方可操作，闭塞段位于下腔静脉下段（心包覆盖区）时应更加谨慎，血管穿破可能引起急性心脏压塞。

通过病变后，更换支撑力更好的交换导丝。常规球囊、裸支架或剖面较小的覆膜支架应用常规的外周介入交换导丝（如Supra core导丝）即可。如需应用输送鞘较大12F或以上的覆膜支架系统建议应用支撑性更强的Amplatz导丝或Lunderquist导丝。导丝头端应进入足够的长度以获得稳定性，经颈静脉入路，导丝应到达下腔静脉下段甚至髂静脉，股静脉入路时，导丝应到达上肢静脉中段。安全起见，球囊的选择应掌握从小到大的原则，初始球囊可以选择直径6～8mm，长度覆盖病变全长，注意观察扩张时球囊受压形成的切迹，询问患者是否出现疼痛及疼痛轻重。对于良性SVCS建议尽量将上腔静脉扩张到16mm以上，以利于维持长期通畅，恶性病例根据患者耐受情况。不必追求形态完美，能改善临床症状即可。扩张过程中应逐渐加压，注意患者扩张时的疼痛症状，适时终止，防止出现血管破裂。

如在初始造影或者球囊扩张过程中发现充盈缺损，应考虑存在血栓的可能性，一般这一类患者都有急性症状或慢性病史急性加重，术中导丝较容易通过闭塞段血管。尽量清除血栓、降低血栓负荷有利于显示真实的病变形态，为后续治疗提供条件。常用的血栓清除方法有经导管溶栓和机械性的血栓清除。文献资料表明5d以内的血栓，溶栓成功的概率达到80%以上，而超过5d的血栓则降至25%。尿激酶和重组组织型纤溶酶原激活物（recombinant tissue plasminogen activator，rTPA）是常用的溶栓药物，用药可以采用持续小剂量注射或间断团注的方法，用药中应监测纤维蛋白原和凝血时间，注意发生出血并发症的可能性。近年来，机械性血栓清除装置逐

渐在国内开始应用，如 Angiojet 血栓抽吸系统，Straub Aspirex 血栓抽吸系统等，它们是通过血流动力学或者机械性原理将血栓打碎后经导管抽出体外，大大提高了血栓清除效率，降低了溶栓药物应用剂量，降低了出血风险。

文献资料表明，一期植入支架优于单纯 PTA 治疗，能够更长时间的维持血管通畅，但也有很多学者主张在良性 SVCS 患者应慎重选择支架置入。理想的上腔静脉支架应该具有良好的支撑力，定位准确，容易操控，同时有良好的顺应性、贴壁能力和锚定能力。有文献报道，上腔静脉支架有移位脱入心房的病例，在选择支架时，建议 Oversize 适当放大到 15% ～ 20%，长度要求覆盖病变两端至少 1cm。文献报道应用较多的支架有 Wallstent（Boston Scientific, Natick, MA），SMART（Cordis, Bridgewater, NJ），Luminexx（Bard Peripheral Vascular, Tempe, AZ）等。覆膜支架在国外文献中报道的品牌较多，国内主要应用 Viabahn（W.L.Gore & Associates, Inc, USA）和腹主动脉髂支延长段（图 9-4）。Wallstent 是一种编制的自膨式支架，是文献报道中应用最多的一款支架，支撑力较强，但不足之处是容易短缩和移位，但在支架完全释放前可收回鞘内重新定位和释放。覆膜支架理论上可以减少肿瘤向支架内的浸润性生长，减少内膜增生，但文献报道的病例数较少，也没有与裸支架的随机对照实验结果，多数应用于支架内再闭塞，或腔静脉内存留较多血栓的情况，当出现血管穿破、急性出血时也应选用覆膜支架。

3. 并发症　血管腔内治疗相对安全，出现并发症的概率较小，但部分并发症后果严重。通常把并发症分为轻微并发症和严重并发症两类。轻微并发症如穿刺点出血、穿刺部位血肿、动静脉瘘、穿刺部位血栓形成等，多发生于应用较大血管鞘，术后止血措施不当等情况下，可通过调整压迫方式、延长压迫时间等方法进行处理，需要手术切开止血的情况极少。严重并发症主要有支架移位、纵隔血肿、心脏压塞、肺栓塞、急性右心衰、肺水肿、近远期的支架闭塞等。根据一项包含了 884 例恶性 SVCS 患者介入治疗的回顾分析报道，轻微并发症发生率为 3.2%，严重并发症发生率 7.8%，围术期死亡率 2%。在植入支架前，充分的血管准备，选择合适的支架有利于避免支架发生移位。有学者主张支架在释放时，于狭窄部位预留"蜂腰"可以加强支架的锚定力，避免远期移位。对于原有心衰、肺功能不全的患者，应警惕发生急性肺水肿的可能性，在开通血管前给予利尿药和强心药物。血管穿破出血、心脏压塞是危及生命的急性并发症，应立即采取覆膜支架植入、大口径球囊压迫等措施，手术室常规准备心包穿刺器械，及时穿刺引流解除心脏压迫。支架近期闭塞主要是抗凝不足或操作失误引起，支架远期闭塞则与肿瘤侵袭生长、支架内血栓形成有关，可采用二次介入治疗，如导管溶栓、覆膜支架植入等方式进行处理。

（马　军）

第 10 章　肺栓塞腔内治疗

肺栓塞（pulmonary embolism, PE）是以各种栓子阻塞肺动脉或其分支为发病原因的一组疾病或临床综合征的总称，包括肺血栓栓塞症（pulmonary thromboembolism, PTE）、脂肪栓塞、羊水栓塞、空气栓塞、肿瘤栓塞等。肺血栓栓塞症为肺栓塞的最常见类型，占肺栓塞的90%以上，通常所称肺栓塞即指肺血栓栓塞症。肺栓塞患者死亡率为1%，住院患者中约0.36%死于肺栓塞。在一些欧美国家，肺栓塞是仅次于心血管和脑血管疾病的第三大致死因素。

一、病理生理

急性肺栓塞会破坏肺部循环和气体交换。由于肺血管床具有强大的储备能力，当肺动脉床被阻塞的总横截面积超过30%～50%时，肺动脉压才会升高。阻塞50%以上肺动脉压力骤然升高，右心室（right ventricle, RV）后负荷明显升高，而阻塞面积85%以上则可发生猝死。由于压力超负荷导致的右心功能衰竭是严重肺栓塞死亡的主要原因。

肺动脉阻力升高除了因为血栓堵塞的机械性因素外，神经体液因素和循环内分泌激素也起了十分重要的作用。当肺栓塞发生后，肺血管内皮受损，释放出大量收缩性物质，如血栓素A2和血清素，诱导血管收缩，导致肺动脉阻力增加。血栓含有大量的血小板及凝血酶，血小板活化，释放出大量血管活性物质，如二磷酸腺苷、组织胺、5-羟色胺、多种前列腺素等，这些物质导致广泛的肺小动脉收缩。

解剖性梗阻和血管收缩导致肺动脉阻力增加和动脉顺应性下降。肺动脉阻力突然增加，导致右心室扩张，通过Rank-Starling机制改变右心室心肌的收缩性。右心室压力和容量增加导致室壁张力增加和心肌细胞拉伸，右心室收缩时间延长。由于右心室室壁薄弱，不能承受高于40mmHg的平均肺动脉压，右心室收缩时间延长至左心室早期扩张导致室间隔向左侧弯曲。因此，收缩早期左心室充盈受阻，导致心输出量下降，低血压和血流动力学不稳定（图10-1）。

明确肺栓塞发生后的病理生理改变，尽早恢复肺动脉灌注，解除肺动脉高压，改善或逆转右心功能，对于急诊抢救和改善远期预后作用重大。

二、临床表现和危险分层

肺栓塞由于栓子阻塞肺动脉及其分支，导致血流动力学改变出现相应症状，其严重程度与阻塞范围及患者的原有心肺功能有关。大多数肺栓

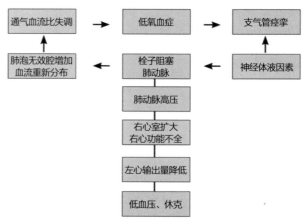

▲ 图 10-1　急性肺栓塞的病理生理变化

塞无症状或症状表现轻微。小部分肺栓塞为症状性肺栓塞，可出现与肺梗死、呼吸功能受损或血流动力学变化相关的症状。典型的三联征，即呼吸困难、胸痛、咯血，不到肺栓塞患者的 1/3，有症状患者多数仅表现为 1 个或 2 个症状，其中以不明原因的劳力性呼吸困难最常见。

根据肺栓塞对血流动力学的影响程度，以往指南将肺栓塞分为大面积肺栓塞（massive PE）、次大面积肺栓塞（submassive PE）和低危肺栓塞（low-risk PE）（表 10-1）。大面积肺栓塞是指发生低血压（收缩压＜ 90mmHg，至少 15min），无脉或持续心动过缓（心率＜ 40 /min，有或无休克症状）。次大面积肺栓塞指无低血压（收缩压≥ 90mmHg），但右心功能不全或心肌坏死。低危肺栓塞指无大面积和次大面积肺栓塞表现。

新指南根据血流动力学状态区分其危险程度，血流动力学不稳定者为高危，血流动力学稳定为非高危（表 10-2）。对血流动力学稳定的急性肺栓塞患者，根据是否存在右心室功能不全和（或）心脏生物学标志物的升高，将其区分为中

高危和中低危。其中右心功能不全的诊断标准为：①超声检查下列 2 项：右室扩张（右室舒张末期内径与左室舒张末期内径的比值＞ 1 或＞ 0.9），右室前壁运动幅度降低（＜ 5mm），吸气时下腔静脉不萎陷，三尖瓣反流速度增快，估测三尖瓣反流压差＞ 30mmHg。② CTPA 检查符合以下条件：四腔心层面右室扩张（右室舒张末期内径与左室舒张末期内径的比值＞ 1 或＞ 0.9）。心脏生物学标志物包括肌钙蛋白、BNP、NT-proBNP。诊断数值为 BNP ＞ 90pg/ml，pro-BNP ＞ 500pg/ml，肌钙蛋白 I ＞ 0.4ng/ml 或肌钙蛋白 T ＞ 0.1ng/ml。

三、基本治疗

对于急性肺栓塞，若血流动力学稳定，尽早充分抗凝治疗。初始抗凝治疗可选择普通肝素、低分子肝素、磺达肝癸钠、利伐沙班。

急性高危肺栓塞如无溶栓禁忌，推荐溶栓治疗；急性非高危肺栓塞，不推荐常规溶栓治疗，推荐先给予抗凝治疗，并密切观察病情变化。一旦出现临床恶化，并且无溶栓禁忌，建议溶栓治疗。临

表 10-1　肺栓塞严重性分层

分 层	定 义
Massive PE	低血压（收缩压＜ 90mmHg，至少 15min），无脉或持续心动过缓（心率＜ 40bpm，有或无休克症状）
Submassive PE	无低血压（收缩压≥ 90mmHg），但右心功能不全*或心肌坏死#
Low-risk PE	无 massive 和 submissive PE 表现

*. 右心功能不全诊断标准（至少以下 1 项）：①超声：右心室舒张末期直径 / 左心室舒张末期直径＞ 0.9 或收缩功能障碍，② CT：右心室舒张末期直径 / 左心室舒张末期直径＞ 0.9，③ BNP ＞ 90pg/ml，④ pro-BNP ＞ 500pg/ml，⑤ ECG 改变（完全或不完全右束支传导阻滞，前间壁 ST 抬高或压低，前间壁 T 波倒置）

#. 心肌坏死：肌钙蛋白 I ＞ 0.4ng/ml，或肌钙蛋白 T ＞ 0.1ng/ml

表 10-2　肺栓塞危险分层

危险分层	定 义		
高危	血流动力学不稳定		
非高危	血流动力学稳定	中高危	右心功能不全和（或）心脏标志物升高
		中低危	

床恶化的标准是在治疗和观察过程中出现低血压、休克，或者尚未进展至低血压、休克，但出现心肺功能恶化，如症状加重、生命体征恶化、组织低灌注、气体交换障碍、心脏标志物升高等。

溶栓药物包括组织型纤溶酶原激活剂（rt-PA）50mg，尿激酶（UK）2万U/kg或重组链激酶150万U 2h外周静脉输入。急性高危肺栓塞，溶栓治疗前如需初始抗凝治疗，建议首选普通肝素。

单纯抗凝治疗，并不能快速溶解堵塞的血栓，需要应用腔内治疗的方法，去除肺动脉主干内血栓，恢复肺灌注，降低肺动脉压力，改善右心功能，避免慢性肺动脉高压。目前的指南对于腔内治疗并不积极推荐。2018版中国血栓疾病防治指南，急性高危肺栓塞和临床恶化的中危肺栓塞，右肺动脉主干或分支血栓，高出血风险或溶栓禁忌，介入治疗（2C）。ACCP-10指南，急性肺栓塞并低血压且高出血风险，系统溶栓失败，系统溶栓前休克可能导致死亡，建议吸栓（2C）。2011年AHA指南，高危高危并溶栓禁忌，溶栓后仍不稳定，次大面积肺栓塞并临床恶化，导管取栓、碎栓（Ⅱ，C）。腔内治疗证据级别低，推荐弱的原因主要是缺乏随机对照研究评估，多数回顾性研究的病例数少。即使是这样，许多临床中心也尝试和报道急性肺栓塞的腔内治疗效果。

四、急性肺栓塞腔内治疗手段

腔内治疗可以去除肺动脉主干内血栓，尽快恢复肺灌注，从而降低肺动脉压力。以导管为基础的去除肺动脉血栓方法包括碎栓、直接溶栓、取栓（表10-3）。腔内治疗的目的是减轻右心室后负荷，减少血栓负荷和慢性肺动脉高压的远期后遗症。鉴于现有设备数量众多，但是应用效果还不够理想，在此只介绍文献报道过的腔内治疗手段和设备。

（一）碎栓

猪尾导管可作为最常用的介入导管，除肺动脉造影明确病变外，可以碎栓（图10-2）。将猪尾导管置于肺动脉主干血栓内，旋转导管，头端搅动血栓，将血栓搅碎后，进入远端分支内。单纯碎栓不能减少血栓负荷，可通过猪尾导管推注溶栓药物进一步溶解血栓，从而降低肺动脉血栓负荷。其优点是可以广泛应用和费用低，尽管有血栓脱落风险，破碎血栓进入更小分支，比近端大块阻塞对血流动力学影响小。文献报道猪尾碎栓并局部溶栓能够将肺动脉压力从33mmHg降到22mmHg，临床成功率95%。猪尾导管有4F

表10-3 急性肺栓塞腔内治疗手段

	方法	器材	机理	优点	缺点
碎栓	导管碎栓	Pigtail导管，球囊	搅碎主干血栓到远端小分支	可能快速降低肺动脉压，减轻右心负荷	不减少血栓量
溶栓	导管直接溶栓	多侧孔溶栓导管	将溶栓药物直接注入血栓内	血栓内溶栓，效率高	需要时间
	超声辅助导管溶栓	超声核心和多侧孔溶栓导管	碎栓+溶栓药物直接注入血栓内	血栓内溶栓，效率高	需要时间
机械血栓清除	导管抽吸	Guiding导管，负压抽吸装置	负压抽吸	适于溶栓禁忌者	效率低，往往需要后续溶栓
	流变力学抽吸	Angiojet	流体力学产生负压吸引	效率高	风险大
	旋切取栓	Aspirex, Arrow-Terrotola, Cleaner, Amplatz	导管内芯高速旋转	适于溶栓禁忌者	受导管直径所限

和 5F 两个常用尺寸，因为 4F 猪尾导管比较软，在旋转碎栓时，头端易打折，建议应用 5F 猪尾导管。

球囊碎栓主要是用于导管溶栓时，在溶栓前后充盈球囊，挤碎血栓（图 10-3）。对于球囊直径的选择还没有定论，一般选择直径小的球囊，常用 6mm 和 4mm 球囊以免过度扩张导致肺动脉破裂。

（二）导管直接溶栓

导管直接溶栓是将多侧孔的灌注导管置于血栓内，使溶栓药物与血栓的接触面积最大化。国内常用的溶栓导管包括 Angiodynamics 的 Uni-Fuse 和麦瑞通的溶栓导管，尺寸为 4F 或 5F，常选用溶栓部分长度为 10cm。该导管溶栓端孔和侧孔近端有不透射线标记，用于置入时定位。导管到位后，置入内芯导丝，堵塞端孔，溶栓药物通过侧孔进入血栓内（图 10-4）。美敦力新上市的溶栓导管不需要置入内芯导丝。因为在血栓内给药，溶栓药物的剂量要远小于系统溶栓所需的剂量。

与系统溶栓相比，导管直接溶栓能有效溶解肺动脉栓子，改善肺脏血流，降低肺动脉压力，快速恢复右心功能。在一项欧洲多中心试验中，59 例中度风险（次大面积）肺栓塞的患者被随机分组，接受导管直接溶栓或标准抗凝治疗。从基线与 24h RV/LV 直径比，导管溶栓组 RV/LV 直径比平均下降为 0.3，而肝素组仅为 0.03（$P < 0.001$），两组均无大出血事件。另外的前瞻性研究证实导管直接溶栓能有效溶解肺动脉血栓，48h 能改善肺部血流，快速恢复右心功能。但是，导管直接溶栓耗时，需要数小时，甚至数天，而且其是否真正的比系统溶栓安全、远期效果如何，均需要大的前瞻性随机对照研究进行验证。

（三）超声辅助导管直接溶栓

与上述溶栓不同，超声辅助溶栓是药物-机械溶栓，由导管直接溶栓与采用超声能量的导管系统组成。用超声核心产生声场，将溶栓药物分散到血栓中。此外该声场使血栓解聚，纤维蛋白交联分离，加速血栓溶解。Braaten 等体外实验证实，超声可引起未交联纤维蛋白纤维可逆解聚，这种效应可能产生额外的结合位点，并促进溶栓作用。此外，超声压力波可通过声流增加溶栓药物在血栓中渗透。

EkoSonic 血管腔内系统（EKOS 公司）由 5.4F 灌注导管能标记功能区，超声核心传感器以及控制单元组成，导管具有药物输送通道和中央冷却剂通道。该系统于 2008 年被美国 FDA 批准用于将药物注入肺动脉，并通过 C.E. 认证用于血管内应用，是目前唯一用于血管内超声辅助溶栓的市售导管系统（图 10-5）。它结合了多孔侧药

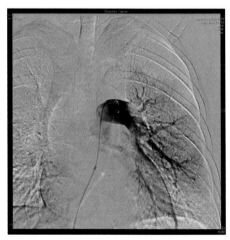

▲ 图 10-2　猪尾导管造影、碎栓

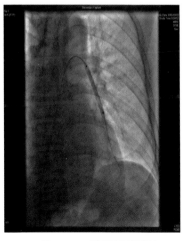

▲ 图 10-3　球囊扩张碎栓

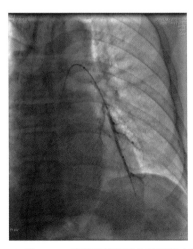

▲ 图 10-4　溶栓导管及置入肺动脉内溶栓

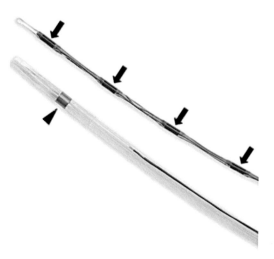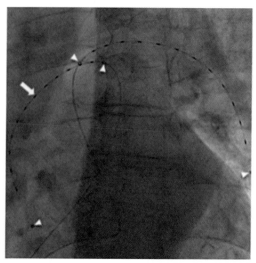

▲ 图10-5　EkoSonic 血管腔内系统（体外、体内）

物输注导管和多元件超声波芯线。其包括 2 个管腔，其中是一根导丝带有多个超声换能器，可以发射高频（2.2GHz）低能量（每个换能器 0.5W）超声波，另一个可以通过沿其长度方向的多个侧口输入溶栓药物。低能量超声波震断纤维蛋白，利于溶栓药物更有效地打开血栓超微结构，进行溶栓。

进行腔内治疗患者需要持续血流动力学和心电监护。股静脉入路、6F 导鞘、计划双侧肺动脉导管置入者，准备 10F 双腔导鞘，治疗长度 12cm 的导管适合于多数患者。为降低肺动脉穿孔率，仅肺动脉主干和次级分支置入导管，直径小于 6mm 的亚段分支不考虑。在超声辅助溶栓前，高危患者肺动脉内给予负荷量溶栓药物（如 2 ～ 5mg 的 rt-PA 每根导管）。多数中危患者，不必给予负荷量。灌注溶栓药物（如 rt-PA 0.5 ～ 1.0mg/h 每根导管）和冷盐水（如每根导管 35ml/h）15 ～ 24h。治疗期间监测临床数据，在 ULTIMA 实验（超声加速肺栓塞溶栓治疗）中，固定 15h 的剂量。如果出现出血并发症，可以停止溶栓药物。在治疗前后需要测肺动脉压。在现有超声辅助导管直接溶栓研究的汇总分析中，主要出血并发症的发生率为 3.6%（95%CI 1.4% ～ 7.2%），无致命性或颅内出血，

操作相关的轻微并发症发生率为 10.7%（95%CI 6.7% ～ 15.8%），3 个月的总体死亡率为 3.6%（95%CI 1.4% ～ 7.2%）。

关于超声辅助导管溶栓，有 2 项前瞻性研究已经完成。ULTIMA 将 59 例患有中危肺栓塞的患者随机分组至超声辅助导管溶栓组与肝素抗凝治疗。超声辅助导管溶栓组患者 24h 超声心动图显示 RV/LV 比率显著改善（RV/LV 比率 -0.30 ± 0.019 vs. -0.03 ± 0.016，$P < 0.001$），两组 90d 的 RV/LV 比率无统计学差异（-0.35 ± 0.22 vs. -0.24 ± 0.19，$P = 0.07$），表明超声辅助导管溶栓对早期肺栓塞有益，单纯肝素抗凝的患者如果无早期失代偿可能会产生类似的长期结果。SEATTLE-Ⅱ（前瞻性单臂多中心研究）入组 150 名患有中危或高危肺栓塞（80% 中间风险）的患者，并证实了超声辅助导管溶栓 48h 后基于 CT 的 RV/LV 比率和肺动脉压的显著降低，16 例出现出血并发症，无颅内出血发生。这种相对于系统性溶栓的潜在优势仍有待通过更大的前瞻性和随机化研究进行证实。超声辅助导管溶栓是否优于导管直接溶栓尚未得到证实。在一项 25 例急性肺栓塞患者的非随机、回顾性研究中，超声辅助溶栓提供了更有效血栓清除，与单独使用导管直接溶栓相比，溶栓输注时间和治疗相关并发症

均有所降低。

超声辅助导管溶栓治疗存在一定局限性，目前尚不清楚超声辅助导管溶栓是否足够快，以防不稳定患者的血流动力学恶化和死亡。超声辅助导管溶栓的手术时间长（15 ～ 24h），大多数医院没有该设备，成本高，学习曲线长，并且没有关于复发性肺栓塞、死亡率和慢性血栓栓塞性肺动脉高压风险的长期数据。

（四）机械血栓清除

机械血栓清除是用导管、负压吸引装置或其他工具取出肺动脉内血栓，减轻血栓负荷，降低右心室后负荷，逆转右心衰竭和休克。其包括Angiojet、负压吸引、旋切取栓。2009 年的一项Meta 分析（*n*=594，6 项前瞻性研究，29 项回顾性研究）表明，机械血栓清除成功率高（86.5%）和主要并发症发生率低（2.4%）。多项研究证实机械血栓清除结合导管直接溶栓能提高大面积和次大面积肺栓塞的临床成功率。其应用指征包括大面积肺栓塞并血流动力学不稳定状态的患者，或作为导管直接溶栓的辅助治疗，或作为溶栓禁忌患者唯一的治疗手段。

1. 导管吸栓（aspiration thrombectomy）　血栓抽吸是由 Greenfield 最早报道经导管治疗肺栓塞，其使用远端成杯口状的 12F 导管，用大容量注射器对导管套管施加吸力，将一部分血栓吸入杯中并通过股静脉或颈静脉的大直径血管鞘，与黏附的血栓一起移除。在其报道的 46 例患者中，33例患有大面积肺栓塞，4 例为次大面积肺栓塞，9例为慢性肺栓塞。31 例患者的平均肺动脉压从32mmHg 降至 24mmHg，其中 36 例临床成功。在预防性置入下腔静脉滤器后，30d 存活率从前 10例患者的 50% 增加至随后 36 例患者的 70%。由于 Greenfield 抽吸栓子导管的尺寸和置入难度，该装置不再被使用。

目前，有 2 个大口径抽吸导管可供使用。经批准用于治疗静脉系统血栓的 AngioVac 系统（Angiodynamics）（图 10-6）也在适应证外（off-label）用于肺动脉栓塞腔内治疗。AngioVac 是一种静脉 - 静脉旁路回路系统，是通过负压吸引去除血栓。流入道导管是一种 22F 线圈加强套管组成，可通过股静脉或颈内静脉进入，有一个用于接合血管内物质（包括血栓）的电极尖端。流出

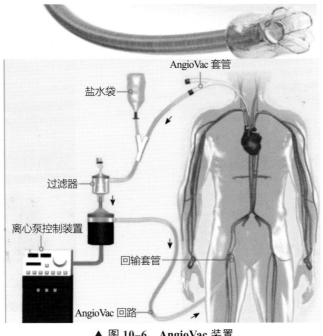

▲ 图 10-6　AngioVac 装置

静脉腔内治疗学

道插管（16～20F）通过单独的股动脉或颈内静脉将血液返回到身体。血栓和血液通过滤网滤去血栓，血液回输入血液循环。5 例应用 Angiovac 患者的回顾性研究，包括 4 例大面积肺栓塞和 1 例次大面积肺栓塞。在 4 例大面积肺栓塞中，有 2 例技术成功，4 例患者平均死亡 7.3d，均出现大面积肺栓塞。1 例死亡与右心室游离壁导管穿孔有关。Pasha 等报道应用 AngioVac 成功救治 1 例大面积肺栓塞患者。在另一项 3 例患者报道中，2 例患者未成功。成功率不高主要是因为 AngioVac 管径粗、顺应性差，通过右心到肺动脉有些困难，可操作性差。

另一种大口径抽吸装置是 FlowTriever 系统（Inari Medical）（图 10-7），引入大鞘（20F），放置抽吸导管，导管通过 3 个自膨胀镍钛合金圆盘机械地结合肺动脉中的血栓，当合金圆盘被收回，血栓缩回到导管中，该抽吸导管连接到负压抽吸装置，产生真空抽吸血栓。其目的在于不使用辅助血栓溶解剂的情况下从肺动脉中整体去除血栓，与血凝块混合的血液不会返回循环。大口径导管的优点是能够快速清除大量血栓，但是它的大直径和刚性使得难以进入肺动脉分支。此外，导管

硬度大会增加心脏或肺动脉受伤的可能性。关于在肺动脉中使用 FlowTriever 装置的报道更少。不确定此装置是否有顺应性差和缺乏可操作性的问题。

Penumbra 系统（Penumbra Inc）是一种首先用于中风血管内治疗的抽吸系统。Penumbra INDIGO CAT 8 系统是一种顺应性好的 8F 抽吸导管，连接到连续抽吸真空系统。导管内腔中的导线分离器有利于血凝块的回收。Penumbra 装置提供了放置在肺段分支中的灵活性（图 10-8）。然而，管腔直径限制了吸出血凝块的体积。与 FlowTriever 设备一样，Penumbra 缺乏将血液会输给患者的通路，如果没有嵌入血凝块，可能导致大量失血。

在美国没有一种抽吸系统被 FDA 批准用于治疗肺栓塞，它们的使用被认为是超适应证使用。FlowTriever 系统已获得 FDA 批准用于次大面积肺栓塞患者的 FLARE IDE 临床试验，目前正在招募中。

2. 流变力学吸栓（rheolytic thrombectomy）Angiojet（Boston Scientific）（图 10-9）是最常用的装置之一，能够破碎血凝块和将血凝块碎片抽

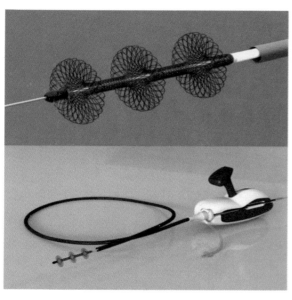

▲ 图 10-7　FlowTriever 装置

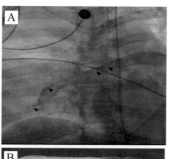
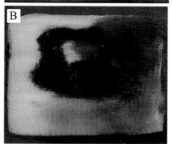

▲ 图 10-8　Penumbra 装置

102

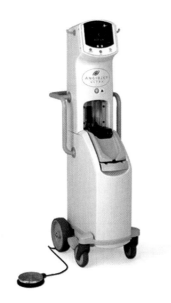

▲ 图 10-9　Angiojet 吸栓装置

出体外。将盐水输到导管远端并喷射出，导致凝块碎裂，也可以将溶栓药物以"功率脉冲模式"喷洒入血凝块中。同时，在导管侧孔处实现凝块碎片的抽吸，让盐水循环回到第二腔，产生文丘里效应。

随着 Angiojet 在外周静脉血栓应用越来越多，也被应用到肺栓塞中。Nassiri 等回顾研究了 15 例患者的经验，其中 1 例大面积肺栓塞，14 例次大面积肺栓塞。10 例患者接受了辅助性 t-PA 溶栓。9 例患者血凝块显著溶解（＞ 75%），5 例患者中度溶解（50% ～ 75%），1 例患者溶解最小（＜ 50%）。所有接受辅助 t-PA 溶栓的患者均有明显或中度的血栓溶解。没有院内死亡或复发性肺栓塞。2 例患者术后肾衰竭，1 例发生心肺骤停。Chechi 回顾性分析了 51 例患有大面积（22 例患者）或次大面积（29 例）肺栓塞的患者，技术成功率 92%，米勒指数平均减少 51%。入院时休克患者的院内死亡率为 42%，低血压患者为 12%，次大面积肺栓塞患者为 3.4%。24% 的患者报告肾衰竭，需要经静脉起搏的心动过缓占 8%。

尽管 Angiojet 使用方便，临床成功率高，但 Angiojet 相关大并发症发生率高，如心脏骤停、血红蛋白尿、暂时性肾功能不全、咯血、大出血、操作过程中死亡。一项 Meta 分析发现 68 例患者进行 Angiojet 治疗，大的并发症发生率 28%。肾功能不全是由血红蛋白尿和由此引起的急性肾小管坏死。积极的水化作用和碳酸氢盐的应用将尿液 pH 值提高到 6.5 以上可能会降低血红蛋白的肾小管毒性。心动过速和心脏骤停都源于红细胞破坏引起的导致腺苷释放。一些术者将装置的激活限制为 5s 间隔，将间隔延长的目的是限制循环中腺苷的量。腺苷导致的心律失常可以应用格隆溴铵预防或通过临时起搏器治疗。因为并发症发生率高，FDA 专门进行了重点黑框警告。

3. 旋切血栓清除（rotational thrombectomy）
几种旋切血栓清除装置在肺栓塞的治疗中非常有潜力，但多数装置文献报道有限。Arrow-Trerotola 经皮血栓溶解装置（Teleflex Inc.）是使用旋转篮来破碎血栓。当篮子被回拉时，血栓可以从肺动脉内中取出。另一个旋转血栓清除装置是 Cleaner（Argon Medical Devices），使用正弦旋转线来破坏血栓。Dumantepe 等报道了 36 例大面积和次大面积肺栓塞的患者使用 Aspirex 导管（Straub Medical）经验，认为 Aspirex 可以显著降低大面积肺栓塞患者肺动脉压力 [（46±7.7）mmHg 降到（22±3.6）mmHg，$P < 0.01$] 和次大面积肺栓塞患者肺动脉压力 [（53±5.8）mmHg 降到（25.6±6.3）mmHg，$P < 0.01$]。这些装置通过 0.018in 导丝输送到血栓内，并在导管内高速旋转产生负压，将血栓抽出体外。Indio 血栓清除系统是将导管插入血栓内，直接吸引，其头端有一细的分离头，持续粉碎血栓，利于吸栓过程中保持管腔通畅。2017 年发表的一项回顾性研究结果显示，6 例患者应用此装置，肺动脉收缩压下降明显（58.2 vs. 43.0mmHg），RV/LV（1.7 vs. 1.1），没有任何并发症发生。Amplatz 血栓清除装置（Microvena）是一种 6F 导管，其中包含一个

高压空气驱动的高速叶轮，产生真空涡旋，将血栓推入导管头端，粉碎血栓，然后排出颗粒，大多数直径50μm或更小。Amplatz血栓切除装置已用于肺动脉并以小样本报道。Muller-Hulsbeck报道9例患者，其中5例患者进行了t-PA溶栓治疗。平均肺动脉压从57mmHg降至55mmHg，加入溶栓后，平均肺动脉压进一步降低至39mmHg，因此，Amplatz作用存在质疑。

从单纯用药到积极地腔内治疗，这些技术和工具治疗严重肺栓塞确实有效，但是其确切作用仍然存在争议，这主要与缺乏一级证据表明其安全性和有效性有关。大多数证据是基于小的非对照队列研究，非连续性招募和不同的成功标准。风险分层是肺栓塞治疗关键的第一步。对于高危和中高危肺栓塞，系统溶栓通常是适合的一线治疗。但是，随着腔内技术和设备的进步，腔内治疗能快速恢复闭塞管腔的全部或部分血流，降低肺动脉压力，稳定血流动力学，改善右心功能和远期预后。腔内治疗是以导管直接溶栓为核心的碎栓、吸栓治疗，可减轻血栓负荷。

五、慢性肺动脉高压

慢性肺动脉高压（chronic thromboembolic pulmonary hypertension，CTEPH），是肺栓塞的远期并发症，症状性肺栓塞2年内累积发生率0.1%～9.1%。血栓内血管生成受损导致血栓再通受损，感染和（或）促炎性血栓微环境引起的血栓溶解受损，最终结果是一种高度粘连的机化血栓，加重血管狭窄或阻塞，导致肺动脉高压。

（一）临床表现

CTEPH患者通常表现为肺心病的非特异性症状，包括呼吸困难，疲劳和水肿。患者通常存在血栓栓塞性疾病史，来自欧洲CTEPH登记处的数据显示75%的患者有肺栓塞史，56%的患者有深静脉血栓形成史。

（二）诊断

初步筛查是超声心动图，证实右心功能障碍。辅助检查影像检查对CTEPH的诊断至关重要。CTEPH被认为是一种大血管疾病，表现为灌注成像中至少一个肺动脉段缺损。核医学通气－灌注扫描仍然是一项可靠的筛查手段，其排除CTEPH的敏感性为97.4%。计算机断层扫描血管造影（CTA）是初始评估中常用的检查，特异性为99%，但由于灵敏度低，目前不被推荐为筛查手段。CTA能显示肺实质，可以诊断引起PH的原因。另外，CTA可显示支气管动脉，这些患者常存在侧支循环增加咯血发生率。肺血管造影术传统上被认为是评估CTEPH的金标准，对可操作性进行评估。血管造影技术可以更全面地评估肺血流，并选择性评估靶向区域。慢性血栓栓塞的血管造影结果包括内膜不规则（包括龛影缺损）、网状结构、裂缝或线性充盈缺损、闭塞、肺动脉无分支或"修剪过"。

CTEPH的诊断依据包括血流动力学证据证实肺动脉高压，抗凝治疗3个月后影像学检查证实存在慢性肺血栓栓塞性疾病，同时排除肺动脉高压的其他原因。右心导管检查是确诊肺动脉高压的必要检查，平均肺动脉压≥25mmHg，肺毛细血管楔压≤15mmHg。

（三）腔内治疗

肺动脉栓塞导致的CTEPH是可以治疗的，手术切除血栓是一个治愈手段，5年生存率达90%。但手术切除在技术上非常有挑战性，只有在具有必要协助团队的大中心才能开展此项手术。在欧洲，1/3的CTEPH患者由于并发症不能耐受手术或手术不能去除远端肺动脉病变而不能手术治疗。

球囊扩张肺动脉成型术（balloon pulmonary angioplasty，BPA）最早报道于1988年，成为无法手术治疗CTEPH患者的替代干预手段。肺动脉血管成型再灌注的进展证实能够达到的病理生理学改善和临床结果，同时显著降低BPA相关的发病率和死亡率。技术经验缺乏、手术并发症以及缺乏专业的中心限制了其广泛使用。但是随着技术改进，BPA 成为一种非常有潜力的治疗方法。其指征包括开放手术难以到达的病变或残留肺动脉高压、常规抗凝治疗后功能状态差、无血管内介入治疗禁忌证。

BPA 的概念很简单，是指减轻狭窄，降低肺动脉阻力，减少右心后负荷。通过右颈内静脉或股静脉穿刺，9F 导鞘获得通路。传统上，颈内静脉入路更适合治疗右肺动脉病变，而对侧则更容易通过股静脉入路。通过 6F 导鞘放置 6F 导管至靶病变，最终使得 0.014in 导丝穿过。病变治疗方案的选择取决于操作者的经验、病变特征和位置，以及患者危险因素。网状、狭缝和不完全阻塞腔内治疗容易，而完全闭塞和局灶性外突病变穿孔风险大。关于球囊直径选择，经验性地使用 2mm 球囊用于亚段病变和 4mm 球囊用于肺段病变。靶病变选择根据血管造影和压力梯度，优先考虑处理下叶和右肺病变，增加其血流量。干预仅限于 1 ～ 2 个肺段，血管扩张要小，高风险患者需要评估治疗的反应，最小化再灌注性肺水肿（reperfusion pulmonary edema，RPE）的风险。通常 2 ～ 5 次阶梯式扩张可达到最佳效果，同时最小化心血管风险。目标是将平均肺动脉压降低至 30mmHg 以下，以缓解右心功能不全的症状。

最近的研究表明，多区段 BPA 能改善血流动力学和功能状态，BPA 已被证明能降低平均肺动脉压和肺血管阻力，有效减轻右心室后负荷。右心功能不全是肺动脉高压患者预后不良的因素。在超声心动图和心脏 MRI 研究中，在 BPA 后 3 个月可观察到心脏功能改善和心脏重塑。心脏 MRI 的治疗后变化表明右心指标的相关改善，包括右心室射血分数，右心脏质量和左心室容积指数，以及改善左心室射血分数和总心输出量。B 型利尿钠肽是肺动脉高压患者中常用的预后标志物，治疗后恢复正常。

BPA 术中并发症最需要关注的是血管损伤导致穿孔、夹层和破裂。这些并发症可以是小的内膜损伤，也可以是明显的外渗。0.9% ～ 7.5% 的病例血管造影显示明显穿孔。选择合适病变和小尺寸球囊扩张是降低穿孔风险的关键。穿孔治疗包括球囊扩张贴附 5 ～ 20min，覆膜支架植入或弹簧圈栓塞。建议避免治疗外突型病变和闭塞病变。选择栓塞血管可能会加重肺动脉高压症状，应谨慎应用。穿孔后继发严重咯血可能需要气管插管、中和抗凝和重症监护。

传统上认为 RPE 是高死亡率相关的 BPA 术后并发症。RPE 是血流增加、血管脆性增加和血管血流动力学反应机制丧失的后果。RPE 表现包括无明显临床表现、仅影像学表现，再到缺氧和心肺塌陷。影像上明显的 RPE 表现为治疗部位蜡样不透明，在 53% ～ 60% 的病例和 70% 的初始 BPA 患者中存在。伴随缺氧和呼吸衰竭的 RPE 是与高死亡率相关的并发症。有研究报道 0.3% ～ 7% 的病例中有严重的 RPE。RPE 的治疗包括通过插管机械通气和启动 ECMO 的通气支持。在 RPE 情况下，类固醇尚未显示出显著的益处。目前已经使用多种方法来降低 RPE 的风险，包括每次治疗仅限 1 ～ 2 个肺段，多次重复血管成形术，以及严重狭窄、首次治疗和心肺储备不良的患者选择小直径球囊。

BPA 是一种用于治疗 CTEPH 患者非常有前景的技术，被用于更远端疾病或不能耐受手术的患者，以及有药物治疗禁忌的患者。细致的疾病评估、影像评估、技术及并发症管理对于良好的结果至关重要。需要进行前瞻性和长期生存研究，以进一步阐明 BPA 在 CTEPH 患者治疗中的作用。

（王曰伟　孙　毅）

参考文献

[1] Greenfield LJ, Proctor MC, Williams DM, Wakefield TW. Long-term experience with transvenous catheter pulmonary embolectomy. J Vasc Surg, 1993, 18: 450–457; discussion 457–458.

[2] Donaldson CW, Baker JN, Narayan RL, Provias TS, Rassi AN, Giri JS, Sakhuja R, Weinberg I, Jaff MR, Rosenfield K. Thrombectomy using suction filtration and venovenous bypass: single center experience with a novel device. Catheter Cardiovasc Interv, 2015, 86: E81–E87.

[3] Al-Hakim R, Park J, Bansal A, Genshaft S, Moriarty JM. Early Experience with AngioVac Aspiration in the Pulmonary Arteries. J Vasc Interv Radiol, 2016, 27: 730–734.

[4] Weinberg AS, Dohad S, Ramzy D, Madyoon H, Tapson VF. Clot Extraction With the FlowTriever Device in Acute Massive Pulmonary Embolism. J Intensive Care Med, 2016, 3: 676–679.

[5] Müller-Hülsbeck S, Brossmann J, Jahnke T, Grimm J, Reuter M, Bewig B, Heller M. Mechanical thrombectomy of major and massive pulmonary embolism with use of the Amplatz thrombectomy device. Invest Radiol, 2001, 36: 317–322.

[6] Nassiri N, Jain A, McPhee D, Mina B, Rosen RJ, Giangola G, Carroccio A, Green RM. Massive and submassive pulmonary embolism: experience with an algorithm for catheterdirected mechanical thrombectomy. Ann Vasc Surg, 2012, 26: 18–24.

[7] Chechi T, Vecchio S, Spaziani G, Giuliani G, Giannotti F, Arcangeli C, Rubboli A, Margheri M. Rheolytic thrombectomy in patients with massive and submassive acute pulmonary embolism. Catheter Cardiovasc Interv, 2009, 73: 506–513.

[8] Dukkipati R, Yang EH, Adler S, Vintch J. Acute kidney injury caused by intravascular hemolysis after mechanical thrombectomy. Nat Clin Pract Nephrol, 2009, 5: 112–116.

[9] Tafur AJ, Shamoun FE, Patel SI, Tafur D, Donna F, Murad MH. CatheterDirected Treatment of Pulmonary Embolism. Clin Appl Thromb Hemost, 2016, 1: 821–829.

[10] Kuo WT, Gould MK, Louie JD, Rosenberg JK, Sze DY, Hofmann LV. Catheterdirected therapy for the treatment of massive pulmonary embolism: systematic review and meta-analysis of modern techniques. J Vasc Interv Radiol, 2009, 20: 1431–1440.

[11] Kuo WT, Banerjee A, Kim PS, DeMarco FJ Jr, Levy JR, Facchini FR, Unver K, Bertini MJ, Sista AK, Hall MJ, Rosenberg JK, De Gregorio MA. Pulmonary Embolism Response to Fragmentation, Embolectomy, and Catheter Thrombolysis (PERFECT): Initial Results From a Prospective Multicenter Registry. Chest, 2015, 148: 667–673.

[12] John L Nosher, Arjun Patel, Sugeet Jagpal, Christopher Gribbin, Vyacheslav Gendel. Endovascular treatment of pulmonary embolism: Selective review of available techniques. World J Radiol, 2017, 9(12): 426–437.

[13] Wadhera RK, Piazza G. Treatment Options in Massive and Submassive Pulmonary Embolism. Cardiol Rev, 2016, 24(1):19–25.

[14] Paweł Latacz, Marian Simka, Tomasz Ludyga, Tadeusz J. Popiela, Tomasz Mrowiecki. Endovascular thrombectomy with the AngioJet System for the treatment of intermediate-risk acute pulmonary embolism: a case report of two patients. Adv Interv Cardiol, 2016, 1 (43): 61–64.

[15] Nassiri N, Jain A, McPhee D, Mina B, Rosen RJ, Giangola G, Carroccio A, Green RM. Massive and Submassive Pulmonary Embolism: Experience With an Algorithm for Catheter-Directed Mechanical Thrombectomy. Ann Vasc Surg, 2012, 26: 18–24.

[16] Konstantinides SV, Torbicki A, Agnelli G, Danchin N, Fitzmaurice D, Galiè N, Gibbs JS, Huisman MV, Humbert M, Kucher N, Lang I, Lankeit M, Lekakis J, Maack C, Mayer E, Meneveau N, Perrier A, Pruszczyk P, Rasmussen LH, Schindler TH, Svitil P, Vonk Noordegraaf A, Zamorano JL, Zompatori M; Task Force for the Diagnosis and Management of Acute Pulmonary Embolism of the European Society of Cardiology (ESC). 2014 ESC guidelines on the diagnosis and management of acute pulmonary embolism. Eur Heart J, 2014, 35(43):3033–3069, 3069a–3069k.

[17] David M. Dudzinski, Jay Giri, Kenneth Rosenfield. Interventional Treatment of Pulmonary Embolism. Circ Cardiovasc Interv, 2017, 10: e004345.

[18] Voorburg JA, Cats VM, Buis B. Balloon angioplasty in the treatment of pulmonary hypertension caused by pulmonary embolism. Chest, 1988, 94:1249–1253.

[19] Becattini C, Agnelli G, Pesavento R, Silingardi M, Poggio R, Taliani MR, Ageno W. Incidence of chronic thromboembolic pulmonary hypertension after a first episode of pulmonary embolism. Chest, 2006, 130:172–175.

[20] Klok FA, van Kralingen KW, van Dijk AP, Heyning FH, Vliegen HW, Huisman MV. Prospective cardiopulmonary screening program to detect chronic thromboembolic pulmonary hypertension in patients after acute pulmonary embolism. Haematologica, 2010, 95(6):970–975.

[21] Poli D, Grifoni E, Antonucci E, Arcangeli C, Prisco D, Abbate R, Miniati M. Incidence of recurrent venous thromboembolism and of chronic thromboembolic pulmonary hypertension in patients after a first episode of pulmonary embolism. J Thromb Thrombolysis, 2010, 30(3):294–299.

[22] Tunariu N, Gibbs SJ, Win Z, Gin-Sing W, Graham A, Gishen P, Al-Nahhas A. Ventilation-perfusion scintigraphy is more sensitive than multidetector CTPA in detecting chronic thromboembolic pulmonary disease as a treatable cause of pulmonary hypertension. J Nucl Med, 2007, 48(5):680–684.

[23] Menon K, Sutphin PD, Bartolome S, Kalva SP, Ogo T. Chronic thromboembolic pulmonary hypertension: emerging endovascular therapy. Cardiovasc Diagn Ther, 2018, 8(3):272–278.

[24] Skaf E, Beemath A, Siddiqui T, Janjua M, Patel NR, Stein PD. Catheter-tip embolectomy in the management of acute massive pulmonary embolism. Am J Cardiol, 2007, 99(3):415–420.

[25] Dumantepe M, Teymen B, Akturk U, Seren M. Efficacy of rotational thrombectomy on the mortality of patients with massive and submassive pulmonary embolism. J Card Surg,

2015，30(4):324-332.

[26] Pasha AK, Elder MD, Khurram D, Snyder BA, Movahed MR. Successful management of acute massive pulmonary embolism using Angiovac suction catheter technique in a hemodynamically unstable patient. Cardiovasc Revasc Med，2014，15(4):240-243.

[27] Stephen P. Reis, Ken Zhao, Noor Ahmad, Reginald S. Widemon, Christopher W. Root, Seth M. Toomay, James M. Horowitz, Akhilesh K. Sista. Acute pulmonary embolism: endovascular therapy. Cardiovasc Diagn Ther，2018，8(3):244-252.

[28] Clive Kearon, Elie A. Akl, Anthony J. Comerota, Paolo Prandoni, Henri Bounameaux, Samuel Z. Goldhaber, Michael E. Nelson, Philip S. Wells, Michael K. Gould, Francesco Dentali, Mark Crowther and Susan R. Kahn. Antithrombotic Therapy for VTE Disease : Antithrombotic Therapy and Prevention of Thrombosis, 9th ed: American College of Chest Physicians Evidence-Based Clinical Practice Guidelines. Chest，2012，141;e419S-e494S.

[29] Rolf P. Engelberger and Nils Kucher. Ultrasound-assisted thrombolysis for acute pulmonary embolism: a systematic review. European Heart Journal，2014，35: 758-764

[30] 《中国血栓性疾病防治指南》专家委员会 . 中国血栓性疾病防治指南 . 中华医学杂志，2018，98 (36):2861-2888.

[31] Jaff MR, McMurtry MS, Archer SL, Cushman M, Goldenberg N, Goldhaber SZ, Jenkins JS, Kline JA, Michaels AD, Thistlethwaite P, Vedantham S, White RJ, Zierler BK; American Heart Association Council on Cardiopulmonary, Critical Care, Perioperative and Resuscitation; American Heart Association Council on Peripheral Vascular Disease; American Heart Association Council on Arteriosclerosis, Thrombosis and Vascular Biology. Management of massive and submassive pulmonary embolism, iliofemoral deep vein thrombosis, and chronic thromboembolic pulmonary hypertension: a scientific statement from the American Heart Association. Circulation，2011，123(16):1788-1830.

107

第 11 章 门静脉高压症腔内治疗

门静脉高压症是指门静脉系统压力增高所引起的一组临床综合征。正常情况下，门静脉自由压不应超过 22mmHg，或门静脉与下腔静脉间压力差应小于 5mmHg。

任何能引起腹腔内脏器血液经门静脉、肝窦、肝静脉、下腔静脉汇入心脏的路径上发生静脉回流障碍或血流量异常增加的因素均可导致门静脉高压症的发生。临床中表现为脾大、脾功能亢进、胸水、腹水、食管胃底静脉曲张、肝功能异常、肝肾综合征、肝肺综合征、肝性脑病等症状或体征，其中食管胃底静脉曲张破裂出血是严重危险的并发症。

临床中依据不同因素可将门静脉高压进行分类：①根据病因不同，可将门静脉高压症分为各种原因导致的肝硬化性门静脉高压（约占 90%）、非肝硬化性门静脉高压（10% 左右）；②根据压力来源部位不同，又可将门静脉高压症分为肝前性、肝内性（窦前性、窦性、窦后性）及肝后性门静脉高压。

一、肝前性门静脉高压

肝前性门静脉高压主要见于先天性或后天性门静脉异常，其肝功能基本正常、肝静脉压力梯度正常或轻度增加，预后可能较好。临床中常见的肝前性门静脉高压症病因有动脉-门静脉瘘、门静脉血栓形成、门静脉癌栓、肝外门静脉闭塞、门静脉发育不良等。另外，区域性门静脉高压或左侧门静脉高压也属肝前性门静脉高压范畴，其主要表现为孤立性胃底静脉曲张。

（一）肝动脉门静脉瘘

肝动脉门静脉瘘是指肝动脉与门静脉之间存在异常沟通，可为先天性，也可继发于原发性肝癌、外伤或医源性操作等。先天性肝动脉门静脉瘘较少见，占比不足 10%，如血管畸形、遗传性毛细血管扩张症、动脉瘤等。临床中常见肝动脉门静脉瘘多为肝癌引起，据统计约 30% 肝癌可合并严重的肝动脉门静脉瘘。

多种病理生理改变可导致肝动脉门静脉瘘的发生：①肝窦途径。病理情况下，肝动脉血进入肝血窦后肝窦或肝静脉阻力增加，肝窦与门静脉间压力梯度逆转，形成功能性肝动脉门静脉瘘。②血管途径。门静脉滋养血管主要来自于肝动脉分支，当其增粗后，肝动脉血直接进入门静脉。其他血管途径还包括血管畸形、动脉瘤破裂等。③胆管周围血管丛途径。当发生门静脉阻塞性病变时，肝动脉血流经小叶间静脉汇入门静脉或经小叶静脉进入肝血窦。④其他途径。外伤或医源性操作造成肝动脉门静脉之间形成短路，肝动脉血直接汇入门静脉。

因肝动脉门静脉瘘的存在，高压力动脉血经瘘口直接进入压力较低的门静脉，门静脉压力增加，进而出现腹胀、腹水、食管胃底静脉曲张，甚至曲张静脉破裂出血等门静脉高压相关症状。此外，还可出现肝脏及其他脏器灌注不足所产生的临床症状，如肝功能进行性减退、肝萎缩、肠道缺血相关表现等。少数患者因出现体循环高动力状态而表现充血性心力衰竭症状。

肝动脉门静脉瘘的诊断依赖于影像学检查，

彩色多普勒超声检查操作方便、无辐射、经济，可显示肝动脉与门静脉之间的异常血流及瘘口位置，是筛查及术后随访的首选检查方法。近年来广泛应用的超声造影在诊断肝动脉门静脉瘘方面优势明显，检查中可见门静脉与肝动脉几乎同时显影（正常情况下门静脉与肝动脉显影间隔为 $6\sim10s$），并呈现反向"脉冲"式流动。肝动脉门静脉瘘的特征性 CT 表现主要为门静脉早显，即动脉期门静脉主干或分支即显影。磁共振检查征象与 CT 类似，敏感性稍差。数字减影血管造影（DSA）可清晰反应血管情况及血流路线，是诊断肝动脉门静脉瘘的金标准，但因其为有创检查，较少单独用于诊断。

部分较小的医源性肝动脉门静脉瘘可在 3 个月内自愈，动态随访既可。对于持续存在或有明显临床症状的肝动脉门静脉瘘应及时干预。其治疗目标为封堵瘘口，降低门静脉压力，并纠正腹腔脏器异常血流动力学改变。腔内治疗是肝动脉门静脉瘘的主要治疗方法，操作简单。经股动脉插管至肝动脉，选择合适流速及压力，造影明确瘘口位置及大小，而后超选择至供血动脉瘘口附近，根据瘘口大小、血流快慢等选择合适栓塞剂并进行栓塞以永久闭合瘘口。术中应注意避免异位栓塞，如腔内治疗失败，可考虑行外科手术切除病变或结扎供血动脉等其他治疗方法。

（二）门静脉血栓形成

门静脉血栓形成是指门静脉或其分支血管内血栓形成，引起管腔完全或部分阻塞，进而出现相应临床症状。传统认为肝硬化患者因凝血因子合成障碍存在出血倾向，但越来越多的研究表明肝硬化患者同样因蛋白 C、蛋白 S 等抗凝物质合成减少，机体凝血与纤溶系统处于微弱不稳定的平衡状态，即使微小的变化也将打破平衡，诱发门静脉血栓形成。据文献报道，肝硬化患者中门静脉血栓形成的发病率远远高于正常人群，为 $0.6\%\sim26\%$，而合并肝癌的肝硬化患者发生门静脉血栓的比例则更高，约为 35%。

门静脉血栓是由多种因素共同作用引起的，总体而言可归纳为 3 类：血液高凝状态、门静脉血流缓慢、内皮细胞损伤，其中门静脉流速减慢可能是肝硬化患者门静脉血栓形成的最重要因素。研究表明，门静脉流速减慢是门静脉血栓形成的独立危险因素，当流速低于 15cm/s 时门静脉血栓发生率显著增加，当门静脉流速低于 10cm/s 时患者生存期将显著缩短。

根据门静脉血栓发生时间可将其分为急性和慢性门静脉血栓。近期门静脉主干和（或）其分支内形成的血栓为急性门静脉血栓；当门静脉系统内血栓机化，周围细小侧支代偿时则为慢性门静脉血栓形成，也可称为门静脉海绵样变。

门静脉血栓形成的临床表现缺乏特异性，常见的临床症状为腹痛、腹水或腹水量突然增多、消化道出血等。当血栓累及肠系膜上静脉时，可出现剧烈腹痛、发热、腹泻等肠道缺血甚至坏死症状。

诊断门静脉血栓的影像学方法主要有彩色多普勒超声、CT 血管成像、磁共振血管成像及 DSA 等。彩超具有无创、经济、无辐射、操作简便等优势，但严重依赖操作者的水平。CT 血管成像利用其后处理技术直观显示门静脉系统内血栓范围、阻塞严重程度等情况，为治疗提供依据，临床中应用最为广泛。磁共振血管成像技术与 CT 类似。

众所周知，门静脉血栓可促进肝硬化失代偿的进展，并增加腹水、消化道出血，甚至死亡等并发症的概率。一旦确诊门静脉血栓，应尽早干预。2016 年发布的欧洲指南明确指出，门静脉血栓患者应进行标准抗凝治疗至少 6 个月。常用的抗凝药物为低分子肝素及华法林，两者各有优缺点，低分子肝素剂量与患者体重相关，无须监测血凝试验，但需每天皮下注射，同时存在低分子肝素诱导血小板减少症的风险；华法林服用方便，但要监测血凝并需根据 INR 值调整剂量，并存在治疗失败或出血风险。活化 X 因子抑制药（利伐沙班）无须监测血凝，但在门静脉血栓治疗中的价值有待观察。一项纳入 8 个研究的 Meta 分析认为，抗凝治疗后门静脉血栓再通率高于非抗凝组，而出血风险并未增加。需要注意的是，对肝功能较差或迅速恶化、既往消化道出血者进行抗凝治疗时应密切关注并发症的发生。

腔内治疗门静脉血栓的方法有经肠系膜上动脉置管溶栓、经皮经肝门静脉穿刺置管溶栓及抽栓、经 TIPS（transjugular intrahepatic portosystemic shunt, TIPS）途径置管溶栓及抽栓、TIPS 术联合置管溶栓等。TIPS 术可以改变患者的血流动力学状态，术后门静脉血栓复发率低。自 1993 年首次应用于治疗门静脉血栓以来，愈来愈受到国内外认可，治疗再通率明显提高。

二、肝内性门静脉高压

肝内性门静脉高压可分为窦前性、窦性、窦后性门静脉高压。肝内窦前性门静脉高压主要是由肝内门静脉小分支病变所致，如：先天性肝纤维化、特发性非肝硬化性门静脉高压、原发性胆汁淤积性胆管炎、血吸虫病等。窦性门静脉高压最为常见，主要由各种原因引起的肝硬化所致。肝内窦后性门静脉高压主要见于肝小静脉闭塞病或称肝窦阻塞综合征。

（一）肝硬化性门静脉高压的腔内治疗

我国是肝病负担最重的国家，据统计各类病毒性肝炎、乙醇性肝病、非乙醇性脂肪肝人群高达 3 亿，如此庞大的人群未来均有可能进展为肝硬化。早期由于肝脏代偿功能较强可无明显症状，后期则以肝功能损害和门静脉高压为主要表现，并可多系统受累，晚期常出现上消化道出血、肝性脑病、继发感染、脾功能亢进、腹水、癌变等并发症。

门静脉由接受来自胃、肠、脾、胰血液回流的肠系膜上静脉和脾静脉在胰头后方汇合而成。正常情况下门静脉压力低、流速慢，可保证从胃肠道吸收并回流的富含营养物质和毒素的血液顺利入肝并在肝内进行充分的物质交换、代谢和解毒。因门静脉系统两端都是毛细血管网，无静脉瓣，并且存在广泛的交通支，故当其压力增高时，门静脉血流入肝受阻，部分血液经交通支直接进入体循环，产生以下病理生理改变：①门静脉入肝血流减少，肝脏功能受损；②部分富含毒素的门静脉血液不经肝脏代谢，直接进入体循环，诱发肝性脑病；③门体交通支形成，特别是食管胃底静脉曲张，甚至破裂致消化道出血，严重者危及生命；④脾静脉回流受阻致脾脏淤血肿大，进而功能亢进并导致外周血细胞减少。

据上述门静脉高压时发生的病理生理改变，其临床表现主要有以下几个方面。

(1) 肝功能损伤：主要表现为乏力、食欲缺乏、肝掌、蜘蛛痣、转氨酶异常、胆红素增高进而出现黄疸、凝血功能障碍致皮肤黏膜瘀斑、低蛋白血症、腹水等。

(2) 侧支循环开放：侧支循环开放是诊断门静脉高压的重要依据，主要有食管胃底静脉丛、直肠肛周静脉丛、脐周或腹壁静脉丛、腹膜后间隙静脉。不同部位的静脉曲张临床表现及意义各不相同，直肠肛周静脉（痔静脉）曲张破裂可发生便血；脐周或腹壁静脉开放可形成"海蛇头"样改变；食管胃底静脉曲张破裂出血将导致不同程度的消化道出血，严重者可危及生命。

(3) 脾大、脾功能亢进：门静脉高压多数合并脾大、脾功能亢进，患者可出现贫血、外周血白细胞及血小板计数减少，易感染、出血等。

(4) 腹腔积液：肝硬化门静脉高压患者腹水形成的主要原因有 4 种：①肝硬化时肝脏对抗利尿激素灭活减少，抗利尿激素在体内蓄积，促进肾脏远曲小管、集合管对水的重吸收；②低蛋白血症，因肝脏合成蛋白能力降低血液胶体渗透压下降，水分进入组织间隙，引起水肿、腹水；③门静脉压力增高致血管壁通透性增加，血浆成分外漏，进而引起腹水；④肝硬化时淋巴回流障碍，淋巴液外溢，导致腹水生成增多。

(5) 门静脉高压性胃病：门静脉高压是除食管胃底静脉曲张破裂外的重要出血因素之一，其胃镜下表现为淡红色小斑点、猩红热样疹或蛇皮样改变。门静脉高压时胃壁静脉回流受阻，黏膜水肿并于黏膜下形成交通支，同时 H^+ 弥散增加致黏膜受损、糜烂、出血。此外，胃黏膜病变会引起壁细胞功能障碍，胃酸分泌减少，反馈性地引起胃泌素分泌增多。因胃泌素具有扩张内脏血管、增加内脏血流的作用，反过来进一步加剧门静脉高压。

(6) 门静脉高压性肠病：门静脉高压与肠道黏膜血流动力学改变、局部血管活性物质释放有关，可表现为消化道出血。

(7) 肝性脊髓病：慢性肝病患者中发病率为 $2\% \sim 2.6\%$，其确切发生机制尚不清楚，可能与慢性中毒、免疫损伤、血流动力学改变致脊髓侧索脱髓鞘有关，表现为双下肢慢性、对称性、进行性、痉挛性截瘫。

门静脉高压的辅助检查有彩超、CT、MRI、门静脉压力测定、消化内镜等。超声检查无创、简单、经济、可重复性强，可观察肝脏大小、形态、硬度、有无结节肿块等，同时可观测门静脉血流状态、管腔内有无血栓等，是筛查及随访的重要检查方法。CT 或 MRI 都可直观地显示肝脏形态、大小、有无肝癌等，并可利用血管成像技术形象展现门静脉系统，为治疗提供方便。门静脉压力测定可对门静脉高压进行量化，但直接测量创伤大、风险高、易受腹内压影响，临床应用中有一定的局限性。肝静脉压力梯度（hepatic venous pressure gradient，HVPG）是肝静脉楔压与肝静脉自由压之间的差值，消除了腹内压对测量的影响，反映的是门静脉与腹腔段下腔静脉间的

压力差。其具体操作为，经颈内静脉穿刺将球囊导管置入肝静脉距离下腔静脉 $2 \sim 4cm$ 处，待压力稳定后读取肝静脉自由压，而后充盈球囊阻断肝静脉，待压力稳定后读取肝静脉楔压，重复上述操作取两者差值的平均值为 HVPG。当 HVPG $> 5mmHg$ 时，即提示存在肝硬化门静脉高压；当 HVPG $\geqslant 10mmHg$ 时，可诊断显著性门静脉高压；当 HVPG $\geqslant 12mmHg$ 时，静脉曲张破裂出血风险增加；当 HVPG $\geqslant 20mmHg$ 时，静脉曲张出血患者止血失败率及死亡风险均增加，建议行经颈内静脉肝内门体分流术（TIPS）治疗。内镜检查及治疗是门静脉高压症的重要诊疗方法之一。根据内镜下所见曲张静脉直径、形态及累及范围，可将曲张静脉分为轻、中、重三度：①轻度——曲张静脉局限于贲门周围及食管下段，呈蛇形扩张，直径 $< 3mm$；②中度——曲张静脉范围达到食管中段，呈扭曲的结节状隆起，直径 $3 \sim 6mm$；③重度——曲张静脉范围延伸至食管上段，呈明显的结节状隆起以至阻塞部分食管腔，直径 $> 6mm$。曲张静脉管壁菲薄，伴有红色征者预示出血概率增加。

消化道出血是门静脉高压的严重并发症，并进一步加重肝功能损伤，是门静脉高压患者的主要死亡原因之一。因此，预防和控制食管胃底静脉曲张破裂出血是治疗门静脉高压的原则之一。具体方法有药物控制、内镜下治疗、三腔两囊管压迫、腔内治疗、外科手术、肝移植等。不同方法各有优势及局限，这里不再赘述。

腔内治疗门静脉高压症以其微创、疗效确切等优势愈来愈被临床所接受。其中 TIPS 术通过门静脉与体静脉间建立通道，能迅速有效地降低门静脉压力，大大降低患者再出血率（与内镜下治疗相比降低了 29%）。同时随着医疗器械的不断开发进步，尤其是覆膜支架的应用极大地降低了术后分流道再狭窄率（由 44% 降至 13%），TIPS 术愈来愈被临床认可。目前 TIPS 术的适应证主

要包括：①难以控制的食管胃底曲张静脉破裂出血；②食管胃底静脉破裂出血经内镜治疗后复发；③门静脉高压相关的异位曲张静脉出血；④顽固性腹水；⑤难治性肝性胸水；⑥肝静脉弥散闭塞型布加综合征；⑦门静脉血栓。绝对禁忌证包括：①充血性心力衰竭或重度瓣膜性心功能不全；②难以控制的全身感染；③ Child-Pugh 评分＞13 分或 Meld 评分＞18 分；④重度肺动脉高压；⑤严重肾功能不全；⑥快速进展的肝功能衰竭；⑦肝脏弥漫性恶性肿瘤；⑧难以纠正的凝血功能障碍；⑨对比剂过敏。相对禁忌证包括：①先天性肝内胆管扩张（Caroli 病）；②多囊肝；③门静脉海绵样变性；④顽固性肝性脑病；⑤胆红素＞3g/L。腔内治疗门静脉高压操作流程如下。

(1) 间接门静脉造影：腹股沟区、颈区常规消毒铺巾，以改良 Seldinger 法穿刺股总动脉，置入血管鞘。经鞘引入导管至肠系膜上动脉行正侧位间接门静脉造影。其目的在于充分显示门静脉主干及左右分支的空间位置关系，以便准确定位门静脉穿刺入点。为使门静脉显影更加清晰，造影前可先经导管注入罂粟碱 30mg。

如患者门静脉内血栓形成或发生门静脉海绵样变性，可采用超声引导下经皮经肝穿刺直接门静脉造影。穿刺肝内门静脉分支，并将导管置于血栓远、近端分别造影，显示门静脉轮廓及其内血栓范围。必要时可于门静脉内置入合适直径的球囊，充盈后进行引导穿刺。

(2) 建立门体分流路径：一般选择肝静脉与下腔静脉交汇处为入点，根据造影明确肝静脉、门静脉左右支空间位置关系，并确定穿刺方向及进针深度。成功穿刺肝内门静脉 1 级或 2 级分支后，将导丝引入门静脉主干，推送穿刺针外套管至门静脉内，造影明确出点位置。如为门静脉主干，切忌推送 10F 外鞘管，退出导管后重新穿刺。穿刺成功后，交换入加强导丝，沿导丝将穿刺套装整体送至门静脉主干内，保留外鞘，经其引入直

头侧孔导管行门静脉造影和测压。

肝性脑病是 TIPS 术后的主要并发症，如何从技术上降低其发生率，诸多学者进行了研究。肠道产生并吸收的氨是血氨的主要来源，小肠、右半结肠、胰头的血液经肠系膜上静脉汇入门静脉，脾、胰体尾部的血液经脾静脉汇入门静脉，两者在门静脉主干内并未充分混匀，而是发生类似"泾渭分明"的现象，即富含毒素的肠系膜上静脉血大部分流入门静脉右支，而相对清洁的脾静脉血则汇入门静脉左支。因此，选择门静脉左支进行分流可大大降低外源性氨进入体循环的机会，与门静脉右支分流相比，可显著降低术后肝性脑病的发生率。

(3) 栓塞侧支循环静脉：单纯行门体分流，而未栓塞粗大侧支循环静脉者，因粗大侧支循环静脉导致离肝性血流的存在，分流道内的血流量减少，将增加 TIPS 支架闭塞的概率。因此，应尽可能完全栓塞术中所见的粗大的侧支循环静脉。金属弹簧圈是较为常用的栓塞材料，其直径一般应大于所测量血管直径的 30%。液体组织胶、硬化剂等其他栓塞材料在临床中亦有应用，但当栓塞高流量侧支循环静脉时，极易造成肺动脉栓塞，因此，在栓塞高流量侧支循环静脉时，应适当增加栓塞剂的配比，或联合金属弹簧圈栓塞降低血流量后再行组织胶栓塞。

(4) 扩张分流道及植入支架：选择合适直径的球囊导管对分流道进行扩张，是避免术后出现顽固性肝性脑病或分流道再狭窄甚至闭塞的保证。长期临床实践发现，球囊导管选择 8mm 较为合适，既可发挥分流作用，术后肝性脑病发生率明显低于大直径分流道。TIPS 支架的选择同样重要，目前已不再使用球扩式支架，而是以自膨式支架为主，原因是前者易移位且径向支撑力不足。自 1995 年后，多采用小球囊大支架的方案（球囊直径多选 7～8mm，而支架直径则为 8～10mm），目的是使分流道内的直径始终处于相对稳定。释

放支架时切记要准确定位，避免出现"盖帽"而使分流道产生盲端而闭塞。早期仅单纯植入裸支架以建立分流道，术后因胆汁刺激内膜增生极易造成分流道再狭窄，目前已摒弃。目前临床中常见的是覆膜支架联合裸支架以模拟 TIPS 专用支架。理论上，该方法既可阻滞胆汁渗入分流道造成内膜增生，又可保持门静脉对肝脏的正常灌注。但临床工作中分流道仍有一定比例的再狭窄甚至闭塞，分流道两端均可发生狭窄闭塞，肝静脉端狭窄闭塞多与"盖帽"有关；门静脉端狭窄闭塞可能与支架植入后门静脉血流正应力持续作用于门静脉端假性内膜并引起后者的过度增生有关。TIPS 专用支架（Viator 支架）由自膨式 2cm 裸区及捆绑式覆膜区组成，两者连接部为可显影 Mark 环，方便定位，避免覆膜支架深入门静脉过长影响门静脉血流，同时该款支架顺应性优于常规覆膜支架联合裸支架，术后再狭窄率较低。

TIPS 术后是否需要抗凝尚存争议，欧洲指南明确指出仅肝静脉血栓形成患者 TIPS 术后需要进行抗凝治疗，其他情况均未推荐，我国尚无相关文献。但愈来愈多的研究发现抗凝治疗可使肝硬化患者获益并能改善预后，TIPS 术后是否需要抗凝治疗还需进行更多循证医学研究。

术后可给予广谱抗生素预防感染，同时注意监测肝肾功能变化，加强保肝、降血氨治疗，定期复查彩超了解分流道通畅情况，如有急性血栓形成及时干预。

TIPS 术是外周介入领域技术集成度高、难度大的手术，风险相对较高，手术并发症的预防与处理尤为重要。

(1) 心脏压塞：心脏压塞为手术操作时器械损伤右心房所致。术中应避免暴力操作，经过右心房时应透视下推送 RUPS-100 穿刺套装同时旋转方向顺应心房、腔静脉走行。一旦发生心脏压塞，应及时行心包穿刺引流或外科修补。

(2) 腹腔出血：腹腔出血是 TIPS 操作相关的严重并发症之一，与误穿肝动脉及肝外门静脉或其侧支、反复穿破肝被膜、导丝引起肠系膜血管壁撕裂等有关。表现为腹腔细针穿刺抽出不凝血、失血性休克。术中一旦发生难以解释的休克表现，应及时行肝动脉造影明确有无肝动脉损伤，如见对比剂外溢征象，可行肝动脉栓塞进行止血。需要注意的是，在未明确门静脉端穿刺点位置时，应避免球囊扩张或推送外鞘入门静脉。肝外门静脉损伤所致腹腔出血多为灾难性的，一旦发生，在积极抗休克治疗的同时应及早进行外科手术修补。

(3) 胆道损伤：胆道损伤与术中穿刺损伤或分流道阻塞肝内胆管有关，发生率较低，对症处理多可改善。

(4) 肝性脑病：肝性脑病与分流术后肠源性氨绕过肝脏解毒作用有关，TIPS 术后 1 年肝性脑病发生率为 15%～48%，多出现于术后 1～3 个月。既往肝性脑病病史、低白蛋白血症、高龄等是 TIPS 术后肝性脑病的危险因素。

分流道直径大小与术后肝性脑病的发生直接相关，分流道直径过小，门静脉压力降低不充分，术后门静脉高压症状将反复出现；分流道直径过大，门静脉压力大幅降低，但术后肝性脑病发生率大大增加。如何既保证门静脉压力有效降低又最大限度减少术后肝性脑病发生值得每一位术者思考。目前临床上分流道直径多为 8mm，并且已证实 8mm 覆膜支架在减少术后显性肝性脑病发面优于 10mm 支架。近期一项研究发现，自膨式覆膜支架膨胀至 6mm 时术后肝性脑病的发生率较低，并且临床疗效与膨胀至 ≥ 8mm 相似。该结论是否具有临床价值还需更深入研究。

门体静脉压力差是反映分流效力的客观指标，肝静脉压力梯度 < 12mmHg 或较基线压力下降 20% 可显著降低门静脉高压患者曲张静脉再破裂出血风险。此外，分流道建立在门静脉左支术后肝性脑病发生率显著低于门静脉右支，且术后支架通畅率较高，值得借鉴。

术后低蛋白饮食、预防并去除诱因可降低肝性脑病发生率。在减少氨的产生及吸收方面常用的药物有利福昔明、乳果糖。利福昔明是新型广谱抗生素，肠道内几乎不吸收，可有效抑制产氨细菌生长，并且耐药率较低。乳果糖可促进含氮物质排泄，并在肠道内分解为乳酸、乙酸等降低肠道 pH 值，减少氨的吸收。此外，门冬氨酸鸟氨酸参与尿素循环及氨的解毒过程，可迅速降低血氨，促进肝细胞修复。

术后经饮食控制、药物治疗等干预后仍有 3%～7% 的患者会反复或持续性发生肝性脑病，此时可行分流道限流或闭塞以期获得改善。分流道限流可分 3 类：缩窄管腔、改变支架壁、植入外在压迫物。缝线约束自膨式覆膜支架操作简单，直径可控，在减少并维持分流道直径方面具有优势。

(5) 肝性脊髓病：肝性脊髓病是比较少见的严重影响患者生活质量的 TIPS 术后并发症，发病率约为 5%。与肝性脑病一样都是肝病相关的神经系统损伤，但两者的病理生理机制却不尽相同。一旦出现肝性脊髓病，营养神经等保守治疗效果多不佳，应尽早行肝移植或可改善症状。

(6) 肝功能损伤：术后胆红素水平轻度增高的现象并不少见，可能与 TIPS 术后肝脏血流灌注减少有关，一般无须特殊处理。个别患者可出现肝功能衰竭，表现为术后肝酶、胆红素急剧增高。因此，在强化保肝治疗的同时，应尽早行分流道限流或封堵，以增加肝脏血流灌注改善预后。

(7) 分流道失功能：分流道失功能主要与支架内血栓形成或假性内膜增生有关。从技术层面上讲，穿刺位置选择将影响支架形态，当分流道呈"短、顺、直"形态时其失功能概率较低，支架近心端位置不佳出现"盖帽"现象时支架易发生早期闭塞。此外，术中未栓塞异常侧支静脉致门静脉血流不足也是支架失功能的诱因。从材料选择方面，覆膜支架可阻挡胆汁渗入分流道肝实质部分，避免胆汁刺激所致血栓形成及假性内膜过度增生，术后通畅率显著优于裸支架。分流道失功能后门静脉高压症状复现，可行球囊扩张或支架再植入以维持分流道的通畅。

门静脉高压所致食管胃底静脉曲张形态复杂，对其进行有效分型有助于疾病的诊疗。Sarin 分型是目前应用最广泛的曲张静脉分型方法，根据胃静脉曲张与食管静脉曲张的关系及在胃内的定位分为食管胃静脉曲（GOV）型和孤立性胃静脉曲张（IGV）型。前者又可分为两型：① GOV1 型，即食管延续的胃静脉曲张，沿胃小弯侧延伸胃食管连接处以下 2～5cm，胃静脉曲张多集中于贲门下胃体小弯侧；② GOV2 型，即沿胃底方向延续的静脉曲张，胃曲张静脉集中于胃底，呈结节状或瘤样隆起。后者也可分为两型：① IGV1 型，即孤立性胃底静脉曲张；② IGV2 型，曲张静脉位于胃体、胃窦、幽门周围。

1991 年日本学者 Kanagawa 首次报道球囊辅助下经静脉逆行闭塞术（balloon-occluded retrograde transvenous obliteration，BRTO）治疗胃静脉曲张，该术式弥补了传统内镜硬化治疗胃静脉曲张的不足，又可避免 TIPS 术后肝性脑病、肝功能恶化的发生，其疗效得到临床认可，应用也日渐广泛。IGV1 型出现胃肾静脉分流的比例约为 85%，因此大多数孤立性胃曲张静脉可应用 BRTO 术进行治疗。其适应证有①存在胃肾分流或脾肾分流，同时中-重度胃底静脉曲张者；②存在胃肾或脾肾分流，虽无胃底曲张静脉破裂出血，但有肝性脑病者。

术前行 CTV 检查了解胃肾分流形态、直径、周围侧支等信息，传统或经典的 BRTO 操作如下：①经右股静脉穿刺并将 6F 球囊导管（直径最大为 20mm）插管至胃肾分流道。②充盈球囊，经导管注入对比剂逆行显示胃曲张静脉流入道（DSA 下呈"辫子征"）。如显示欠佳，多为侧支静脉（膈下静脉、心包静脉常见）分流所致，此时可采用微导管超选入侧支静脉并应用弹簧圈栓塞。③重复造影，计算对比剂注入总量以预估硬化剂使用剂量。④将微导管送至胃底曲张静脉附近并注入硬化剂，常用的硬化剂有泡沫硬化剂、乙醇胺油酸酯、明胶海绵匀浆等。使用聚桂醇时多与碘化油联用以便于显影，空气、聚桂醇、碘化油配比多为3∶2∶1。⑤手术结束后需保留球囊6～12h，以使脾肾分流、胃底曲张静脉充分闭塞。

经典BRTO术后需留置球囊导管，给患者带来不便。改良式的BRTO应用血管塞或弹簧圈辅助，前者称为血管塞辅助下经静脉逆行闭塞术（plug-assisted retrograde transvenous obliteration，PARTO），后者称为弹簧圈辅助下经静脉逆行闭塞术（coil-assisted retrograde transvenous obliteration，CARTO）。其操作流程与经典BRTO类似，不同的是需于胃肾或脾肾分流道内预置2根导管，一根导管用于释放血管塞或弹簧圈封堵分流道肾静脉出口，另一个导管用于硬化治疗。改良式BRTO具有手术时间短、无须留置球囊、无溶血、肺栓塞等并发症的优点，但其复发率较经典BRTO稍高，且血管塞对血管直径有相应要求、弹簧圈有脱落风险。

BRTO术后并发症分近期、远期并发症两类。前者一般发生于术后10d内，主要包括血红蛋白尿、一过性高血压、发热等。血红蛋白尿主要与乙醇胺油酸酯造成血管内红细胞溶血有关，术前注射结合球蛋白可预防硬化剂溶血引起的肾功能损伤。一过性高血压、发热等多为栓塞后非特异性反应，一般无须特殊处理。其远期并发症主要是食管静脉曲张加重。

（二）肝窦阻塞综合征的腔内治疗

肝窦阻塞综合征，又称肝小静脉闭塞症，是由肝静脉终末分支（直径小于300μm的小静脉）、中央静脉及小叶下静脉狭窄或阻塞引起的以肝周隐痛不适、肝脏肿大、腹水、黄疸为主要表现的一组临床综合征。

多种病因均引起肝窦阻塞综合征，例如，造血干细胞移植、肝移植、免疫抑制药或化疗药物、含吡咯烷生物碱的植物等。其中服用含吡咯烷生物碱的土三七是我国肝窦阻塞综合征的主要病因。

肝窦阻塞综合征的确切发病机制尚未完全清楚，其可能的发病机制如下：吡咯烷生物碱为双环氨基醇衍生物，分为饱和型、非饱和型两种，其中前者无明显毒性或有低毒性，而后者则有较强的毒性。非饱和型吡咯烷生物碱进入肝脏后经细胞色素P450酶催化，生成脱氢吡咯，后被水解为脱氢倒千里光裂碱，后者易于蛋白质结合形成吡咯蛋白加合物，可损伤肝窦状隙内皮细胞。窦状隙内皮下水肿，可引起周围肝细胞大量坏死，肝小静脉、窦状隙向心性狭窄、闭塞，进而出现肝内窦性或窦后性门静脉高压。

肝窦阻塞综合征的临床表现并不特异，易被误诊，其中相对具有特征性的症状是黄疸、痛性肝脏肿大、体重增加。这些症状被称为肝窦阻塞综合征的三联征。

肝窦阻塞综合征的影像学检查包括彩超、CT、MRI。肝脏肿大、肝静脉管径纤细或显示不清、下腔静脉受压变细、门静脉管径正常、血流缓慢或反向、腹腔积液等是彩超检查中的常见征象，临床中易被误诊为肝静脉型布加综合征。CT检查较为常用，表现为平扫时肝脏体积增大，肝实质呈弥漫性或不规则密度减低，不同程度的腹腔积液；静脉期呈现"斑片状""地图状"强化，肝静脉纤细或显示不清，下腔静脉明显受压变细，但远端不扩张，周围侧支静脉形成不明显。部分患者可出现食管胃底静脉曲张、门静脉内充盈缺损等。MRI表现与CT表现类似，但在显示肝静脉方面优于CT。

肝脏病理检查是诊断肝窦阻塞综合征的金标准。急性期光镜下可见小叶中央静脉及小叶下静脉内膜显著肿胀、管腔狭窄、肝窦明显扩张，伴不同程度的肝细胞坏死，红细胞渗入肝窦或Disse's腔，炎细胞浸润不明显。亚急性期肝窦仍可见扩张、淤血，肝细胞坏死，中央静脉出现纤维化改变，未形成假小叶。慢性期表现与心源性肝硬化类似。

目前临床中广泛应用的诊断标准是巴尔的摩标准及西雅图标准，均是针对造血干细胞移植后设立的。与西方国家不同，我国肝窦阻塞综合征最主要病因是土三七。鉴于此，2017 年我国提出符合我国国情的诊断标准——南京标准：有明确服用含吡咯烷生物碱植物史，排除其他已知病因所致肝损伤，并且符合以下 3 项或通过病理确诊，①腹胀和（或）肝区疼痛，肝大，腹水；②血清总胆红素增高或其他肝功能异常；③典型的增强 CT 或 MRI 表现。通过病理确诊者需具有典型的病理表现：小叶中心区域肝窦内皮细胞损伤，肝窦显著扩张、充血。

肝窦阻塞综合征病死率较高，接近 50%，遗憾的是，目前尚无特效药物或针对性高效治疗方案。符合诊断标准的患者应尽早停止应用含吡咯烷生物碱的植物，同时给予保肝、利尿、改善微循环等对症支持治疗。急性期、亚急性期患者在排除禁忌后应尽早开始服用华法林进行抗凝治疗，以期改善患者预后。抗凝效果不佳或合并顽固性腹水、消化道出血者可考虑行 TIPS 术治疗（操作流程见 2.1 章节）。

三、肝后性门静脉高压

肝后性门静脉高压是指肝外肝静脉梗阻或其流出道梗阻引起的门静脉高压，主要见于布加综合征、缩窄性心包炎、右心衰竭等，其血流动力学特点为游离肝静脉压力、肝静脉楔压增高，但肝静脉压力梯度正常。

右心衰竭、缩窄性心包炎的诊治主要涉及心内科和外科学领域，腔内治疗鞭长莫及。布加综合征的腔内治疗有独立章节进行介绍，请参阅相关章节，这里不再赘述。

（丁鹏绪）

参考文献

[1] 魏波，李肖，唐承薇. 动脉门静脉瘘在门静脉高压中的作用及诊治. 中华消化杂志，2011, 31(7):500–502.

[2] Teplisky D, Tincani EU, Lipsich J, et al. Congenital arterioportal fistulas: radiological treatment and color Doppler US follow–up. Pediatr Radiol, 2012, 42:1326–1332.

[3] Ozyer U, Kirbas I, Aytekin C, et al. Coil emboliaztion of a congenital intrahepatic arterioportal fistula: increasing experience in management. Pediatr Radiol, 2008, 38: 1253–1256.

[4] Tannuri AC, Tannuri U, Lima FR, et al. Congenital intrahepatic arterioportal fistula presenting as severe undernutrition and chronic watery diarrhea in a 2-year-old girl. J Pediatr Surg, 2009, 44:e19–e22.

[5] Tsochatzis EA, Senzolo M, Germani G, et al. Systematic review: portal vein thrombosis in cirrhosis. Aliment Phamacol Ther, 2010, 31:366–374.

[6] Chawla YK, Bodh V. Portal vein thrombosis. J Clin Exp Hepatol, 2015, 5: 22–40.

[7] Sarin SK, Philips CA, Kamath PS, et al. Toward a comprehensive new classification of portal vein thrombosis in patients with cirrhosis. Gastroenterology, 2016, 151:574–577.e3.

[8] Stine JG, Wang J, Shah PM, et al. Decreased portal vein velocity is predictive of the development of portal vein thrombosis: A matched case–control study. Liver Int, 2018, 38(1):94–101.

[9] Loffredo L, Pastori D, Farcomeni A, et al. Effects of Anticoagulants in Patients with Cirrhosis and Portal Vein Thrombosis: A Systematic Review and Meta–analysis. Gastroenterology, 2017, 153(2):480–487.e1.

[10] Merola J, Fortune BE, Deng Y, et al. Transjugular intrahepatic portosystemic shunt creation for cirrhotic portal hypertension is well tolerated among patients with portal vein thrombosis. Eur J Gastroenterol Hepatol, 2018, 30(6):668–675.

[11] Kwon J, Koh Y, Yu SJ, et al. Low–molecular–weight heparin treatment for portal vein thrombosis in liver cirrhosis: Efficacy and the risk of hemorrhagic complications. Thromb Res, 2018, 163:71–76.

[12] Nery F, Correia S, Macedo C, et al. Nonselective beta–blockers and the risk of portal vein thrombosis in patients with cirrhosis: results of a prospective longitudinal study. Aliment Pharmacol Ther, 2019, 49(5):582–588.

[13] Estes C, Anstee QM, Arias–Loste MT, et al. Modeling NAFLD disease burden in China, France, Germany, Italy, Japan, Spain, United Kingdom, and United States for the period 2016–2030. J Hepatol, 2018, 69(4):896–904.

[14] De Franchis R, Baveno VI Faculty. Expanding consensus in portal hypertension: Report of the Baveno VI Consensus Workshop: Stratifying risk and individualizing care for portal hypertension. J Hepatol, 2015, 63(3):743–752.

[15] Zhao JR, Wang GC, Hu JH, et al. Risk factors for early rebleeding and mortality in acute variceal hemorrhage. World J Gastroenterol, 2014, 20(47):17941–17948.

[16] Garcia–Tsao G, Abraldes JG, Berzigotti A, et al. Portal hypertensive bleeding in cirrhosis: Risk stratification,

diagnosis, and management: 2016 practice guidance by the American Association for the study of liver diseases. Hepatology, 2017, 65(1):310-335.

[17] Bureau C, Garcia-Pagan JC, Otal P, et al. Improved clinical outcome using polytetrafluoroethylene-coated stents for TIPS: results of a randomized study. Gastroenterology, 2004, 126(2):469-475.

[18] Wang Q, Lv Y, Bai M, et al. Eight millimetre covered TIPS does not compromise shunt function but reduces hepatic encephalopathy in preventing variceal rebleeding. J Hepatol, 2017, 67(3):508-516.

[19] Schepis F, Vizzutti F, Garcia-Tsao G, et al. Under-dilated TIPS associate with efficacy and reduced encephalopathy in a prospective, non-randomized study of patients with cirrhosos. Clin Gastroenterol Hepatol, 2018, 16(7):1153-1162, e7.

[20] Nardone R, Holler Y, Storti M, et al. Spinal cord involvement in patients with cirrhosis. World J Gastroenterol, 2014, 20(10):2578-2585.

[21] 褚建国. 经颈静脉肝内门体分流术的规范化问题. 中华肝脏病杂志, 2011, 19(7):488-489.

[22] Sarin SK, Lahoti D, Saxena SP, et al. Prevalence, classification and natural history of gastric varices: a long-term follow-up study in 568 portal hypertension patients. Hepatology, 1992, 16(6):1343-1349.

[23] Chikamori F, Shibuya S, Takase Y, et al. Transjugular retrograde obliteration for gastric varices. Abdom Imaging, 1996, 21:299.

[24] 中华医学会消化病分会肝胆疾病协作组. 吡咯生物碱相关肝窦阻塞综合征诊断和治疗专家共识意见. 中华消化杂志, 2017, 37(8):513-522.

117

第 12 章　布加综合征的腔内治疗

布加综合征（Budd-Chiari syndrome，BCS）是各种原因引起的肝静脉或其开口以上的下腔静脉（inferior vena cava，IVC）阻塞导致的淤血性门静脉高压和（或）IVC 高压临床症候群。BCS 在 1845 年首次被英国内科医生 George Budd 描述，而其病理学表现则在 1899 年由澳大利亚病理学家 Hans Chiari 首次提出，后人即以这两个人的名字来命名该病。患者早期因症状不典型，易被误诊而不能得到及时治疗。自 20 世纪 80 年代以来，人们对布加综合征的认识日益深入，一些陈旧的治疗手段被摒弃，而一些新的治疗方法不断涌现。目前，对布加综合征的治疗方法已经有很大的改进，微创介入治疗和根治性病变切除已经成为治疗布加综合征的主流方法。

一、布加综合征的分型

关于布加综合征的分型尚存争议，曾有不同学者提出不同分型，国内主要有 4 种。汪忠镐等最早将布加综合征分为 8 型，分别为：Ⅰ型，下腔静脉膜性阻塞，但隔膜存在小孔，也称膜性狭窄；Ⅱ型，下腔静脉膜性完全阻塞；Ⅲ型，下腔静脉短段狭窄；Ⅳ型，下腔静脉短段闭塞（闭塞长度＜5cm）；Ⅴ型，下腔静脉长段狭窄；Ⅵ型，下腔静脉长段闭塞（闭塞长度＞5cm）；Ⅶ型，肝静脉开口部闭塞；Ⅷ型，肝静脉广泛闭塞。许培钦等将布加综合征分为 4 型、6 个亚型，即：Ⅰa型为 MOVC，隔膜下无血栓，主肝静脉（MHVs）通畅或者部分通畅；Ⅰb 型也为 MOVC，但隔膜下有血栓，MHVs 通畅或部分通畅；Ⅱ型，下

腔静脉节段性狭窄，MHVs 节段性闭塞，但未明确病变具体长度；Ⅲa 型，下腔静脉节段性闭塞（＜2cm），MHVs 闭塞，肝右后下静脉代偿性扩张；Ⅲb 型，下腔静脉节段性闭塞（＞2cm），MHVs 闭塞，第三肝门处无扩张代偿静脉；Ⅳ型为以上任意类型合并上腔静脉闭塞或狭窄。祖茂衡等从影像学角度将布加综合征分为 4 型、8 个亚型，即：Ⅰ型，下腔静脉隔膜型，其中包括膜性完全阻塞和隔膜有孔 2 个亚型；Ⅱ型，下腔静脉节段型，再分为下腔静脉节段性闭塞和狭窄 2 个亚型；Ⅲ型为肝静脉型，再分为无副肝静脉和有副肝静脉 2 个亚型；Ⅳ型为混合型，包括肝静脉和下腔静脉阻塞、无副肝静脉亚型及肝静脉和下腔静脉阻塞、有副肝静脉 2 个亚型。张小明根据其数百例肝段下腔静脉全程显露的根治性手术经验认为，并无真正的因下腔静脉狭窄而引起的布加综合征病例，所谓狭窄实际是因为肝静脉闭塞导致肝脏肿大后压迫下腔静脉所致，并提出一种简单分型，即：Ⅰ型，下腔静脉病变型，此型可细分为 3 个亚型，即Ⅰa 型（隔膜型）、Ⅰb 型（短段闭塞型，闭塞段＜5cm）及Ⅰc 型（长段闭塞型，闭塞段＞5cm）；Ⅱ型，肝静脉型，分为Ⅱa 型（隔膜型）和Ⅱb 型（肝静脉广泛闭塞型）；Ⅲ型，混合型，即同时存在下腔静脉和肝静脉病变。

二、布加综合征的诊断

（一）临床表现

主要为肝静脉阻塞的临床表现，如腹胀、腹

痛、黄疸、肝脾肿大、顽固性腹水、脾功能亢进、消化道出血等门静脉高压的症状和体征，以及静脉阻塞的临床表现，如下肢肿胀、静脉曲张、色素沉着、单侧或双侧反复发作或难愈性溃疡，已排除单侧或双侧髂静脉阻塞和深静脉血栓形成者。躯干出现纵行走向、粗大的静脉曲张为下腔静脉阻塞的特征性表现之一。

（二）影像学检查

影像学检查主要有超声、CT 和 MR。肝静脉开口处和肝静脉开口上方下腔静脉显示膜样或节段性闭塞征象，导致肝静脉或下腔静脉血流受阻和反向流动为 BCS 的直接表现。肝静脉主干管腔消失为肝静脉闭塞的直接表现。肝脾肿大、大量腹水、肝静脉扩张、肝静脉之间交通支形成、尾状叶增大，增强扫描早期见肝实质不均匀强化或不均质回声是肝静脉阻塞的间接表现。下腔静脉断面影像消失或扩张，奇静脉扩大，尾状叶增大，肝、脾增大，增强扫描早期出现肝实质不均匀强化，下腔静脉内血栓形成，下腔静脉内钙化是下腔静脉阻塞的间接表现。

血管造影是诊断 BCS 的金标准。主要方法有下腔静脉造影和肝静脉造影两种，下腔静脉造影可通过经皮穿刺股静脉和（或）颈静脉进行单向或双向造影；肝静脉造影通过经皮穿刺颈静脉或股静脉逆行插管进行，逆行插管失败时可以经皮经肝穿刺进行。导管选入肝右或肝左静脉证实肝静脉流出道阻塞可以确立布加综合征的诊断，这通常可以通过经股或经颈静脉入路轻松实现。使用弯曲导管经腹股沟股静脉穿刺，进入肝段下腔静脉，选入肝静脉。颈静脉入路则较容易将导管选入肝静脉流出道。手动推注 5～10ml 造影剂进行血管造影，可显示闭塞的肝静脉系统的"蜘蛛状"外观特征。对于部分病例，如下腔静脉隔膜形成，使用猪尾导管置于下腔静脉远心端，以 15ml/s 的速度加压注射 30ml 造影剂，然后注意寻找下腔静脉的充盈缺损。

三、布加综合征的腔内治疗

（一）下腔静脉破膜和球囊扩张支架成形术

近年来，不仅对下腔静脉隔膜型可采用此法，而且对多数短段甚至长段下腔静脉节段性闭塞型，在 Rupus100 导管系统的协助下，也能获得成功。为提高成功率，也可经右侧颈静脉穿刺置管到下腔静脉闭塞的近侧以指导破膜的方向。近年来，有学者宁愿以后行下腔静脉再次扩张，也不建议放置下腔静脉支架，原因为支架跨越肝静脉开口，此处新生内膜的形成可能导致后期肝静脉开口闭塞，从而复发，并且肝静脉闭塞的开通较下腔静脉闭塞的开通更为困难。

1. **适应证**　下腔静脉膜性或节段性阻塞；下腔静脉球囊扩张或血管内支架植入后出现再狭窄；外科分流术后分流道阻塞；下腔静脉膜性或节段性阻塞合并血栓形成，并排除血栓发生脱落的可能性。支架植入的适应证为：下腔静脉节段性闭塞，球囊扩张后弹性回缩＞50%；下腔静脉闭塞合并血栓形成，难以明确血栓是否脱落；下腔静脉膜性闭塞球囊多次扩张后仍出现急性或慢性再狭窄。

2. **禁忌证**　下腔静脉阻塞合并血栓形成，并且无法排除血栓可能发生脱落时；严重心、肝、肾功能不全；凝血功能障碍。支架植入的禁忌证为：下腔静脉因肝脏肿大压迫所致狭窄；下腔静脉隔膜至右心房下缘距离＜1cm；下腔静脉隔膜厚度＜10cm；下腔静脉阻塞端下方血管直径＞3cm；覆膜支架和非 Z 型支架跨越肝静脉开口。

3. **治疗方法**　一般使用 Seldinger 技术穿刺股静脉。对于完全闭塞者，同时穿刺右侧颈静脉，引入猪尾导管，行上下腔静脉会师造影，评估狭窄、闭塞段的长度、范围和血管大致走向，以便为穿刺破膜提示穿刺方向。排除新鲜血栓后即进行穿刺，穿刺时注意使导丝导管顶端对准下腔静脉闭塞处的凹陷残迹或残存的潜在孔道，以便提高破膜成功率。穿刺点和通道应位于阻塞段的中心，穿刺的方向应根据下腔静脉闭塞两端的形态而决定。闭塞端呈"笔尖状"时，开通穿刺方向应顺从笔尖方向。由于下腔静脉近右心房段存在生理性弯曲，"开通"穿刺针前端应顺应此生理弯曲，以提高"开通"穿刺的安全性。穿刺针和导管通过闭塞部位后，应通过导管注入对比剂，以观察导管前端位置是否位于下腔静脉或右心房内。

穿透隔膜后以常规方式替换交换导丝，下腔静脉隔膜有孔或由下向上开通穿刺者，导丝远端应置于上腔静脉内，不推荐将导丝远端置于右心房内。下腔静脉闭塞由上向下"开通"穿刺者，导丝远端应置于下腔静脉下段，推荐将导丝经股静脉引出形成导丝贯穿。

经导丝引入球囊扩张导管，球囊大小的选择根据闭塞远端肝静脉和下腔静脉管腔直径而定。一般扩张下腔静脉肝后段使用的球囊直径应在20～30mm。球囊到达狭窄、闭塞段后，注入稀释造影剂反复扩张3～5次，每次持续1min左右，达到血管成形的目的。

4. 支架的选择 符合支架植入适应证时应行支架成形术。根据血管造影显示扩张后狭窄部位和范围确定支架的长度和类型，支架的长度应大于闭塞段长度。Z型支架的直径应大于下腔静脉狭窄部位血管直径的40%。下腔静脉支架跨肝静脉或副肝静脉开口时，避免使用网织型支架，可使用Z型支架。下腔静脉闭塞的部位与肝静脉或副肝静脉开口位置相邻近时，下腔静脉支架会跨越肝静脉或副肝静脉，此处新生内膜的形成可能导致后期肝静脉开口闭塞，从而复发，而且肝静脉闭塞的开通较下腔静脉闭塞的开通更为困难。因此，这种情况下是否应当植入支架跨越肝静脉开口仍然存在争议。

（二）肝静脉再通术

该法适用于肝静脉开口部闭塞而肝静脉主干还存在的病例。分顺行经皮经肝静脉再通术或经颈静脉经下腔静脉逆行肝静脉再通术。顺行法的成功率较低，主要是经皮经肝途径很难正好穿刺进入肝静脉主干内，目前临床上更多是采用逆行经颈静脉在下腔静脉内穿刺肝静脉。

球囊的大小应较阻塞远心端血管管腔直径大20%～40%。应尽量在肝静脉内使用网织型支架，顺行法穿刺时可用明胶海绵条或弹簧圈闭塞穿刺通道。肝静脉和副肝静脉均发生阻塞时，可对肝静脉和副肝静脉同时扩张。肝静脉和副肝静脉均发生阻塞，肝静脉细小而副肝静脉粗大时，应行副肝静脉成形术。肝静脉细小而副肝静脉粗大并且通畅时，则一般无须开通肝静脉。对于肝静脉开通扩张后肝静脉压力下降不理想，或存在弹性回缩＞50%者可考虑置入肝静脉支架，支架近端应伸入下腔静脉约1cm。同样副肝静脉的介入治疗也类似。

（三）经颈静脉肝内门 - 体分流术（TIPS）

一旦发生肝静脉主干闭塞或肝小静脉广泛闭塞则可行TIPS治疗，以缓解门静脉高压。TIPS是在肝实质内建立门静脉和下腔静脉通路，由于肝实质的压迫，该通道必须放置覆膜支架，也有人认为增加支撑力还在覆膜支架内再衬一裸支架。在行TIPS治疗的同时，还可经TIPS通道到门静脉行食管胃底曲张静脉栓塞术。

（四）下腔静脉置管溶栓术

下腔静脉阻塞合并血栓形成时，应先处理血栓，再处理阻塞，以避免发生血栓脱落，导致肺栓塞。一般应先判断血栓性质是新鲜血栓、陈旧性附壁血栓还是混合型血栓。处理方法主要为导管溶栓，新鲜血栓可行血栓抽吸后依效果决定是否继续行置管溶栓术；明确的陈旧性附壁血栓无须进行溶栓治疗；对于混合性血栓应先使用药物溶栓，未能溶解的血栓可使用下腔静脉支架压迫固定。

凡是下腔静脉阻塞合并血栓形成的患者，在球囊扩张或植入支架后，在行下腔静脉复查造影的同时，也应进行肺动脉造影以了解有无肺栓塞的发生。

四、腔内治疗的并发症

（一）心脏压塞

心脏压塞是布加综合征介入治疗过程中较为严重的并发症，也是导致患者术中死亡的主要原因之一。其主要发生在破膜穿刺时，特别容易发生在由下向上进行破膜穿刺时。这是因为下腔静脉与右心房之间存在向左和向前的角度，如果破膜穿刺针角度与下腔静脉的解剖角度不一致，则容易误穿心包腔或右心房内而导致心包腔出血。若未能及时发现偏离下腔静脉的穿刺通道而给予球囊扩张，将导致重度心包出血和填塞。采用由上而下破膜穿刺可明显降低误穿心包的风险。

当心包内出血小于 100ml 时，透视下可见心影轻度增大，心尖搏动减弱。此时应超声监测出血量，查看有无活动性出血，密切监测患者生命体征。当心包出血在 100～250ml 时，心影增大，心尖搏动微弱或消失，患者出现胸闷、憋气、心率加快及 Beck 三联征。此时应给予吸氧和心包穿刺引流。当心包出血大于 250ml 时，心影显著扩大，心尖搏动消失。因心脏压塞，患者出现突发惊厥、抽搐、面部青紫、血压降低或呼吸心搏骤停，此时应立即行 CPR，待心跳恢复后采用 Seldinger 技术进行剑突下心包穿刺引流可迅速缓解症状。可放置猪尾导管于心包腔内，在超声监测下继续引流。猪尾导管留置于心包腔内的时间可达 24～72h，在回抽无活动性出血、超声观察心包腔内无积血声像后，可撤出猪尾导管。治疗和抢救心脏压塞最有效的措施是立即给予心包穿刺引流，可以最大限度地赢得抢救时间。

（二）下腔静脉破裂

下腔静脉破裂是造成患者术中死亡的主要原因之一，可由穿刺针穿刺、球囊扩张引起，下腔静脉血栓抽吸时也有可能出现。发生下腔静脉破裂出血的原因往往是破膜穿刺通道偏离闭塞段中心或位于闭塞的下腔静脉管腔之外，由球囊扩张引起的下腔静脉撕裂破口一般比穿刺针造成的穿孔大，症状更严重。患者若出现失血性休克的表现，应想到此情况。下腔静脉造影见造影剂外渗即可确诊，应立即使用球囊封堵破口，再行覆膜支架隔绝术。当破口较大或靠近重要属支时，则需要及时开放手术治疗。当发生支架移位时，一般需要开胸手术取出。

（三）支架移位

常见于下腔静脉阻塞使用 Z 型支架时，在末节支架弹开的瞬间可能会出现支架前跳。支架向下移位则起不到病变部位支撑作用，向上移位时可进入右心房，引起心律失常等。选用合适大小的支架、经颈静脉途径释放支架、释放 Z 型支架最后一节时缓慢推送可预防支架移位的发生。

（四）肺动脉栓塞

当下腔静脉完全或部分阻塞后，远端常常继发血栓形成，对于新鲜血栓，介入操作可能导致血栓脱落，发生致命性肺栓塞。因此腔内治疗前因先行下腔静脉造影判断有无血栓及血栓类型。当存在新鲜血栓或混合血栓时，可使用血栓抽吸、置管溶栓等方法去除血栓。当下腔静脉存在大量新鲜或陈旧血栓时，溶栓效果一般不佳，反而会增加出血风险，此类患者腔内治疗风险高，应行根治性切除。对于已经发生的肺栓塞，可行肺动脉取栓、置管溶栓、静脉溶栓等治疗方法。

（五）术后再狭窄

布加综合征行球囊扩张和支架植入后均可发生再狭窄，其发生率约为 10%。球囊扩张后再狭窄的发生机制尚不明确，可能与病因未能去除、致病因素持续存在有关。支架植入术后再狭窄则多与内膜增生、血栓形成相关。术后有效的抗凝治疗至少 6 个月可预防再狭窄的发生。对于已经发生的再狭窄，治疗方法同样为抗凝、溶栓、球囊扩张与支架成形术。

（六）支架断裂

支架长期植入血管后，随着血管的舒缩运动，可导致支架的疲劳断裂。当支架移位脱入右心房时，进入右心房的支架部分会随着心脏收缩出现相应的运动，长期可导致支架断裂甚至解体。极少数情况下断裂的支架部分脱离，可进入血液循环导致右心室或右心房损伤，或者进入肺循环引发肺栓塞。随着支架工艺的改进，此类并发症已很少见。

（张　韬）

参考文献

[1] 汪忠镐，李震. 布加综合征诊治历史、现状和发展趋势[J]. 中国实用外科杂志，2015, 35(12):1261–1263.

[2] 张小明. 布加综合征的治疗现状和争议[J]. 中国血管外科杂志(电子版)，2015, 7(3):131–133, 136, 130.

[3] 李震，汪忠镐. 布加综合征的治疗策略[J]. 中国血管外科杂志(电子版)，2015, 7(3):134–136.

[4] 张小明. 布加综合征治疗方式的选择[J]. 中国普外基础与临床杂志，2014, 21(12):1479–1481.

[5] 祖茂衡，徐浩，顾玉明，张庆桥，魏宁，许伟，崔艳峰，夏凤飞，胡琳. 布加综合征疑难病例与介入治疗相关并发症的处理(附1859例报道)[J]. 中国普外基础与临床杂志，2014, 21(12):1487–1494.

[6] 孟庆义. 布加综合征介入治疗与外科手术：外科医师的选择[J]. 介入放射学杂志，2008(4):299–302.

[7] 张小明，李清乐. 布加综合征诊治现状[J]. 中国医学科学院学报，2007(1):25–28, 163.

[8] 祖茂衡. 布加综合征介入治疗并发症处理与预防[A]. 中华医学会、中华医学会放射学分会. 中华医学会第十三届全国放射学大会论文汇编(上册)[C]. 中华医学会、中华医学会放射学分会：中华医学会，2006:2.

[9] 张小明，张学民，李伟，沈晨阳，汪忠镐. 直视下布加综合征根治术13例体会[J]. 中华普通外科杂志，2004(9):21–23.

[10] 中国医师协会腔内血管学专业委员会腔内静脉阻塞专家委员会. 布加综合征亚型分型的专家共识[J]. 临床肝胆病杂志，2017, 33(7):1229–1235.

[11] 中华医学会放射学分会介入学组. 布加综合征介入诊疗规范的专家共识[J]. 中华放射学杂志，2010, 44(4):345–349.

[12] Mancuso A. Timing of Transjugular Intrahepatic Portosystemic Shunt for Budd–Chiari Syndrome: An Italian Hepatologist's Perspective. J Transl Int Med, 2017, 5(4):194–199.

[13] Zhang W, Wang QZ, Chen XW, et al. Budd–Chiari syndrome in China: A 30–year retrospective study on survival from a single center. World J Gastroenterol, 2018, 24(10):1134–1143.

[14] Wang ZG, Jones RS. Budd–Chiari syndrome[J]. Curr ProblSurg, 1996, 33(2):83–221.

[15] 许培钦. 布加综合征介入治疗[J]. 中国实用外科杂志，2003, 23(12):717–719.

[16] Anton N. Sidawy, Bruce A. Perler, et al. Rutherford's vascular surgery and endovascular therapy, 9th edition [M]. Philadelphia, PA : Elsevier, 2018.

第13章　肠系膜静脉血栓的腔内治疗

一、肠系膜静脉血栓形成

肠系膜静脉血栓形成（mesenteric venous thrombosis，MVT）指肠系膜上静脉和（或）肠系膜下静脉内的血栓形成。可孤立存在，也可伴有门静脉或脾静脉内血栓的延伸或形成。肠系膜静脉血栓形成较门静脉血栓形成少见，但因为门静脉的侧支代偿能力较为强大，而肠系膜上、下静脉的侧支循环及代偿能力相对薄弱，肠系膜静脉血栓形成所产生的不良后果也较门静脉血栓形成更为严重，因而在临床工作中对 MVT 的干预处理往往更为紧迫。MVT 会引起对应引流肠段的淤血性缺血，导致肠壁充血水肿甚至出血，随着病情进展会出现肠黏膜脱落、肠坏死、脓毒血症等并发症，从而最终危及生命，因此重症 MVT 是一类极凶险的肠缺血坏死性疾病。

MVT 发病率较低，近几年随着诊断手段的提高，发病率有所上升。在住院患者中的发生率为 1/15 000 ～ 1/5000，占全部肠缺血的 6% ～ 28%，占急诊患者的 1/1000。整体来看，MTV 的发病年龄主要集中在 45—60 岁之间，男性多于女性。文献报道，MVT 需接受手术治疗者死亡率为 29% ～ 38%，需接受非手术治疗者死亡率为 13% ～ 19%。MVT 生存率为 82.7%，复发性血栓形成发生率为 16.1%，复发死亡率高达 21.6%。治疗效果文献报道数据不尽相同，与各中心的治疗手段及选择治疗方式不尽相同有关。

（一）病因

导致肠系膜静脉血栓形成的主要有局部因素和全身因素。局部因素包括脾切除、肝硬化、门静脉高压、充血性心力衰竭等；全身因素包括肿瘤、骨髓增生性疾病、真性红细胞增多症、长期口服避孕药及继发性蛋白 C 缺乏、蛋白 S 缺乏、抗凝血酶Ⅲ缺乏等。在白种人群中，凝血 V 因子基因莱顿（Leiden）突变导致的易栓症也是重要的病因之一。

根据致病原因 MVT 可以分为原发性和继发性两类。继发性 MVT 占全部患者的 65% ～ 81%，其中 4% ～ 16% 急性 MVT 与恶性肿瘤有关。原发性 MVT 则比较少，但在大宗的病例统计中，显示其很高的死亡率（13% ～ 50%）。症状性肠系膜上静脉或其分支静脉血栓形成，一般影响回肠（64% ～ 83%）和空肠（50% ～ 81%）。

（二）病理生理

MVT 形成后，血栓向远近端蔓延，使受累区域的肠系膜静脉回流障碍，引起肠壁的营养及运动障碍。在 MVT 形成早期，往往肠系膜静脉管腔不会完全阻塞，肠系膜静脉内血流速度缓慢，肠壁淤血肿胀，病变局限在黏膜层，主要表现为黏膜的出血、溃疡形成，此时患者仅表现为腹部饱胀不适、厌食、食欲减退等症状，缺乏特异性，随着血栓不断向远近端蔓延，肠系膜静脉管腔逐渐闭塞，肠壁淤血肿胀加重，肠壁出现缺血缺氧加重，当肠管缺血超过 15min，小肠绒毛结构破坏，3h 后不能恢复血供则出现黏膜脱落。此时如能及时恢复血供，小肠黏膜上皮可再生，否则坏死扩展到肠壁全层，发展为出血性肠坏死。肠黏膜脱落坏死时，炎症反应出现，肠屏障功能受损，出现细菌易位而进入血液循环和腹膜腔，随后进一步发展为败血症、循环衰竭甚至多器官功能衰竭。

同时，多项临床案例报道，在严重肠系膜阻塞经过溶栓或腔内血栓清除手术快速复通后，肠道缺血症状短时间内会有所加重或持续一段时间，考虑肠道存在不同程度的缺血后再灌注损伤，也是临床工作中应该关注的问题。

在临床上见到的大部分肠系膜静脉血栓病变较轻、进展缓慢，血流动力学仅仅受到轻度的影响，以上的病理生理变化并不会完全出现，或仅有肠壁的肿胀等症状，经过机体的自我代偿或者给予抗凝治疗等干预后，肠道血流动力学恢复正常，甚至不被临床医师所确诊。

（三）诊断

MVT 患者因缺乏特异症状而难以及时确诊。症状体征分离现象是 MVT 重要的特点，一般症状持续 2 ~ 3d 才能得到确诊。肠系膜症状常有一些伴随症状，如恶心、呕吐、腹胀、腹泻、便秘等，也有少部分人出现呕血、黑便；约 50% 的患者大便潜血阳性。MVT 的主要并发症包括败血症、肺炎及肾功能不全等，部分发病急骤患者可因严重腹胀出现腹腔间隔室综合征。

常规的实验室检查缺乏特异性，难以明确MVT 的诊断，但熟悉疾病发生进展中的一些指标变化对临床判断具有积极的意义。MVT 合并肠坏死时可检出淀粉酶增高，门静脉受累者可伴有转氨酶增高。MVT 后期可检出低氧血症和酸中毒，也是预后差的标志。D- 二聚体是反应病变形成早期的灵敏指标，提示有继发的纤溶亢进，对临床早期诊断 MVT 有一定的帮助。

腹部 X 线检查发现仅有 39% 的患者伴有肠梗阻的表现。超声检查能仅能发现 6% 的患者的血栓或无血流信号。

CT 血管造影成像的敏感性和特异性分别为 93% 和 100%，是目前确诊肠系膜静脉血栓形成的主要手段。血管造影曾作为诊断的金标准，但由于为侵入性检查，现逐渐被 CT 血管造影成像所代替。

目前对于 MVT 的分期尚无统一意见，或以 < 1 周作为急性期，1 ~ 3 周为亚急性期，3 周为慢性期；或将 < 4 周的 MVT 称为急性期 MVT 形成，将 ≥ 4 周的 MVT 称为慢性期 MVT；目前常以 14d 为界限分为急性期和慢性 MVT。

（四）治疗

MVT 治疗的主要目的是防止血栓继续蔓延、促进肠系膜静脉再通、预防 MVT 复发。

1. 支持治疗　MVT 患者因肠壁淤血、水肿导致肠壁营养障碍，给予禁饮食、胃肠减压，减少胃肠道负担，使胃肠道得到充分休息，给予补液、维持电解质平衡、补充能量治疗。在出现肠道菌群易位、菌血症、肠坏死、穿孔及腹膜炎症状时应用抗生素治疗。

2. 抗凝治疗　系统抗凝治疗是目前公认治疗 MVT 的首选方式，抗凝可以阻止血栓进一步蔓延、促进血栓再通、增加肠道再灌注，减少并发症的发生和降低死亡率，抗凝应贯穿整个 MVT 治疗的全过程，是 MVT 的基本治疗，抗凝对慢性 MVT 也有良好的效果，一项研究显示，经过抗凝治疗，93% 血管完全闭塞的慢性 MVT 患者可以完全或者部分血管再通。抗凝治疗至少 3 ~ 6 个月，对于一些不可逆的系统改变、持续血液高凝状态等引起的 MVT，如肝硬化、门静脉高压、肿瘤、蛋白 C 缺乏、蛋白 S 缺乏、抗凝血酶Ⅲ缺乏等，需要终身应用抗凝药物预防 MVT 的复发。

3. 溶栓治疗　在临床上大部分肠系膜静脉血栓形成患者在经过支持治疗和抗凝治疗后，均可得到良好恢复，但在多项小样本临床研究中发现，单纯抗凝的患者血栓清除率要远远低于溶栓组患者，溶栓治疗可使患者受到较大获益。

全身性溶栓需要的药物剂量大、并发症多，在临床应用受到限制，目前大多采用腔内治疗，尽可能地降低溶栓导致肠道出血的风险，手术方法在下面章节展开讨论。因为患者病情的不同、肠道淤血缺血的程度无法准确判断，最准确的溶栓剂量目前尚未取得一致，目前认为在溶栓药物规定的安全剂量的基础上酌减。溶栓药物主要有尿激酶和重组人组织型纤溶酶原激活剂（tissue-type plasminogenactivator，t-PA），多项小样本研究显示 t-PA 对肠系膜静脉血栓具有良好的治疗效果。

溶栓效果往往依赖肠系膜静脉血流动力学状态，血流动力学状态越好，溶栓药物越能达到有效的药物浓度，溶栓药物才能更好地接触血栓。但对肠系膜静脉阻塞严重的患者溶栓导致肠道出血的并发症要远远大于其他部位，可能因为肠道在淤血性缺血、缺氧的情况下，肠屏障受损、通透性增高，在血流严重瘀滞的情况下，药物浓度在病变血管不能有效升高，进而不能发挥溶解血栓的作用，反而在非病变血管浓度积聚升高，导致肠道出血。因此，对于重症肠系膜静脉血栓形成，溶栓治疗时应高度警惕肠道出血的发生。一旦发生肠道出血，会使治疗陷于止血和抗凝相矛盾的困境。

4. 腔内治疗　随着腔内技术的不断发展，越来越多的手段应用于 MVT 的治疗，使治疗效率、安全性大大提高。在血管大量血栓形成时，需要迅速恢复血管通畅，可选择经皮机械取栓、血管成形术及支架植入或吸栓等方式。经颈静脉门静脉穿刺途径和经皮经肝途径入路均为安全途径，但经皮经肝途径的不利因素为破坏肝被膜，潜在出血风险。在血栓广泛蔓延至门静脉主干和左、右门静脉时，通过超声引导，更可为迅速有效进行血栓腔内治疗，提供快速、有效的入路。目前结合 Angiojet Ultra 流体力学血栓清除系统清除肠系膜静脉血栓，使治疗更为简捷、有效、安全。

5. 外科治疗　当 MVT 患者出现血流动力学不稳定、腹膜炎或肠坏死等，需要及时实施外科手术。通过开腹或腹腔镜探查坏死肠管，术中应用取栓导管清除肠系膜静脉主干和门静脉内血栓，手术难度较大，但因所取血栓位置和盲目操作等限制，许多探查时有活力的肠管，12 ～ 48h 内仍有可能出现坏死，导致许多手术处理的患者，需要二次手术，切除坏死肠管。学者将"损伤控制理念"应用于急性肠系膜缺血领域，一期开腹处理仅仅切除坏死肠管，并不进行吻合重建。可将肠管简单闭合后放置腹腔，或者可行双腔造口术，简单缝合皮肤甚至保持切口开放，在重症监护室监护观察一段时间后，再行二期手术开腹，确定无更多坏死肠管。有研究报道，肠管切除患者的 MVT 复发率高达 60%，复发的位置常常在肠管吻合处。短肠综合征也是肠管切除后的严重并发症，发生率为 26%，而且与近期死亡率呈正相关，所以应尽量避免进入施行外科手术阶段。

二、腔内治疗肠系膜静脉血栓技术

（一）经肠系膜上动脉置管间接溶栓术

该术式最早由波普拉斯基（Poplausky）于 1996 年报道，治疗通过单纯抗凝后患者腹痛仍持续进展的肠系膜上静脉血栓形成患者，随后该方法也被陆续报道用于治疗肠系膜静脉血栓，取得了不错的效果。该术式操作简单、技术要求不高，便于开展，是肠系膜腔内溶栓治疗的经典术式，有效率为 50%～ 70%，缺点是溶栓时间相对较长，对于进展迅速的患者病情，难以有效控制。

1. 适应证和禁忌证　最佳适应证有：①急性弥漫性肠系膜小静脉血栓；②肠系膜上、下静脉及主干以上血流通畅。

相对禁忌证包括①出现腹膜刺激征；②肠系膜静脉主干以上严重阻塞；③对于有广泛侧支血管形成的亚急性、慢性肠系膜静脉血栓。

禁忌证包括①凝血功能严重低下；②最近 3 周以内的脑血管意外；③严重创伤或大手术术后 2 周内；④严重高血压，收缩压＞ 200mmHg 或舒张压＞100mmHg；⑤妊娠初3个月和分娩后1周内；⑥消化道溃疡出血；⑦严重的肾功能不全。

2. 技术方法

(1) 操作方法：腔内治疗前，从外周静脉途径给予普通肝素，使APTT维持正常值的2～3倍，经右侧股动脉或肱动脉穿刺置入5F动脉鞘后，引入5F-C2导管或者SMA造影导管，在两者配合下进入肠系膜上动脉，肠系膜上动脉开口位置虽有变异，大部分紧邻腹腔干动脉开口，于L1到L2水平上的腹主动脉腹侧发出。进入肠系膜上动脉成功后，行间接肠系膜静脉－门静脉系统造影，显示其情况。然后将导管置于肠系膜上动脉合适位置，保留、固定鞘管及导管。

(2) 技术局限性：当治疗开始后1～2d症状不缓解或者又加重趋势，应考虑选择其他方法。有研究报道，此方法虽成功治疗了部分病例，但多不是清除血栓、开通阻塞，更多是促进侧支循环的建立，在经过肠系膜动脉到达肠系膜静脉的过程中会被稀释、降解甚至通过侧支血管进入体循环，从而无法达到有效的溶栓浓度，较直接穿刺门静脉置管溶栓相比效果较差。在肠系膜静脉主干以上阻塞的情况下，肠道淤血缺血严重，大大增加了肠道出血的风险。

（二）经颈静脉门静脉穿刺置管溶栓术

即经TIPS术式途径。随着经颈静脉肝内门体分流手术（transjugular intrahepatic portosystem stent-shunt，TIPS）越来越多地被开展，经颈静脉－下腔静脉－门静脉－肠系膜静脉通道被建立，用于门静脉及肠系膜静脉的腔内治疗，目前被认为是一条安全、高效、创伤较小的通道途径，但手术操作较其他途径难度大，需要一定培训和熟练度，在肝硬化引起的门静脉－肠系膜静脉血栓时，在某些条件下，可通过该途径同时实施TIPS手术。

1. 适应证和禁忌证　适应证为肠系膜静脉主干血栓。

(1) 相对禁忌证：①门静脉海绵样变性；②颈静脉、下腔静脉闭锁。

(2) 禁忌证：①凝血功能严重低下；②最近3周以内的脑血管意外；③严重创伤或大手术术后2周内；④严重高血压，收缩压＞200mmHg或舒张压＞100mmHg；⑤妊娠初3个月和分娩后1周内；⑥消化道溃疡出血；⑦严重的肾功能不全。

2. 技术方法

(1) 操作方法

① RUPS-100（Cook公司）门静脉穿刺系统：该系统是目前常用的一款TIPS穿刺套件，并还有几款套件，术者可根据熟练程度自行选择。

②血管入路：一般选用右侧颈静脉，可以提供较直顺的路径，右侧颈静脉条件不好也可以选择左侧颈静脉，必要时可以在超声引导下或者术中通过股静脉引入导丝指引穿刺颈静脉，以避免损伤颈动脉或造成气胸等并发症。

③门静脉穿刺：门静脉右支一般位于肝右静脉前方、肝左静脉后方，而门静脉左支则位于肝中静脉前方、肝左静脉后方。依据术前影像学资料或术中CO_2造影、肠系膜动脉－门静脉间接造影像穿刺门静脉，有条件的医院可以通过CT血管三维成像和数字减影融合技术指引穿刺门静脉。也可以将穿刺通过下腔静脉肝后段直接穿刺门静脉。如果不进行后续TIPS手术治疗，选择门静脉靶点可以较为灵活，建议在门静脉分叉到门静脉囊部之间，穿刺针拔出后，穿刺针套管尾部负压吸引，见回血造影，证实为门静脉，穿刺成功。

④置入溶栓导管及药物泵入：门静脉穿刺成功后，置入0.035in泥鳅导丝，并置换4F导管，导丝导管配合进入血栓位置血管后，根据血栓病变长度置入带侧孔的溶栓导管。固定溶栓导管及血管鞘，连接溶栓药物泵入装置。药物浓度尚无统一标准，认为尿激酶3万U/h、总量100万U以下为安全，但出血风险仍较大，具体原因详见概述讨论。

(2) 技术局限性：当门静脉及肠系膜静脉主

干完全被血栓充填时，门静脉 – 肠系膜静脉多无血流，治疗效果仍然不理想，可首先用机械性方法清除血栓，具体方法有大腔导管抽吸及专用血栓抽吸设备，如 Angiojet Ultra 流体力学血栓清除系统。

经皮经肝途径经门静脉 – 肠系膜静脉置管溶栓也见诸报道，经超声或 X 线引导较经颈静脉门静脉穿刺更为快速、便捷的行肠系膜置管溶栓，但缺点是置管后溶栓中腹腔内出血无法有效避免，甚至会引起严重后果，呼吸运动可使溶栓导管移位、穿刺引起血气胸等，并发症较多。经皮经肝途径可以作为一种选择，一旦采用，治疗中应密切观察患者的生命体征、血常规、凝血功能变化，撤管后应该尽量闭塞穿刺道，该种途径建议用于短时的机械取栓手术，可大大减低并发症的发生。

（三）经穿刺门静脉肠系膜静脉机械碎栓、取栓术

对于肠系膜静脉及门静脉被血栓完全填充或者主干局段血栓形成，可首先选用机械性方法清除血栓，主干血管开通迅速，为侧支血管的建立创造了条件和争取了时间。该方法通常会联合碎栓和血栓切除两种血栓清除原理，故称为碎栓、取栓术。手术入路途径分为经皮经肝途径和经颈静脉（经 TIPS 手术）两种途径。随着取栓导管技术不断进步和应用，取栓效率也明显增高，操作方法也越来越简便。

(1) 手术入路选择

①经皮经肝途径：操作方法为局麻后在剑突下 2 ~ 3cm 处做一 0.5cm 的切口，在超声或 X 线透视下，将 Chiab 针斜向外下方向肝门方向进针，注意避开横结肠和胃（透视时可饮少量造影剂）。

穿刺点也可选择右腋中线 7 ~ 9 肋间隙水平进针，在超声或 X 线透视下，注意避开肋膈角，指向 11 胸椎椎体刺入肝脏，一般进针深度为 8cm。抽出内芯，缓慢退针直到超声显示穿刺针位于门静脉内。如果借助 X 线透视进行，可边退针边注射造影剂，显示穿刺针的位置。

Chiab 针正确到位后进 PTC 套管针，到位后退出内芯，可再次造影证实套管在门静脉内。退出 Chiab 针后，置入交换导丝于肠系膜静脉处，退出套管，进入 5F 单弯导管到达血栓位置。造影显示肠系膜静脉血栓，明确病情，完毕后重新置入导丝，将导丝置入预定静脉内，准备引导取栓导管进入。

有学者通过穿刺肝内门静脉分支，引导导丝进入门静脉主干及肠系膜静脉，以期达到尽量避免出血的目的。此操作亦为较好的选择，术中应根据取栓导管的情况选择合适侧支。

入路特点表现为经皮经肝途径对设备要求不高，甚至可以邀请超声技师帮忙穿刺建立入路，操作简单、费时短。如果使用的导管鞘和抽吸血栓导管较粗，术中及术后使用抗凝 – 溶栓剂则可引起术后腹腔大出血，因此建议术后常规闭塞穿刺道。此外，该途径在穿刺时要嘱咐患者屏气后进针，可以有效防止肝包膜损伤。超声或透视下应注意避开肋膈角，防止误穿损伤导致血胸和气胸的发生。通过该途径置管溶栓，曾有溶栓鞘管脱落导致腹腔出血的报道，因此不建议通过该途径行腔内治疗后留置导管。

②经颈静脉门静脉穿刺途径（经 TIPS 手术途径）：操作方法详见经颈静脉门静脉穿刺置管溶栓术。入路特点为经颈静脉门静脉穿刺途径（经 TIPS 手术途径）穿刺道在肝实质内，降低了出血风险可为更为直接、更容易通过机械操作开通阻塞的门静脉 – 肠系膜静脉的血栓，在开通肠系膜静脉后，可以留置溶栓导管进行残余血栓的溶栓治疗，使溶栓的安全性大大提高，并使肠系膜静脉血栓的清除率大大提高、复发率大大降低。

在门静脉 – 肠系膜静脉广泛血栓形成时，由于血流缓慢或者完全无血流，加之腔内技术难以完全清除附壁血栓及侧支血栓，血栓极易复发，虽然术后抗凝对血栓复发具有重要意义，但机械

血栓清除术后保留导管继续治疗对血栓清除率有极大的作用，因此经 TIPS 手术途径的机械取栓也凸显出较强的优势。

然而，TIPS 操作技术难度相对较大，尤其在血栓完全阻塞门静脉主干及左右支时，门静脉显影不佳，穿刺方向不易确定，成功率较低，此时可寻求经皮经肝途径便于迅速开通肠系膜静脉主干，改善肠道的淤血性缺血。

③经皮脾静脉穿刺途径：经皮脾静脉途径在临床应用并不多，在一些特殊情况下，可作为肠系膜静脉血栓形成治疗的备选方案，脾脏的质地较脆，穿刺后易引起出血，可在门静脉完全闭塞时且未行脾切除者，可尝试使用，国内仅见几例用于门静脉血栓治疗报道。

操作方法：先行脾静脉造影，或在超声引导下操作。一般以左腋前线第 10 肋间为穿刺点，应用 21G 穿刺针穿刺脾静脉成功后，置入 5F 血管鞘，引入导管导丝到达指定位置，进行碎栓、取栓操作。

(2) 大腔导管血栓抽吸技术：导管血栓抽吸技术是一种非常简单易行的技术，在心血管领域及介入领域已广为应用，能在指引导管或鞘的帮助下直接抽吸血栓。在外周血管领域，它可以和 Fogarty 血栓切除术一起使用，因为其是在透视下完成，能彻底切除血栓移除血栓通常比 Fogarty 血栓切除更具有优势。Fogarty 技术被认为因其盲目操作，创伤更多，但现在大多中心在 DSA 下进行，使 Fogarty 变为"非盲"，也是减少血管损伤非常有意义的尝试。导管抽吸技术在肠系膜静脉血栓形成中也被经常应用，在门静脉—肠系膜静脉广泛充满血栓时，可以方便地移除大部分血栓，开通主干，也可以为进一步的置管溶栓创造条件。

操作方法：透视引导下，将 6F/7F（大腔）指引导管或鞘推送至血栓部位远端，移除导丝，将 50ml 注射器连接于指引导管或鞘上，然后手工抽吸血栓，保持负压状态，回撤指引导管或鞘。重复该操作过程若干次直至血栓被完全清除。并造影确定血栓清除情况。在移动抽吸导管的过程中，遇见阻力时，避免暴力抽吸，避免损伤血管内膜，导致血栓复发率增高，这一情况在使用有角度的导管时更容易发生。

(3) 专用血栓抽吸导管：随着科学技术的不断进步和医学的不断发展，越来越多的专用血栓抽吸导管应用于临床，如 Rotarex 系统、Angiojet 系统、Hydroiyser 系统、Trerotola 系统、Ampiatz 系统、Oasis 系统等。还有一些专用于血栓的取栓器材陆续问世，均可尝试对肠系膜静脉血栓进行取栓尝试。因为应用与重症肠系膜静脉血栓的报道较少，现仅对 Angiojet 药物机械血栓清除系统进行介绍。

Posis Angiojet 导管头有很多孔，利用 Venturi 原理导向高压水射流进入导管腔来粉碎和移除血栓，需要特别的泵来为导管提供 70 000 ～ 105 000kPa 的压力。在一项将该系统应用于腹股沟以下血栓清除的多中心实验中，成功率为 90%，在附加了溶栓药物和血栓抽吸后，成功率有了更大的提高。该系统优点是血管损伤小、远端栓塞率低、导管足够长便于操作，因此更多地被尝试选择应用于多部位的静脉血栓清除。

操作方法：将 Rheolytic 导管连接于 Angiojet 系统，连接自检完毕后，首先对导管末端取栓功能区没入水中，排空气 15s，完毕后沿指引导丝将血栓清除导管置于血栓远端。将 Angiojet 系统调至药物喷射模式，可将 25 万 U 尿激酶溶于 100ml 盐水进行喷洒。由远端及近端喷射尿激酶（由远及近或由近及远均为可以，笔者认为可以充分利用药物或者在特定部位更能够避免远端栓塞），等待 15 ～ 40min 后，再将 Angiojet 导管调至血栓抽吸模式，并将导管换接连接于溶有普通肝素 5000U 的生理盐水 500ml 中，由远及近开始血栓清除。注意在清除过程中，血栓清除导管移动速度一定要缓慢，1 ～ 2mm/s 为宜。清除过程中可利用血栓清除导管自带三通阀进行造影，了解血栓清除情况，并可重复操作或局部病变部位进行清除。患者术后可出现一过性血红蛋白尿与术后血红蛋白破坏及溶血反应，应在常规术中或术后给予 5% 碳酸氢钠 100ml，一般 24h 内可恢复。

(4) 支架植入术的应用：有多个临床研究报道，在使用腔内技术清除血栓后存在血栓清除率不高的情况下，对局段肠系膜静脉配合使用了自膨式金属支架解除肠系膜静脉的狭窄，取得了良好的效果。有一项临床研究报道，在 8 例植入金属支架的 MVT 患者中，短时间症状得到改善者 7 例，1 例死于败血症休克；其中 3 例支架通畅，3 例闭塞，另外 2 例不明确。在闭塞的 3 例中，也没有明显的临床症状，初步表明支架植入在治疗 MVT 中能获得较好的短期治疗效果。

从病理生理的角度来说，支架闭塞与否与 MVT 的缺血程度、血流恢复速度、肠系膜静脉中的血流量有很大关系。重症肠系膜静脉血栓形成时，肠系膜静脉主干血流较少或几乎没有血流，在腔内清除血栓初期，肠系膜血流量恢复不明显、血流速度缓慢、血流动力学不稳定，这是造成支架置入后闭塞率较高的原因。在治疗重症 MVT 时，通过清除肠系膜—门静脉主干内的血栓，更多是为肠系膜静脉建立侧支循环、减轻淤血创造条件及争取时间，可以不必过分追求血栓的清除率。在肠系膜静脉—门静脉恢复部分血流后，抗凝的作用即可得到很好的发挥、侧支的建立也有了必要的条件，改善肠道淤血、缺血，促进肠道恢复的目的就可以达到。因此对 MVT 患者配合支架治疗，可以做一些尝试，更多需要经验积累和保证通畅率的研究。

（四）对于重症肠系膜静脉血栓腔内治疗后的一些思考

在通常的认识中，一旦出现腹膜刺激征后，即考虑可能出现腹腔出血、肠道坏死等严重并发症，各种溶栓治疗方法会被严格限制，往往会建议腹腔探查，但开腹后伤口的管理、肠管坏死的判定等均对患者的生存率存在着极大的挑战，因此，施行外科手术的时机难以把握。

腹膜刺激征并不是肠道坏死的判定标准，特别是在腹膜刺激征出现的早期，可能仅是肠黏膜坏死或局部炎症的表现。在许多重症肠系膜静脉血栓形成的病例中，患者在恶心、呕吐等前驱症状未予及时处理，腹痛、腹胀急性发病时，腹膜刺激征可能在 1 ～ 2d 内出现。此时如果及时解除肠系膜上、下静脉、门静脉主干血管的血栓阻塞，让局部血流重新恢复或者为侧支循环建立争取时间，患者肠道坏死的病理过程可被打断，进而坏死的肠黏膜可得到完全再生恢复，或者使肠道坏死的程度大大减轻，从而挽救保留更多的肠管，大大改善患者的生存质量。

在一部分重症肠系膜静脉血栓的治疗中，患者病情发展急骤，可在短时间内出现腹膜刺激症状、腹胀持续加重，甚至出现腹腔间隔室综合征。即使迅速解除肠道缺血的 1 ～ 2 周甚至数周内，患者可仍出现病情持续进展加重，肌酐、尿素氮增高、尿量减少、负压增加、甚至出现肠道局段坏死，考虑与肠道缺血后再灌注损伤有关。出现缺血再灌注损伤后，判断肠道是否坏死是一个难点，其恢复可能需要 2 ～ 3 周。通过床旁透析、肠外营养、抗凝等支持治疗时间较长，对患者、家属及医生的耐心也是一个极大的考验。笔者认为，在腔内治疗取栓效果良好的情况下，没有明显的腹腔出血、感染、休克等症状时，仍可密切观察病情，使用一些药物，如三磷腺苷、谷氨酰胺等帮助患者度过缺血再灌注期。在此期间做好外科手术准备，随时准备开腹探查。

随着腔内技术的不断发展，可用于肠系膜静脉内血栓快速减容的腔内治疗方法越来越多。而由于重症肠系膜静脉血栓形成患者发病率不高，大样本的研究较少，治疗经验和治疗手段相对匮乏，目前重症肠系膜静脉血栓形成的治疗仍是一个集合重症治疗、腔内治疗和外科手术的一个多学科问题，亟待各中心分享与积累经验，提高患者的生存率和生存质量。

（董　方　陈　泉）

参考文献

[1] 任华亮，李春民，王程杰，等. 肠系膜静脉血栓形成的诊治现状及展望 [J]. 中华血管外科杂志，2018, 3(2): 128–130.

[2] 刘福全，李捍卫，李志伟. 门静脉系统血栓介入治疗经验与技巧 [M]. 北京：人民卫生出版社，2016.

[3] 李雷，管珩. 周围血管介入学（中文翻译版）[M]. 北京：科学出版社，2016.

[4] 宋进华，何旭，侯文胜，等. Angiojet 在急性肠系膜上静脉 – 门静脉血栓治疗中的应用 [J]. 中华医学杂志，2017, 97 (13): 991–995.

[5] Jun KW, Kim MH, Park KM, et al.Mechanical thrombectomyassisted thrombosis for acute symptomatic portal and superior mesenteric venous thrombosis[J]. Ann Surg Treat Res, 2014, 86 (6): 334–341.

[6] Bobadilla JL. Mesenteric iscemia[J]. Surg Clin North Am, 2013, 93 (4): 925–940.

第 14 章　腔静脉滤器的应用

深静脉血栓形成（deep venous thrombosis，DVT）是血液在深静脉内不正常凝结引起的静脉回流障碍性疾病，多发生于下肢。肺动脉栓塞（pulmonary embolism，PE）是指内源性或外源性栓子堵塞肺动脉或其分支引起肺循环障碍的临床和病理生理综合征。肺栓塞的临床表现为突发胸痛、胸闷、呼吸困难与发绀，严重者出现休克，未经治疗的肺栓塞死亡率高达 20%～30%。急性大面积肺栓塞是患者猝死的常见原因之一。肺栓塞的血栓 70%～90% 来源于下肢静脉。因此，在临床上，预防下肢深静脉血栓脱落导致肺动脉栓塞显得极其重要。

腔静脉滤器可以有效预防绝大多数患者发生 PE，但不能绝对预防其发生。临床研究发现，可造成肺动脉最小分支阻塞的血栓直径约为 6mm。腔静脉滤器是为了预防下腔静脉系统及下肢深静脉系统血栓脱落导致肺栓塞而设计的一种类似于滤网的器械，通常放置在下腔静脉中，物理拦截漂浮的血栓。大多数滤器的设计理念是拦截直径 ＞ 4mm 的栓子，防止栓塞出现。起初，人们主要采用结扎或折叠肾静脉以下的下腔静脉来预防肺栓塞，这一方法的缺陷显而易见，下腔静脉被阻断后，血液回流受限，会出现下腔静脉血栓等相对严重的并发症。直到 1967 年 Mobin-Uddin 伞形滤器的成功应用，开创了预防肺栓塞滤器临床使用的新篇章。作为一种为预防下肢及盆腔静脉系统血栓脱落上行导致肺栓塞的过滤性装置，滤器可明显降低 VTE 患者新发肺栓塞及肺栓塞复发的概率。经过 50 多年的不断改进，滤器的品种不断增多，结构设计及性能等方面都在不断进步，临床应用也越来越广，在肺栓塞的预防中扮演着重要的角色。

一、常用下腔静脉滤器

目前国内外临床应用的腔静脉滤器主要可以分为 3 类，分别是永久型滤器、可回收型滤器（包括可取出和可转换滤器）和临时型滤器。

（一）永久型滤器

永久型滤器是在临床上应用最早的一种滤器。除非手术切开腔静脉，永久型滤器置入人体后不能被取出，这能够最大限度地保持稳固并达到终身过滤的目的。大量的临床研究证实，永久型滤器能够有效预防肺栓塞的发生。然而，置入永久型滤器后，其远期深静脉血栓复发率也显著大于非滤器植入患者。置入永久型滤器同时也将承担滤器相关并发症的风险。永久型滤器常见的并发症包括下腔静脉穿孔（0%～41%）、滤器移位（0%～18%）、滤器断裂（2%～10%）和下腔静脉闭塞（2%～30%）。永久型下腔静脉滤器的远期并发症大多数无明显症状，但仍有少数后果严重，如滤器导致下腔静脉及周围脏器的穿孔而引发消化道出血甚至是主动脉夹层，滤器断裂部件移位引起严重的心律失常和心脏压塞等。

永久型滤器主要有以下几种。

1. Mobin-Uddin 伞形滤器　1967 年 Mobin-Uddin 伞状滤器应用于临床治疗，它由带孔的硅胶网和放射性的不锈钢支架组成的一个圆锥形（图 14-1），需要经过静脉切开置入。这会造成症状性下腔静脉（IVC）血栓形成的发生率较高，腔静脉通畅率仅 36% ～ 47%。此种滤器临床应用并发症很多，如伤口出血，败血症、滤器移位、滤器部位血栓形成、下肢水肿和腹膜后出血，因此已于 1986 年停止使用。

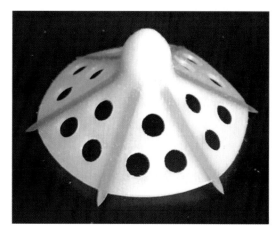

▲ 图 14-1 Mobin-Uddin 伞形滤器

2. Greenfield 滤器（GF） Kimray-Greenfield（Boston Scientific）滤器于 1973 年上市，由 6 个不锈钢支柱直径 0.015in（1in=25.4mm）组成一个圆锥形设计。其锯齿走行的 316L 不锈钢丝径向辐射状分布，每股支柱杆的长度为 46mm，展开后形成基部直径 30mm，每一个支柱杆尾侧末端带弯钩设计，以便更好地锚定在血管壁（图 14-2）。该滤器相对于 Mobin-Uddin 伞状滤器锥度更大，即使滤器中有 70% 的血栓填充时，仍能维持 50%以上的血液流动，这保证了下腔静脉的血流通畅。该滤器被装载在 24F（内径）的鞘内，通过手术切开颈内静脉或股静脉的方式放置。Greenfield 经20 年的使用经验表明，再发 PE 的总体发生率为4.9%，下腔静脉长期通畅率高达 96%。Greenfield 滤器现已停产，因其临床效果很好，导致后来出现的很多腔静脉滤器设计都以 Greenfield 为蓝本。1989 年研发推出的改良型带钩 Greenfield 滤器（TGF）由 β Ⅲ 弹性钛合金制成，在设计上与 GF形似，经皮穿刺的输送器导鞘是 12F。由于材料的特性使之强度更高、无磁性、耐腐蚀、耐疲劳、

生物相容性好，比不锈钢径向力更大，IVC 穿孔率较高，但长期通畅率与之前相似，为 97.8%。1995 年，Greenfield 等报道了 SGF 20 年的临床经验，放置的 642 枚滤器中，复发性 PE 占 4%，对 101 名病例的评估中，IVC 通畅率 96%，但30% ～ 49% 的患者出现滤器迁移，滤器倾斜或破裂的发生率比较低。经皮 Greenfield 滤器（PSGF）于 1995 年获得美国食品药品管理局（FDA）批准，是一种可通过 12F 导鞘置入的不锈钢滤器。此款滤器改善了前两款滤器支脚容易引起的穿孔和滤器展开问题，适合放置的 IVC 最大直径为28mm，更适合大多数人体下腔静脉结构。在置入过程中采取了导丝等手段以避免放置过程中的倾斜。该滤器头侧被焊接到一个具孔的圆珠上，因此输送过程中导丝可以通过滤器，能够防止释放过程中出现倾斜。因为有可能发生导丝与滤器支杆之间的牵缠，仍然需要荧光透视辅助撤回导丝。在 2000 年，Greenfield 等报道了 599 例 PSGF 的使用结果，仅有 0.4% 的患者发生了滤器的倾斜，滤器移位发生率＜ 2%，再发性肺栓塞为 2%，下腔静脉通畅率为 98%，穿刺部位血栓形成发生率为 4.3%。到目前，Greenfield 滤器是市场上使用最广泛的滤器，并且成为后来滤器设计的参照。

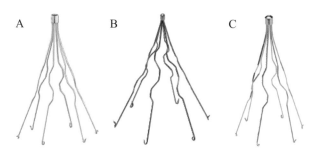

▲ 图 14-2 Greenfield 滤器

3. 鸟巢滤器（BNF） 鸟巢滤器（Bird's Nest Filter）1982 年获 FDA 批准上市，由 Cook Medical 研制，是由 4 根长 25cm、直径 0.18mm 的 304L 不锈钢丝构成，随机缠绕成不规则形状，类似鸟巢（图 14-3）。鸟巢滤器前后固定端由 V 形支柱连接

呈锐角组成，丝的两端都被固定在 V 形支柱上，支柱直径为 0.46mm，V 形支柱的 2 个支柱成锐角，自由端形成小环以降低腔静脉穿孔的风险。FDA 批准可以用于直径大于 28mm 的腔静脉，实际使用中可用于下腔静脉直径为 42mm 的患者，是目前适用下腔静脉直径最大的一款。滤器预装在 12F 导鞘上，可由股静脉、颈静脉或锁骨下静脉置入。与其他滤器相比，BNF 释放时比较复杂，其中的一对 V 形支柱先轻轻触到腔静脉壁，推出钢丝后撤回输送导管 1～3cm，扭转 2° 或 3° 以防钢丝脱垂，然后推出第二对 V 形支柱，两对支柱连接处重叠 1～2cm，逆时针转动旋下推送导丝，撤回输送系统。该滤器的主要问题是，83% 出现腔静脉壁与滤器渗透但患者无症状。不同文献报道，下腔静脉血栓发生率为 4.7%～17%。2008 年改进型 BNF 获 FDA 批准，由 4 条直径 0.18mm 的不锈钢丝通过 15～20 个波状弯折成鸟巢状，由 11F 输送鞘管输送，适合放置于直径最大不超过 40mm 的腔静脉。

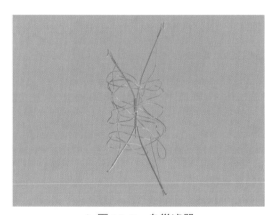

▲ 图 14-3　鸟巢滤器

4. Vena Tech LGM 和 Vena Tech LP 滤器　第一代 LGM 滤器由 LG 医学设计开发，并在法国上市，1989 年获得 FDA 批准。该滤器由一种生物相容性合金 phynox（钴、铬、铁、镍、钼）经冲压点焊而成，6 个略有弯曲的合金片材支腿基部连接到一个扁平的侧轨上，侧轨对贴腔静脉壁，起到稳定支撑的作用（图 14-4）。改进后的

设计中，支腿长 35.5mm。滤器膨开后基部直径 30mm，适用于直径小于 28mm 的腔静脉。早期的 LGM 滤器被装载进 12F 鞘内，通过股静脉或颈静脉途径放置，改进后可以被装载进 10F 的鞘内。该款滤器的并发症主要为释放时不完全膨开，这可能影响血栓的捕获效果。到目前，全世界植入量超过 170 000 个，已成为永久性滤器设计的标准。

Vena Tech LP 与 Vena Tech LGM 类似，LP 滤器（Braun 公司研制）由 phynox 制备而成，不同的是该滤器的 8 根过滤丝末端连接到 4 组具有锚脚的倒 V 形支柱上（图 14-5）。该设计能够防止滤器迁移的同时保证血管壁的相对完整。该产品可以由 7F 输送鞘管输送。

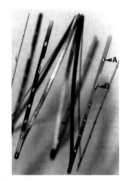

▲ 图 14-4　Vena Tech LGM 滤器

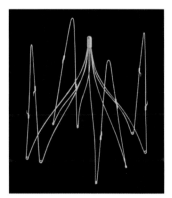

▲ 图 14-5　Vena Tech LP 滤器

5. Simon 滤器（SNF）　Simon 滤器（Simon Nitiol Filter，SNF）由镍钛合金制成，长度为 3.8cm，具有热记忆功能，需在体温下成形，无铁磁性。20 世纪 60 年代由美国海军军械实验室开发，

巴德公司销售，1990 年由美国 FDA 批准，这是第一个应用镍钛热记忆合金制作的滤器。合金由 53% 镍、45% 钛和 2% 钴组成。室温下比较柔软，体温条件下能够恢复至原始的形状。这一材料因其优点也成了后续多款滤器的首选材料。这款产品有 2 个部分（图 14-6），上部过滤网部分由 7 个部分重叠的环（直径 0.38mm）通过 2 点熔合在一起形成，最终形成的顾虑网外径为 28mm。下部是由 6 个支腿在一个径向阵列中辐射形成的支撑部分，支腿的末端都有一个小弯钩，能够深入静脉壁 1mm。该滤器可通过 7F 输送鞘输送，可经股静脉、颈静脉或肱静脉穿刺置入，适合的最大直径为 28mm。与其他滤器相比，它的 PE 复发率（3%）和致命性复发性 PE（2%）低。

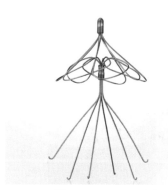

▲ 图 14-6　Simon 滤器

6. Trap-Ease 滤器　Trap-Ease 滤器于 2000 年获准在美国上市，滤器由 Cordis 公司设计，由激光切割镍钛热记忆合金制作（图 14-7）。头尾两侧为网篮结构，通过 6 个侧支柱连接在一起，6 个侧支柱又排列成 6 个菱形，放置后冠状位为类六边形，横断位为 6 条从中心发散的类射线形状。双篮设计可以利用双重层面对血栓进行二次捕获，6 个侧支柱的近端和远端有锚定钩刺设计，并防止滤器移位。该滤器由 8F 输送鞘输送，经股静脉或颈静脉穿刺置入皆可，释放后长径 50mm，最大膨开直径 35mm，推荐下腔静脉直径为 18 ～ 30mm 适用。该滤器的特点是捕获血栓能力较为出色，但对血流扰动相对较多，导致下腔静脉阻塞概率较其他品种高。

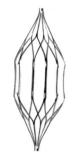

▲ 图 14-7　Trap-Ease 滤器

7. SafeFlo 滤器　2009 年，SafeFlo 由美国 FDA 批准上市，由 Rafael Medical Technologies 推出。该滤器分为内外两部分（图 14-8），外部为 2 个镍钛构成的圈，提供径向稳定支撑力，内部是双圈五叶滤芯。该商品有 3 个规格，适用于直径 16 ～ 19mm、19 ～ 22mm、22 ～ 27mm 的下腔静脉。由 6F 输送鞘经颈静脉或股静脉途径植入。该滤器没有锚定的钩或刺。滤器部分打开后，在滤器完全释放前可以适当重新定位。

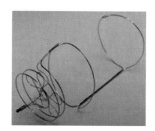

▲ 图 14-8　SafeFlo 滤器

研究表明，永久型腔静脉滤器确实降低了致死性肺栓塞的发生，但随着时间的推移，滤器的存在对下腔静脉的扰流作用不可忽视，这增加了 DVT 复发的风险，尤其是滤器部位下腔静脉血栓以及滤器相关并发症，例如滤器变形、穿孔、脱落、移位等。为了预防滤器相关血栓，一般建议长期服用抗凝药物，然而抗凝药物的使用也存在一定风险。Decousus 等发表的前瞻性随机对照临床试验结果提示，使用永久型滤器与未使用滤器患者在死亡率上没有显著差异。因为以上原因，造成目前永久型滤器的使用逐年减少。为了解决这些缺陷，多种可回收（临时）滤器应运而生。

（二）可回收型滤器

可回收滤器既可以根据患者需求永久留置体内，也可以在患者不需要时，安全地回收。

1. Gunther Tulip 滤器（GTF）　Gunther Tulip 滤器由 COOK 公司研制，2000 年上市，是较早出现的可回收滤器（图 14-9）。主体材料为 Corichrome（钴铬镍钼铁合金），构型类似郁金香花瓣，故而别名郁金香滤器。它由 12 根合金丝构成锥形主体结构，该滤器设计有回收钩，释放后最大直径为 30mm，主轴方向长度 50mm，适用腔静脉直径 15 ～ 30mm。通过 8.5F 输送鞘，经股静脉或颈静脉途径输送，经由颈静脉使用 7F 回收鞘回收。推荐的回收时间为滤器放置后的 12d 内，但临床上经常会出现延迟时间回收的情况。有报道 12 周内进行回收的成功率超过 94%，26 周内的成功率 > 67%。

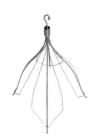

▲ 图 14-9　Gunther Tulip 滤器

2. Celect 滤器　Celect 滤器是由 Gunther Tulip 滤器改进而成，主体材料保持一致，由 4 个支柱部分和 8 个独立弧形支撑杆组成，起到支撑固定于下腔静脉和捕获血栓的作用（图 14-10）。这种结构可以提高滤器的稳定性和防止偏倚。该滤器通过颈静脉回收，当滤器位于 30mm 下腔静脉时，主轴方向长约 49mm。

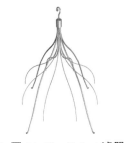

▲ 图 14-10　Celect 滤器

3. Recovery 滤器　Recovery 镍钛滤器是由 Simon 滤器改进发展而来。2002 年 11 月 FDA 批准其作为永久滤器使用，并于 2003 年 7 月在保持其适应证的情况下批准其作为可回收滤器。一项研究显示 Recovery 可在使用 180d 后取出。Recovery 镍钛滤器由镍钛合金制成，具有核磁兼容特性（图 14-11）。该滤器可通过股静脉以 9F 输送鞘置入，适合的下腔静脉直径最大 28mm，并通过 12F 回收鞘回收。

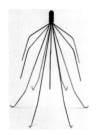

▲ 图 14-11　Recovery 滤器

4. G2 滤器　BARD 公司对 Recovery 滤器进行了持续改进，2008 年，G2 滤器被美国 FDA 批准作为可回收滤器使用。其推荐使用的 IVC 直径最大仍然是 28mm，由股静脉入路采用 7F 输送系统（图 14-12）。

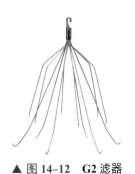

▲ 图 14-12　G2 滤器

5. ALN 滤器　ALN 滤器 1997 先在欧洲上市，2008 年由 FDA 批准在美上市。该产品是由 9 条不等长的 316L 不锈钢丝形成的锥形滤器，上部是 6 条短臂，末端有钩，起锚定作用，下方是 3 条长支脚，以保证滤器与血管长轴平行（图 14-13）。可经股静脉、颈静脉或臂静脉途径，通过 7F 鞘放置，并通过颈静脉回收。

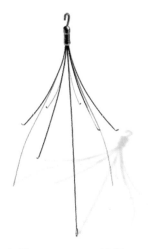

▲ 图 14-13　ALN 滤器

6. OptEase 滤器　由 Cordis 公司设计制造，2000 年被 FDA 批准作为永久滤器使用，2004 年被批准作为可回收型滤器使用。该滤器在设计上类似于 TrapEase，但它的倒钩位于滤器头部，适合的下腔静脉最大直径是 30mm，通过 10F 鞘管经股静脉回收（图 14-14）。

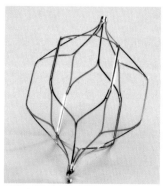

▲ 图 14-14　OptEase 滤器

7. Aegisy 滤器　Aegisy 滤器由先健科技研发，是第一款中国国产滤器，可作为永久、可回收或临时滤器使用。它由镍钛合金激光雕刻而成，与 OptEase filter 类似，为非对称的灯笼结构，远端有回收钩，建议回收时间 14d，该滤器由 6F 输送鞘、导引鞘、输送钢缆和鞘芯组成，输送钢缆与滤器由螺纹连接，是一款可控制释放的输送器（图 14-15）。国内临床应用较为广泛。其特点是创伤小，输送鞘仅 6F，定位准，因可控释放较少

出现跳动，可倒装，可通过颈静脉、股静脉放置和回收，适合的下腔静脉最大直径为 30mm。

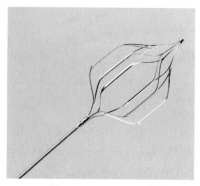

▲ 图 14-15　Aegisy 滤器

8. Option 滤器　Option 滤器（Argon medical）通过激光切割镍钛合金管一体化制备，产品历经 2009、2013、2015 年 3 次升级换代，是目前市场上输送系统规格最小的滤器（图 14-16）。它可以通过 5F 鞘管放置，通过 overthe-wire insertion 技术，能够防止释放过程中出现倾斜。该滤器可以通过股静脉、颈静脉、腘静脉途径进行放置，但回收只能经由颈静脉途径。

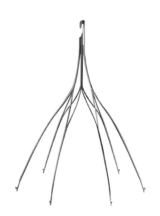

▲ 图 14-16　Option 滤器

9. Crux Vena Cava 滤器　Crux Vena Cava 滤器是一款中心自控式产品，由 Volcano 设计，整体上是对称的双螺旋结构，相对螺旋的自膨镍钛合金连接成滤器框，框上有 5 个锚定钩，可稳固锚定，ePTFE 过滤网管腔横贯式过滤，血栓捕捉率高，适合下腔静脉直径范围 17～28mm，可经颈静脉或股静脉双向回收（图 14-17）。

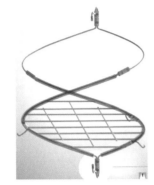

▲ 图 14-17　Crux Vena Cava 滤器

10. Denali 滤器　Denali 滤器是 Bard 公司在 G2 滤器、Meridian 滤器的基础上进行改进设计的。该滤器采用激光切割镍钛合金管一体化的制备工艺，终端电解抛光处理，防穿透限位器，带头部和尾部双向锚，并具备加强型回收钩（图 14-18）。该滤器 2013 年获得 FDA 批准上市。其楔形臂展具有抗断裂，以及防止滤器长轴偏倚，自成中心的能力。放置后长轴 50mm，适用于直径小于 28mm 的下腔静脉。通过 8F 鞘管经股静脉输送，或通过 10F 鞘管经颈静脉输送，10F 回收鞘经颈静脉回收。该滤器最大特点是其优良的设计。FDA 在批准 Denali 上市时没有对回收时间窗作具体限制，有报道其回收最长时间可达 736d，为目前所有滤器之最。所以该型滤器尤其适用于要求留置时间较长的患者。尽管如此，仍不鼓励无原因的过长时间留置，可待患者情况、血栓风险等充分减小之后再行取出。

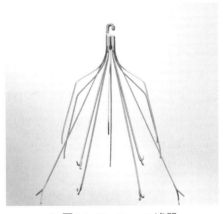

▲ 图 14-18　Denali 滤器

11. Illicium 滤器　Illicium 滤器（维心医疗）设计类似 Aegisy 滤器，2016 年在中国上市，双层网篮设计，镍钛合金切割而成（图 14-19）。

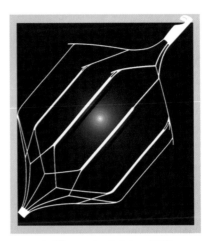

▲ 图 14-19　Illicium 滤器

12. Vena Tech Convertible 滤器　Vena Tech Convertible 滤器由 Braun 公司设计，钴铬合金材料，主体结构与 LP 类似，主体中轴上端挂钩设计方便回收（图 14-20）。适合 IVC 直径最大 35mm。

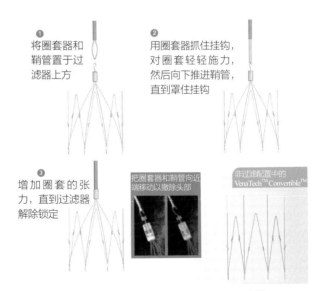

① 将圈套器和鞘管置于过滤器上方

② 用圈套器抓住挂钩，对圈套器轻轻施力，然后向下推进鞘管，直到罩住挂钩

③ 增加圈套的张力，直到过滤器解除锁定

把圈套器和鞘管向近端移动以撤除头部

非过滤配置中的 VenaTech™ Convertible™

▲ 图 14-20　Vena Tech Convertible 滤器

从可回收滤器的临床使用情况来看，即使设计再精巧，还是不可避免地出现了不同程度、不同类型的并发症。有研究数据表明，可回收静脉滤器（VCF）取出数仅占总滤器置入数量的 48%，可

回收 VCF 取出率较低主要与以下因素有关：①为了便于回收，可回收 VCF 需要设计成可折叠、柔软的组件及不受约束的支架等特征，遗憾的是，这些特征会导致滤器变形、移位、倾斜、失效，穿透血管壁，形成金属栓子等。这些不良事件增加了滤器回收难度，如果不能成功去除，会给患者造成后续并发症甚至生命威胁。②置入可回收 VCF 的患者，因为各种原因没有进行滤器取出，这些患者或者失去随访，或者在没有发生并发症的情况下拒绝取出滤器，或者在他们意识到返院取滤器之时，已经超出滤器回收窗。由于滤器内皮化等原因，导致回收失败。③由于捕获血栓或者抗凝等原因，造成滤器内血栓，从而增加取出操作过程中血栓脱落风险，最终可能放弃回收。

（三）临时滤器

有人也把此类产品归于可回收滤器。代表性产品有 Tempofilter Ⅱ 滤器，由 Braun 公司设计。该产品由 8 片 Phynox 组成，需要与限制性导管连接，因此滤器本身不需固定钩去确保一个正确的定位。该滤器在放置过程中，内皮化程度最小，回收安全性很高。临时滤器的主要优势在于因其没有固定爪造成静脉壁损伤，滤器允许放置的时间较长，达到 4～6 周，最长可达 12 周。回收不需要额外的装置，直接回收连接导管即可，使操作简单化同时节省了医疗费用，但仍要注意其连接导管可能造成血栓、移位和感染等（图 14-21）。

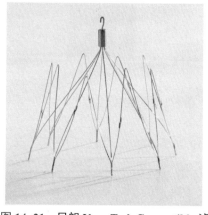

▲ 图 14-21　贝朗 Vena Tech Convertible 滤器

二、下腔静脉滤器应用

下腔静脉滤器可以预防和减少肺栓塞的发生，但由于滤器长期置入可导致下腔静脉阻塞和较高的深静脉血栓复发率等并发症。滤器在体内置入时间的长短与并发症发生率成正比关系。为减少这些并发症，建议首选可回收或临时滤器，待发生肺栓塞的风险消除后，在允许可回收时间窗内尽早取出。

对单纯抗凝治疗的下肢深静脉血栓患者，不推荐常规应用下腔静脉滤器；对于抗凝治疗有禁忌证或有并发症，或在充分抗凝治疗的情况下仍发生肺栓塞者，建议植入下腔静脉滤器。

（一）下腔静脉滤器置入指征及置入术

下腔静脉滤器置入的适应证包括 3 种：①髂静脉、股静脉或下腔静脉内有漂浮血栓；②急性下肢深静脉血栓，拟行导管接触性溶栓、经皮机械性血栓清除术或手术取栓等血栓清除术者；③具有急性下肢深静脉血栓、肺栓塞高危因素的行腹部、盆腔或下肢手术的患者。还有人认为，其他一些原因也是滤器置入的指征：①抗凝禁忌证如抗凝过程发生出血，或近期有出血病史，如胃肠、颅内出血，较严重的急性出血，血肿，咯血，血尿等。②脊髓（中枢神经系统）缺血、新生物、创伤、近期准备进行脊髓（中枢神经系统）外科手术。③血小板减少（$< 50 \times 10^9/L$）。④人体组织器官发生严重的创伤，如实质器官损伤伴血流动力学不稳定。⑤胸主动脉瘤、颅内动脉瘤。⑥抗凝失败，尽管应用抗凝，但依然发生 PE 或复发 PE 或 DVT 依然进展，无法达到有效、足量抗凝。⑦DVT 患者已经发生大面积 PE，并存在再发 PE 的危险。⑧DVT 同时伴有严重的心肺疾病、肺动脉高压。⑨发生肝素诱导下的血小板减少综合征。

永久性滤器推荐置入指征：①高龄、经过基本治疗仍长期处于有临床意义 PE 高风险状态。②预期寿命短（≤ 6 个月），不能依从基本治疗或随访安排。③患者因体弱、多器官功能衰竭等因素，难于进行滤器取出手术。

下腔静脉滤器置入的绝对禁忌证为慢性下腔静脉血栓、下腔静脉重度狭窄者。

下腔静脉滤器置入的相对禁忌证包括 4 种：①严重的大面积肺动脉栓塞，病情凶险，已生命垂危者；②伴有菌血症或毒血症；③未成年人；④下腔静脉直径超过或等于所备用滤器的最大直径。

（二）下腔静脉滤器置入术

1. 术前准备

(1) 患肢超声和（或）血管造影检查，了解下肢深静脉血栓的范围、程度和性质。必要时做增强 CT 和 CTPA 检查，以明确肺动脉栓塞情况。

(2) 凝血功能和肝肾功能测定，包括凝血酶原时间（PT）、国际标准化比值（INR）、纤维蛋白原（FIB）、活化部分凝血活酶时间（APTT）、凝血酶时间（TT）、D- 二聚体检测（参考值 0 ～ 0.256mg/L）、肝功能、肾功能和血常规检查。

(3) 签署知情同意书，向患者和家属介绍滤器置入术或取出术的指征、操作过程、并发症及其处理方法，签署手术知情同意书。

(4) 准备好手术所需器材和药品，备好滤器和输送装置或滤器取出所需的介入器材。准备肝素钠注射液（12 500U/ 支）1 ～ 2 支、对比剂 50 ～ 100ml；溶栓剂如尿激酶 20 万～ 100 万 U 和各种急救药品。准备并调试好心电监护仪、氧气、吸引器以备使用。

2. 置入步骤　下腔静脉滤器置入和取出前应详细阅读产品说明书，因不同生产厂家和不同产品操作方法有所不同。

(1) 选择入路：下腔静脉滤器一般经健侧股静脉置入，但在双侧髂股静脉均有血栓，或下腔静脉内存在血栓时，可从一侧颈内静脉或肘前静脉置入。

(2) 下腔静脉造影：所有下腔静脉置入前均需作下腔静脉造影，以了解其形态、管径、有无血管迂曲、腔内血栓、解剖变异（重复下腔静脉、左侧下腔静脉）等。对于有造影剂过敏史或特殊情况无法行 DSA 造影的患者，可以尝试使用超声诊断及引导。

(3) 确定双肾静脉开口的位置：滤器一般放置于肾静脉开口下缘以下的下腔静脉内，但造影时肾静脉水平或其下 4cm 的下腔静脉内存在血栓时，滤器应置放在肾静脉水平之上，特殊情况下可放置于上腔静脉内。单纯通过骨标志定位置入滤器并不可靠，而腔静脉造影与选择性肾静脉造影非常重要。

(4) 选择滤器：滤器的选择宜根据患者年龄、病程、下腔静脉形态及直径、血栓大小及游离程度而定。年轻患者和新鲜或较短的血栓推荐选用临时性或可取出滤器；长度超过 20cm 或全下肢深静脉血栓推荐选用可取出滤器或永久性滤器。

(5) 置入操作：先置入滤器输送鞘，然后将滤器经输送鞘缓缓送入，X 线透视下反复核对肾静脉位置无误后，缓缓后撤输送鞘直至滤器弹开、释放。

(6) 下腔静脉造影复查：置入滤器后，行血管造影复查观察滤器形态、有无倾斜及倾斜角度、滤器顶点与肾静脉之间的距离。对置入的可取出滤器，需仔细观察分析滤器取出钩与下腔静脉壁的距离，以距离 > 5mm 较为理想，提示取出成功率高。

（三）下腔静脉滤器取出指征及取出术

下腔静脉滤器取出的适应证包括 4 种：①临时性滤器或可取出滤器。②滤器置入后时间未超过说明书所规定的期限。③造影证实腘静脉、股静脉、髂静脉和下腔静脉内无游离漂浮的血栓和新鲜血栓，或经治疗后上述血管内血栓消失。④预防性置入滤器后，经过其他治疗已不需要滤器保护的患者。

下腔静脉滤器取出术的禁忌证包括 4 种：①永

久性滤器置入后。②可取出滤器的置入时间已超过说明书所规定的期限。③造影证实腘静脉、股静脉、髂静脉和下腔静脉内仍有游离漂浮的血栓或较多新鲜血栓。④已有肺动脉栓塞或肺动脉栓塞的高危患者（如易栓症）。

1. 下腔静脉滤器取出术

(1) 确定滤器取出途径：可取出滤器须根据滤器取出钩的位置确定是经股静脉还是经颈内静脉取出。

(2) 下腔静脉造影：临时性或可取出滤器在取出前均须行下肢静脉和下腔静脉超声或造影，评估滤器取出的风险。如下肢静脉和（或）下腔静脉内仍存在较多游离血栓，对临时性滤器而言，可适当延长滤器置入的时间，也可考虑替换成可取出滤器或永久性滤器；对可取出滤器，则可考虑放弃取出，使之成为永久性滤器。

(3) 取出滤器：对于临时性滤器，直接将与滤器相连的留置管拉出体外即可。对于可取出滤器，需经专用回收鞘、导引管、鹅颈圈套器或三叶形圈套器取出。

(4) 检查滤器：观察滤器是否完整、有无折断；检测滤器内的血栓量及性质，必要时留取标本送病理检查。

(5) 下腔静脉造影复查：取出滤器后行血管造影复查观察下腔静脉管壁是否光滑、血流是否通畅、对比剂有无滞留，评估下腔静脉壁有无损伤。

行下腔静脉滤器取出术时，须注意如下事项：①在选择滤器时，应尽量选择临时性或可取出滤器，以降低由于滤器长期置入引起下腔静脉阻塞的概率。②可取出滤器取出前行超声、CTV或造影检查，如果发现下腔静脉内仍有较多的血栓，经吸栓或碎栓、溶栓后造影仍无明显减少者，或存在致命血栓（＞10mm）时，则应放弃取出滤器的计划，以避免滤器取出术中发生致命性肺动脉栓塞。③可取出滤器置入时间如超过规定的期限，一般不宜取出，以避免取出困难、撕脱覆盖滤

器的新生内皮而导致的下腔静脉内膜损伤。④可取出滤器的取出钩如嵌顿在下腔静脉内膜内，取出滤器非常困难。术前CTV或造影评估尤为重要，必要时可做多角度下腔静脉造影。⑤任何情况下均不应强行拽出滤器，以避免下腔静脉管壁撕裂伤而导致大出血，或滤器严重变形、移位造成相关并发症。

2. 术后处理

(1) 下腔静脉滤器置入后，如无禁忌，宜进行抗凝、溶栓、机械性血栓清除等综合性治疗。一方面可缩短病程、提高治疗成功率，另一方面也可防止或减少下腔静脉滤器阻塞以及血栓后遗症的发生。

(2) 对已经发生肺动脉栓塞的患者，在置入下腔静脉滤器后，应对肺动脉栓塞进行积极治疗，以期开通肺动脉，缓解患者症状，防止肺动脉高压和肺源性心脏病的发生。

(3) 对永久性滤器置入（含可取出滤器未取出）者，如无抗凝禁忌，推荐长期口服抗凝药如华法林钠、利伐沙班等。

(4) 分别在滤器置入后1、3、6个月时各随访1次，拍摄腹部X线平片。条件允许的情况下，可在滤器置入6个月时作顺行下腔静脉造影和（或）超声检查，之后每年随访1次。随访主要观察内容为滤器形态、位置及下腔静脉血流状况。

（四）特殊情况下下腔静脉滤器常规取出术

随着可回收滤器使用增加，滤器取出成为所有治疗中心需要面对的问题。有15%的滤器常规方法无法取出，需要多种方法联合应用回收滤器，提高其回收率，减少因滤器留置而产生的并发症。对于疑难性可回收下腔静脉滤器的回收，根据患者情况采用不同方法可提高其回收率。而在肢体静脉血栓稳定后尽早取出滤器，是提高滤器的回收率的重要保证。

1. 双抓捕器法 主要针对倾斜、贴壁、部分粘连下腔静脉壁的滤器。以第一抓捕器套住滤

的任何部件或部位，调整其方向或位置，使滤器回收钩得到良好暴露，再用第二抓捕器将其抓捕进入回收鞘内，必要时可在另一静脉通道置鞘，送入第二抓捕器，抓捕回收钩，进入回收鞘。

2. **导丝联合抓捕器牵拉法**　对于伞状、支脚呈锥形放射状排布的可回收滤器，如果支脚与血管壁粘连，回收钩就容易贴壁，导致无法回收。可采用软导丝绕过支脚或滤器，经过导管的配合调整导丝使其折返，抓捕器抓住导丝远端轻拉，调整滤器位置，使滤器回正或回收钩正位，再以第二抓捕器抓捕回收钩。

3. **抓捕器联合导丝捆扎法**　某些锥形、伞形滤器贴壁或支脚粘连时，可将导管、抓捕器共同送到滤器附近，先以导丝绕过滤器，抓捕器抓住导丝后，上推导管，缓慢收束，滤器被捆扎呈束，可离开粘连处，再以第二抓捕器抓捕回收钩回收入鞘。

4. **导管法**　主要针对倾斜、血栓粘连、个别支脚戳入管壁或腰静脉的情况。常用比较硬质的弯头导管，以钩挂、推挤、牵拉、旋转等动作撬动滤器，使回收钩得以暴露，再联合抓捕器将其回收。该法对于较新鲜的局部形成的血栓或被滤器抓捕的血栓可起到碎栓的效果。术中动作要轻柔，防止加重血管损伤。

5. **其他特殊器械**　支气管钳、输尿管镜软性抓钳或胃镜活检钳也可用来取出戳入静脉壁的滤器，先经静脉通路置 12～14F 带 Y 型止血阀的长鞘，将支气管钳或活检钳经该鞘插入，接近滤器顶端或回收钩后调节方向，抓住滤器尖端或回收钩部分，将其回收钩拉正后，更换抓捕器回收入鞘。另有采用心脏活检钳的方法，原理类似，可用来取出卡在滤器中的导管、导丝。对于贴壁的滤器，还可以尝试使用 Guilding 导管或 Fustar 可调弯鞘来调整抓捕器方向，抓捕回收钩。对于滤器变形、回收钩贴壁的情况，还可尝试通过球囊扩张，挤压调整滤器形状及回收钩位置，达到抓捕目的。如鹅颈抓捕器抓捕困难，还可尝试使用三叶草抓捕器。

总之，因地制宜，根据不同中心所具备的不同条件，可以尝试使用不同介入器材组合，多种辅助性圈套技术，使滤器回收钩居中，达到抓捕回收钩，将滤器收入回收鞘的目的。

6. **开腹外科手术**　对于一些特殊的患者，必须取出滤器，但因超过取出时间、滤器部位血栓、滤器内皮化、滤器穿孔、严重贴壁等原因，无法使用介入方式取出的，不可盲目粗暴尝试，以免造成血管壁损伤。这类患者可考虑行开腹下腔静脉切开、滤器取出术（图 14-22）。术中需注意减少对下腔静脉内壁的损伤，术后抗凝 3 个月以上，以免形成血栓。

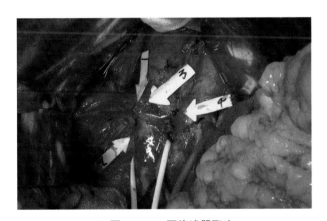

▲ **图 14-22　开腹滤器取出**

（五）下腔静脉滤器相关并发症

1. **下腔静脉阻塞**　下腔静脉滤器部位血栓形成（图 14-23）的原因一般有 2 个，其一为滤器拦截的血栓遗留在滤器中；其二由于滤器本身对血流的干扰，也有可能在滤器部位形成新的血栓。理论上，相同条件下抓捕能力越强的滤器，围绕其生成和附着的血栓就越多。一旦出现继发性下腔静脉血栓形成或大量血栓脱落至滤器，则可能导致下腔静脉回流障碍，甚至出现胸腹壁及背部浅表静脉曲张及下肢静脉曲张、水肿、色素沉着和溃疡等症状。所以，如为永久型滤器，或可回收滤器未被取出，建议长期抗凝治疗，避免滤器

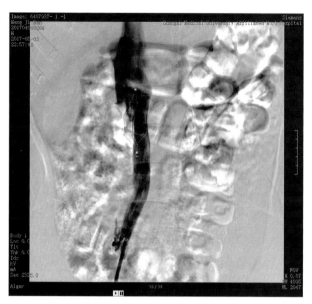

▲ 图 14-23　滤器部位血栓形成

部位血栓形成。一旦发生下腔静脉血栓，可参照下肢深静脉血栓治疗方案处理。如已接近滤器回收窗上限，可使用吸栓、碎栓、溶栓方法减少滤器内血栓至安全范围后取出，如仍有较多血栓，可考虑在原有滤器上方适当位置放置新滤器，再取出原有滤器。

2. **肺动脉栓塞复发**　下腔静脉滤器能将肺栓塞的发生率由 40% ～ 70% 降低至 2.6% ～ 5.8%，但不能完全杜绝肺栓塞的发生。其原因有两点：①可能与滤器倾斜引起滤过效果下降、滤器上方附着的血栓脱落、小于滤器网孔的栓子未能拦截、高凝状态未纠正等因素有关。②由于下腔静脉高压，导致椎旁静脉等侧支循环开放，脱落血栓可能经侧支循环进入肺部引起栓塞。坚持抗凝可减少肺栓塞复发，如发生肺动脉栓塞时，首先维持生命体征平稳，参照肺动脉栓塞治疗。

3. **滤器移位**　滤器移位常见于向头侧移位，超过 10mm 时具有临床意义，向下移位在多数情况下无临床意义；向上移位后可因影响肾静脉回流而出现肾静脉血栓，甚至出现肾衰竭等严重后果。若滤器移位到右心房或右心室，可能出现严重心律失常，甚至猝死。滤器的移位与其性能、适用腔静脉最大径有关。据文献报道，滤器移位发生率为 0.2% ～ 0.5%。滤器常规留置在肾静脉下方 0.5 ～ 1.0cm 处，这样可以避开肾静脉血流的冲击，可以减少滤器移位的发生率。如果已经发生移位，移位不造成影响的可以观察；如有可能造成并发症的，可回收滤器可通过回收装置回收，再释放，或更换合适滤器，必要时通过外科手术方法取出。

4. **滤器变形和断裂**　滤器变形和断裂临床上少见，可能与滤器结构、金属疲劳、制造工艺有关（图 14-24）。若滤器变形折断后无移位，无部件脱落，无穿破血管壁等，且无临床症状，可密切观察，必要时行介入或外科手术取出。

5. **滤器穿破下腔静脉血管壁**　滤器长时间留置于下腔静脉内，可与血管壁之间出现粘连，甚至血管壁内皮化包裹滤器接触面，同时由于腹主动脉的搏动，滤器可能穿透静脉壁（图 14-25），造成肠道、胰腺、腹主动脉损伤，从而引发腹膜后血肿等（图 14-26）。一般说来，如为慢性穿孔无须特殊处理，可以观察；如穿孔引起并发症，可以通过外科手术取出。

6. **滤器倾斜**　滤器在置入后，其轴线较 IVC 轴线倾斜＞ 15°，滤器过度倾斜后，会影响其机械性保护防止 PE 发生的功能。这也是造成滤器取出困难的常见原因之一。

理想的滤器是在预防肺栓塞的基础上，结构

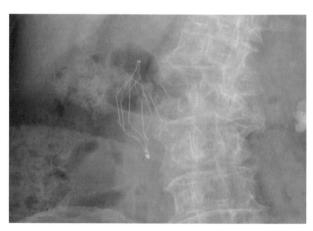

▲ 图 14-24　滤器变形

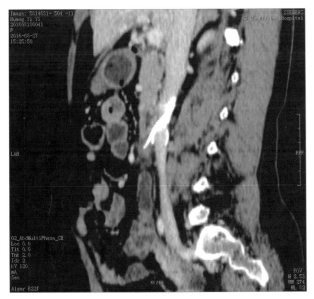

▲ 图 14-25　滤器穿破下腔静脉

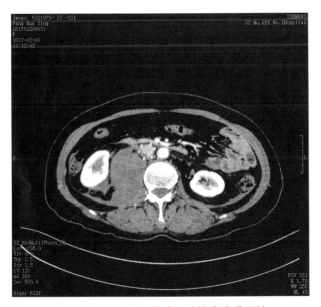

▲ 图 14-26　滤器穿破下腔静脉造成血肿

简单，稳定性、低并发症率及长期可回收性的平衡。其具备更好的防贴壁、防移位性，更方便的置入和回收功能，生物相容性好，非铁磁性，具有较好的栓子捕获能力。它释放定位准确且位置稳定，不会引起严重并发症，并且不会明显改变下腔静脉的血流动力学特征。这既可在腔静脉内保留足够长的时间并保持下腔静脉通畅，又能在置入后的任何时间内被安全取出。未来的滤器有望由某种可降解材料制成，放置之后无须回收，一定时间后能够自动降解，这样可省去回收步骤，可杜绝回收风险。

（杨　晗）

参考文献

[1] 中华医学会外科学分会血管外科学组，深静脉血栓形成的诊断和治疗指南（第三版）[J]，中国血管外科杂志（电子版），2017, 9 (4): 250-257.

[2] 中华医学会放射学分会介入学组，下腔静脉滤器置入术和取出术规范的专家共识 [J]，介入放射学杂志，2011, 20 (5): 340-344.

[3] 崔淑君，赵清华，刘青等，腔静脉滤器产品综述 [J]，中国医疗器械杂志，2016, 40 (3): 191-197.

[4] 赵珺，可回收腔静脉滤器回收的几个相关问题 [J]，中国血管外科杂志（电子版），2013, 5 (1): 17-20.

[5] Clive Kearon, Elie A. Akl, Joseph Ornelas, et al. Antithrombotic Therapy for VTE Disease CHEST Guideline and Expert Panel Report[J], CHEST, 2016, 149 (2): 315-352.

[6] 中华医学会外科学分会血管外科学组 . 腔静脉滤器临床应用指南 [J]. 中国实用外科杂志 , 2019, 39 (7): 651-654.

第 15 章　下腔静脉综合征的腔内治疗

一、下腔静脉综合征

下腔静脉综合征（inferior vena cava syndrome，IVCS）是由于下腔静脉腔内血栓形成或受邻近病变侵犯、压迫等原因引起下腔静脉部分或完全性阻塞，下腔静脉血液回流障碍而引起的一系列临床症候群。

（一）下腔静脉的解剖与病理生理学

下腔静脉在第 5 腰椎体前面由左、右髂总静脉汇合而成，沿脊柱右前方、腹主动脉右侧上行，经肝的腔静脉沟，收集肝静脉后，向上穿过膈肌腔静脉孔进入胸腔，最后在第 9 胸椎上方穿心包注入右心房。下腔静脉主要收集下肢、盆部与腹部的血液，临床将其分为 3 段：上段，位于肝静脉以上；中段，位于肝静脉与肾静脉之间；下段，位于肾静脉以下。

当下腔静脉回流发生梗阻时，会有丰富的侧支静脉网绕过梗阻部位。这些静脉网包括深静脉网和浅静脉网，深静脉系统包括奇静脉、半奇静脉、腰静脉等；浅静脉系统包括腹壁上静脉、胸外侧静脉、胸廓内静脉等。侧支循环来源于门静脉和下腔静脉自身分支血管的扩张，只有在一定的压力和容量负荷下才开放，如腰静脉、腰升静脉等。在门静脉、下腔静脉高压时，除分支血管外，原有血管还会以出芽和非出芽方式生成的新血管，称之为交通支。这些交通支沟通深浅两组静脉，在毛细血管网水平的形成过程中生成，没有明确的解剖学命名。当下腔静脉发生阻塞后，侧支循环的建立和交通支形成是极其广泛的。无论是深部或浅部的侧支循环，还是交通支，在下腔静脉阻塞时，这些侧支循环和新生的交通支具有积极的分流作用。

下腔静脉的侧支循环存在于下腔静脉与上腔静脉之间、下腔静脉与门静脉之间、下腔静脉三段之间。下腔静脉阻塞时，远侧血流可经侧支循环及交通支回流。不同位置的下腔静脉阻塞会引起相应的疾病，上段病变可引起布加综合征；中段病变可引起肾功能障碍；下段病变引起下肢及盆部血液淤滞。

下腔静脉阻塞后，远端血液可经下列途径回流：①髂外静脉→腹壁下静脉→腹壁上静脉→胸廓内静脉→头臂静脉→上腔静脉；②腰静脉→腰升静脉→奇静脉、半奇静脉→上腔静脉；③直肠静脉丛→肠系膜下静脉→门静脉→肝静脉→下腔静脉；④髂内静脉→生殖静脉→肾静脉→下腔静脉；⑤大隐静脉→腹壁浅静脉→胸外侧静脉→头臂静脉→上腔静脉。

交通支的开放与下腔静脉阻塞的缓急和部位有关，下腔静脉急性阻塞可导致大量血液淤滞在躯体下部，引起双下肢和盆腔的肿胀，严重者可出现股青肿、股白肿。如肾静脉回流受阻，可影响肾功能，出现腰痛、蛋白尿等，最终引起肾衰竭。如肝静脉回流受阻，可导致肝大、肝区疼痛。

（二）病因

1. 血栓形成是下腔静脉阻塞综合征的首要原因。多数下腔静脉阻塞主要由髂 - 股静脉血栓、盆腔深静脉血栓向下腔静脉蔓延所致，其次可由原发性下腔静脉血栓形成导致。

2. 先天性发育异常，如下腔静脉缺如、下腔静脉隔膜形成等。

3. 外在压迫腹腔脏器或腹膜后占位，如肝脏肿瘤、肝囊肿、肝脓肿等。

4. 肾癌或肝癌导致下腔静脉癌栓阻塞。

5. 下腔静脉滤器植入后所致下腔静脉阻塞。

6. 腹膜后纤维化，继发于手术后腹腔内粘连。

7. 原发于下腔静脉内的肿瘤，临床发病率低。

（三）临床表现

下腔静脉阻塞的临床表现依据病因、阻塞部位、程度、病程缓急以及侧支循环的不同而异，主要分为 3 种类型。

1. 下腔静脉下端阻塞　表现为双下肢、会阴及下腹壁水肿，活动后加重，平卧休息后缓解；逐渐出现双下肢、胸腹壁浅静脉曲张；进入慢性期后，下肢皮肤可有营养不良表现，如色素沉着、瘙痒、足靴区慢性溃疡等。

2. 下腔静脉中段阻塞　兼有下腔静脉下端阻塞及肾静脉阻塞之表现。后者常出现肾脏肿大、腰痛以及蛋白尿、全身水肿和血胆固醇及血脂增高等类似肾病综合征之体征，晚期发生肾衰竭。

3. 下腔静脉肝静脉段以上阻塞　主要为布加综合征（Budd-Chiari syndrome，BCS）的临床表现；胸腹壁静脉曲张、下肢肿胀及色素沉着、肝脾肿大、腹水、食管胃底静脉曲张、消化道出血等（在本书另外章节介绍）。

（四）诊断

对于下肢肿胀及静脉曲张同时合并胸腹壁静脉曲张者，均应怀疑下腔静脉阻塞综合征的可能。查体时应注意胸腹壁曲张静脉的血流方向，如果下腔静脉梗阻，胸腹部血流均由下向上。结合辅助检查可以明确诊断。

实验室检查可见与肝硬化、脾功能亢进、肾功能不全等相关的血常规和生化检查，对本病有一定的提示作用，同时可评价病情轻重及患者的一般情况。

双向下腔静脉造影是诊断下腔静脉阻塞综合征的可靠方法，即同时自股静脉和右颈内静脉穿刺置管至下腔静脉阻塞的远、近心端，可以显示阻塞的部位、病变长度和侧支循环等。对于符合介入治疗要求的患者可同时行介入治疗。

下腔静脉压测量可发现双下肢静脉压明显升高；当仅有下腔静脉阻塞时，上肢静脉压正常。

多普勒超声检查可以显示下腔静脉的管径，判断有无狭窄或者阻塞，阻塞的位置和范围，还可以检测肝、脾、肾脏和腹水的情况。超声检查简便、无创、准确率较高，可作为下腔静脉综合征的初步筛查和随访手段，但对检查者的技术水平要求较高。

CTV、MRV 检查可以显示下腔静脉和髂静脉、肝静脉、肾静脉阻塞的位置和范围，明确下腔静脉周围脏器的情况，有利于做出病因诊断，目前作为评估患者病情的主要检查方法。

鉴别诊断中，应与晚期血吸虫病肝硬化、缩窄性心包炎、结核性腹膜炎相鉴别。通过详细询问病史和体格检查，根据各自的临床特点不难做出诊断。确诊需要 CT、MR 或下腔静脉造影。

（五）治疗

在充分明确下腔静脉阻塞的病因、部位、程度及侧支循环的情况后，决定合适的治疗方案。治疗目的主要是消除或减轻下腔静脉阻塞所致的症状和体征，尽可能改善患者的生活质量，避免由于下腔静脉阻塞引起的严重并发症。

1. 内科治疗　内科治疗是各种治疗方案的重要基础，包括低盐饮食、利尿、营养支持等。对于处于急性期的下腔静脉血栓形成时，应在抗凝的基础上争取溶栓治疗，尽量改善躯体的静脉回流。当下腔静脉阻塞的原因为下肢静脉或盆腔深静脉血栓时，应抬高患肢，给予抗凝、祛聚治疗，防止血栓进一步蔓延，同时给予改善静脉回流药物，促进侧支循环的建立。

2. 腔内治疗　腔内技术处理血栓性下腔静脉

梗阻综合征有较高的技术成功率、症状缓解率、支架通畅率，并且手术并发症发生率较低，适合于经过药物、物理等保守治疗方法后仍存在明显下腔静脉高压症状的患者。

(1) 下腔静脉滤器置入术 + 溶栓治疗

下肢或盆腔深静脉血栓形成造成的急性下腔静脉综合征，可考虑置入下腔静脉滤器后再行溶栓治疗，以防止血栓脱落造成致死性肺动脉栓塞。

下腔静脉滤器置入术的适应证为：①存在抗凝禁忌或出现抗凝并发症者；②充分抗凝基础上仍发生肺栓塞者。相对适应证为：①髂静脉、股静脉或下腔静脉内有漂浮血栓；②急性 DVT，拟行导管接触性溶栓（catheter directed thrombolysis，CDT）、经皮机械血栓切除（percutaneous mechanical thrombectomy，PMT）或手术取栓者。

下腔静脉滤器置入过程中的要点：仔细辨认肾静脉开口，确保下腔静脉滤器位于肾静脉开口以下；对于血栓位置较高者，可选择带连接杆临时滤器，将其放置于肾静脉开口以上，以确保后期的取出。下腔静脉滤器置入后，应继续抗凝治疗，防止血栓继续蔓延。需要注意的是，需严格掌握放置下腔静脉滤器的适应证，防止不必要的滤器置入。

(2) 经皮下腔静脉球囊扩张及支架植入术

腔内治疗前，可穿刺右颈内静脉，引入造影导管至下腔静脉阻塞的上端。经股静脉穿刺插管行下腔静脉造影，明确阻塞的下端。同时可行梗阻远近端静脉测压，如为狭窄性病变，可选择合适直径球囊逐级反复扩张，以获得满意疗效。对于单纯球囊扩张效果不理想、管腔回缩明显的患者，支架植入是防止下腔静脉回缩、维持下腔静脉通畅的有效措施，而且支架植入可压迫血栓，防止血栓脱落。

由于开通下腔静脉梗阻后即刻会有大量的血液回流入右心腔，可在扩张前给予强心、利尿等药物，以减轻心脏负担。术后须密切观察患者腹部体征、生命指标、血红蛋白的变化，及胸腹壁曲张静脉、双下肢肿胀的变化情况。如果下腔静脉及髂静脉有血栓后遗症者，腔内治疗术后须有效抗凝治疗至少 6 个月；如果仅为外压性狭窄，腔内治疗后须抗凝治疗至少 3 个月。需要强调的是，治疗原发病是解除腔静脉压迫的根本。

腔静脉植入术有较高的技术成功率、较低的并发症率、优秀的临床症状改善和较高支架通畅率。对于血栓性髂腔静脉闭塞，术后可明显改善患者的生活质量。目前仍有几个方面的问题需要进一步深化认识：①术后合理的抗凝抗血小板方案；②如何改善累及腹股沟区域的复发性下肢 DVT 的支架流入血流；③支架与凝血机制及静脉管壁间的生物学相互作用的科学研究等。

(3) 其他腔内治疗方案

有学者报道，采用射频消融治疗下腔静脉慢性阻塞，随访 6 个月后效果良好，但病例数少，效果有待观察。

3. 开放手术治疗 如果腔内治疗方案失败，也可考虑应用人工血管转流的方式将梗阻远端的高压静脉血流通过旁路血管引至低压的右心房。人工血管的两端均须为正常的静脉，管腔内无血栓，管壁光滑，无附壁的陈旧血栓，通常可行下腔静脉 – 右心房、髂静脉 – 下腔静脉等转流方式。因开放手术创伤较大，术后并发症发生率较高，为提高髂静脉 – 下腔静脉转流血管的血流量，可加做临时性股动静脉内瘘，待人工血管内皮化完成时，约在术后 6 周结扎股动静脉瘘。

总之，无论选择何种治疗方案，都需要综合评估治疗获益和可能带来的风险后决定，以免给患者带来不可挽回的损害。

二、经皮髂腔静脉支架植入术

由于下腔静脉梗阻往往合并髂静脉病变，下腔静脉病变应与髂静脉病变同时处理。此部分介绍经皮髂腔静脉支架植入术治疗血栓性下腔静脉梗阻综合征的技术。

（一）适应证

对于血栓性下腔静脉梗阻，在反复发生下肢深静脉血栓、严重的 PTS 以及日常生活受限者，可考虑重建髂 - 腔静脉。一般来讲，血栓形成大于 4 周可定义为慢性血栓，4 周后血栓逐渐机化，便于进行球囊扩张成形及开通后的支架植入。对于血栓性下腔静脉梗阻，无论血栓多陈旧、形成时间多长，都可以进行重新腔内开通和管腔重建。

（二）支架选择

当前还没有 FDA 批准的用于腔静脉的支架，目前均为适应证外的应用。波科公司的 Wallstent 及自膨式的镍钛合金支架均拥有较好的临床结果及通畅率。20mm 的 Wallsten 可通过 10F 鞘，24mm 的 Wallsten 可通过 11F 鞘。由于下腔静脉阻塞时左肾静脉几乎均与奇静脉和椎旁静脉丛之间建立侧支循环，放置裸支架通常不会影响左肾静脉的回流，但是若放置覆膜支架时，应避免覆膜支架跨越肾静脉，造成肾静脉回流受阻。

（三）麻醉方式选择

全身麻醉是较为合适的麻醉方式，原因在于扩张狭窄闭塞的腔静脉及髂静脉时，患者往往疼痛较为明显，并且有时开通闭塞段需要较长时间。静脉镇静联合局部浸润麻醉也是可选择的麻醉方式。在造影时需要患者屏住呼吸往往会得到清晰的图像，局麻时需要考虑患者的配合能力，并且术前需要至少备红细胞 2U，以备可能出现的出血并发症。

（四）入路选择

多数医生应用 2 个入路，也有应用 3 个入路者。常用入路为股静脉、颈内静脉、腘静脉、大隐静脉。少数也有应用胫后静脉。在选择入路时，必须考虑潜在的风险及获益情况。与股静脉入路相比，大隐静脉入路表浅，穿刺点易于止血，但流入支架内的血流相对不足，可能增加后期支架再狭窄的风险。有建议应用胫后静脉入路者，认

为远端入路对术后患者的活动影响较小，可便于同时处理股腘静脉狭窄。在麻醉实施后，通常采用右侧颈内静脉及另一远端静脉入路（如股静脉、大隐静脉等）来进行操作。建议各入路在 B 超引导下穿刺，可提高成功率并可减少穿刺并发症。

（五）梗阻段髂 - 腔静脉再次开通

血管再次开通从外周静脉到中心静脉方向进行，注射造影剂后常可见纤细的髂 - 下腔静脉，可引导导丝前进。在颈内静脉置入 8F 血管鞘，在股静脉、大隐静脉或腘静脉应置入 6F 血管鞘，然后送入椎管和亲水导丝（笔者更倾向于采用直头加硬导丝和编织锥头导管），成功送至目标血管。数字减影造影可明确血管闭塞的程度并帮助确定髂 - 下腔静再通的途径。延迟显像有助于显示需要再通的血管。由于侧支血管的存在，难以明确静脉主干时，线样征可作为引导。通常只会有一个短的残桩显影，表明其远端静脉完全闭塞，可由此置入导丝导管开通。血管再通有时很困难，需反复尝试。导丝在看似正确的路径前进过程中经常突然停止，此时操作医师应将导丝导管退回并重新定向，可能需要从双侧下肢静脉或从闭塞段上下方向尝试开通。

（六）钝性和锐性开通技术

已有多种技术用于开通慢性腔静脉狭窄和闭塞。最直接的方法是钝性开通，医师使用导丝导管穿过闭塞病变可到达腔静脉通畅段（通过造影证实）。这种方式通过血管鞘、支持导管和导丝的配合前进通过慢性闭塞病变。此类亲水支持导管包括 Quick-Cross（Spectranetics, Colorado Springs, Colorado）、Navicross（Terumo, Shibuya, Japan）、Rubicon（Boston Scientific, Marlborough）、CXI（Cook, Bloomington, Indiana）或弯头椎管等。并且可通过另一个入路置入圈套器抓捕交换导丝，建立 through-and-through 通路；有时髂 - 腔静脉由于纤维化的坚硬组织堵塞，导管难以跟随导丝穿过闭塞病变。通过 through-and through 通路，

两端导丝以牵张技术给予足够的支撑力，以便完成导管、球囊和支架穿过闭塞病变。

钝性再通技术偶尔会失败，例如在严重纤维化和钙化病变，导丝可能无法通过，从外周和中心静脉置入的导丝在不同层面而无法进入同一管腔内。此时术者仍有机会再通，最可行的方式是通过锐性再通技术以长的穿刺针、回腔装置及圈套器等器材将隔离两侧导丝的闭塞段开通。另一种方式是在髂 - 股静脉或下腔静脉通过并行球囊（side-by-side）扩张。此操作需要 2 个球囊同时扩张以建立一个可以使导丝通过闭塞病变的共同通道，有时需借助圈套器捕获导丝。通常 6mm 直径球囊用于髂 - 股静脉，8 ~ 10mm 球囊用于下腔静脉。

如果钝性或传统锐性再通技术仍不成功，可应用 AMPLATZER 血管塞（St. Jude Medical，Saint Paul）在紧邻闭塞段近端或远端管腔通畅处部分释放展开作为三维定位装置。将穿刺针以血管栓塞为目标穿刺通过闭塞段的腔静脉，通过旋转透视确定目标被穿中。穿刺成功后可应用 0.018in 的导丝通过建立 through-and-through 通路以便牵张操作。

（七）血栓切除设备装置

有多种药物联合机械血栓切除和单纯机械血栓切除装置可用。这些装置常用于急性或亚急性血栓形成，并有助于清除慢性血栓基础上的急性血栓。使用尿激酶或阿替普酶等溶栓药物经导管溶栓时应置入标准的灌注导管，如 Unifuse（Angiodynamcs；Latham，NY），EkoSnonic 超声增强溶栓系统（EKOS；BTG；London，UK） 或 Cragg-Mcnamara（Covidien Ltd.；Dublin，Ireland）多孔灌注系统，可明显提高溶栓效率。药物联合机械血栓切除术可使用 Angiojet 吸栓系统（Boston Scientific；Marlborough，MA）和 Trellis 系统（Covidien; previously discontinued）。单纯机械血栓切除装置有 Indigo 系统（Penumbra; Alameda, CA），Arrow-Trerotola 经皮血栓切除系统（Teleflex Inc; Wayne, PA），Cleaner 15 and XT（Argon Medical; Plano, TX），以及 AngioVac 吸栓系统（Angiodynamics）。应此类装置均可用于去除急性或亚急性血栓，不同装置之间的疗效尚未有比较结果。

（八）血管重建

导丝通过闭塞静脉后，在球囊扩张成形和支架植入之前，应用血管造影或血管腔内超声检查闭塞段及其近远端静脉的完整性和邻近动脉、器官的情况；血管腔内超声可为球囊扩张和支架植入提供精确定位。定位准确后肝素化，ACT 目标值大于 230s。置入 8F 及以上血管鞘以便球囊输送，有时需用 4 ~ 6mm 球囊预扩张。应用球囊扩张成形，下腔静脉扩张至 18 ~ 20mm，髂总静脉扩张至 16mm，髂外静脉和股总静脉扩张至 14mm。在球囊扩张过程中需注意观察患者的腹部症状，疼痛较剧烈时须停止压力泵加压，需要造影检查以证实扩张血管有无破裂。预防方法为从直径较小的球囊序贯扩张。术者应注意再通的管腔内有血栓残留，因为这可能导术后血栓复发。血管腔内超声和造影可显示残余血栓，当有残余血栓或血管回缩时，需考虑植入自膨式支架，因为它具有较小的缩短，良好的顺应性和高支撑力。笔者更倾向于在下腔静脉末端植入支撑性强的支架，随后髂静脉支架以 "Kissing" 方式植入。支架植入后行静脉造影，血流通畅、管腔狭窄减轻或消失、远端侧支循环即刻消失可视为手术成功的标志。

保持足够的血流量是维持支架长期通畅的关键。特别要注意评估股总静脉、股静脉、股深静脉和腘静脉等流入道的情况，如果静脉造影显示有较大的侧支血流、支架远心端或支架内血流淤滞时，往往需要再次球囊扩张和支架植入。推荐行完整血管造影以全面评估髂 - 腔静脉情况。此外许多接受髂 - 腔静脉重建的患者，其慢性血栓向下延伸至股静脉起始处，有时可能需要在此植入支架予以压覆病变。要尽量避免在小转子水平以下的股静脉内植入支架。值得注意的是，股深静脉是髂 – 腔静脉重建后重要的流入静脉，应注意保证其血流通畅。

（九）技术问题

在开通过程中穿刺针或导丝可能穿破血管，由于静脉系统压力较低，较小的血管破口多无严重后果。自膨式支架如 conformable TAG（Gore Medical）或 Viabahn（Gore Medical，Flagstaff，Arizona）可用于封堵较大的血管破口，或暂时停止抗凝。为了防止血管破口形成血栓和支架封堵血管破口，一般情况下在闭塞开通后启动抗凝。有术者选择术前抗凝，其效果有待商榷。再通闭塞段后，静脉滴注肝素维持 ACT 在 230 ～ 300s 直到手术结束，也可监测 APTT 或抗 Xa 因子水平。

在髂动脉分叉和肾动脉附近重建髂 – 腔静脉有损伤右侧髂总动脉和肾动脉的风险，尤其在锐性开通时。在这种情况下，血管腔内超声或置入动脉造影管行间断性造影有助于定位这些动脉及辅助导丝的安全通过。锐性开通时若静脉闭塞病变部位紧邻输尿管，可在术前放置输尿管支架预防输尿管的穿通性损伤。

髂 – 腔静脉阻塞伴下腔静脉滤器阻塞的特殊患者开通困难增大，下腔静脉血栓形成或狭窄是可回收滤器的并发症之一，如果滤器可回收应争取回收，有多种回收技术可供选择；如为永久性滤器，可使用血管成形术和 18 ～ 24mm 自膨式支架跨过滤器，并使其处于重建的管腔之外，有时也可用更先进的技术取出。此外，现有数据表明，滤器取出和隔离技术与重建下腔静脉血流具有相似的远期通畅率，应根据临床情况选择最安全可行的治疗方案。

（十）并发症

髂 – 下腔静脉重建的即刻并发症相对少见，通常为血管入路相关并发症，如自限性穿刺部位血肿或出血，通常可通过加压装置或手动压迫控制。一些轻微术后疼痛或挫伤并不少见。少数情况下，继发于动脉损伤或静脉穿孔的腹膜后血肿或穿刺部位血肿可引起血流动力学不稳定，在停止抗凝的基础上应连续监测血红蛋白浓度，必要时输血。可行 CTA 检查明确诊断。如出血持续，应停用氯吡格雷和阿司匹林等抗血小板药物。通过精心的术前准备，术中测量和操作技术，支架移位或位置不良等并发症通常可以避免。支架移位是支架植入术后最常见的并发症之一，可再次植入支架桥接支架之间的空隙以降低再狭窄和支架间血栓形成的风险。

（冯　海　刘　钊）

参考文献

[1] Raju S. Treatment of iliac-caval outflow obstruction. Semin Vasc Surg, 2015 Mar, 28 (1): 47-53.

[2] Williams DM. Iliocaval Reconstruction in Chronic Deep Vein Thrombosis. Tech Vasc Interv Radiol, 2014 Jun, 17 (2):109-113.

[3] de Graaf R, de Wolf M, Sailer AM, van Laanen J, Wittens C, Jalaie H. Iliocaval Confluence Stenting for Chronic Venous Obstructions. Cardiovasc Intervent Radiol, 2015 Oct, 38 (5): 1198-1204.

[4] Neglén P, Darcey R, Olivier J, Raju S. Bilateral stenting at the iliocaval confluence. J Vasc Surg, 2010 Jun, 51 (6): 1457-1466.

[5] Amin VB, Lookstein RA. Catheter-directed interventions for acute iliocaval deep vein thrombosis. Tech Vasc Interv Radiol, 2014, 17 (2): 96-102.

[6] Mahnken AH, Thomson K, De haan M, O'sullivan GJ. CIRSE standards of practice guidelines on iliocaval stenting. Cardiovasc Intervent Radiol, 2014, 37 (4): 889-897.

[7] Rosendaal FR, Reitsma PH. Genetics of venous thrombosis. J Thromb Haemost, 2009, 7 Suppl 1: 301-304.

[8] Soosainathan A, Moore HM, Gohel MS, Davies AH. Scoring systems for the post-thrombotic syndrome. J Vasc Surg, 2013, 57 (1): 254-261.

[9] Pascarella L, Shortell CK. Medical management of venous ulcers. Semin Vasc Surg, 2015, 28 (1): 21-28.

[10] T Fatima J, AlGaby A, Bena J, et al.echnical considerations, outcomes, and durability of inferior vena cava stenting[J]. J Vasc Surg Venous Lymphat Disord, 2015, 3 (4): 380-388.

[11] Wang ZG, Zhang FJ, Meng QY, et al. Evolution of Management of Budd-Chiari syndrome[J]. ANZ surg, 2005, 75: 55-63.

[12] Alkhouli M, Morad M, Narins CR, Raza F, Bashir R. Inferior Vena Cava Thrombosis. JACC Cardiovasc Interv.

2016 Apr 11, 9 (7): 629–643.

[13] Hage AN, Srinivasa RN, Abramowitz SD, Gemmete JJ, Reddy SN, Chick JFB, Endovascular Iliocaval Stent Reconstruction for Iliocaval Thrombosis: A MultiInstitutional International Practice Pattern Survey, Annals of Vascular Surgery (2018), doi: 10.1016/j.avsg.2018.01.076.

[14] Thomas SD, Ofri A, Tang T, Englund R. Endovascular reconstruction of an interrupted inferior vena cava. Int J Surg Case Rep, 2014, 5 (2): 59–62.

[15] Van vuuren TM, Kurstjens RL, De wolf MA, Van laanen JH, Wittens CH, De graaf R. Stent extension into a single inflow vessel is a valuable option after endophlebectomy. Phlebology, 2017.

[16] Kurstjens RL, De graaf R, Barbati ME, et al. Arteriovenous fistula geometry in hybrid recanalisation of post–thrombotic venous obstruction. Phlebology, 2015, 30（1 Suppl）: 42–49.

第16章 髂静脉压迫综合征的腔内治疗

一、髂静脉压迫综合征

McMurrich 首先于 1906 年指出左髂总静脉内存在解剖结构的异常，可能会导致左髂静脉血栓形成。1956 年，May 和 Thurner 在尸体解剖中发现左髂总静脉总会被右髂动脉压迫于第 5 腰椎，在髂静脉腔内形成一种嵴状的纤维样病变，导致下肢静脉回流障碍。他们在解剖了 430 例尸体后，发现其中 22% 存在血管内膜局部增厚伴网状物或隔膜形成，这些病例中右髂动脉横越过左髂静脉，并将左髂静脉压迫于第 5 椎体。他们认为，右髂动脉的长期搏动可能导致左髂静脉内膜的慢性损伤，最后产生静脉内膜纤维化等病理改变。这种髂静脉受压的病征被称之为 May-Thurner 综合征或髂静脉压迫综合征，即指左髂静脉在汇入下腔静脉处受到从其前方跨过的右髂动脉的压迫及其搏动所产生的机械损伤作用，产生一系列左下肢静脉高压的临床症状。1965 年，Thomas 和 Cockett 系统地阐述了髂静脉受压的临床症状，并且发现绝大部分患者为左下肢受累。髂静脉的这种病变被称为髂静脉压迫综合征（iliac vein compression syndrome，IVCS）、May-Thumer 综合征或 Cockett 综合征，主要表现为下肢静脉回流障碍的一组相关症状，包括下肢深静脉血栓形成、静脉曲张、疼痛、溃疡、单侧下肢水肿等。

这种压迫可能导致左下肢深静脉血栓（deep venous thrombosis，DVT）或者非血栓性静脉高压。IVCS 有时可能没有明显症状表现，或者当其有症状时，症状和体征可能并没有特异性。它的主要临床表现是慢性下肢静脉功能不全，包括左下肢肿胀、表浅静脉曲张、静脉性溃疡、浅静脉炎、皮肤色素沉着等症状。这些症状与原发性静脉瓣膜功能不全很难鉴别。另一种表现是左下肢深静脉血栓形成，主要临床表现为突发性左下肢肿胀伴胀痛、左下肢皮肤温度升高、下腹部及大腿浅静脉代偿扩张，后期出现左下肢浅静脉曲张，小腿皮下出现硬结，皮肤色素沉着及溃疡形成，随着症状加重可能出现静脉性跛行。IVCS 患者在发生大手术、妊娠、分娩、长期卧床或某些肿瘤等深静脉血栓形成的诱因下，可诱发深静脉血栓形成。少数患者表现为双下肢肿胀，一般一侧先于另一侧，很少同步肿胀。这提示可能有下腔静脉分叉处血栓形成。少数患者首发表现为肺动脉栓塞，或伴有肺梗死。青年女性的腰骶生理弯曲度较男性大，在骨盆发育成熟后，左下肢便出现水肿，以往易被误诊为青春期淋巴水肿。因盆腔脏器充血、髂静脉及侧支静脉压力升高，女性患者可能有经期延长、月经量增多以及月经期左下肢肿胀等症状加重表现。育龄期女性，因大量盆腔静脉侧支循环建立使卵巢静脉、子宫静脉充血扩张，形成所谓宫旁组织静脉曲张症并可能伴发不孕。少数男性患者可表现为精索静脉曲张及不育。左下肢深静脉血栓形成的临床表现为左下肢血液瘀滞、肿胀及疼痛，其中少数患者可双侧受累，一般左下肢症状更明显，可伴有静脉性跛行、小腿皮肤色素沉着及溃疡形成，并且较难治愈，对患者生活质量产生较大影响。

根据国内外研究资料，下肢静脉造影的发现

率可高达 30% 左右，原因可能为随着经济水平的发展及医疗技术的提高，患者深静脉造影明显增多有关。由于静脉造影花费较大且为有创检查，以往部分患者不愿意接受造影检查更愿意采用彩超检查，而髂静脉位于腹膜后，前面有结肠覆盖，彩超检查容易受到肠道气体干扰，常不能很好发现病变段血管，从而导致漏诊。下肢深静脉造影是诊断 IVCS 的常用的检查方法，大部分患者可通过顺行深静脉造影明确诊断。如果顺行造影显示不够清晰时，可行股静脉插管造影，笔者目前均采用此类方法进行对 IVCS 的确诊。

对于 IVCS 患者一般的保守治疗对大部分患者没有明显的疗效，并且有 20%～80% 已进行保守治疗的患者后续仍可能会产生左下肢静脉曲张、水肿及下肢深静脉血栓形成等并发症。传统的开放手术治疗相对于腔内介入治疗创伤较大，并且术后并发症较多，现已基本被腔内治疗所取代。利用球囊扩张及植入支架对 IVCS 患者进行腔内介入治疗，可以明显改善症状，并且创伤小、并发症少，在临床治疗中越来越凸显出其重要地位。而对于合并急性左下肢深静脉血栓的 IVCS 患者，还可同时进行置管溶栓等介入治疗，疗效确切。

本章节的内容主要介绍髂静脉压迫综合征及其并发急性下肢深静脉血栓形成的常用腔内治疗方法，为各位临床工作者的规范化腔内治疗髂静脉压迫综合征提供帮助。

（一）病因

1. 解剖因素　双侧髂总静脉于第 5 腰椎体中下部平面的右侧汇合成下腔静脉后而上行，右髂总静脉几乎成直线与下腔静脉相连续，而左髂总静脉则自骨盆左侧横相向右侧移行，经腰骶椎前方几乎成直角汇入下腔静脉。腹主动脉则自脊柱左侧下行，于第 4 腰椎体下缘水平分为左右髂总动脉，右髂总动脉跨越左髂总静脉的前方右下走行，向骨盆右下延伸（图 16-1）。解剖上，右髂总动脉与左髂静脉的位置关系分 4 种：①正常型，指右髂总动脉越过左髂总静脉下腔静脉连接处，约占 86%；②低位型 -1，指右髂总动脉越过左髂总静脉，约占 8%；③低位型 -2，指右髂总动脉分别越过左右髂总静脉，约占 2%；④高位型，指右髂总动脉越过下腔静脉分叉处，约占 4%。左髂总静脉恰位于第 5 腰椎生理性前凸的前方，受到前后方的第 5 腰椎及前方的右髂动脉的压迫。当人体直立，腰骶部更加前倾时，更加剧压迫左髂

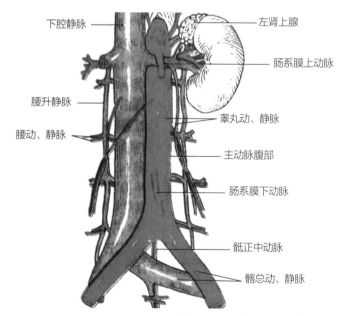
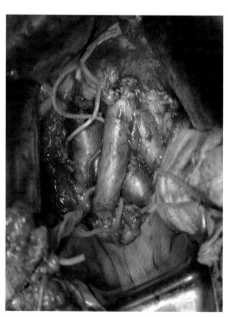

▲ 图 16-1　左髂总静脉压迫解剖示意图及实图

图中标注（左图）：
- 下腔静脉
- 腰升静脉
- 腰动、静脉
- 左肾上腺
- 肠系膜上动脉
- 睾丸动、静脉
- 主动脉腹部
- 肠系膜下动脉
- 骶正中动脉
- 髂总动、静脉

静脉；当人体处于坐位时，压迫可得以缓解或消失。另外，左髂内动脉也可骑跨在左髂总静脉或髂外静脉的前方，右侧髂内及髂外动脉也可骑跨在同名静脉的前方，并造成不同程度的压迫。这一解剖特点，对髂静脉血液回流形成一个重要的潜在的不利因素。由于血管受压，血流阻力增加，血流缓慢，血流方向不规则，使血小板有更多机会接触静脉壁，易造成局部的血栓形成，从而使血管完全闭塞，呈扁条索状。由于压迫动脉的搏动，机械性损伤产生左髂静脉内膜损伤，导致血栓形成、静脉内膜肥厚增生纤维化等病理改变。

2. 髂静脉腔内结构异常　左髂总静脉腔内常有异常结构存在，Pinsolle 等将其分为 5 类：①嵴。双侧髂总静脉连接处，呈矢状位的三角形垂直突向腔内的细小结构。②瓣。髂总静脉侧缘的类似燕窝状的结构。③粘连。静脉前后壁一定长度和宽度的融合。④桥。长条状的结构将管腔分为 2～3 个不同口径和空间方向的部分。⑤束带。隔膜样的结构，从而使管腔形成类似筛状的多孔状改变。目前对于静脉内粘连结构的产生有先天性和后天性两种解释。

(1) 先天性病理因素学说：这种静脉腔内异常结构同新生组织或炎性组织的类似粘连结构在组织学上有明显不同；其次，从胚胎发育上说，右髂总静脉完全来源于右髂主要静脉，左髂总静脉来源于双侧骶主要静脉的融合，常形成 2 个或 2 个以上的管道，静脉内异常结构来源于这些管道在发育中过程中的退化不完全。

(2) 后天性病理因素学说：关于在左髂静脉内异常结构的来源上，现更倾向于静脉壁反复受动脉搏动压迫损伤所致，损伤引起静脉内膜增厚、纤维组织增生等组织反应。其依据主要有 3 个方面。首先，这一解剖结构位置比较恒定，总是在左髂总静脉与右髂总动脉的邻接点水平；其次，动静脉之间存在致密的纤维结缔组织；最后，腔内正常的内膜、中膜组织被一些整齐的结缔组织

取代，表面覆盖一层正常的内皮细胞，这种结构与机化的血栓明显不同。

(3) 其他因素：其他因素也多与局部解剖有关，如外伤后盆腔血肿压迫、盆腔脂肪增多症、盆腔肿瘤压迫、低分叉的腹主动脉压迫、乙状结肠憩室炎引起的腰大肌脓肿压迫、左髂总静脉的平滑肌肉瘤、膀胱疾病、异位肾脏等均可导致左髂总静脉压迫综合征。

（二）病理演变

髂静脉受压综合征病理演变一般有 3 个阶段。第一阶段，单纯压迫（持续髂动脉搏动）引起髂静脉管壁损害；第二阶段，左髂总静脉损害继续发展，静脉内膜增厚、纤维组织增生，静脉内粘连带形成，需腔内治疗以解除回流障碍；第三阶段，髂静脉、股静脉及下肢深静脉血栓形成。

（三）临床表现及分型

髂静脉受压综合征临床上主要表现为患肢凹陷性水肿，久之形成下肢浅静脉曲张、皮下硬结、色素沉着，皮肤软组织淤血性改变，溃疡形成，静脉性跛行，甚至下肢深静脉血栓形成等一系列症候群（图 16-2）。分为 4 种类型：①无症状型。此型可能是靠近左髂总静脉远端骶骨和动脉压迫等引起粘连造成的，静脉压力升高不明显，多是无症状的，常因其他疾病做血管造影时发现。②下肢水肿型。本型多见，下肢静脉压较高，主要表现为左下肢凹陷性水肿和静脉曲张。③髂股静脉血栓形成型。髂静脉受压综合征最后阶段常演变为下肢深静脉血栓形成。表现为下肢肿胀伴疼痛，肢体皮肤温度升高以及下腹部和下肢浅静脉代偿性扩张。有研究发现，当髂静脉狭窄等于或大于正常静脉横径的 47.1% 时，下肢深静脉血栓形成的发生概率将大大增加。如当静脉血栓形成的诱因出现，如在大手术、妊娠分娩、肿瘤等其他一些疾病所引起的卧床情况下，将诱发血栓形成。④精索静脉曲张型。实际上左精索静脉曲张是左髂总静脉回流不畅而代偿形成的侧支之一。

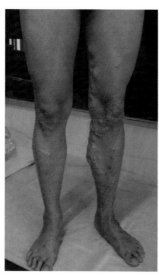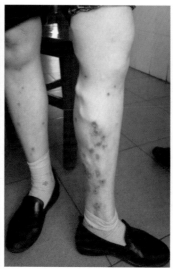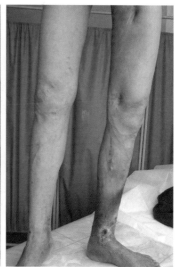

▲ 图 16-2　IVCS 合并下肢静脉曲张、湿疹、溃疡

（四）诊断及辅助检查

据文献报道，IVCS 可引起肺动脉栓塞等严重并发症，危及患者生命。值得注意的是无下肢症状的 IVCS 也会引起肺梗死，在行下肢深静脉治疗过程中，如置管溶栓、半介入取栓术等手术时，发生肺动脉栓塞的可能更大。IVCS 的早期诊断尤为重要，首选下肢深静脉造影检查。

1. 下肢深顺行造影　静脉造影一直被认为是诊断的金标准。传统足背静脉造影难以在髂静脉获得造影剂浓聚，股静脉穿刺造影能使髂静脉系统充分显影。

静脉造影能全程显示下肢深静脉回流情况，观察髂静脉及下腔静脉是否通畅，以及是否有盆腔侧支血管形成，是检测 IVCS 最可靠的方法之一。绝大部分 IVCS 患者可以通过顺行静脉造影得到明确诊断。

(1) 直接征象有 3 个方面：①左髂静脉受压段静脉横径增宽，造影剂密度呈局限性不同程度的降低，左髂总静脉汇入下腔静脉处增宽，向远心端逐渐变细，呈近端粗远端细的喇叭状外形；②髂静脉受压塌陷，导致静脉的前后壁粘连或束带形成，出现管壁强直和充盈缺损征象，缺损可呈点状、长条状或多条细条状，甚至受压段静脉完全

阻塞，形成中断现象；③髂静脉受压段明显变细，管壁强直僵硬，狭窄远端静脉则明显扩张。

(2) 间接征象：盆腔侧支循环形成。通常两侧髂静脉通过盆腔内丰富的吻合支，与骶前静脉丛、子宫静脉丛等互相沟通。这些吻合支大部分是髂内静脉的属支，当髂总静脉受压影响静脉回流时，上述吻合侧支逐渐扩张增粗，起重要代偿作用。

(3) 造影剂排空延迟现象：在造影过程中，可见侧支静脉内造影剂排空延迟现象，提示髂静脉回流不畅。如患者有典型的临床表现，而正侧位造影左髂总静脉仅表现为横径增宽或正常，侧位造影常可以发现左髂总静脉或左髂外静脉狭窄。

2. 髂静脉内压力测定　髂静脉病变上下段静脉测压是检测 IVCS 的最可靠方法之一。左髂总静脉受压后将可引起血流回流受阻，导致受压段静脉远端压力增高。静息状态下，髂静脉病变段近端和远端的压力梯度 > 2mmHg；运动时，远侧静脉压力可升高超过 3mmHg，属病理状态需要治疗。在运动时患肢远端静脉压力升高大于健侧静脉压力升高的 3 倍时，需手术治疗。静脉系统流量小、压力低，通常 2cmH$_2$O（0.196kPa）的压力梯度差足可反映出静脉狭窄或受压的血流动力学特征。在插管逆行静脉造影测压时，导管

在左髂总静脉受压段远近端压力梯度 > 2cmH$_2$O（0.196kPa）时，便具有临床意义。

3. 血管腔内超声检查（IVCS）　此项检查能够区分不同类型粘连结构的 IVCS，可以显示髂静脉受压处回声增强的血管壁，可分清髂静脉管腔被腔内强回声结构分割形成的多个管道，甚至可显示深静脉血栓形成后的病理改变，如粘连及机化的血栓残留物（图 16-3）。此外，还能测量静脉管径大小，有助于 IVCS 的确诊、充分评估病情，对选择合理的治疗方案有很大帮助。

4. 彩色多普勒超声、MRI 和 CT 检查　这些检查可显示髂静脉狭窄的程度，血管的解剖位置，如髂静脉与髂动脉的关系、髂动脉静脉与腰骶椎以及周围软组织的解剖关系，侧支血管形成情况等。此外，还能发现盆腔肿瘤或其他一些占位性病变导致压迫的原因，为确诊提供了重要的依据。赵志新等对 50 例下肢肿胀的患者行髂静脉螺旋 CT 血管造影检查，图像质量优良率为 84%。CTV 及 MRV 成像清晰，能很好显示髂静脉的形态、走向，压迫的位置、压迫程度以及侧支血管情况，三维重建图像更加直观，对 IVCS 的诊断和随访都很有价值。

（五）空气容积描记法（APG）

APG 是静脉受压综合征很好的筛选指标，患者下肢静脉最大流量在休息时正常，活动后较正常人下降，同时静脉再充盈的时间缩短，活动后静脉压较正常人升高。本方法存在较高的假阳性率，在 IVCS 的诊断中特异性低。

（六）治疗

1. 保守治疗　髂静脉压迫综合征病因是机械性梗阻所致的静脉回流不畅，对一般性保守治疗无特别效果。早期症状轻微时多通过抬高患肢、穿弹力袜等保守治疗缓解症状，并通过口服抗凝、抗血小板聚集的药物预防深静脉血栓形成，口服马栗种子提取物、七叶皂苷钠等促进静脉回流。对于髂静脉已有继发性血栓形成的患者，单纯经周围静脉抗凝、溶栓效果不理想，因为病变段髂血管周围有较多侧支血管存在，药物难以进入血栓内部，导致该段静脉血栓很难自然再通或通过药物溶解再通。

2. 传统手术治疗　髂静脉压迫综合征手术治疗目的是解除髂静脉受压，恢复患肢正常的下肢静脉回流。有学者认为，只有临床症状严重并且患者自愿接受手术才是手术适应证。而另有学者报道，左髂总静脉受压段的远近端压力差大于 0.196kPa（2cmH$_2$O），提示髂静脉受压严重有手术适应证。但实际操作中所测得的压力差和临床症状的严重程度无明显相关性，可能是由于盆腔

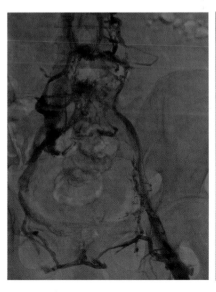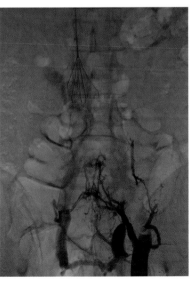

◀ 图 16-3　IVCS 合并左下肢急性深静脉血栓形成

髂静脉汇入下腔静脉处显影中断，髂内静脉吻合支大量形成，骶前静脉丛、腰升静脉显影，周围结构紊乱，左髂股静脉大量血栓

大量侧支血管的开放，减缓了压力差，同时患者检查时多处于平卧位，平卧位、平静状态下下肢血液回流量更小，不利于产生压力差。有文献报道，当下静脉造影显示髂静脉管腔狭窄大于 50%，继发性下肢深静脉血栓形成的概率明显增加时，有手术指征。传统的开放手术有 Palma-Dale 手术、衬垫减压术、髂静脉切开成形术、右髂总动脉后支吻合术、右髂总动脉移位术、髂动脉悬吊术、人工血管旁路移植术等。IVCS 的病变段髂静脉有位于其前方的髂动脉和位于其后方的腰骶椎的压迫，可能存在腔内异常纤维结构所产生的血管腔内粘连狭窄，所以单纯的粘连松解手术或纠正管腔狭窄的手术常难以获得良好的疗效。另外，因为髂静脉位于髂动脉的深面，长期处于压迫损伤，造成周围组织不同程度的炎症和粘连，加上盆腔侧支血管丰富，传统开放手术有一定的难度。为尽量减少手术过程中的组织创伤，避开病变区，后来改进为采取 Palma 手术（双股静脉间的耻骨上静脉交叉转流）。转流血管的材料多用对侧肢体的大隐静脉近心端一段或人工血管。但静脉系统是一个低流量、低压力的系统，转流血管内易形成血栓。人工血管内壁缺少抗凝功能，较自体大隐静脉更容易形成血栓。在自体大隐静脉条件尚可的情况下，尽量使用大隐静脉作为转流血管。Palma 手术的主要并发症是转流血管内的血栓形成，特别容易发生在早期。为了减少此并发症的发生，提高转流血管的通畅率，术者在具备很好的血管吻合技术及术中术后抗凝药物的应用的同时，术中转流血管远端可加做暂时性动静脉瘘以加速血管内血流速度，防止早期血栓形成。Stanse 认为动静脉瘘维持转流血管通畅的原因主要是流经转流血管的血流流速的增加，所以口径较小的瘘口便可维持转流血管的通畅，又可避免下肢因静脉压增高导致患肢肿胀。造瘘材料尽可能选用自体大隐静脉小腿段，瘘口直径 2 ～ 3mm 为宜，术后 8 周，转流血管内表面内皮化后可结扎瘘管。

3.腔内（介入）治疗 [血管腔内球囊扩张和（或）支架植入] 血管腔内（介入）治疗是近年来迅速发展起来的治疗 IVCS 的一种新治疗方法。该疗法直接作用于病变段血管，既扩张了管腔解除了腔内异常结构所引起的狭窄，必要时又可植入支架保证了静脉腔以免被动脉和腰骶骨压扁，同时还具有创伤小、恢复快、并发症少、操作简单的特点，现已成为治疗 IVCS 的首选治疗方法。该疗法分单纯球囊扩张成形术和球囊扩张加支架置入术，笔者近年来收治的一些 IVCS(按照慢性、急性期) 的腔内诊疗经验和并发症处理体会介绍如下。

二、腔内治疗髂静脉压迫综合征技术

（一）IVCS 合并下肢慢性静脉功能不全的腔内治疗

符合左下肢慢性静脉功能不全的临床表现至少具有以下表现之一：①毛细血管扩张；②静脉曲张；③水肿；④色素沉着、湿疹、皮肤脂肪硬化症；⑤愈合性或活动性静脉溃疡。

1.IVCS 的诊断标准

(1) 患者有下肢慢性静脉功能不全的临床表现。

(2) 影像学提示髂总静脉解剖形态异常且髂总静脉狭窄率 ＞ 50%。

(3) 影像学提示侧支循环形成。

(4) 静息状态下狭窄两端压力差 ＞ 2mmHg。

2.腔内治疗的技术要点

(1) 术前需要准备 0.9% 氯化钠注射液、肝素注射液、利多卡因注射液、5 ～ 7F 穿刺鞘组、0.035in 导丝、单弯导管、压力泵、球囊、支架等。

(2) 选患侧腹股沟韧带以下，股动脉搏动内侧 1cm，以改良 Seldinger 技术穿刺股总静脉，置入鞘管，造影检查，进一步明确 IVCS。通过鞘管测定远心端静脉压，然后导丝导管配合通过狭窄段，导管通过狭窄段完成近心端压力测定。

(3) 置入交换导丝，退出导管后，沿导丝放入球囊导管扩张，将球囊定位于病变段血管，压力泵注入造影剂充起球囊充气，并维持球囊充起状态 2～3min，扩张压力根据球囊大小选定。重复扩张 2～3 次，完毕后再次造影观察疗效，注意病变段血管有无弹性回缩。若无明显回缩，则不考虑支架治疗。如果再次造影发现髂静脉病变段存在弹性回缩（管腔仍狭窄 50% 及以上）或者仍有大量盆腔侧支时，选择合适支架植入（支架直径大于血管内径 10%～15%），把支架输送系统沿导丝送入，跨越髂静脉病变段，准确定位后释放支架（支架头端深入下腔静脉一般不超过 0.5cm）。支架释放后再次行血管造影，病变段血管内径接近正常，术前造影显影的盆腔侧支静脉不再显影，提示治疗效果良好，并再次测压定远、近心端压力。

(4) 术后患者平卧穿刺点加压包扎、沙袋压迫 6h，卧床 12h，下床活动后穿医用弹力袜，低分子肝素每 12h 皮下注射 6000U，5～7d 后改利伐沙班口服（术后前 3 周内 15mg，每日 2 次；3 周后 20mg，每日 1 次），连续服药结合穿弹力袜至少 3～6 个月后门诊复诊，决定是否继续用药。

3. **注意事项**　①球囊扩张时必须应用压力泵按照球囊上的标识进行扩张，标识上标明的工作压力和爆破压力。②持续给压力至工作压力，由于血管壁的回压，球囊压力会减低，应保持球囊压力至工作压至少 2～3min。③应用造影当作球囊扩张的液体，在可视的情况下进行操作。④选择球囊时，一般选择大于正常直径 10% 左右；支架直径大于血管内径 10%～15%。⑤支架头端深入下腔静脉一般不超过 0.5cm。⑥由于慢性 IVCS，病变段静脉内膜增厚、纤维组织增生，静脉内粘连带形成。如果导丝软头无法通过，可酌情试用硬头，但不宜使用暴力。如患者突然出现腰骶部或下腹部疼痛，应该警惕血管穿破出血的情况，必要时需终止手术。⑦腔内治疗后视患者

疗效（溃疡愈合、下肢坠胀感、水肿消退等）酌情二期行大隐静脉高位结扎及剥脱术。

（二）IVCS 合并急性下肢深静脉血栓形成的腔内治疗

对于无明显诱因的急性左下肢深静脉血栓形成，在排除腔内治疗及溶栓等禁忌证后，应高度怀疑左髂静脉压迫综合征的可能。有下肢深静脉造影的指征，并酌情予以溶栓、球囊扩张、支架等腔内治疗。

1. **腔内治疗的技术要点**

(1) 术前准备：0.9% 氯化钠注射液、肝素注射液、利多卡因注射液、浅静脉留置针、橡皮带、5～7F 穿刺鞘组（含钢针穿刺鞘组）、0.035in 导丝、单弯导管、多侧孔溶栓导管、压力泵、球囊、支架等。

(2) 经患肢足背浅静脉置入留置针（造影用），分别于踝上、膝下 10cm、膝上 10cm 用橡皮带阻断浅静脉（使造影剂由交通支流入深静脉），60ml 注射器经足背浅静脉留置针注入造影剂，进行下肢静脉造影。在此造影引导下以改良 Seldinger 技术穿刺小腿深静脉，置入鞘管，再置入导管、导丝。由远及近，行下肢深静脉造影检查，进一步明确 IVCS，并通过导管测定远心端静脉压，然后导丝导管配合通过狭窄段，导管通过狭窄段完成近心端压力测定（图 16-4）。

(3) 如果患者明确为 IVCS，并且导管导丝能通过狭窄部位，先酌情经对侧股静脉置入下腔静脉滤器，再选患侧腹股沟韧带以下，股动脉搏动内侧 1cm，以改良 Seldinger 技术穿刺股总静脉，置入鞘管，置入交换导丝。退出导管后，沿导丝放入球囊导管扩张，将球囊定位于病变段血管，压力泵注入造影剂充起球囊充气，并维持球囊充起状态 2～3min，扩张压力根据球囊大小选定。重复扩张 2～3 次，完毕后再次造影观察疗效，注意病变段血管有无弹性回缩。若无明显回缩，则不考虑支架治疗。如果再次造影发现髂静

157

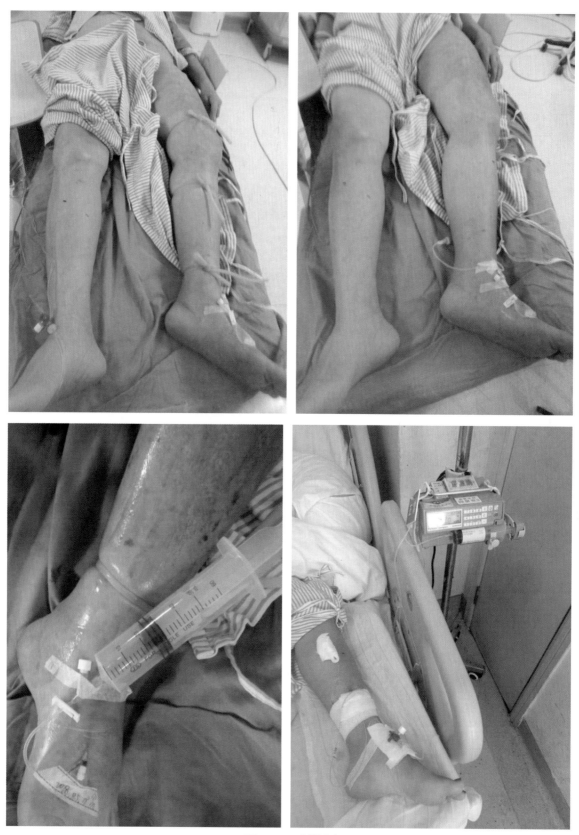

▲ 图 16-4　术前准备

患肢足背浅静脉留置针，分别于踝上、膝下 10cm、膝上 10cm 用橡皮带阻断浅静脉；60ml 注射器经足背浅静脉留置针注入造影剂，小腿深静脉置鞘成功后留置导管行置管溶栓

脉病变段存在弹性回缩（管腔仍狭窄 50% 及以上）或者仍有大量盆腔侧支时，选择合适支架植入（支架直径大于血管内径 10% ～ 15%），把支架输送系统沿导丝送入，跨越髂静脉病变段，准确定位后释放支架（支架头端深入下腔静脉一般不超过 0.5cm）。支架释放后再次行血管造影，病变段血管内径接近正常，术前造影显影的盆腔侧支静脉不再显影，提示治疗效果良好，并再次测压定远、近心端压力。撤除腹股沟穿刺导管、鞘管，保留小腿深静脉鞘管，返病房行尿激酶溶栓（50 万～ 100 万 U，每日 1 次，3 ～ 5d），溶栓期间及结束后还可反复经此鞘管行造影复查，了解血栓清除情况及近端髂静脉治疗后的短期疗效。

(4) 如果患者明确为 IVCS，但导管导丝不能通过狭窄部位，则可保留小腿深静脉鞘管，返病房行尿激酶溶栓（50 万～ 100 万 U，每日 1 次，3 ～ 5d）。溶栓期间及结束后还可反复经此鞘管行造影复查，了解血栓清除情况，并可再次尝试导管、导丝技术通过近端狭窄部位。如果此时能顺利通过病变部位（估计与溶栓后狭窄部位血栓溶解，纤维组织、粘连带变疏松有关），则可以进一步实施球扩、支架等手术，以期获得良好疗效。

(5) 术后患者平卧穿刺点加压包扎、沙袋压迫 6h，卧床 12h。血栓稳定后下床活动，穿医用弹力袜，低分子肝素每 12h 皮下注射 6000U，5 ～ 7d 后改利伐沙班口服（术后前 3 周内 15mg，每日 2 次、3 周后 20mg，每日 1 次），连续服药结合穿弹力袜至少 3 ～ 6 个月后门诊复诊，决定是否继续用药。

2. 注意事项　①下腔静脉滤器的使用：由于 IVCS 合并左下肢深静脉血栓，近端髂静脉受到压迫，血栓脱落致肺栓塞的概率并不高，所以不宜过度放置下腔静脉滤器。笔者推荐如果导管、导丝在通过髂静脉狭窄部位时感觉阻力较小，或者造影时发现近端需行球囊扩张的髂股静脉有大量血栓，则应事先置入下腔静脉滤器保护。②经小

腿深静脉穿刺鞘管留置溶栓导管，可根据血栓部位每 24h 外退 5 ～ 10cm 行下肢深静脉序贯溶栓。③球囊扩张时必须应用压力泵按照球囊上的标识进行扩张，标识上标明的工作压力和爆破压力。④持续给压力至工作压力，由于血管壁的回压，球囊压力会减低，应保持球囊压力至工作压至少 2 ～ 3min。⑤应用造影当作球囊扩张的液体，在可视的情况下进行操作。⑥选择球囊时，一般选择大于正常直径约 10%；支架直径大于血管内径 10% ～ 15%。⑦支架头端深入下腔静脉一般不超过 0.5cm。⑧由于慢性 IVCS，病变段静脉内膜增厚、纤维组织增生，静脉内粘连带形成，如果导丝软头无法通过，可酌情试用硬头，但不宜使用暴力。如患者突然出现腰骶部疼痛，应该警惕血管穿破出血的情况，必要时需终止手术。

（三）常见问题及术后并发症处理

IVCS 腔内治疗的基本操作流程如上所述，术前、术中、术后对于术者都有非常严格的要求，但是在操作过程中仍有可能出现一系列的问题。发现问题，应及时解决问题。

1. 支架植入的指征　球囊扩张完后造影观察病变段血管若无明显回缩，则不考虑支架治疗。但如果再次造影发现髂静脉病变段存在弹性回缩（管腔仍狭窄 50% 及以上）或者仍有大量盆腔侧支时，选择合适支架植入（支架直径大于血管内径 10% ～ 15%），一旦植入支架，由于静脉血流相对偏慢，应适当延长抗凝时间，推荐 1 年。应注意支架头端深入下腔静脉一般不超过 0.5cm，避免影响对侧血流。

2. 下腔静脉滤器的使用　IVCS 慢性期的腔内治疗一般不需要下腔静脉滤器保护。急性期 IVCS 合并左下肢深静脉血栓，由于近端髂静脉受到压迫，血栓脱落致肺栓塞的概率并不高，所以不宜过度放置下腔静脉滤器。笔者推荐如果导管、导丝在通过髂静脉狭窄部位时感觉阻力较小，或者造影时发现近端需行球囊扩张的髂股静脉有大量

血栓，则应事先置入下腔静脉滤器保护（图 16-5 和图 16-6）。

3. 血管破裂　IVCS 腔内治疗出现血管破裂概率较低，有可能是球囊扩张或者导丝穿破血管所致，术中造影可明确破裂的位置。可以应用球囊压迫止血。

4. 穿刺部位血肿　多在小腿穿刺深静脉时出现，多予局部压迫等处理为主。

5. 肺栓塞　合并深静脉血栓患者术前常规同患者及家属交代肺栓塞的风险，术前、术中、术后适当的应用抗凝药物，必要时予滤器保护。胸部增强 CT 可以明确诊断，发现肺栓塞后酌情溶栓、碎栓、抗凝等治疗。

6. 出血　尿激酶是最常用溶栓药物，目前国内外关于溶栓的有效方法和药物用量并无统一标准。溶栓治疗中出血是最常见的并发症，可表现为皮肤黏膜出血、消化道及泌尿道出血、穿刺处周围血肿、导管鞘或切口处渗血，最严重的是脑

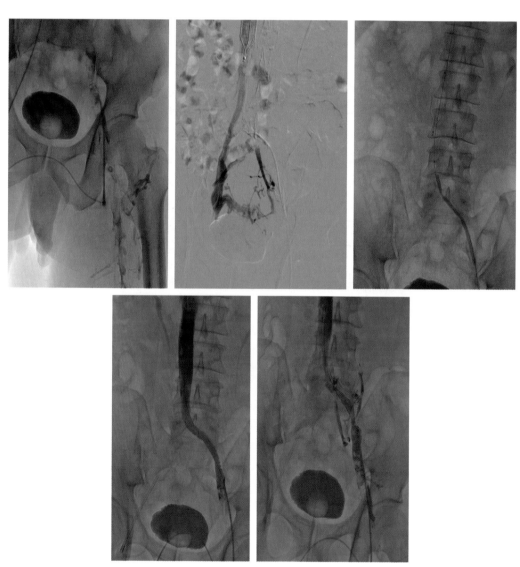

▲ 图 16-5　IVCS 合并左下肢急性深静脉血栓溶栓治疗

小腿深静脉置管成功后，造影显示髂静脉汇入下腔静脉处显影中断，髂内静脉吻合支大量形成，左髂股静脉大量血栓，导管、导丝能轻松通过压迫部位，先经右股静脉途径置入下腔静脉滤器，在滤器的保护下，行球囊扩张、支架植入术，术后髂静脉压迫解除，留置溶栓导管继续行置管溶栓

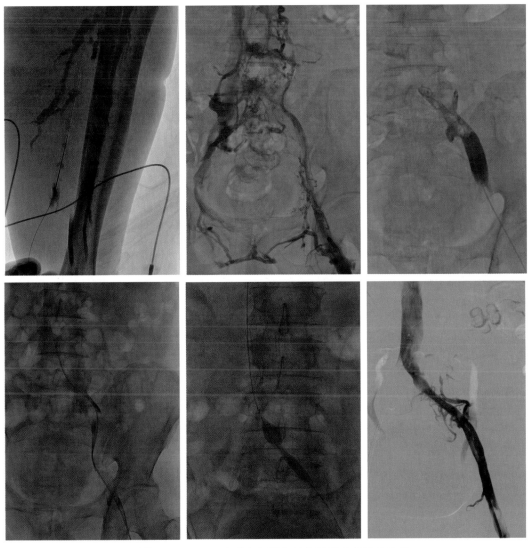

▲ 图 16-6　**IVCS 合并左下肢急性深静脉血栓溶栓治疗**

小腿深静脉置管成功后，造影显示髂静脉汇入下腔静脉处显影中断，髂内静脉吻合支大量形成，骶前静脉丛、腰升静脉显影，周围结构紊乱，左髂股静脉大量血栓，导管、导丝无法通过压迫部位，遂返病房行深静脉置管溶栓，溶栓 48h 后，再次尝试，导管、导丝成功通过压迫部位，在滤器的保护下，行球囊扩张术，术后髂静脉压迫解除，留置溶栓导管继续行置管溶栓

出血。Enden 等报道，采用 CDT 治疗过程中严重出血并发症的发生率为 3.3%。溶栓过程中采用专用的置管溶栓记录表，严密观察、记录患者生命体征、主诉，评估局部伤口及全身各器官系统的出血风险。每天监测凝血功能，维持纤维蛋白原水平（fibrinogen，FIB）＞ 1.0g/L，一旦凝血功能监测提示出血风险或者已发生出血现象，立即将尿激酶减量或停用，改用肝素盐水或生理盐水泵入维持，而出血纠正后或 FIB ＞ 1.0g/L 再次加用尿激酶或重新增加剂量。

7. **其他风险**　腔内介入治疗的其他风险包括造影剂过敏、造影剂肾病、感染、心功能不全等，发生概率较低，属于所有腔内治疗的并发症，本章节不再赘述。

总之，腔内介入治疗安全、有效，并且近、中期效果良好，是治疗 IVCS 的首选方法。对于并发急性下肢深静脉血栓者，笔者推荐经（小腿深静脉途径）导管溶栓后再行球囊扩张成形术和

161

支架植入，近、中期通畅率高，血栓清除率高，能缓解大多数患者的症状，并且安全有效。

IVCS 的诊治要点在于早期发现、早期治疗。随着对此病认识的不断加深及检测设备和手段的不断提高，如能在发生髂股静脉血栓之前得到及时诊断，并适时地纠正和治疗，可以大大减少髂股静脉血栓形成及后期并发症的发生。

由于患者身处不同人群、不同病情以及当地的治疗条件和情况，应当制订合适的诊疗方案。腔内治疗也有多种选择，从球囊扩张、支架植入到置管溶栓，同时也有学者推荐结合 AngioJet 吸栓。随着腔内介入技术的不断成熟，在未来将会有更多新技术新设备用来治疗 IVCS，可以帮助我们更好地进行早期诊断和更好地治疗 IVCS。

（李振振）

参考文献

[1] May R, Thurner J. The cause of the predominantly sinistral occurrence of thrombosis of the pelvic veins. Angiology, 1957, 8 (5): 419–421.

[2] De Bast Y, Dahin L. May–Thurner syndrome will be completed? Thromb Res, 2009, 123 (3): 498–502.

[3] 王祥魁，高涌. 左髂静脉受压综合征介入治疗的临床分析[J]. 中华全科医学，2010, 8 (3): 241–243.

[4] Shebel ND, Whalen CC. Diagnosis and management of iliac vein compression syndrome. J Vasc Nurs, 2005 Mar, 23 (1): 10–7; quiz 18–19.

[5] Heniford BT, Senler SO, Olsofka JM, Carrillo EH, Bergamini TM. May–Thurner syndrome: management by endovascular surgical techniques. Ann Vasc Surg, 1998 Sep, 12 (5): 482–486.

[6] Moudgill N, Hager E, Gonsalves C, Larson R, Lombardi J, DiMuzio P. May–Thurner syndrome: case report and review of the literature involving modern endovascular therapy. Vascular, 2009 Nov–Dec, 17 (6): 330–335.

[7] Lee KM, Park JK, Lim SH, Cho KR, Kim YH, Cheong SH. May–Thurner syndrome found incidentally after left femoral catheterization in a pediatric patient. Pediatr Blood Cancer, 2010 Dec 1, 55 (6): 1191–1194.

[8] Oguzkurt L, Ozkan U, Demirturk OS, Gur S. Endovascular treatment of phlegmasia cerulea dolens with impending venous gangrene: manual aspiration thrombectomy as the first-line thrombus removal method[J]. Cardiovasc Intervent Radiol, 2011 Dec, 34 (6): 1214–1221.

[9] Mewissen MW, Seabrook GR, Meissner MH, et al. Catheter-directed thrombolysis of lower extremity deep vein thrombosis: report of a multicenterregistry. Radiology, 1999, 211: 39–49.

[10] Wen-Sheng Lou, MD, Jian-Ping Gu, et al. Endovascular Treatment for Iliac Vein Compression Syndrome: a Comparison between the Presence and Absence of Secondary Thrombosis[J]. Korean J Radiol, 2009 Mar–Apr, 10 (2): 135–143.

[11] 张为龙，王景德. 左髂总静脉受压和静脉内粘连结构. 临床应用解剖学杂志，1984, 2 (2): 86–88.

[12] 陈世远，高涌，聂中林，卢冉. 介入联合手术治疗下肢深静脉血栓形成 [J]. 中华全科医学，2010, 8 (3): 288–289.

[13] Ahmed HK, Hagspiel KD. Intravascular ultrasonographic findings in May –Thurner syndrome（iliac vein compression syndrome）[J]. J Ultrasound Med, 2001, 20 (3): 251–256.

[14] Hurst DR, Forauer AR, Bloom JR, et al. Diagnosis and endovascular treatment of iliocaval compression syndrome[J]. J Vasc Surg, 2001, 34 (1): 106–113.

[15] Levent Oğuzkurt, Uğur Ozkan, Fahri Tercan, Zafer Koc. Ultrasonographic diagnosis of iliac vein compression（May-Thurner）syndrome[J]. Diagn Interv Radiol, 2007, 13: 152–155.

[16] 孟庆友，李晓强. 血管腔内介入治疗 Cockett 综合征. 中华普通外科杂志，2006, 21 (10): P736–738.

[17] NeguS D, Cockett FB.Femoral vein pressures in post-phlebitic illiac vein obstruction.Br J Surg, 1967, 54 (6): 522–525.

[18] Jeyabalan G, Saba S, Baril DT, et al.Bradyarrhythmias during rheolytic pharmacomechanical thrombectomy for deep vein thrombosis[J].J Endovasc Ther, 2010, 17 (3): 416–422.

第17章 血栓后遗症腔内治疗

一、血栓形成后综合征

血栓形成后综合征（post-thrombotic syndrome，PTS）是下肢深静脉血栓（deep vein thrombosis，DVT）最常见并发症。它主要表现为一组慢性静脉疾病症状和（或）体征群，症状包括患肢疼痛、沉重感、肿胀、痉挛、瘙痒、麻刺感，严重时出现行走后患肢"爆裂样"疼痛，休息后缓解，即静脉性跛行；体征表现为水肿、皮脂硬化、皮肤湿疹样改变、继发性浅静脉扩张或曲张、溃疡形成等。不同的患者会有不同的症状组合，持续性发作。即使经过标准化的抗凝治疗，DVT 患者 PTS 发生率仍高达为 20%～50%，其中 5%～10% 患者表现为严重 PTS。PTS 病理生理改变复杂多变，经过静脉阻塞、部分再通、瓣膜破坏反流，再到小腿肌肉泵功能丧失，最终导致动态静脉高压被认为是主要原因。目前研究显示 PTS 对患者生活质量影响超过了慢性肺病、糖尿病，严重者与充血性心脏病和癌症对患者生活质量影响相当。美国心脏协会发表了第一个关于 PTS 的循证指南，其关注重点是以循证为基础的预防、诊断和治疗 PTS 策略。PTS 保守疗法包括抗凝、药物治疗、弹力袜、运动疗法等单一或联合应用，而对中重度或保守治疗无效的 PTS 患者，是外科干预主要适应证，血管内再通是解除静脉血栓后梗阻的基本前提，目前采用经皮血管成形术（percutaneous angioplasty，PTA）及静脉支架植入术治疗 PTS 在国内外已被广泛认可并接受。

（一）流行病学

尽管 DVT 的一级和二级预防进展顺利，各大

3 级医院均建立了院级或区域级血栓栓塞症防治管理办公室，协同血栓栓塞症的预防、诊断和治疗，但每年仍有 1‰～3‰ 的新发 DVT 人群。经过长期随访（即 ≥ 12 个月）精心设计的前瞻性研究报告，20%～50% 的 DVT 患者出现 PTS 后遗症。在大多数情况下，有症状的 DVT 发生后几个月到几年内就会出现 PTS。然而，一些研究报告称，PTS 的累积发病率持续上升，甚至在 DVT 诊断后 10～20 年。大约 5%～10% 的患者出现严重的 PTS，可能包括静脉溃疡。研究证明，在静脉血栓形成后 10 年内发生静脉溃疡的概率大约为 5%。据预测，美国静脉血栓栓塞（以深静脉血栓栓塞为主）的成人人数将从 2006 年的 95 万增加将近一倍，到 2050 年的 182 万。因此，提高深静脉血栓的预防和治疗对于降低 PTS 的发病率至关重要。

PTS 会对生活质量产生不利影响，严重时会使患者丧失工作能力，导致患者和医疗保健系统负担加重。在加拿大一项评估 2 年期内 DVT 经济后果的研究中，每位 PTS 患者总成本为 4527 加元，比没有 PTS 的 DVT 患者高出近 50%。成本的增加主要是由于医疗保健和处方药的大量使用。美国 PTS 患者治疗的平均年成本估计为每年每名患者约 7000 美元。Caprini 等人提供了一段时间内轻、中度和重度 PTS 的成本分析，在诊断的第一年，轻中度患者的年费用为 839 美元，而随后几年为 341 美元，而重度患者的年费用为 3817 美元（所有患者都有开放性溃疡），其中开放性溃疡患者为 3295 美元，治愈性溃疡患者为 933 美元。

治疗静脉溃疡的高成本主要是由于手术、工作日损失和失业导致。据估计，美国每年因腿部溃疡损失 200 万个工作日。在评估 PTS 等慢性病的疾病负担时，生活质量是一个重要考虑因素。理想情况下，应评估普通生活质量（即总体健康状况）和疾病特异性生活质量。研究表明，与无 PTS 的 DVT 患者相比，PTS 患者的静脉疾病特异性生活质量评分较差，而且评分随 PTS 严重程度的增加而明显恶化。值得注意的是，PTS 患者的生活质量受影响程度超过了骨关节炎、心绞痛和慢性肺病等慢性疾病对患者生活质量的影响。

迄今为止，已知的 PTS 风险因素通常可分两类：DVT 诊断时明显的因素以及随访期间出现的情况。诊断 DVT 时 PTS 危险因素主要是包括患者特征性因素，如体重指数升高和肥胖会使患 PTS 的风险增加 2 倍。63 岁以上的老年人也会增加患 PTS 的风险。性别与 PTS 之间没有明显的联系，大量的研究表明男性或女性患 PTS 的风险无明显差异。妊娠后 PTS 相关风险的最新研究报告称，在生育年龄大于 33 岁是 PTS 的预测因子，吸烟也是 PTS 预测因子。原发 DVT 时血栓的范围（即大小和位置）是 PTS 风险的重要预测因子。Kahn 等指出，股或髂静脉广泛血栓形成是随后 2 年 Villalta PTS 评分较高的一个强有力的预测因素。Tick 等的一项研究报告认为，髂股静脉血栓形成与腘静脉血栓形成相比，患 PTS 的风险明显增加，这可能是因为远端静脉段血栓形成的更快速和完全的消退相关。在 Labropoulos 等的一项研究结果显示，首发 DVT 患者血栓位置与 PTS 的风险密切有关，对于急性 DVT，当髂静脉与其他静脉联合闭塞时，PTS 发生率更高，而且更严重。在妊娠相关 DVT 后的 PTS 研究中，产后的髂股静脉血栓形成是 PTS 发生的最强预测因子。

关于 DVT 治疗及随访中明显的危险因素，在许多研究中，同侧复发 DVT 被证明是 PTS 的一个重要危险因素。虽然不同研究显示其影响程度存在

一定的差异，然而，所有结果一致表明同侧复发 DVT 可预测未来的 PTS。DVT 治疗后的残余血栓形成与 PTS 发生密切相关，研究显示，残余近端血栓形成患者的 PTS 风险是无明显残留血栓患者的 1.6 倍。Comerota 等最近的一项研究表明，CDT 后残余血栓形成与 PTS 严重程度之间存在统计学上的显著相关性。这一发现强调了预防再发性深静脉血栓的重要性，并需要对旨在恢复静脉血流的治疗策略作为预防 PTS 发生的潜在手段的效用进行慎重评估。相对于残留静脉血栓对 PTS 发生的预测性，DVT 后瓣膜功能不全显示与 PTS 风险无明显相关性。但在静脉血栓形成结果的研究中，Kahn 等的一项前瞻性队列研究显示，在 DVT 诊断 1 个月后，残余静脉症状和体征的存在对随后的 PTS 具有很强的预测性。患者 1 个月时的残余症状为轻度、中度或重度；与 1 个月时没有残余症状的患者相比，经过 2 年的随访，Villata 平均得分分别高出 2、5 和 7 分。这表明 PTS 的病理生理改变可能主要发生在 DVT 后的前几周。另外 DVT 后抗凝不达标增加了 PTS 风险。在近来的一项研究中，如果患者在 DVT 治疗的前 3 个月的 INR 值在达到治疗有效标准值的 20% 以下，即无效抗凝或低水平抗凝时，患者患 PTS 的风险增加了近 2 倍。然而，抗凝持续时间似乎不影响 PTS 的风险，在一项比较 6 周和 6 个月华法林治疗的多中心试验中，两组患者的 PTS 风险相似。同样，Stain 等观察到抗凝治疗时间（< 6、6 ~ 12 或 > 12 个月）不影响 PTS 发生风险。总之，PTS 的主要危险因素包括高龄、较高的 BMI、同侧 DVT 复发、更广泛的 DVT、1 个月时更严重的症状以及不充分的抗凝治疗，特别是在 DVT 后的头几个月。

关于预测 PTS 的生物标志物目前仍在进行的研究中。最近的研究工作集中在炎症生物标志物如白细胞介素 -6、C 反应蛋白和细胞间黏附分子 -1 作为 PTS 预测因子的作用上。Shbaklo 等报道，PTS 患者的白细胞介素 -6 和细胞间黏附分

子 -1 的平均水平明显高于无 PTS 患者。Roumen Klape 等则指出，高水平的白细胞介素 -6 和 C 反应蛋白与 DVT 后 3 个月静脉流出阻力较大相关，但与临床 PTS 的相关性较弱或缺失。在最近的一项前瞻性队列研究中显示，C 反应蛋白水平＞5mg/L 是 PTS 发生的独立预测因素。在另外 2 项研究中，在 DVT 后不同时间间隔测量到持续升高的 D- 二聚体水平可预测 PTS 发生，尤其是在 DVT 后 12 个月内。

（二）病例生理

PTS 的发病机制很复杂，尚未完全确定其特征，但静脉高压似乎起着中心作用。静脉压取决于右心房和脚之间的血柱重量（静水压）。通常情况下，当一个人在仰卧位休息时，静脉压力很低，因为心脏泵送动作产生的动态压力保持血液通过动脉和静脉的运动。当一个人直立（坐着或站着）但静止时，静脉压力最高，增加到 80 ～ 90mmHg。当一个人以每小时 2.74km 的速度行走时，静脉压力逐渐降低到平均 22mmHg。腿部肌肉的收缩会增加下肢静脉回流，而腿部肌肉的收缩则由深静脉瓣膜辅助。该瓣膜在运动后将血液从远端腿部近端回流到心脏，从而防止反流并限制积聚。因此，对静脉瓣膜的任何损伤都会阻碍静脉回流到心脏，导致静脉高压，进而导致腿部疼痛和肿胀。DVT 后将经过复杂的吸收、静脉壁机化和纤维化，以及缓慢再通过程。一方面血栓块堵塞静脉管腔，尤其是近侧髂 - 股静脉闭塞，使下肢静脉血液回流障碍，最终造成下肢静脉高压；另一方面 DVT 后，管腔内的血栓块将静脉瓣膜的瓣叶推压向管壁，或包含于其中，血栓机化再通过程中产生强烈的炎性反应，局部释放许多炎性介质将瓣叶破坏，导致深静脉血液倒流，加重下肢静脉高压。此外，在 PTS 的情况下，DVT 后均将经过缓慢的再通过程，血栓再通程度与解剖部位密切相关，愈是位于近侧的血栓形成，再通的可能性愈小，髂 - 股静脉血栓形成的再通率

为 1%～ 2%。此现象与血栓引起的机体自身纤溶酶原激活，纤溶活性代偿性增强有关。人体纤溶激活包括内皮细胞和单核细胞源性两类，又可称为局部纤溶激活和系统纤溶激活。前者在 DVT 早期即可发生，但持续时间较短；后者于血栓后 1 ～ 2 周明显升高，24 ～ 36 周恢复正常。但两者在再通中的作用尚不清。一般来说，越是位于近侧的静脉血栓内源性纤溶活性越低，再通的可能性也越小。长期静脉高压使静脉壁扩张，静脉瓣膜的游离缘不能靠拢关闭，以致部分未遭血栓破坏的静脉瓣膜相对关闭不全，更进一步加重深静脉高压。

分子生物学研究发现，静脉血栓所致的局部炎性反应是 PTS 的病理和病理生理学基础。下肢静脉高压将激活白细胞在局部迁移和聚积，并释放多种炎性介质，其中以基质金属蛋白酶（MMPS）最有意义。MMPS 是一类局限于生物膜、锌依赖的可溶性肽链内切酶，主要参与组织重塑、肿瘤进展、细胞迁移、血管生成和创面修复，在胶原退化中起显著作用。现已证实，静脉血栓再通过程中的瓣膜破坏即为 MMPS 直接作用的结果。静脉高压也是小腿皮肤营养障碍及慢性静脉溃疡发生、发展和迁延不愈的高危因素。静脉高压造成毛细血管渗漏，使组织水肿和发生慢性炎性反应。包括微循环在内的静脉血淤滞，聚积大量的白细胞、红细胞、纤维蛋白原和其他一些大分子物质，渗出到组织间隙，进一步加重局部炎性反应。这些炎性反应通过增加 MMPS 的活性，导致纤维蛋白和胶原沉积在皮肤毛细血管周围，损害组织的氧和营养物质的灌注，成纤维细胞增生过度而老化，使皮肤完整性丧失，形成溃疡。此外，溃疡周围的 MMP/ 基质金属蛋白酶抑制因子（TIMP）失平衡，可破坏血管形成和抑制组织修复，使溃疡迁延不愈。Pusks 等应用彩色多普勒超声对 64 例下肢 DVT 完全闭塞的患者进行前瞻性研究，在有效抗凝治疗和下肢弹力压迫下，血栓形成后 1、3、6、12 个月随访的再通率分别为 39.7%、64.8%、82.0%、90.3%。彩色多

普勒超声检查发现再通过程有 2 种表现形式，一种为海绵状型，血栓块为多房性网格状占据静脉腔；另一种为边缘型，可见血栓附着管壁使之增厚、管腔狭窄。这 2 种方式中以后者更常见，并且再通率远高于前者，也可见混合性病变。早期静脉完全再通者几乎不出现深静脉瓣膜功能不全，如果静脉血栓在发病后 3 个月内溶解，则可维持瓣膜功能不受破坏。

二、临床表现和诊断性评估

PTS 作为一种慢性静脉疾病，病理生理改变复杂多变，它主要表现为一组慢性静脉疾病症候群，症状包括患肢疼痛、沉重感、肿胀、痉挛、瘙痒、麻刺感，严重时出现行走后患肢"爆裂样"疼痛、休息后缓解即静脉性跛行；体征包括水肿、皮脂硬化、皮肤湿疹样改变、继发性浅静脉扩张或曲张、溃疡形成等。不同的患者会有不同的症状组合，可间断或持续性发作，往往在站立或行走后加重，平卧休息后减轻。它的主要诊断依据是患者的典型临床症状和体征，以及既往 DVT 病史。如患者具有明显 PTS 临床症状但无既往 DVT 史，可以采用加压超声成像寻找 DVT 发生的证据，深静脉彩超和深静脉顺行造影可明确诊断，下肢静脉 CTV 和 MRV 可清楚显示闭塞的深静脉及其周围属支。

PTS 的诊断时机目前争论较多，有些急性 DVT 患者在其后的数月内血栓吸收再通的过程中，其症状逐渐过渡到慢性期症状，期间不存在无症状期。关于 PTS 的诊断起点有从 DVT 发病后 1 月开始诊断的，也有 3 月、6 月诊断的。但临床实际中发现，大约半数 DVT 患者急性发作 1 月后出现严重 PTS 表现者，之后的数月内 PTS 的表现减轻或消失。因此，目前主流观点认为是首发急性 DVT 后 3 个月至 2 年内。一般认为，2 年后不出现 PTS 者，就不会再发生 PTS，但部分轻度 PTS 患者可能随着时间推移，临床分级会升高。

PTS 分型有多种方法，DVT 发生于腓肠肌静脉丛，称为周围型；其次为髂股静脉，称为中央型；两者向近、远侧扩展而累及全肢时，称为混合型。当病变转为 PTS 时，则相应地称为腹股沟韧带上型、下型和混合型。这种以解剖部位进行分型的方法，对临床治疗方式尤其是外科治疗方式选择具有重要意义，自 20 世纪 60—70 年代沿用至今。

有关 PTS 诊断及临床严重程度分层有 6 种评估系统：Gins-berg 定义、Widmer 分级、Brandjes 评分、VCS 评分、CEAP 分级和 Villalta 评分。Villalta 等于 1994 年提出了专门针对 PTS 的 VS 系统，2008 年国际血栓与凝血协会科学（International Society on Thrombosis and Haemostasis，ISTH）与标准化委员会（Scientific and Standardization Committee，SSC）确定 Villalta 评分是最适合 PTS 诊断及严重程度评估的系统，具有以下优点：①该评分系统几乎包含了所有 PTS 的症状及体征，并对严重程度进行了分级；②临床使用简便，评估者之间的结果可信度较高；③医护人员经过简单的培训就可以进行较准确的评估；④不仅能够诊断 PTS，而且能够判断 PTS 的严重程度以及动态观察 PTS 的发展变化；⑤已经在多个国家经过多数临床研究证实及大量的循证医学证据表明适合于 PTS，目前有多项正在进行的有关 PTS 的 RCT 临床试验，都采用了 Villalta 评分系统。

Villalta 评分法包含了对 5 个症状（疼痛、肌肉抽筋、沉重感、感觉异常和皮肤瘙痒）和 6 个体征（胫前水肿、色素沉着、脂质硬化、皮色发红、浅静脉扩张和腓肠肌压痛）分别进行评分和综合（表 17-1）。在临床具体使用 Villalta 评分时，为了更准确使用应该注意以下要点：①在进行 Villalta 评分之前，对受试者及评估者进行必要的培训，准确认识 Villalta 评分所涉及的 5 个症状及 6 个体征，是获得客观准确评分的前提。②最好在不穿弹力袜，下午时进行评估。因弹力袜的

表 17-1　PTS 的 Villalta 评分

症　状	得　分				体　征	得　分			
	无	轻度	中度	重度		无	轻度	中度	重度
疼痛	0	1	2	3	胫前水肿	0	1	2	3
痉挛	0	1	2	3	皮脂硬化	0	1	2	3
沉重感	0	1	2	3	色素沉着	0	1	2	3
感觉异常	0	1	2	3	潮红	0	1	2	3
瘙痒	0	1	2	3	静脉扩张	0	1	2	3
					小腿挤压痛	0	1	2	3
					溃疡	有		无	

压迫治疗可能会掩盖或影响部分体征的显现，如胫前水肿及浅静脉扩张的程度可能会被低估。选择下午时间，是因为 PTS 患者症状及体征在下午或傍晚时会加重，晨起或上午会减轻或不明显。③行 Villalta 评分时要在光线好的房间内进行，避免因光线过暗而造成某些体征的误判。④评估者应同时对两条腿进行评估，以便进行左右对比。受试者和评估者在不参考既往评估结果的前提下进行评估，避免既往结果的诱导和干扰，确保 Villalta 评分结果客观真实。⑤ PTS 是一个动态发展的疾病，首次诊断 PTS 后，应定期进行复查，以便判断病变的进展情况，建议每隔 3 个月或 6 个月定期进行 PTS 评估，间隔时间要一致，这样获得的不同研究结果之间可比性就会增加。对于急性 DVT 治疗 3 个月时 Villalta 评分 < 5 分者，可每隔 3 个月或 6 个月定期进行评估直至 2 年，期间未发现 ≥ 5 分者，一般可排除 PTS 的诊断；对于 3 个月时 Villalta 评分 ≥ 5 分者，PTS 诊断以第一次评估阳性结果为准，不主张连续 2 次或多次评估后以阴性结果为准。⑥ PTS 的发生在急性 DVT 后 3 个月至 2 年内都可能出现，故在统计 PTS 发生率时，统计时间区间应在 3 个月～ 2 年之间，因此其发生率应该是一个累计发生率。

如果 DVT 后 3 个月至 2 年内影像学检查提示存在静脉反流或持续性静脉回流受阻而导致的静脉高压，但无 PTS 的相关症状及体征，则不能诊断 PTS。因此，PTS 的诊断尚没有影像学检查方面的"金标准"。如果 DVT 后存在 PTS 的临床表现，影像学检查提示静脉反流或梗阻，则可以辅助诊断 PTS。常用的无创性影像学检查包括血管彩超、顺行静脉造影、CTV、MRV；有创性检查包括血管内超声及 DSA 造影；其他检查还有运动性静脉压测定（amnulatory venous pressure，AVP）等。血管彩超是最常用的检查方法，其经济、简便易行、准确率较高，不仅能够判断反流和梗阻，还能显示 PTS 后再通血管病变类型，如海绵状型或边缘型，从而对手术治疗方式提供参考。缺点为对髂静脉检查结果存在一定假阴性，如果影像学表现不确定，对 PTS 有较高的临床怀疑，可以行血管内超声（intravenous ultrasound，IVUS）进一步评估。IVUS 能显示腔内和管壁的解剖细节，进一步确定病变位置和性质。顺行静脉造影能够很好地观察腹股沟以下部位深、浅静脉的全貌，显示反流、梗阻的部位和程度；CTA 和 MRA 能够三维清晰地显示血管狭窄情况，但不能动态观察反流情况，费用相对较高；DSA 为有创性检查，一般在介入治疗时采用。

一般而言，对于一个 PTS 术前影像学检测，

167

通畅需同时行下肢静脉超声和下肢顺行性静脉造影检查。顺行性静脉造影了解病变血管范围，重点关注髂静脉流出道和股静脉及股深静脉流入道血管情况，下肢曲张静脉范围等。血管多普勒超声检查观察病变血管的部位、范围、残存瓣膜功能情况，重点关注股总静脉、股深静脉开口和股浅静脉近端流入道血管再通的情况，如病变再通类型，血管壁厚度，以及血管腔内回声特点等，可为手术方案制定提供参考。

三、预防

预防 PTS 的最佳方法是预防 DVT 的发生，重视对 DVT 的一级及二级预防。过往的 20 余年中，国内外颁布了大量相关指南以规范 DVT 的预防，如 ACCP 指南、国内 DVT 诊断治疗指南等。在 DVT 的预防中识别器高危患者是重要的一环，DVT 的独立危险因素包括年龄、恶性肿瘤、癌症放化疗、激素治疗、DVT 病史、妊娠、肥胖、吸烟、静脉曲张、手术等，在此基础上熟知 DVT 的风险评估模型更有助于评估 DVT 风险，从而做出合适的预防措施。在 DVT 预防措施中，抗凝是其基石，但要注意评估出血和血栓形成风险，对两者进行平衡。除抗凝外，还包括抬高肢体、踝泵运动及物理预防措施，主要有弹力袜、间歇性充气加压装置等。

优化 DVT 的抗凝治疗是预防 PTS 发生的另一个重要方面。一旦发生 DVT，应尽快启动抗凝，充分有效的抗凝及足疗程抗凝非常重要。研究显示，DVT 早期 3 个月内的有效抗凝治疗是最重要的，延迟抗凝治疗超过 3 个月明显增加 PTS 发生的风险。当使用维生素 K 拮抗药抗凝时，INR < 2.0 且持续时间超过 50% 的患者发生 PTS 的风险高出有效抗凝者近 3 倍。这发生在大约 1/3 的患者身上，通常在治疗的前几周。剂量反应效应表明，在无效或低水平抗凝持续时间多时间的患者 PTS 发生率最高。足疗程而有效的抗凝治疗

能够明显减少 DVT 的反复发作，而同侧 DVT 反复发作是 PTS 最危险因素，其发生 PTS 的概率是无反复发作者的 5 ~ 10 倍。随着新一代口服抗凝药物在 DVT 防治中大量循证证据的出现，无效或低水平抗凝的现况将有望逐步改善。

另外，熟悉 PTS，尤其是严重 PTS 发生的高危因素，采取相应措施有助于预防 PTS 发生。研究显示，近端 DVT 损害了股总静脉以上侧支血管，而且其血管再通率明显低于其他 DVT，长期阻塞进一步加重了远端瓣膜的损害，后期破坏了肌泵的功能，这导致近端 DVT 患者后期动态静脉压远高于其他 DVT 患者，DVT 复发也更常见。因此近端 DVT 患者发生 PTS，尤其是严重 PTS 的发生率明显高于其他类型 DVT 患者。近期指南也开始推荐对中央型 DVT 患者采取更积极的治疗措施，如导管介导下溶栓（CDT）和药物机械性 CDT 等以预防后期严重 PTS 发生。Kahn 等报告，在 DVT 后 4 周内静脉症状和体征的严重程度对 PTS 的后续发展具有很强的预测性。除了观察到初期口服抗凝药不足会增加 PTS 的风险外，这些发现表明，在 DVT 后的前几周内进行的充分而有效治疗可能是决定长期预后的基础，可能通过倾斜生理平衡有利于内源性血栓减少，通过预防或减少对瓣膜和微循环的损害，或通过限制炎症提高预后效果。有人提出了一个有趣的假设，即口服新型抗凝药，如达比加群、利伐沙班、阿哌沙班和依多沙班，这些药物起效快，药代动力学比维生素 K 拮抗药更可预测，早期使用可能与 PTS 发病率降低有关。当然，这一假设尚未得到验证。

弹力袜等压迫治疗一度被认为能明显预防 PTS 发生，并且在早期指南中受到推荐，但最新的 ACCP 指南中已经取消了该推荐。新的 AHA 关于 PTS 的诊断治疗指南中认为，虽然应用弹力袜等加压装置预防 PTS 的有效性尚不确定，但在中央型 DVT 的患者中，应用弹力加压治疗是合理的，可以减少症状性肿胀，其推荐级别 ⅡB 级，

证据为 A 级。

四、治疗

（一）保守治疗

PTS 保守治疗主要包括压力支持治疗、药物治疗和运动锻炼治疗。已有许多基于压迫的治疗方法被用于 PTS 患者，目的是减轻症状（尤其是肢体肿胀）和改善日常生活，但很少有关 PTS 治疗有效性的对照研究。一些患者描述了使用加压法治疗后症状得到改善，但是目前报道的相关研究被认为方法上有局限性和统计上存在不精确性。因在加压法治疗 PTS 的有效性上存在争论，这是目前各大指南对加压法治疗谨慎推荐的原因。一般认为两种情况下可以考虑使用分级加压弹力袜和间歇充气压力治疗 PTS，一种情况是无明显禁忌证，如动脉功能不全的情况下；另一种是对于中重度 PTS 且出现明显水肿的患者，可以考虑使用间歇充气压力治疗。目前有 4 个随机试验被用来评价药物治疗 PTS 的有效性，被评价的药物包括芦丁、去纤维蛋白多核苷酸及地奥司明片。总体而言，支持使用静脉活性药物治疗 PTS 的研究证据质量较低，所有的研究都存在高度的不一致性和不精确性。目前多推荐使用辅助药物，如七叶皂苷类、地奥司明和去纤维蛋白多核苷酸等药物治疗以减少毛细血管通透性，但药物治疗 PTS 的安全性和有效性尚不确定。基于 PTS 活动后静脉高压的病例生理基础，许多医生对患者运动多存在谨慎态度。事实上，许多 PTS 患者报告运动症状有所改善，这可能与小腿肌肉功能改善和肢体静脉血排出有关。有两项小型试验也评估了运动对 PTS 患者的潜在益处。在一项对 30 名慢性静脉功能不全患者（一半患者曾有过 DVT）的研究中，6 个月的腿部肌肉强化运动计划与改善的小腿肌肉泵功能和动态小腿肌肉力量有关。在加拿大的一项两中心试点研究中，42 名 PTS 患者被随机分为 6 个月的运动训练组和对照组。研究显示运动训练与 PTS 严重程度、生活质量、腿部力量和腿部灵活性的改善密切相关，并且无不良事件。因此，尽管运动训练在预防或治疗 PTS 方面的作用尚未明确，但现有数据表明运动不会对 DVT 和 PTS 患者造成伤害，反而可能对其有益。如可耐受，患者可考虑在医生监督下进行为期至少 6 个月的腿部力量训练和有氧运动。

（二）传统手术治疗

对于轻中度患者，保守治疗能明显改善患者症状体征，提高生活质量。但是对于中重度或者保守治疗无效的患者，积极手术干预成为一种重要的选择。自从 20 世纪 50 年代首先使用外科方式治疗 PTS 以来，各种解决静脉阻塞和改善静脉反流的术式开始在临床上应用。但是由于对 PTS 定义和分级标准的模糊，DVT 后期病例生理过程复杂多变，并且缺乏高质量的随机对照研究，对 PTS 的外科治疗及术式的选择存在广泛争论。这些手术主要包括 4 类：①纠正深静脉反流手术，主要瓣膜修复术和瓣膜替代术；② PTS 后静脉阻塞重建手术，主要是各种旁路转流术，包括原位大隐静脉至腘静脉转流术（Husni 手术）、自体静脉旁路术和人工血管旁路术；③交通支结扎术和曲张浅静脉剥除术；④外科对下肢静脉溃疡的处理等。另外 2004 年 Puggioni 采用静脉内膜剥脱术重建深静脉通畅性并取得良好疗效，他们通过纵行切开再通的髂 - 股 - 腘静脉剥除静脉内所有瘢痕组织和再通的纤维小梁，从而扩大管腔，恢复通畅性，并根据血管情况进行相应瓣膜重建，术后 1 年随访通畅性 70%，显示较好效果。

对于传统上各种解决静脉阻塞和改善静脉反流的术式，尤其是病变广泛者，手术创伤大，术后效果不确定，单个瓣膜修复手术，术后 1 年 30% 患者瓣膜功能减退，而且术后症状和溃疡复发率高。DVT 后期病例生理过程复杂多变，目前缺乏高质量的随机对照研究，一直存在广泛争论。腔内技术及治疗理念的发展及静脉专用耗材研发，给 PTS 治疗带来了全新的视野。

（三）腔内治疗

1. 手术指征　介入治疗和外科治疗一样，只能改善症状，不能逆转已造成的静脉病理改变，因此对轻、中度 PTS 患者的干预治疗应综合患者年龄、病变范围、流入道情况等各项因素，慎重决定。如果已经有髂内静脉、腰静脉或腹壁静脉等大量侧支开放的轻、中度混合型 PTS 者，考虑到腔内开通髂股静脉的费用和长期通畅性，应慎重考虑。一般而言，腔内手术治疗指征包括以下几个方面：①下肢深静脉血栓形成病史＞ 3 个月，慢性静脉功能不全症状明显，并经保守治疗无明显好转；②影像学证据证实患者存在髂 - 腔静脉或髂 - 股静脉闭塞或再通后改变，即混合型或中央型 DVT 继发的 PTS；③静脉流入道通畅，对髂股静脉来说大隐静脉、股浅静脉或股深静脉均可以视为流入道。但造影剂严重过敏，存在抗凝禁忌，恶性肿瘤等预期寿命小于 1 年，或严重脏器功能不全，尤其是肝肾功能不全者是手术禁忌。由于 PTS 患者一般均较为年轻，预期寿命较长，而目前静脉支架植入后长期通畅率受限，而一旦支架再狭窄闭塞，患者症状多会加重，并且再次处理困难，因此腔内治疗要慎重选择。

2. 治疗前评估　除了术前常规评估外，考虑到 PTS 腔内治疗特殊性，术前应该对 PTS 病情相关因素进行全面评估，具体包括以下内容：病变严重程度及对生活质量影响；保守治疗相关病史；髂静脉、股静脉、腘静脉及下腔静脉通畅情况；大隐静脉、股深静脉通畅情况；急性 DVT 复发情况。如果病变累及股总静脉和股浅静脉，还要开始静脉内血管壁情况及血管腔内病理生理情况，尤其是股深静脉和大隐静脉开口，以及股浅静脉近端。所有患者均应该进行 Villalta 评分，了解病变严重程度，同时行静脉造影和静脉超声检查，了解病变范围、流入道和流出道情况及病变段血管病理生理情况，为治疗方案选择提供参考。

3. 腔内治疗方法　PTS 患者静脉阻塞性病变分为 3 种类型，①髂总静脉孤立性病变；②病变累及髂总静脉和髂外静脉；③除髂静脉受累外，股静脉、股深静脉也常受累。随着支架成形术在动脉闭塞性疾病中广泛应用和适合静脉系统使用器械的开发，近年来该技术也开始应用于治疗下肢静脉疾病以改善流出道狭窄和闭塞，尤其对于前两种类型病变，通常首选经皮腔内球囊扩张支架植入术，长期效果显著。目前，研究显示，腔内治疗技术成功率为 90%～ 98%，术后 1～ 4 年一期通畅率为 50%～ 83%，5 年的二期通畅率为 93%。而对于第三种病变，除了行髂股静脉球囊扩张支架植入疏通流出道外，为了增加长期通畅性，常需对流入道进行再通处理增加血流量，防止开通的髂股静脉术后血栓形成闭塞。

(1) 髂股静脉球囊扩张支架植入：根据病变范围选择入路，通常当病变仅为髂静脉时选择病变同侧股总静脉入路，而累及髂股静脉的病变则常以腘静脉作为穿刺入路。在成功穿刺成功后常规肝素化（可采用首剂量 5000U 静脉推注或先推注 80U/kg，后每小时追加 1000U）。DSA 造影确认病变情况，单弯导管（必要时可选用支撑更强导管）配合泥鳅导丝、stiff 导丝或者 0.018in 导丝通过病变段。导丝可呈襻状向前推进，从阻力最薄弱处突破，通过闭塞段。PTS 后闭塞髂静脉多为纤维样闭塞，导丝通过较动脉闭塞不确定性更明显，因此在行进过程中可能引起管壁穿孔。如果发现少量造影剂外渗仍可继续手术，此时旋转导管，调整导丝方向，结合髂静脉正常解剖或参照对侧髂静脉走向，尝试其他通道通过病变段。若有大量造影剂外渗时需终止手术，可以在 2 周后再次尝试。在导丝成功通过后，如果对导丝通过路径还存在疑惑，可多角度投射或行三维 DSA 造影确认。在确认导丝导管位于下腔静脉真腔后，使用球囊依次扩张（直径 6～ 14mm）病变部位，扩张时注意患者疼痛情况，避免撕裂髂静脉。由于 PTS 病变性质，单纯球囊扩张效果差，一般需要行支架植入，可根据病变长度和部位，选择一个或多个支架确保完全覆盖病变。支架植入时，确保完全覆盖病变部位，尽量不覆盖对侧髂静脉，以避免后期形成对侧髂静脉血栓（发生率 15%）。一般近端可选择定位较好的激光雕刻自膨支架；远端尤其是近关节时，可选择编织静脉支架（如 Wallstent 等）。支架释放后使用相应直径球囊后扩，最终保证血流通畅并且病变血管残余狭窄 < 30%（图 17-1）。可通过侧支循环消失情况判断髂股静脉开通情况，必要时进行检查，确保残留病变完全被处理。

（2）髂股静脉球囊扩张支架植入联合股静脉内膜剥脱：对于第三类病变患者，由于病变累及髂静脉、股静脉甚至大隐静脉和股深静脉开口，而且跨过髋关节，完全支架植入存在广泛争论。因为单纯跨膝关节支架植入，术后支架打折、压瘪风险明显增大，会显著影响其长期通畅性，另外对于受累的股深静脉和大隐静脉开口未做处理，甚至加重其病变，不利于流入道改善，也影响长期通畅性及症状改善。2004 年 Puggioni 采用静脉内膜剥脱术重建深静脉通畅性并取得良好疗效（图 17-2）。他们通过纵行切开再通的髂-股-腘静脉，剥除静脉内瘢痕组织和再通的纤维小梁，从而扩大管腔，恢复通畅性，术后 1 年随访通畅性 70%，显示较好效果。近年来临床上开始采用

静脉内膜剥脱联合腔内技术治疗该类病变，为其治疗提供了新的思路。

患侧腹股沟纵向长约 10cm 切口，常规暴露股总静脉、股深静脉及股浅静脉远端 3 ～ 4cm，其中股深静脉开口受累者，解剖股深静脉至通畅段；股浅静脉近端受累者，解剖至通畅段。注意保护主要汇入属支和大隐静脉，同时注意多支股深静脉存在分别套带术中阻断的可能。分别阻断股总静脉、股深静脉、股浅静脉和各主要属支静脉。纵向切开静脉前壁，充分暴露病变段股静脉和股深静脉开口，先小心剪除血管内再通后纤维小梁组织，扩大管腔，剥除明显增生的纤维瘢痕组织，解除管腔内狭窄，同时确保股深静脉通畅，尤其在股浅静脉流入道不理想时更为重要。术中尽可能做到剥除后的内腔面光滑，防止围术期血栓形成。缝合血管前，松开远端阻断钳，观察流入道血流。如果流入道血流不够，再向远端扩大剥除面积（图 17-1，图 17-2）；如果流入道不理想，可行暂时动静脉瘘以增加流入道血流。血流通畅后取 3mm 左右大隐静脉属支与股动脉行端侧缝合，3 个月后再关闭动静脉瘘。静脉内膜剥脱后，缝合血管壁，直视下穿刺开通后的股静脉远端，置入 7F 血管鞘，同前所述行髂股静脉球囊扩张支架植入。注意支架近端完全覆盖病变，同时确保对侧髂静脉不受明显影响，远端深入内膜剥脱的股静脉内 1cm。

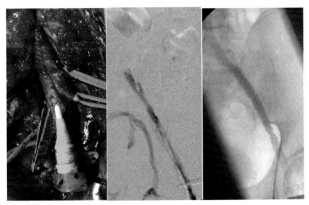

▲ 图 17-1　髂股静脉球囊扩张支架植入

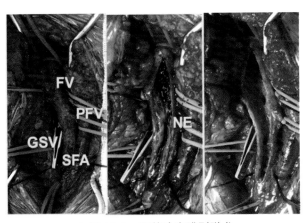

▲ 图 17-2　股静脉内膜剥脱术

4.围术期处理及术后随访　术后密切关注切口出血、血肿、淋巴漏等外，抗栓治疗是围术期需要特别注意的事项。单纯球囊扩张支架植入术，术后抗栓治疗方案目前比较一致，术后低分子肝素抗凝，随后桥接口服抗凝＞6个月，每个月评估出血风险。而对于杂交手术患者抗栓方案，目前争论很多，国外多主张术前低分子肝素抗凝，术后给予抗凝（术后低分子肝素，出院后改为口服抗凝药）联合应用双联抗血小板药物3个月，3个月后评估出血风险及术后病变血管情况综合考虑挑战抗栓方案。若病变血管通畅，无明显狭窄和血栓形成，可降低抗栓强度，否则行急性原方案抗栓治疗。若出血风险较大，也降低抗栓治疗强度。考虑到抗凝联合双联抗血小板患者高出血风险，近年来我们开始尝试行抗凝加单抗血小板3个月后，改为单独抗凝治疗的抗栓方案，在降低出血风险同时，未明显增加静脉血栓闭塞风险，但局限于病例数和非对照性研究，该方案需进一步证实。所有手术均应该密切随访，术后1个月、3个月、6个月、每年均应该门诊随访下肢静脉超声检查，早期发现病变血管再狭窄或闭塞，早期再处理，以增加其长期通畅性。

（焦元勇　熊企秋）

参考文献

[1] Kahn SR.How I treat postthrombotic syndrome[J].Blood, 2009, 114 (21): 4624-4631.

[2] Kahn SR, Shrier I, Julian JA, et al. Determinants and time course of the postthrombotic syndrome after acute deep venous thrombosis[J].Ann Intern Med, 2008, 149 (10): 698-707.

[3] Kahn SR1, Galanaud JP, Vedantham S, et al. Guidance for the prevention and treatment of the post-thrombotic syndrome. J Thromb Thrombolysis, 2016, 41 (1): 144-153.

[4] Guanella R, Ducruet T, Johri M, et al. Economic burden and cost determinants of deep vein thrombosis during 2 years following diagnosis: a prospective evaluation.J Thromb Haemost, 2011, 9:2397-2405.

[5] Caprini JA, Botteman MF, Stephens JM, et al. Economic burden of long-term complications of deep vein thrombosis after total hip replacement surgery in the United States.Value Health, 2003, 6:59-74.

[6] Tick LW, Kramer MH, Rosendaal FR, et al. Risk factors for post-thrombotic syndrome in patients with a first deep venous thrombosis. J Thromb Haemost, 2008, 6:2075-2081.

[7] Labropoulos N, Waggoner T, Sammis W, et al. The effect of venous thrombus location and extent on the development of post-thrombotic signs and symptoms. J Vasc Surg, 2008, 48:407-412.

[8] Comerota AJ, Grewal N, Martinez JT, et al. Postthrombotic morbidity correlates with residual thrombus following catheter-directed thrombolysis for iliofemoral deep vein thrombosis. J Vasc Surg, 2012, 55:768-773.

[9] Chitsike RS, Rodger MA, Kovacs MJ, et al. Risk of post-thrombotic syndrome after subtherapeutic warfarin anticoagulation for a first unprovoked deep vein thrombosis: results from the REVERSE study.J Thromb Haemost, 2012, 10:2039-2044.

[10] Stain M, Schonauer V, Minar E, et al. The post-thrombotic syndrome: risk factors and impact on the course of thrombotic disease.J Thromb Haemost, 2005, 3:2671-2676.

[11] Shbaklo H, Holcroft CA, Kahn SR. Levels of inflammatory markers and the development of the post thrombotic syndrome. Thromb Haemost, 2009, 101:505-512.

[12] Roumen-Klappe EM, Janssen MC, van Rossum J, et al. Inflammation in deep vein thrombosis and the development of post-thrombotic syndrome: a prospective study.J Thromb Haemost, 2009, 7:582-587.

[13] Puskás A, Balogh Z, H adadi L, et al. Spontaneous recanalization in deep venous thrombosis: a prospective duplex ultrasound study .Int Angiol, 2007, 26 (1): 53-63.

[14] 黄新天. 深静脉血栓形成后综合征的研究现状 . 上海医学 , 2009, 32 (8): 665-668.

[15] Padberg FT, Johnston MV, Sisto SA. Structured exercise improves calf muscle pump function in chronic venous insufficiency: a randomized trial.J Vasc Surg, 2004, 39:79-87.

[16] Kahn SR, Shrier I, Shapiro S, et al. Six-month exercise training program to treat post-thrombotic syndrome: a randomized controlled two-centre trial.CMAJ, 2011, 183:37-44.

[17] Pellerin O, Baudin G, di Primio M, et al.Endovascular treatment for post-thrombotic syndrome. Two case studies and a literature review. Diagn Interv Imaging, 2012, 93 (5): 380-385.

[18] Hartung O, Loundou AD, Barthelemy P, et al. Endovascular management of chronic disabling ilio-caval obstructive lesions: long-term results. Eur J Vasc Endovasc Surg, 2009, 38 (1): 118-124.

[19] Puggioni A, Kistner RL, Eklof B, et al. Surgical disobliteration of postthrombotic deep veins-endophlebectomy-is feasible. J Vasc Surg, 2004, 39 (5): 1048-1052.

[20] 焦元勇, 章希炜, 邹君杰, 等 . 股静脉内膜剥脱联合介入手术在中重度血栓后综合征中的应用 . 中华血管外科杂志 , 2016, 1 (1): 33-36.

第18章　盆腔静脉功能不全的诊断与治疗

盆腔静脉功能不全（pelvic vein incompetence，PVI）是下肢静脉功能不全（lower limb vein incompetence，LLVI）中的一部分，由于累及身体深部的盆腔区域而且解剖、病理生理复杂，其症状和临床表现并未被充分认识。PVI 最早于 1850 年开始被学者认识，在 1949 年 Taylor 发表的文章中，他认为 PVI 可能与盆腔疼痛、性交疼痛、月经紊乱有关。之后的数十年内，学者们逐渐发现 PVI 是盆腔淤积症（pelvic congestion syndrome，PCS）的主要病理基础，而且 30% ～ 40% 的盆腔慢性疼痛（chronic pelvic pain，CPP）与 PVI 相关。CPP 在美国 18—50 岁妇女中的患病率约为 15%，在全世界的患病率可能更高。除了对身体带来痛苦以外，CPP 也给患者带来了巨大的心理负担并且使其生活质量大大下降。除了 CPP 以外，PVI 还有大量伴随的临床症状，容易与其他疾病混淆，诊断、治疗 PVI 的直接、间接成本隐匿但却高昂。由于相关文献和宣传报道不多，医患双方认识都不足，PVI 诊断准确率不高，患者常常辗转于多个科室，而不能及时得到明确诊断和正确治疗，本章节将就此疾病进行阐述。

（一）解剖

1. 分组和属支　盆腔静脉由髂静脉系统、会阴静脉系统和其他静脉系统组成。髂静脉系统包括下腔静脉、髂总静脉、髂外静脉和髂内静脉等；会阴静脉系统包括卵巢静脉 / 精索静脉以及子宫静脉、阴道静脉等；其他静脉系统包括腰升静脉、奇静脉或半奇静脉、椎旁静脉丛和腹壁静脉丛等。

（1）髂静脉系统分为髂总静脉、髂外静脉和髂内静脉。髂总静脉主要收集髂外、髂内静脉血流，同时还包括髂腰静脉、腰升静脉、骶正中静脉等属支；髂外静脉是股总静脉的延续，同时还包括旋髂深静脉、腹壁下静脉等属支；髂内静脉属支分为 3 组：第一组包括臀上静脉、臀下静脉（三组臀肌穿通静脉）、阴部内静脉、闭孔静脉；第二组包括骶外侧静脉、骶静脉丛；第三组包括直肠内外静脉丛、阴道静脉丛、子宫静脉丛（子宫静脉、子宫阔韧带内静脉、圆韧带静脉）、膀胱静脉丛、阴部静脉丛（包括阴蒂 / 阴茎静脉、前列腺静脉、外阴静脉）。

（2）会阴静脉属支分为会阴深静脉、会阴浅静脉、性腺静脉（睾丸精索静脉 / 卵巢静脉）。

2. 回流途径和交通静脉

（1）盆腔血流的主要回流途径包括股静脉 - 髂外静脉 - 髂总静脉 - 下腔静脉（收集下肢回心血流）、髂内静脉 - 髂总静脉 - 下腔静脉（收集臀部、盆壁、会阴回心血流）以及性腺静脉（- 肾静脉）- 下腔静脉（收集生殖器官、盆底回心血流）。其他回流途径还有骶外侧静脉 - 髂腰静脉 - 腰静脉 - 腰升静脉 - 奇静脉 / 半奇静脉途径、骶前静脉丛 - 骶正中静脉 - 下腔静脉途径等。

（2）股静脉 - 髂外静脉 - 髂总静脉 - 下腔静脉途径和髂内静脉 - 髂总静脉 - 下腔静脉途径在腹股沟区、闭孔、臀部有交通静脉；股静脉 - 髂外静脉 - 髂总静脉 - 下腔静脉途径和卵巢静脉 - 下腔静脉途径在盆底、外阴有交通静脉；髂内静脉 - 髂总静脉 - 下腔静脉途径和卵巢静脉 - 下腔静脉途径在盆底、生殖器官有交通静脉。交通静脉（包括阴部静脉、坐骨静脉、臀部穿通静脉等）正常状态下并不扩张，很少被发现，但在阻塞或反流引起的静脉压力升高时，交通静脉可能扩张，而后发生反流，转变为逃逸点（escape point，EP）。

(3) Kachlik 总结盆腔 EP，共有 4 个：P 点，位于会阴部会阴静脉穿行处，连接阴部的内部和外部静脉系统。I 点，位于浅表腹股沟环，圆韧带静脉和腹壁浅静脉吻合处，连接子宫、性腺静脉系统和外阴部静脉。O 点，位于闭孔环，连接大腿内侧肌间静脉和髂内静脉。G 点，位于臀部后外侧，连接坐骨静脉和臀下静脉（进入梨状肌之前），分为上 G 点和下 G 点，上 G 点位于臀部中部，通常与累及小隐静脉的先天性血管畸形有关；下 G 点位于臀肌下方的皱褶区域，通常为坐骨神经的回流静脉。

（二）发病机制

PVI 的早期认识来自于临床观察发现卵巢静脉、髂内静脉及相关盆腔静脉属支的扩张、功能失调、反流。尝试性结扎 / 栓塞卵巢静脉后获得临床症状的缓解，治疗效果支持盆腔静脉病理性改变是盆腔症状病因的推论。

1. 病理因素

(1) 静脉功能不全。先天性或者后天性因素导致的卵巢静脉、髂内静脉、盆腔静脉功能不全是最常见的影像学发现，表现为该区域静脉扩张和淤血。可能是解剖结构的原因，左侧性腺静脉病理性改变的发生概率比右侧高得多。

(2) 妊娠。妊娠会加重 PVI。妊娠期间，子宫静脉的血流增加，回流静脉（髂内静脉 - 髂总静脉途径）受阻，这些淤积的静脉血流也会加重盆腔刺激症状。

(3) 雌激素。雌激素在盆腔静脉疾病的发病机制中起重要作用，可以引起静脉扩张。绝经后妇女较少出现 CPP 症状，这可能与雌激素水平下降有关。

(4) 静脉压迫和 EPs。肾静脉压迫导致的胡桃夹综合征（nutcracker syndrome，NCS）和髂总静脉压迫导致的髂静脉压迫综合征（iliac venous compression syndrome，IVCS）造成相应的性腺静脉、髂内静脉的回流障碍、扩张、反流。两者以及盆腔静脉的 EPs，这些梗阻或反流因素使得盆腔静脉的血流情况恶化，加重症状。

2. 分型

Greiner 将 PVI 的病理过程分为 3 种，有助于指导临床治疗。

(1) 反流异常。盆腔静脉功能异常，没有阻塞因素。常见原因包括先天性或者后天性瓣膜功能不全、瓣膜缺失或损坏、静脉畸形。

(2) 回流阻塞。常见原因是 NCS 或 IVCS，还有其他原因，如外在压迫或血栓形成等。

(3) 局部因素。盆腔的一些局部因素包括子宫内膜异位症、良性或恶性肿瘤、产后子宫后倾、术后盆腔炎或盆腔粘连、阿伦 - 马斯特斯二氏综合征、非产科性损伤等。

一、临床表现和诊断性评估

（一）症状和体征

PVI 患者通常为绝经前的经产妇，还有一部分非生育年龄的女性患者，以及比例不低的男性患者。近来越来越多的临床研究表明，PVI 的女性患者更容易出现 CPP。此症状导致患者生活质量降低，并且消耗更多的医疗资源。

超过 6 个月的慢性疼痛可考虑为慢性盆腔疼痛（CPP），PVI 女性患者合并有 CPP 的症候群被称为盆腔淤积症（PCS）。PCS 是最早被人们所认识的妇科疾病之一，其病因多种多样，如机械、激素、创伤、炎症、变异、瓣膜退化等因素。这些原因导致静脉扩张和静脉反流，引起相应的原发性或继发性 PCS，需要和子宫内膜异位症、子宫肌瘤等盆腔疼痛性疾病相鉴别。随着对盆腔解剖和病理生理的认识逐步深入，学界逐渐明确，

PCS 是症候群，而 PVI 是 PCS 的病理基础和治疗核心靶点，这一观点需要被充分认识，并用于指导临床治疗。

1. PVI 主要症状 PVI 的主要症状表现为低位盆腔坠胀疼痛，经期相关性疼痛，深部、浅部性交疼痛或性交后疼痛、膀胱激惹症状（尿频、尿急、尿痛），外阴烧灼感。合并有髂静脉压迫综合征或者胡桃夹综合征的患者则可能有更加严重的症状。此外，腹股沟区疼痛（扳机点触痛）、臀部及大腿外侧（严重可累及小腿）酸胀、骶尾骨疼痛、坐骨神经痛、卵巢点压痛也常常伴随出现。这些疼痛通常在下午或者久站久坐后明显加重，在孕期也会加重。疼痛通常是单侧的，也有表现为双侧，也可以游走，从一侧转移向另外一侧。男性患者多表现为精索静脉曲张、下肢酸胀等。

静脉管壁的淤血反应程度决定了 PVI 症状的强弱程度。根据异常静脉的位置和 EPs 将症状分为 3 个类型。

(1) 盆腔型：慢性盆腔疼痛不适，经期相关性疼痛，性交相关性疼痛、膀胱相关性疼痛。

(2) 神经型：阴部、闭孔、骶尾骨、梨状肌区域的神经疼痛，扳机点触痛。

(3) 下肢型：当有盆腔静脉高压可以通过 EPs 有效排出淤积血流，盆腔或神经症状并不明显。静脉高压传导至下肢，患者可能会出现下肢淤血的症状，如酸胀、疼痛、久站加重等。

2. PVI 体征 PVI 少有特征性外观表现。如果患者合并有 EPs，外阴、腹股沟区、大腿外侧以及臀部的浅表曲张静脉是常见的体表体征。部分患者表现为大腿、腘窝后侧孤立的曲张静脉，需要和小隐静脉曲张鉴别。这些部位的浅静脉需要通过造影或者彩超明确血流来源，大部分曲张的浅静脉与盆腔会阴静脉反流（pelvic perineal reflux，PPR）有直接或间接关系。腹部触诊时，双合诊可以检出卵巢点局部压痛、宫颈举痛、子宫压痛，有 94% 的敏感性。

（二）检查方法

PVI 患者常常不会在第一时间被确诊，会在多个科室和医生中间辗转。在一些非针对性检查中可以发现一些盆腔静脉扩张、反流的描述和征象，也有利于在确诊时鉴别其他疾病。各种检查方法各有优缺点（表 18-1、表 18-2）。

表 18-1 PVI 检查方法的优缺点

技 术	优 点	缺 点
盆腔彩超 （经皮/经阴道）	一线检查 非侵入性 无射线	假阳性（无症状，静脉扩张） 假阴性（仰卧位受限） 依赖操作者 技术难度高
CTV	信息量充足、完整 排除其他病因	有射线 低特异性 昂贵 无法同期治疗
MRV	信息量充足、完整 排除其他病因	低特异性 昂贵 无法同期治疗
静脉造影	金标准 可以同期治疗	侵入性 有射线暴露
腹腔镜	信息量多 排除其他病因 可以同期治疗	侵入性 昂贵 低特异性 气腹和 Trendelenburg 体位导致静脉瘪陷

表 18-2 PVI 影像检查结果

检 查	发 现
超声	多条扩张、迂曲静脉围绕子宫、卵巢 ＞ 4mm 的扩张静脉 低流速（≤ 3cm/s） 子宫肌层内扩张弓状静脉与盆腔迂曲静脉交通 多普勒技术有助于区别盆腔迂曲静脉和子宫附件、膀胱肿瘤
磁共振 /CT 增强	T_1 加权：淤滞血流空虚 T_2 加权：扩张静脉内紊乱不均影像 造影增强 / 静脉相：扩张迂曲静脉延迟增强
静脉造影	逆行性腺静脉造影：性腺静脉＞ 6mm 子宫静脉充盈 外阴、阴道、腹股沟区静脉充盈、血流缓慢淤滞 盆腔静脉充盈，超过中线、血流缓慢淤滞

1. 超声 经皮超声检查是最常使用的检查，同时有助于排除其他盆腔病变。为了提高检出率，患者最好在站立位或者反 Trendelenburg 体位进行检查。性腺静脉在 Valsalva 动作时可以观察到血流反流，超声下直径大于 4mm 被认为是确诊标准。

经阴道彩超也是常用检查方法之一，由于观察窗受限，其价值存在争议。Hansrani 通过一项前瞻性研究，纳入 50 例患者，采用 Valsalva 运动评估仰卧位和半站立位的盆腔静脉，得到满意效果。也有学者认为，经阴道超声可以作为 PVI 的诊断金标准。

2. CTV/MRV CTV 和 MRV 作为非侵入性检查方法，可以发现盆腔静脉扩张和一些血流信息，虽然价格较彩超贵，但避免了超声医生水平不一致的影响，可以明确诊断和鉴别排除其他盆腔疾病，作为临床一线检查手段。其诊断标准包括 4 条或更多的盆腔静脉扩张；子宫静脉直径≥ 4mm；性腺静脉≥ 8mm。

3. 腹腔镜 腹腔镜可以看见盆底扩张的静脉，同时可以进行静脉缝合结扎。由于体位、气腹压力的原因，检出阳性率并不高。由于腹腔镜为侵入性手段，不作为一线检查方法推荐。

4. 静脉造影 超选择性静脉造影被很多医生推荐，作为有症状 PVI 患者的确诊手段。美国静脉指南也推荐其作为首选手段，在确诊的同时可以进行栓塞和硬化治疗。其诊断标准包括性腺静脉扩张，直径≥ 6mm；造影剂滞留时间超过 20s；盆腔静脉丛血流淤滞，以及同侧 / 对侧的髂内静脉血流淤滞；会阴静脉或大腿静脉曲张。

二、治疗

（一）压力、体位和药物治疗

弹力袜和弹力绷带可以降低下肢静脉压力，起到一定的缓解作用。有学者建议通过改变体位，如膝胸位来缓解症状，但患者无法长时间保持，因此效果有限。通常使用的药物包括黄体酮、醋酸甲羟孕酮、戈舍瑞林、依托孕烯埋植剂，通过调整激素水平起到治疗作用。超过 6 ～ 12 个月后药物治疗效果会逐渐下降。Gavrilov 回顾总结了非甾体类抗炎药（NSAIDs）、麦角生物碱衍生物、激素、静脉活性药物和压迫疗法的疗效，人为这些药物可以起到部分缓解作用。PVI 药物的研究很少，需要进行更多临床研究来比较非侵入性治疗和侵入性治疗的疗效。

（二）外科手术

Rundqvist 在 1980 年进行了左卵巢静脉的腹膜外结扎手术。开放下或腔镜下的卵巢静脉结扎手术可以改善患者的症状，但出于对生育功能的考虑和保护，这种治疗手段逐渐被腔内栓塞替代。

P点、I点相关的浅表迂曲静脉通过外科结扎切除，可以治疗相应位点的PPR。

（三）腔内治疗

1. 化学治疗 硬化剂是一种用作治疗盆腔静脉曲张的化学方法。硬化疗法通常与机械栓塞结合使用。该方法可以治疗更加远端末梢的血管床并且直接破坏血管内皮。虽然没有进行正式研究，但有经验的术者已经注意到硬化剂治疗可以减少症状复发，因为硬化剂可以治疗主干和属支静脉而不只是主干。可以将硬化剂泡沫化以增加药物作用面积和深度。这种疗法联合栓塞可以使用更少的弹簧圈，有降低成本和增加疗效的好处。硬化剂也可以用于治疗PPR，方法类同于LLVI的浅表静脉硬化治疗。

2. 物理机械治疗 弹簧圈栓塞是最常用的机械方法。弹簧圈的使用方法因人而异，除了常见的卵巢静脉、髂内静脉以外，盆底EPs也可以使用弹簧圈的方式进行处理。国外也有学者尝试使用封堵器进行栓塞，可以减少弹簧圈的用量和曝光时间。有学者使用液态胶进行栓塞，同样可以起到治疗效果。然而经统计发现，与弹簧圈、硬化剂相比，液态胶和碘油的栓塞效果相对较差。对于合并有IVCS/NCS的患者，需要遵循"自上而下"的治疗原则，先行处理压迫性病变，植入髂静脉/肾静脉支架以降低远心端静脉压力，同期或者分期处理反流性病变。

3. 器械和入路 国外学者倾向于选择颈静脉入路进行造影和栓塞硬化治疗。该入路有一定优势，相对容易进行双侧超选择性静脉造影以及后续治疗，患者术后下床活动不受影响。缺点是对患者的耐受要求较高，以及术者操作受一定影响。笔者基于患者多合并有IVCS，需要同期治疗的考虑，更多采取股静脉入路进行治疗，该入路和患者体位更容易被国内术者接受。为了获得更好的支撑力，可以使用长鞘作为支撑和输送系统。肾静脉、髂内静脉使用0.035in系统导管进行造影和后续栓塞，更加远心侧的靶血管则采用0.018in系统的微导管进行手术。具体使用的器械根据术者采用的腔内材料进行选择。

腔内治疗的各种技术手段并无单技术优势，需要联合使用。寻找病变时靶血管并不容易显现和寻找，有时需要进行球囊阻断卵巢静脉、髂内静脉后进行造影以便发现相应的靶血管。有研究表明，腔内治疗不会影响女性的激素水平和生育功能，医患双方对于此项治疗是否都影响生育的顾虑将大大减少。

需要注意的是，PVI患者的症状、体征各异，3种类型的症状可能同时发生或者不同的类型在不同时间段发生。而影像学的表现也是因人而异，单纯依靠影像学资料可能会使治疗误入歧途。应遵循症状驱动的临床治疗原则，将症状、体征和影像学结果互相印证，有针对性地对相应靶病变进行治疗。

（四）随访

患者术后偶尔会有一过性的症状加重，可能与管壁内皮破坏后局部炎症以及盆腔血流改变有关。术后症状逐渐改善，于4～6周评估疗效，3个月后症状继续改善的可能性不大。关于PVI疗效的报道中症状改善率差异很大，根据有限的资料分析，可能与病变评估和治疗位点有关系。如术后症状没有缓解，需再次行影像学评估，明确是否有残余病灶或其他疾病可能。

PVI是下肢静脉回流障碍的重要因素之一，在临床工作中要及时发现，避免脱漏。盆腔静脉的解剖和病理生理复杂，但随着静脉专科治疗的蓬勃发展，对LLVI的认识逐渐深入，血流动力学和病理生理的新理论得到逐步认可，我们尝试可以用LLVI的深静脉、浅静脉穿通静脉原理去理解盆腔静脉疾病（表18-3）。

PVI的临床治疗是症状驱动的。根据不同类型的临床症状指导寻找影像学依据，进行相应靶血管的处理。

表 18-3　LLVI 和 PVI 病变部位比较

病变及表现	LLVI	PVI
深静脉病变	股静脉、股深静脉	髂外静脉、髂总静脉、下腔静脉
浅静脉病变	大隐静脉、小隐静脉	髂内静脉、性腺静脉
穿通静脉病变	穿通静脉（Dodd/Hunter/Boyd/Cockett）	逃逸点（I point/P point/O point/G point）
靶病变血流瘀滞	下肢皮肤、肌肉	子宫肌层、阔韧带、盆壁
浅表静脉迂曲	大腿中段、小腿后侧、小腿外侧	会阴、腹股沟区、大腿外侧

腔内治疗手段是目前 PVI 疾病治疗中创伤较小、生理功能影响较小的治疗手段，推荐作为一线治疗方案。

（庄　晖　郭平凡）

参考文献

[1] Duncan, C.H. and H.C. Taylor, A Psychosomatic Study of Pelvic Congestion**The work reported in this paper has been aided by a grant from the Banbury Fund. American Journal of Obstetrics and Gynecology, 1952, 64 (1):1–12.

[2] Taylor, H.C. Vascular congestion and hyperemia. American Journal of Obstetrics and Gynecology, 1949, 57 (2):211–230.

[3] Tu, F.F. D.K. Hahn, and J.F. Steege, Pelvic Congestion Syndrome–Associated Pelvic Pain: A Systematic Review of Diagnosis and Management. Obstetrical & Gynecological Survey, 2010, 65 (5):332–340.

[4] Latthe, P. et al. WHO systematic review of prevalence of chronic pelvic pain: a neglected reproductive health morbidity. BMC Public Health, 2006, 6:177.

[5] Kachlik, D. et al. The venous system of the pelvis: new nomenclature. Phlebology, 2010, 25 (4):162–173.

[6] Kies, D.D. and H.S. Kim, Pelvic congestion syndrome: a review of current diagnostic and minimally invasive treatment modalities. Phlebology, 2012, 27(Suppl) 1:52–57.

[7] Greiner, M. et al. How Does the Pathophysiology Influence the Treatment of Pelvic Congestion Syndrome and is the Result Long–lasting? Phlebology, 2012, 27(1_suppl):58–64.

[8] Hansrani, V. et al. Is pelvic vein incompetence associated with symptoms of chronic pelvic pain in women? A pilot study. Eur J Obstet Gynecol Reprod Biol, 2016, 196:21–25.

[9] Eid, S. M. Loukas, and R.S. Tubbs, Clinical anatomy of pelvic pain in women: A Gynecological Perspective. Clin Anat, 2019, 32 (1):151–155.

[10] Durham, J.D. and L. Machan, Pelvic congestion syndrome. Semin Intervent Radiol, 2013, 30 (4):372–80.

[11] Whiteley, M.S. et al. Transvaginal duplex ultrasonography appears to be the gold standard investigation for the haemodynamic evaluation of pelvic venous reflux in the ovarian and internal iliac veins in women. Phlebology, 2015, 30 (10):706–713.

[12] Hansrani, V. Z. Dhorat, and C.N. McCollum, Diagnosing of pelvic vein incompetence using minimally invasive ultrasound techniques. Vascular, 2017, 25 (3):253–259.

[13] Gloviczki, P. et al. The care of patients with varicose veins and associated chronic venous diseases: Clinical practice guidelines of the Society for Vascular Surgery and the American Venous Forum. Journal of Vascular Surgery, 2011, 53(5):317–318.

[14] Gavrilov, S.G. and O.O. Turischeva, Conservative treatment of pelvic congestion syndrome: indications and opportunities. Curr Med Res Opin, 2017, 33 (6):1099–1103.

[15] Gavrilov, S.G. and I.S. Lebedev, Is the endovascular embolization of tributaries of the internal iliac veins essential in the treatment of isolated pelvic–perineal reflux? Curr Med Res Opin, 2018:1–5.

[16] Hocquelet, A. et al. Evaluation of the efficacy of endovascular treatment of pelvic congestion syndrome. Diagnostic and interventional imaging, 2014, 95 (3):301–306.

[17] Guirola, J.A. et al. A Randomized Trial of Endovascular Embolization Treatment in Pelvic Congestion Syndrome: Fibered Platinum Coils versus Vascular Plugs with 1–Year Clinical Outcomes. J Vasc Interv Radiol, 2018, 29 (1):45–53.

[18] Marcelin, C. et al. Embolization of ovarian vein for pelvic congestion syndrome with ethylene vinyl alcohol copolymer[Onyx（R）]. Diagn Interv Imaging, 2017, 98(12):843–848.

[19] Brown, C.L. et al. Pelvic Congestion Syndrome: Systematic Review of Treatment Success. Semin Intervent Radiol, 2018, 35 (1):35–40.

[20] Kim, H.S. et al. Embolotherapy for pelvic congestion syndrome: long–term results. J Vasc Interv Radiol, 2006, 17（2 Pt 1）:289–97.

第19章　深静脉血栓的腔内治疗

下肢深静脉血栓形成（deep vein thrombosis，DVT）是由于各种原因导致血液在下肢深静脉内凝结并阻塞管腔，引起一系列临床症状的一种常见病。下肢深静脉血栓发病率高，危害严重，其中部分患者有发展为肺栓塞的可能，严重者可出现致死性肺栓塞，后果严重。大多数下肢深静脉血栓发病隐匿、病情进展迅速，如果在临床上没有给与充分重视，治疗效果大多不理想。DVT后期仍有很多并发症，例如血栓复发、静脉血栓后综合征（post-thrombotic syndrome，PTS），严重影响患者生活质量，同时会加重患者的经济负担。因此，需要充分重视下肢深静脉血栓的预防和治疗，同时应积极规范DVT的筛查及治疗。近年来，下肢深静脉血栓的治疗方式有了较大的进步，广大临床医生的治疗理念也已经有了较大的改变，已经充分意识到下肢深静脉血栓早期积极治疗的意义。而且随着溶栓导管、机械性血栓清除装置的不断改进和广泛应用，下肢深静脉血栓的腔内治疗方式越来越多的多样化，并且取得了很好的临床效果。目前深静脉血栓的治疗主要包括抗凝治疗、血栓清除治疗、腔静脉滤器置入、髂静脉球囊扩张支架植入、切开取栓治疗等。

一、抗凝治疗

抗凝治疗是深静脉血栓治疗的基石，抗凝治疗可以抑制血栓的进一步蔓延，预防血栓脱落，从而能够降低肺栓塞的发生率和病死率。现阶段在临床上常用的抗凝药物主要包括肝素、低分子肝素、华法林、新一代口服抗凝药NOAC（如阿

加曲班、利伐沙班、达比加群等）。低分子肝素目前仍被广泛应用于临床，具有安全、疗效肯定、出血并发症较少等特点。在以往使用的口服类抗凝药物中，维生素K拮抗药（华法林）因为会受到食物及药物的影响，在服用过程中容易出现抗凝不足或出血等并发症，因此需要监测患者凝血功能，给医生及患者带来一定的不便。近年来，越来越多的新一代的口服抗凝药被应用到临床上，并取得了良好的抗凝效果，同时因为此类药物具有服用简便、效果肯定、无须常规检测凝血功能等特点，众多指南开始把直接口服抗凝药物列为深静脉血栓治疗的首选药物，第10版美国胸科医师协会（American college of chest physician，ACCP）指南中，便将新型口服抗凝药物（new oral anticoagulant，NOAC），如 X a 因子抑制药（利伐沙班、磺达肝癸钠等）、IIa 因子抑制药（达比加群等），推荐作为治疗 VTE 的首选用药物。

二、溶栓治疗

虽然抗凝治疗是深静脉血栓的基础治疗，能够预防血栓的进展和复发，但是抗凝治疗仍然存在一定的局限性，其原因在于抗凝并不能有效清除及迅速溶解已经形成的血栓，因而无法在短时间内达到清除血栓、开通闭塞静脉的目的，所以无法快速缓解患者肢体肿胀等症状。而残余血栓往往会导致静脉瓣膜的损伤和流出道障碍，从而增加静脉血栓后综合征的发病概率。有研究显示，单纯抗凝治疗后随访5年，PTS发生率为20%～50%，下肢静脉溃疡发生率为5%～10%，

5 年后静脉跛行发生率为 40%。

因此国内外众多指南指出，对于急性下肢深静脉血栓形成的治疗，在抗凝基础之上，如患者无明显溶栓禁忌，尽早给予导管接触溶栓治疗（CDT）或机械性血栓清除治疗（PMT），从而迅速地溶解及清除血栓，开通受阻静脉，恢复静脉血流，减少 PTS 的发生。目前临床上常用的溶栓治疗方式主要有系统性溶栓（外周静脉溶栓）和导管接触性溶栓（catheter-directed thrombolysis，CDT）。

（一）系统性溶栓

系统性溶栓 (systemic thrombolysis，ST) 多经患肢足背浅静脉输液进行溶栓治疗，对股腘静脉及小腿深静脉血栓有一定作用。但因为深静脉血栓经常造成静脉主干的完全闭塞，因此药物经过侧支循环进入体循环，无法达到满意的溶栓效果，同时因为溶栓药物大量进入体循环，因此系统性溶栓出血风险明显增加。由于系统性溶栓存在的这些问题，该方法已经逐渐被导管接触溶栓（catheter- directed thrombolysis，CDT）所替代。

（二）导管接触溶栓

导管接触溶栓（catheter- directed thrombolysis，CDT）可以通过腔内方式把溶栓导管的药物输注段置于血栓当中，使溶栓药物直接接触血栓，增加血栓周围的溶栓药物浓度及溶栓药物与血栓的接触面积。CDT 治疗使作用于血栓体内的药量明显增多，明显提高溶栓效率，可以尽快溶解血栓，恢复静脉通畅性，从而能迅速缓解患者的肢体肿胀等症状。同时 CDT 还可以减少溶栓药物的用量，减少出血等并发症，因此与系统性溶栓比较，更加有效且安全，已经成为临床上最常用的溶栓方式。CaVenT 临床试验研究 6 个月随访结果显示，抗凝 +CDT 组静脉通畅率高于单纯抗凝组（65.9% vs. 47.4%，P=0.012），2 年随访结果表明，抗凝 +CDT 组 PTS 绝对风险较单纯抗凝组下降 14.4%，

5 年随访结果显示，CDT 治疗对预防 PTS 发生有持续好处，由绝对风险下降 14.4% 提高到下降 28%，静脉反流发生率下降 22%。

目前临床上常用溶栓导管主要有 UniFuse 灌注导管和 Fountain 灌注系统，常用溶栓药物有尿激酶（urokinase，UK）、链激酶（streptokinase，SK）、重组组织型纤溶酶原激活剂（recombinant tissue plasminogen activator，rt-PA），其中 rt-PA 又包括阿替普酶（alteplase，TPA）、瑞替普酶（reteplase，RPA）等。链激酶因常引发过敏反应和低血压，临床中已很少应用。

溶栓治疗仍有一些并发症的出现概率，例如穿刺部位出血、感染、增加肺栓塞风险等可能性，同时也有脑出血等严重出血可能性，必要时需要输血治疗，出血严重时亦会危及生命，因此溶栓治疗也应谨慎，要严格掌握适应证。

（三）血管封闭内导管（TAPAS 导管）

血管封闭内导管（TAPAS 导管）有 2 个同心管轴（近端阻塞球囊和远端阻塞球囊，分别为 POB 和 DOB），用于注入治疗和诊断药物到选定区域，以及直接注入药物到动脉血液和其他特定组织或器官。近端输液腔（红色）可以使用外部设备连接到这个腔。有 3 个额外的小腔：一个在远端阻塞球囊用于球囊的膨胀；一个在近端阻塞球囊用于球囊的膨胀；还有一个腔（黄色）用于从远端到近端阻塞腔的压力监控。同时膨胀的 2 个球囊能够在血管内分离出一个目标区域，允许输注剂进入感兴趣的血管区域。目标治疗区域的长度可调，并能最大扩展到 300mm。使用血管内封闭导管（TAPAS 导管）进行溶栓治疗的优势在于可以将血栓形成之静脉段局部封闭，给予尿激酶或 TPA 类药物溶栓治疗，增加局部溶栓药物浓度，达到更好的溶栓效果。同时溶栓治疗后可将溶栓药物回抽出体外，最大限度地减少尿激酶进入体循环的药量，从而减少导管溶栓相关出血等并发症的发生。

（四）EKOS 超声溶栓导管系统

EKOS 超声溶栓导管系统是溶栓药物与超声波结合治疗深静脉血栓的方法。EKOS 系统在传统多侧孔溶栓导管基础上增加了多个沿导管长轴等距分布的超声换能器，在灌注溶栓药物的同时可持续发射高频低能超声波，超声波产生的空化效应及微流作用等促使药物渗透入血栓内部，促进血栓溶解。目前国外已经开始临床应用，根据国外经验，EKOS 对于亚急性和慢性深静脉血栓有一定治疗作用，今后可能会在国内逐步开始应用，可能会改变以往对于亚急性及慢性血栓治疗的观念。

三、血栓清除治疗

近年来，人们认识到早期及时的血栓清除治疗会给患者带来更大的获益，因而血栓清除治疗获得临床上越来越多医生的"青睐"。特别是腔内技术的快速发展为治疗急性下肢 DVT 及其并发症提供了新的视角。机械性血栓清除术（PMT）可以快速有效地清除静脉内的新鲜血栓，迅速恢复静脉血流，因此被越来越多地应用于急性下肢静脉血栓的治疗中。国内外众多指南指出，对于急性下肢深静脉血栓形成的治疗，如患者无明显溶栓禁忌，应在抗凝基础之上尽早给予导管接触溶栓治疗（CDT）或机械性血栓清除治疗（PMT），而 PMT 的治疗效果较 CDT 更加明显。美国血管外科协会（SVS）2012 年制定的临床指南中，推荐 CDT 或 PMT 作为早期清除血栓的一线治疗手段，如具备相关专家及资源条件，推荐优先选择 PMT（推荐级别 2C）。美国心脏学会（AHA）指南推荐 CDT 联合 PMT 治疗急性下肢急性 DVT，而对于存在溶栓禁忌不能溶栓的 DVT 患者可单独使用 PMT。PMT 不仅可以迅速清除血栓，解除静脉阻塞，同时具有微创、风险小、安全有效的特点，因此在临床上逐渐有取代手术切开取栓的趋势。

血栓清除治疗主要包括 PMT、PCDT 及 MAT。PMT 可以理解为经皮机械血栓清除术（percutaneous mechanical thrombectomy）或药物机械性血栓清除术（pharmaco-mechanical thrombectomy）；P-CDT（pharmaco-mechanical CDT）是机械性血栓清除与 CDT 的结合；MAT（mechanical aspiration thrombectomy）是机械性吸栓，即通过大口径导管等装置直接抽吸血栓的一种治疗方式。

（一）经皮机械血栓清除术

PMT 的原理是利用可进行破碎、旋转、抽吸的静脉导管将血栓切碎并吸入到导管。国内最常用的是 Straub 血栓旋切系统，其中用于静脉血栓清除的是 Aspirex 导管，主要工作原理是通过导管头端的快速旋转装置切碎血栓，同时利用负压吸引将血栓碎片从导管中抽出体外。在使用 Straub 血栓旋切系统进行机械血栓清除过程中，推荐选择经患侧腘静脉或股静脉入路，腘静脉穿刺建议在超声引导下进行，可以减少误穿动脉等并发症的出现概率，并且在一定程度上缩短手术时间。目前临床上可供使用的 Aspirex 旋吸导管有 6F、8F 和 10F 三种型号，分别应用于不同管径的静脉，一般髂静脉建议使用 10F 旋吸管，如患者为单纯股静脉血栓形成，可使用 8F 旋吸导管。

在使用 Aspirex 旋吸导管过程中，我们应该注意以下细节问题，从而避免相关并发症的出现：①严格按照旋吸导管使用规范进行操作。应注意避免使用旋吸导管套装中的导丝通过病变部位，应使用其他导丝通过血栓段后再交换使用工作导丝进行血栓清除治疗。在血栓清除过程中，术者及助手应持续注意是否有导丝异响、发热、跟转以及导丝与导管缠绕等异常情况出现。一旦出现上述情况，应立即停止操作，将旋吸导管及导丝退出体外进行检查及冲洗，确认无误后重新经导丝引导目标血管进行血栓清除治疗。同时在血栓清除过程中应时刻注意导丝进入长度，导丝进入过深或过短都容易造成导丝缠绕甚至断裂等并发症的出现。②保证灌注液充分灌注。通过鞘管三通连接加压生理盐水，1000ml 生理盐水内加入 3000U 肝素及 200ml 造影剂，在血栓清除操作过程中应保证肝素盐水灌注液持续注入管腔内，只有足够的灌洗液灌注才能够保证血栓清除的效果，同时使血栓清除后的静脉管腔能够显影。在操作过程中应同时注意引流袋内是否可见持续流出，如无引流液流出，应停止操作进行检查。③连接抽吸导管与驱动设备及引流袋后，在开始操作前应注意将旋吸导管用生理盐水充分灌洗，旋吸过程中应注意保持导管手柄处于垂直状态。建议使用旋吸导管顺静脉血流方向由远端向近端进行血栓抽吸治疗，抽吸导管前进速度为 1cm/s，完成一次血栓抽吸过程后可经造影检查血栓清除情况，必要时可重复上述操作 2～3 次。

（二）药物机械血栓清除术

目前国内广泛使用的是 AngioJet 血栓清除系统，这一血栓清除系统是药物机械性血栓清除术的典型代表。AngioJet 血栓清除系统应用伯努利原理，由一根带侧孔导管及埋设在导管内壁的金属管组成，金属管在导管头端处弯曲并折返，开口指向导管尾端方向，从金属管头端折返处逆向喷出高速水流从而产生负压，导管外周血栓经侧孔被吸引至导管内部，由高速水流切碎后带出体外。该系统除具备血栓抽吸作用，还可联合灌注溶栓药物。治疗过程中可先经导管灌注溶栓药物（尿激酶或 TPA 类溶栓药物），待血栓适当溶解后再进行血栓抽吸，两种操作模式可以依据不同患者的需要进行选择。PEARL 临床试验研究对 115 例下肢深静脉血栓患者的 PMT 治疗效果，最终结果进一步证实其快速有效的血栓清除能力，即中位治疗时间仅 2h；94.8% 患者血栓清除率＞50%；58.3% 患者血栓完全清除；15 例（4.5%）发生出血相关并发症。AngioJet 血栓清除系统的优势在于可以结合溶栓治疗及机械性血栓清除治疗，可

以在更短的时间内更加有效地进行血栓清除治疗，大大提高血栓清除治疗的效果，为患者带来更大的获益。

（三）药物机械性导管溶栓（P-CDT）

P-CDT 是机械性血栓清除 PMT 与导管接触性溶栓 CDT 治疗的结合应用。PMT 联合 CDT 可实现更加有效的治疗效果，不仅可缩短手术治疗时间，还可减少溶栓药物的用量，从而降低出血等并发症的发生概率。目前越来越多的研究人员已经对血栓清除表示出极大的关注，并且研究成果已逐步应用于临床实践。ATTRACT 试验研究是美国国立卫生研究院在 2008 年发起的开放性多中心随机对照试验研究，纳入了美国 56 个中心 692 例急性下肢深静脉血栓患者，旨在评估联合 PMT 与 CDT 两种治疗在中央型下肢深静脉血栓患者中的疗效。结果表明，在急性中央型（包括髂、股、腘段）下肢深静脉血栓患者中，与单纯抗凝药物治疗相比，联合治疗并不会降低静脉血栓后综合征（PTS）的发生风险，并且可能增加出血的风险，但同时联合治疗可以降低静脉血栓后综合征（PTS）的严重程度以及中重度 PTS 的发生率，并且改善患者腿部疼痛症状的严重程度。

（四）单纯性机械血栓抽吸 MAT

MAT 是单纯性机械血栓抽吸，即通过大口径导管等装置直接抽吸血栓的一种治疗方式，主要包括大腔导管直接抽吸血栓、Indigo 机械血栓抽吸系统、AngioVac 血栓抽吸系统。此类血栓抽吸系统通常使用于下腔静脉、髂总静脉等直径较粗大的血管管腔内血栓负荷量非常大时，目的是迅速清除血栓，开通为大量血栓所阻塞的静脉管腔。但是，MAT 在抽吸大量血栓同时也会将血液一起抽出，因此在手术操作过程中应注意失血问题，避免因失血过多造成严重并发症的出现。Indigo 和 AngioVac 两种血栓抽吸装置目前仍未进入国内临床应用。在国内部分中心如果没有相应血栓清除及抽吸装置条件时，建议可以尝试使用大口径

导管对下腔静脉及髂总静脉血栓进行血栓抽吸治疗，也可以起到类似机械性血栓清除治疗的效果，可以迅速减轻患者的血栓负荷，达到治疗目的。

四、下腔静脉滤器置入治疗

下肢深静脉血栓形成是导致肺动脉栓塞的最主要原因，70% ～ 90% 的肺动脉栓子来源于下肢深静脉血栓，60% ～ 70% 未经治疗的下肢深静脉血栓形成患者可发生肺栓塞，未经治疗的肺栓塞病死率高达 30%。下腔静脉滤器是预防肺栓塞发生的主要措施之一，可以明显降低肺栓塞的风险。随机对照研究显示，置入下腔静脉滤器能明显降低下肢深静脉血栓形成患者发生肺栓塞的发病率（置入滤器者 6.2%，未置入者为 15.1%）。目前临床上对于急性深静脉血栓患者治疗前是否需要行下腔静脉滤器置入术，仍存在一定争议。根据中华医学会外科分会血管外科学组《深静脉血栓形成的诊断和治疗指南（第三版）》建议抗凝禁忌滤器置入绝对适应证，在下列情况下作为滤器相对适应证：①髂静脉、股静脉或下腔静脉内漂浮血栓；②急性 DVT，拟行 CDT、PMT 或手术取栓等血栓清除术；③具有急性 DVT 及 PE 高危因素的行腹腔、盆腔或下肢手术患者。

腔静脉滤器可以分为永久性、临时性和可回收性滤器。永久性滤器置入体内后一般不再取出，虽然短期内并发症并不多见，但随着时间的延长严重并发症的发生概率会大大增加。永久滤器长期置入会带来许多并发症，例如下腔静脉阻塞、慢性下肢深静脉血栓形成，慢性静脉功能不全，以及滤器折断、滤器移位、滤器栓塞、下腔静脉穿孔等。因此，永久性腔静脉滤器适用于高龄或合并晚期恶性肿瘤、预期寿命有限的患者。对于年轻患者，为了避免腔静脉滤器长期留置导致相关并发症的可能，建议选择临时性或可回收腔静脉滤器。临时性滤器用于短期置入，往往通过特定装置如导管、导丝等固定于皮肤表面，在规定

时间窗内必须回收，存在难于管理，容易出现感染、血栓形成等并发症。因为部分深静脉血栓患者发生肺栓塞的风险是短期性或一过性的，所以可回收滤器在降低静脉血栓患者近期肺栓塞的发生率上更具优势。可回收滤器不仅可在放置一段时间后回收，而且可以根据病情需要永久留置体内，能有效防止致命性肺栓塞的发生，同时可减少永久性滤器置入带来的并发症。然而，可回收滤器也会有可能出现一些并发症，例如滤器回收困难或无法回收、滤器折断、滤器移位、滤器栓塞、下腔静脉穿孔等。2014 年 5 月 6 日美国 FDA 再次提示可回收滤器相关的风险，建议肺栓塞的风险消失后不再需要滤器保护，应尽早取出滤器。近年来，随着新型可回收滤器的出现，腔静脉滤器回收时间窗已大大延长，能够满足大多数患者的治疗需要，因此临床上越来越多地倾向于使用可回收滤器，当患者治疗结束，肺栓塞风险去除后，建议取出腔静脉滤器。

五、髂静脉球囊扩张支架植入术

目前观点认为髂静脉狭窄是左下肢深静脉血栓形成的重要解剖学基础，有研究表明，在左下肢深静脉血栓患者中，溶栓后发现髂静脉受压狭窄的发生率为 33% ～ 67%。欧洲心血管及介入放射学协会（Cardiovascular and Interventional Radiological Society of Europe，CIRSE）髂静脉支架植入诊疗指南中把髂静脉狭窄视为急性深静脉血栓形成的重要诱因之一。有研究表明，对于合并髂静脉狭窄的急性深静脉血栓患者，成功处理髂静脉病变是治愈深静脉血栓的重要前提条件。在成功进行血栓清除治疗后，同期处理髂静脉狭窄或闭塞不但可以迅速开通静脉管腔，恢复静脉血流，有助于加快残留血栓的溶解速度，同时还可明显降低静脉血栓复发的风险。

在美国 ACCP-10 抗栓指南和我国《深静脉血栓形成的诊断和治疗指南（第三版）》中均建议，

在导管溶栓或 PMT 治疗成功后若发现髂静脉狭窄率 > 50%，应同时处理髂静脉狭窄或闭塞，首选球囊扩张和（或）支架植入术，从而提高静脉通畅率，改善治疗效果，降低 PTS 的发病率。

有观点认为，合并髂静脉病变的深静脉血栓患者应行球囊扩张成形术，但对于是否一期植入支架仍存在一定争议。有研究表明，球囊扩张成形术虽然可以解除血管腔内粘连及纤维瘢痕造成的狭窄，但无法解决髂静脉受压的问题，因而只有进行腔静脉支架植入术，从根本上改善静脉受压这一病因学基础，才能够保证术后静脉管腔的长期通畅率。在治疗合并髂静脉病变的急性深静脉血栓过程中，是否一期处理髂静病变临床上亦存在一定争议，有观点认为一期球囊扩张支架植入术治疗髂静脉病变可以最大限度地恢复髂静脉血流，避免血栓复发的风险；也有观点认为在血栓清除治疗不够彻底时植入支架，容易因术后支架内血栓形成到导致早期支架闭塞。因此，我们认为应该在充分清除静脉血栓恢复血流通畅后，再根据患者具体髂静脉受压狭窄情况决定是否进行球囊扩张及支架植入术治疗。

六、小结

随着对于深静脉血栓这一疾病认识的加深，越来越多的诊断及治疗方法被应用于临床，尤其是一些微创的腔内治疗方式为我们提供了更多的选择。因此，对于诊断急性深静脉血栓患者，应该常规给予抗凝治疗，符合指征的患者应该积极给予血栓清除治疗，迅速开通闭塞的血管，恢复血流通畅，必要时通过不同治疗手段的联合应用，尽最大可能清除血栓，尽可能降低静脉血栓后综合征的发生率。同时医生也应该充分重视不同患者适应证的选择，针对不同患者的特点制定个体化的治疗方案，并重视腔内治疗过程中的操作细节，避免相关并发症的出现，使患者获得更大的获益。

（蒋　鹏　李春民）

参考文献

[1] 中华医学会外科学分会血管外科学组.深静脉血栓形成的诊断和治疗指南（第三版）[J/CD].中国血管外科杂志（电子版），2017, 9, 250–257.

[2] Harder S. Pharmacokinetic and pharmacodynamic evaluation of rivaroxaban: considerations for the treatment of venous thromboembelism[J]. Thromb J, 2014, 12: 22.

[3] Kahn SR, Shrier I, Julian JA, et al. Determinans and time course of the post thrombotic syndrome after acute deep venous thrombosis[J]. Ann Intern Med, 2008, 149: 698–707.

[4] Kearon C, Akl EA, Comerota AJ, et al.Antithrombotic therapy for VTE disease: Antithrombotic Therapy and Prevention of Thrombosis, 9th ed: American College of Chest Physicians Evidence–Based Clinical Practice Guidelines[J].Chest, 2012, 141(2): e419S–e494S.

[5] Vedantham S, Goldhaber S Z, Julian J A, et al. Pharmacomechanical catheter–directed thrombolysis for deep–vein thrombosis [J]. N Engl J Med, 2017, 377: 2240–2252.

[6] Enden T, Haig Y, Klow NE, et al. Long–term outcome after additional catheter –directed thrombolysis versus standard treatment for acute iliofemoral deep vein thrombosis (the CaVent study): a randomised controlled trial[J]. Lancet, 2012, 379: 31–38.

[7] Aryafar H, Kinney TB. Optional inferior vena cava filters in the trauma patient[J]. Semina Intervent Radiol, 2010, 27: 68– 80.

[8] Haig Y, Enden T, Grotta O, et al. Post – thrombotic syndrome after catheter – directed thrombolysis for deep vein thrombosis (CaVenT): 5–year follow–up results of an open–label, randomised controlled trial[J]. Lancet Haematol, 2016, 3: e64–e71.

[9] Tapson VF. Thrombolytic therapy for acute pulmonary embolism [J]. Semin Thromb Hemost, 2013, 39: 452–458.

[10] Bashir R, Zack CJ, Zhao H, et al. Comparative outcomes of catheter–directed thrombolysis plus anticoagulation vs anticoagulation alone to treat lower–extremity proximal deep vein thrombosis[J]. JAMA Intern Med, 2014, 174 (9): 1494–1501.

[11] 蒋鹏、李金勇等.精准溶栓及机械性血栓清除术在急性 DVT 治疗中的应用 [J]. 中国血管外科杂志（电子版），2018, 1:24–26.

[12] Meissner MH, Gloviczki P, Comerota AJ, et al. Early thrombus removal strategies for acute deep venous thrombosis: clinical practice guidelines of the Society for Vascular Surgery and the American Venous Forum[J]. J Vasc Surg, 2012, 55: 1449– 1462.

[13] Jenkins JS, Michael P. Deep venous thrombosis: an interventionalist's approach [J]. Ochsner J, 2014, 14 (4):633–640.

[14] 蒋鹏、李金勇等. 机械性血栓清除术结合导管溶栓治疗骨折合并急性下肢深静脉血栓形成的效果观察 [J]. 山东医药，2018, 16: 81–83.

[15] Garcia MJ, Lookstein R, Malhotra R, et al. Endovascular management of deep vein thrombosis with rheolytic thrombectomy: final report of the prospective multicenter PEARL (Peripheral Use of AngioJet Rheolytic Thrombectomy

with a Variety of Catheter Lengths) registry[J]. J Vasc Interv Radiol, 2015, 26: 777– 785.

[16] Vedantham S, Goldhaber SZ, Julian JA, et al. Pharmacome-chanical catheterdirected thrombolysis for deepvein thrombosis [J]. N Engl J Med, 2017, 377: 2240–2252.

[17] Cakir V, Gulcu A, Akay E, et al. Use of percutaneous aspiration thrombectomy vs. anticoagulation therapy to treat acute iliofemoral venous thrombosis: 1–year follow-up results of a randomised, clinical trial[J]. Cardiovasc Intervent Radiol, 2014, 37: 969– 976.

[18] Greenfield LJ. The PREPIC Study Group. Eight–year follow–up of patients with permanent vena cava filters in the prevention of pulmonary embolism: the PREPIC (Prevention du Risque d'Embolie Pulmonaire par Interruption Cave) Randomized Study. Perspect Vasc Surg Endovasc Ther. 2006. 18(2): 187–188.

[19] Bos A, Van Ha T, van Beek D, et al. Strut penetration: local complications, breakthrough pulmonary embolism, and retrieval failure in patients with Celect vena cava filters. J Vasc Interv Radiol. 2015, 26(1): 101–106.

[20] Jia Z, Wu A, Tam M, Spain J, McKinney JM, Wang W. Caval Penetration by Inferior Vena Cava Filters: A Systematic Literature Review of Clinical Significance and Management. Circulation. 2015, 132(10): 944–952.

[21] Park JY, Ahn JH, Jeon YS, et al. Iliac vein stenting as a durable option for residual stenosis after catheter–directed thrombolysis and angioplasty of iliofemoral deep vein thrombosis secondary to May–Thurner syndrome[J]. Phlebology, 2014, 29 (7): 461–470.

[22] Mahnken AH, Thomson K, de Haan M, et al. CIRSE standards of practice guidelines on iliocaval stenting [J]. Cardiovasc Intervent Radiol, 2014, 37: 889–897.

[23] Kwak HS, Han YM, Lee YS, et al. Stents in common iliac vein obstruction with acute ipsilateral deep venous thrombosis: early and late results. Journal of Vascular & Interventional Radiology, 2005, 16: 815– 822.

185

第20章　静脉曲张腔内热消融治疗

一、静脉腔内热消融闭合术治疗

（一）概述

下肢静脉曲张（varicos veins of lower extremity）指下肢浅静脉瓣膜关闭不全，静脉血液倒流，远端静脉淤滞，使病变静脉壁扩张变性，出现膨隆迂曲，包括大隐静脉曲张和小隐静脉曲张。下肢静脉曲张是血管外科常见病，西方国家发病率为10%～17%，国内8%～10%，也有报告国内发病率20%，该疾病好发于长期站立及从事其他体力劳动的人群。早期主要表现为浅静脉曲张、下肢酸胀乏力、午后踝部水肿。随着病情发展可出现皮肤色素沉着，湿疹样皮炎、瘙痒，皮肤脂质硬化，慢性溃疡形成。下肢静脉曲张的治疗应根据发病病因、临床分级、静脉病变程度和患者意愿等因素采取个体化治疗。

（二）病因和病理生理

引起下肢静脉曲张主要原因是由于静脉瓣膜结构不良功能不全和静脉壁薄弱，在长久站立或各种原因使静脉高压，静脉血液倒流。根据病因，下肢静脉曲张分为单纯性下肢静脉曲张和继发性下肢静脉曲张。

1. **单纯性下肢静脉曲张**　由于隐股静脉瓣膜功能关闭不全，血液从股静脉倒流入大隐静脉引起静脉高压，近端大隐静脉扩张，血液从近端扩张静脉逐渐向下倒流到远端引起静脉曲张，这是经典的下行性发展理论。近年来随着超声应用，发现疾病早期静脉曲张呈局灶性或多灶性，发生于远侧网状结构，有时呈上行性发展。上行性发展理论认为远侧筋膜下静脉位置浅、管壁薄、强度低、失代偿，首先发生扩张，随着这些静脉的扩张、反流对隐静脉产生虹吸效应，导致隐静脉失代偿扩张，扩张静脉向上发展达到隐股或隐腘静脉连接点。

2. **继发性下肢静脉曲张**　主要是由于深静脉病变使回流障碍或严重倒流，出现深静脉高压静脉扩张，继发引起浅静脉代偿扩张迂曲，多见于深静脉血栓形成后综合征、髂静脉压迫综合征、原发性下肢静脉瓣膜功能不全、动静脉瘘、血管畸形等。静脉高压、静脉扩张变性、静脉淤滞，使毛细血管通透性增加渗出，出现皮肤色素沉着、踝部浮肿、脂质硬化、皮肤组织营养改变。

（三）临床表现和诊断

患者表现下肢浅静脉扩张迂曲隆起，大隐静脉以小腿内侧明显，小隐静脉以小腿外侧明显，病变进行性加重。早期出现下肢酸胀乏力，午后踝部水肿。随着病情发展可出现皮肤色素沉着、湿疹样皮炎瘙痒、皮肤脂质硬化、慢性溃疡形成，可并发血栓性静脉炎。根据病变程度临床分为 C_0 ～ C_6 级。

C_0，无可见或触及的静脉疾病体征。

C_1，有毛细血管扩展或网状静脉。

C_2，静脉曲张。

C_3，水肿。

C_{4a}，色素沉着或湿疹。

C_{4b}，皮肤硬化或白色萎缩症。

C_5，已愈合的静脉溃疡。

C_6，活动性溃疡。

下肢静脉曲张有明显的形态表现，诊断不难，但下肢静脉曲张可以由不同疾病引起，因此，病因的诊断直接影响治疗方案的选择和治疗结果。所以诊断首先要明确是单纯性下肢静脉曲张还是继发性下肢静脉曲张。通过详细询问病史，体格检查，结合静脉功能检测、超声检查、静脉 CT 检查和静脉造影明确诊断。穿通静脉功能不全可导致静脉曲张治疗后复发，影响治疗效果，所以诊断同时要明确穿通静脉功能情况，特别要注意小腿中下段部位 Cockett 1、Cockett 2、Cockett 3 穿通静脉。可通过超声检查、静脉 CT 检查诊断，当穿通静脉直径 >3.5mm，反流速度 > 250ms，位于溃疡下方或周边时，确认为穿通静脉功能不全。

（四）静脉腔内热消融闭合治疗

基于下行性理论观点是目前治疗主流思想，治疗方法通常选择去除反流的隐静脉及曲张的分支静脉，包括大隐静脉高位结扎剥脱术和各种静脉腔内闭合术。对上行性发展患者可以仅以局部切除曲张静脉团而保留反流的隐静脉，在切除曲张静脉团后，隐静脉的反流有可能被逆转。这是基于上行性理论微创治疗的观点，其代表性手术称为局麻下非卧床式选择性曲张静脉切除术（ambulatory selective varices ablation under local anesthesia ASVAL）。在明确有功能不全穿通静脉存在时，在闭合隐静脉时应该同时治疗，目前可选择的方法有①超声定位切开结扎；②超声引导腔内射频消融闭合；③内镜下筋膜下穿通静脉阻断术。因此，对于下肢静脉曲张患者治疗应该通过病史体检，结合超声、CTV、静脉造影了解浅静脉、深静脉、穿通静脉功能情况，明确病情，明确治疗适应证和禁忌证，确定深静脉与浅静脉治疗先后次序方案，才能取得良好的治疗效果。

1. 静脉腔内热消融闭合治疗技术　1890 年德国波恩大学外科教授曲伦德伦伯特（Friedrich Trendelenburg）推广大隐静脉高位结扎加剥脱术治疗下肢静脉曲张，距今已经 100 余年。1907 年坦普尔

大学的外科教授巴布科克（William W.Babcock）研制使用了静脉剥脱器，极大方便了隐静脉的剥脱手术，这仍是目前使用的经典手术方式。大隐静脉高位结扎加剥脱术治疗效果好，复发率低，但需要全身麻醉或硬膜外麻醉下手术，相对手术创伤大、出血多、切口多、隐神经损伤发生率高，恢复慢。为了减少创伤和并发症，外科专家们对大隐静脉高位结扎加剥脱术进行了改良，提出了保留分支的低位结扎，保留膝下小腿大隐静脉主干的部分剥脱，同时结合硬化剂注射治疗，也获得了满意的效果。

随着近代科学技术的发展，微创治疗在外科领域使用越来越广泛，微创治疗的理念也已被人们广泛接受，新技术、新材料的应用使血管外科腔内治疗技术快速发展，下肢静脉曲张的腔内治疗新方法也不断涌现。静脉腔内热消融闭合技术属于微创治疗，它使用物理机制如激光或高频波在静脉腔内产生局部的强烈热量，热量通过电极针传导作用血管壁，使管腔收缩纤维化，达到闭合病变血管的目的。通常无须在腹股沟切口结扎大隐静脉或在腘窝处切口结扎小隐静脉，治疗后静脉纤维化仍留在体内。静脉腔内热消融闭合技术的优点是创伤小、恢复快，美容效果好，操作简便，程序可控，可在局部麻醉下手术。但也存在静脉闭合不彻底、皮肤灼伤、浅静脉血栓形成以及隐神经损伤等并发症。临床常用的静脉内热消融闭合治疗技术包括射频消融闭合术（radiofrequency ablation，RFA）、腔内激光闭合术（endovenous laser treatment，EVLT）、腔内微波闭合术（endovenous microwave ablation，EMA）、腔内电凝闭合术等，目前这些技术已逐渐被国内外各主要指南推荐为一线治疗方案。

（1）腔内激光闭合术：1999 年美国康奈尔大学血管外科医师罗伯特发明并首先将激光应用于临床治疗下肢静脉曲张，成为激光治疗下肢静脉曲张的创始人。国内不同地区，很多医院都已经开

展了下肢静脉腔内激光闭合手术治疗，目前主要分为点式激光闭合治疗和环形激光闭合治疗，环形激光闭合治疗比点式激光闭合治疗效果更可靠，但价格相对昂贵。根据激光发生的原理有不同类型的激光，临床上应用的主要是半导体激光，半导体激光优点有体积小、重量轻、无须水冷、寿命长，输出激光使用光纤传导。激光不同波长下对血红蛋白与水的吸收率不一样，穿透组织的深度也不一样。常用的激光波长有810nm、980nm以及1470nm。激光波长为810nm、980nm时，被血红蛋白的吸收率高，受组织色素及其他血液成分吸收影响小，使其作用效果好、穿透性小、术中热损伤小、副作用低，临床使用相对广泛。1470nm波长激光被水分吸收率高，环形激光光纤360°均匀地释放能量，在临床应用中1470nm波长环形激光比普通半导体激光闭合效果更加好，能够以6～8W的输出功率达到普通半导体激光10～12W的闭合效果。激光治疗下肢静脉曲张的机制是将光导纤维置入静脉腔内，激光产生热效应，在血液中产生微小可逆的血液气泡使血液凝固，同时热能传递到静脉壁毁损内膜，使静脉壁纤维化收缩闭合，手术后再继续加压达到治疗目的。影响激光闭合效果的因素包括激光波长、辐照功率、光纤回撤速度、闭合静脉直径以及合适加压治疗。静脉腔内激光闭合治疗（EVLT）根据患者情况可选择全身麻醉、硬膜外麻醉、局部麻醉下手术。手术穿刺内踝大隐静脉，经导丝套入导管置入光纤，B超定位确定隐股静脉交界处，设定合适能量，发射半导体激光，逐渐回撤光纤闭合静脉，同时对烧灼闭合部位进行压迫，手术结束弹力绑带加压包扎，鼓励患肢活动。

(2)射频消融闭合术（radiofrequency ablation, RFA）：在1984年该技术由A. C. Sztankay首次提出，1998年称为VNUS Closure并开始应用于临床，2007年被改为VNUS Closure Fast。同样在2007年7月由Celon / Olympus推出RFITT（射频消融）应用于

临床。射频消融闭合术作用原理是通过射频波加热导管产生热量，作用于静脉壁使血管收缩闭合。目前国内应用该技术时间较短，使用的医院也不如激光闭合术广泛。现用的仪器有美敦力公司生产的Closure FAST™与Closure RFS™导管，奥林巴斯公司生产的Celon RFiTT导管。两者射频消融设备导管有着各自的特点：①Closure FAST™导管头端有3cm或7cm长度的工作治疗节段，置入静脉腔内后利用高频双极射频技术直接将导管头端的工作治疗节段加热至120℃，通过20s的工作治疗时间使静脉壁收缩闭合。Closure FAST™的特点是工作治疗温度和工作治疗时间是恒定设置不可调节的，治疗时根据导管刻度重复回撤直到目标长度静脉闭合，因此操作简单方便，学习曲线短。同时也要注意，不能在同一段静脉部位给予3次以上的治疗时间，否则有可能造成周围组织皮肤的灼伤。由于恒定的120℃工作治疗温度与20s的工作治疗时间，Closure FAST™不能用于小腿段大隐静脉和小隐静脉的治疗。②Closure RFS™主要用于小腿段穿通静脉功能不全的闭合治疗，该射频导管短细头端呈针式，工作治疗节段较短小，在超声引导下准确穿刺穿通静脉进行闭合治疗，特别要注意定位准确防止损伤深静脉和皮肤。③Celon RFiTT导管射频闭合系统有其独特的工作原理，射频导管头端的双极电极的工作治疗节段仅1.5cm，通过与血管内皮的直接接触将高频振动产生的热能传递给靶血管，温和地将其加热至80℃左右，达到迅速闭合的效果。该技术在射频消融过程中会伴随有血管内膜的破坏、胶原蛋白的凝固以及继发组织阻抗的改变，治疗时通过阻抗的监测反馈产生高调声音，能够有效降低血管被过度消融及浅表组织灼伤的风险。这一特点使得其比Closure FAST™射频闭合系统更具优势。Celon RFiTT导管射频闭合系统工作治疗能量和时间可以调节，阻抗的监测反馈可以提示静脉闭合的程度，射频导管较短的工作治疗节段，因此适用于全程大隐静脉、小隐静脉以及穿通静脉闭合治

疗。同时静脉闭合的程度效果与手术者操作技术水平相关明显，相比 ClosureFAST™ 有稍长学习曲线。

(3) 腔内微波闭合术（endovenous microwave ablation，EMA）：微波工作原理是利用微波对组织热凝固效应，将微波辐射导管直接作用于静脉腔内血管壁，产生高温将组织凝固，继而使血管腔逐渐纤维化闭合。微波凝固加热属于内源性加热，具有热效应显著，组织受热均匀，短时炭化不明显，热凝固范围易调控等特点。目前国内南京亿高生产的 ECO-100 下肢静脉曲张微波手术治疗仪已经投入临床使用，可适用于大隐静脉、小隐静脉以及穿通静脉闭合治疗。EMA 目前临床应用没有激光和射频广泛，相关研究报道也较少。有研究报道 EMA 术后 3 年的静脉闭合率约 79.8%，但患肢麻木的发生率却高达 32.1%。而另有研究报道却相反，认为 EMA 术良好静脉闭合率的同时，皮肤瘀斑、皮肤烧伤及患肢麻木的发生率较低。因此对腔内微波闭合术疗效也有待更多随访验证。

2. 静脉腔内热消融闭合治疗适应证　静脉腔内热消融闭合手术常规选择局部麻醉，创伤小、恢复快，手术后患者可以当日回家，因此可以选择日间手术治疗，也特别适合于年老体弱隐静脉结扎加剥脱手术风险较大患者。静脉腔内热消融闭合手术切口少，对静脉曲张不严重患者，结合泡沫硬化剂注射治疗可以做到手术无切口，有比较好的美容效果，因而也比较适合中青年患者，特别是中青年女性患者。

静脉腔内热消融闭合术治疗下肢静脉曲张包括以下适应证：一般要求隐静脉直径小于 10 ～ 12mm，静脉无明显迂曲，无静脉瘤，无静脉血栓形成。如果直径大于 12mm 可能使闭合不完全，太过迂曲使导管上行困难。手术前对患者进行评估是非常必要的，包括详细病史体检、常规超声、下肢静脉 CT 造影，术者通过超声对目标血管检查，以及患者对治疗的选择等。需要强

调的是，静脉腔内热消融闭合手术要求血管外科医生应该熟练地掌握超声技术，超声可以帮助术前准确判断评估深静脉、浅静脉、穿通静脉扩张反流病变情况；术中在超声引导下静脉穿刺置管、导管准确定位、注射麻醉肿胀液、精确闭合；术后通过超声定期的随访判断疗效。

3. 静脉腔内热消融闭合治疗基本操作　静脉腔内热消融闭合治疗通常可以局部麻醉下手术，结合当地情况患者要求也可以选择全身麻醉或硬膜外麻醉。手术需要配制麻醉肿胀液，常规在 500ml 生理盐水中加入 2% 利多卡因 10 ～ 15ml，可以另加 5% 碳酸氢钠 10ml 提高麻醉效果。各种静脉腔内热消融闭合手术具体操作各有区别，基本操作分为以下几个步骤：①准备闭合治疗仪器、光纤、导管，手术中使用超声仪，配制麻醉肿胀液，使用的硬化剂，手术器械。②消毒铺巾后，超声引导下穿刺治疗目标静脉，置入导管并正确定位头端距隐股（腘）交界 1 ～ 2cm，以防止损伤深静脉。③超声引导下注射麻醉肿胀液，注射应该包绕隐静脉，超声图像显示"牛眼征"。麻醉肿胀液作用包括局部麻醉效果、压迫静脉使与导管密切接触、隔离保护周围组织。④调节合适能量强度，反复回撤导管闭合隐静脉，在超声监测下闭合静脉显示高亮强回声影。小腿曲张静脉行点式剥脱，结合泡沫硬化剂注射治疗。⑤手术结束绷带加压包扎，鼓励患者行走活动至少 30min，穿弹力袜 2 到 4 周。手术后 1、3、6 个月门诊随访。

4. 静脉腔内热消融闭合治疗并发症　静脉腔内热消融闭合手术只要手术操作规范认真，超声准确引导，并发症发生率很低并且症状较轻。比较常见的并发症有患肢局部麻木水肿、血肿、出血斑、色素沉着、普通静脉炎或血栓性静脉炎，血栓性静脉炎主要是由于闭合不够彻底使静脉血栓形成。另外，可能出现的并发症有深静脉损伤血栓形成、肺栓塞、感染、动静脉瘘、淋巴系统损坏、隐神经损害、皮肤烧伤、沿治疗静脉的疼

痛感或凝固。静脉腔内热消融闭合手术治疗近期效果，有临床研究表明射频消融闭合 3 年期主干闭合率可达 93%，远期效果还有待随访观察。

二、静脉腔内激光治疗

（一）概述

静脉腔内激光治疗（endovenous laser treatment, EVLT）结合了激光的热能与特殊组织的激光效应，通过将激光能量直接作用到血管壁达到非血栓性静脉闭塞以治疗下肢静脉曲张的目的。Bone 于 1999 年首次报道了血管腔内激光的使用，此后 Min 和 Navarro 详细描述了使用激光治疗整段功能不全大隐静脉的方法，并于 2002 年 1 月获得美国食品药品监督管理局（Food and Durg Administration, FDA）批准。因 EVLT 的使用范围较广、操作简单、疗效确切，并且具有创伤小、恢复快、美观等优点，近 20 年来得到了越来越多的医生和患者的推崇。在过去 20 年的报道中，EVLT 的临床成功率极高，并发症的发生率极低，这使得 EVLT 成为治疗下肢静脉曲张的主要选择之一。

（二）治疗原理

EVLT 是利用电磁波的热效应，不是无线电波波长的电磁波，而是光波波长，即光子。激光发生器发射出的为一定波长的单色光线，波长多少与发射激光的介质有关。激光光束几乎平行射出，故有很好的聚焦特性，可通过可弯曲的光导纤维传导并集中作用于目标组织。

静脉腔内治疗时，激光是通过一种可弯曲的光导纤维传导，而这种光导纤维是通过一种导管鞘系统导入静脉腔内的。静脉腔内激光可分为血红蛋白特异性激光波长和水特异性激光波长，在低波长范围内，血红蛋白是占主导地位的发色团，静脉平滑肌细胞中肌红蛋白也在一定程度上占主导地位；而当波长达到 1320nm 时，水则作为主要的能量吸收分子。根据目标分子（例如水或血红蛋白）对特定波长光波的吸收特性，激光能量被吸收并转化为热能，组织受热后细胞被破坏并发生凝固变性。但目前静脉壁结构中各组织对光波的物理吸收特性还未彻底研究清楚。

临床上用以 ELVT 的激光波长（λ）多位于红外区（810nm、940nm、1064nm、1320nm 和 1470nm），人眼不可见。为实现定位，还需加以可见光作为引导光源一起发射。多数系统远端垂直磨光，提供直径 200～600μm 的裸露光纤（图 20-1）经 5Fr 导管鞘导入静脉，目前有少数厂家可提供环形光纤（图 20-2）。

（三）适应证和禁忌证

适合手术结扎和抽剥的病变静脉都能够进行 EVLT，而不适合进行硬化剂治疗的患者多数都是 EVLT 的相对禁忌证，包括足部动脉搏动不能扪及、卧床、下肢深静脉血栓形成（deep venous thrombosis, DVT）、一般情况较差、妇女妊娠期和哺乳期。EVLT 的另一个相对禁忌证是由于深静脉血栓或静脉极度迂曲使得光纤无法通过。

（四）治疗方法

治疗前，患者于站立位行超声检查，详细评估异常的静脉网，并且在皮肤表面标记出需要治疗的静脉行径（图 20-3），防止术中由于患者取

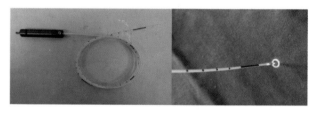

▲ 图 20-1　裸光纤

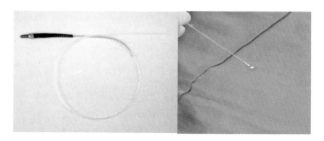

▲ 图 20-2　环形光纤

平卧位使曲张静脉显露不充分而造成手术遗漏。此外，静脉交汇部、扩张成瘤的节段以及有明显侧支或交通静脉血流汇入的节段也需要在皮肤上进行标记。

治疗时患者通常取仰卧位，患肢轻微外旋以便穿刺大隐静脉。如果要治疗小隐静脉，患者需要俯卧，脚部超出手术台边缘以便松弛小腿部肌肉和腘窝组织。治疗 Giacomini 静脉或存在多处反流的静脉时需要变换体位。

常规消毒铺巾，踝上扎止血带以利于显露大隐静脉。于患肢内踝上方 1 ～ 2cm 处，直视下或在实时超声引导下用 18G 套管针穿刺踝部段大隐静脉（图 20-4）。患者采用反 Tredelenberg 姿势以及保持室内温暖可以减少穿刺时静脉的收缩。除了大隐静脉，其他静脉都容易产生痉挛，所以在穿刺属支静脉或者前副大隐静脉、小隐静脉以及大腿环绕静脉时操作尤其应该轻柔。

穿刺成功后，在导丝的引导下将 5Fr 鞘管置入目标静脉，沿病变静脉腔内上行直至进入上级静脉。将激光光纤插入鞘管，然后回撤鞘管露出光纤的头端 1 ～ 2cm（图 20-5），将光纤与鞘管固定在一起。在超声引导下，光纤和鞘管作为一个整体回撤至浅静脉内，到达深浅静脉交汇部以下 2cm。施行局部麻醉后再次确定光纤的位置，然后发送激光。可以透过皮肤直接观察光纤头端的红色光点来确定光纤的位置（图 20-6）。对于个别穿刺失败者，可在腹股沟韧带下方 2 ～ 3cm 处皮肤做一小切口（0.5cm 左右）分离大隐静脉主干，近端结扎，向远端静脉腔内插入导管，置换光纤。

整个过程中最重要的步骤是准确的进行静脉周围浸润麻醉。正确的麻醉方法可以使 EVLT 达到无痛的效果而不需要施行静脉镇静或麻醉。除了使整个治疗过程无痛，局部浸润麻醉还能提高安全性，增加疗效。正确的浸润麻醉能够将血管

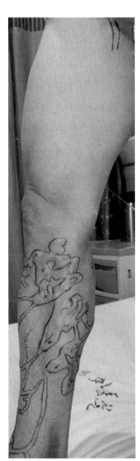

▲ 图 20-3　术前标记曲张的浅静脉及大隐静脉根部，采用双轨标记法描出浅静脉轮廓

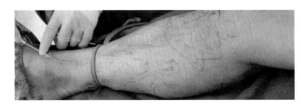

▲ 图 20-4　踝上扎止血带，用 18G 穿刺针直视下穿刺大隐静脉远心端

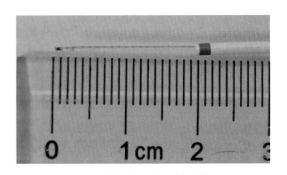

▲ 图 20-5　导管回撤露出光纤头端 1 ～ 2cm

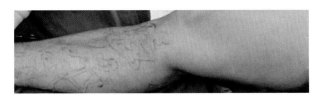

▲ 图 20-6　术中根据光纤头端指示光源辅助判断光纤位置

壁压迫在光纤周围以增加接触面积。静脉周围浸润麻醉需要在超声引导下进行，目的之一就是保证光纤与周围的静脉管壁都能保持良好的接触。这样能保证激光产生的能量能最大限度地传导到静脉管壁，破坏管壁结构并最终形成纤维化。如果静脉排空不够，管腔内剩余较多的血液，那么整个激光治疗过程就变得无目的，这时即便管腔由于血栓形成而闭塞，但再通率极高。

浸润于血管周围的麻醉液还可以充当保护层，防止灼伤非目标组织，包括皮肤、神经、动脉和深静脉。只有在超声引导下才能将局麻药物注射到正确的层面，将非目标组织与目标静脉分隔开来。对于右手操作者，局麻药应该由远端静脉向近端注射，每隔 3～5cm 注射一次，直至注入正确的静脉周围层面。一旦完成这一步骤，局麻液很容易浸润静脉周围并上行，这样每次穿刺就可以浸润较长的距离。

对于一条 45cm 长的静脉，大约需要 100～150ml 用碳酸氢钠稀释的 0.1% 利多卡因。可以将 50ml 1% 的利多卡因溶于 450ml 生理盐水中，加入 5～10ml 8.4% 的碳酸氢钠混合而成。若需要更多的局麻药，可以使用 0.05% 的利多卡因。这样的利多卡因用量处于安全范围之内（不与肾上腺素合用时用量上限是 4.5mg/kg，合用肾上腺素时剂量上限是 7mg/kg）。虽然很多人选择利多卡因和肾上腺素一起使用，以最大限度的收缩血管并减少淤血，但有人发现仅用利多卡因就能很好地将血管完全排空，并且还能避免肾上腺素带来的毒性。

静脉周围浸润麻醉完成后，进行超声检查确定麻醉得是否足够。当静脉周围呈现 1cm 的液性暗区或者静脉已经与表面的皮肤分隔开来时，表示麻醉已经足够。在特殊位置如小隐静脉接近隐 - 腘交汇部、大隐静脉接近膝关节处，正确的局麻药物浸润非常关键，因为这些位置的静脉紧邻神经或血管分支。

在进行局部浸润麻醉后，使患者采取头低足高卧位有利于静脉排空。正确的麻醉和体位能使激光光纤和静脉壁充分接触。如果需要进一步排空静脉，可采用通过抬高患肢、人为压迫肢体、在鞘管上连接负压装置，以及降低室温引起静脉痉挛等方法。由于在施行浸润麻醉的过程中光纤可能移动，所以麻醉完成后需要对光纤重新定位。对于大隐静脉，光纤头端应定位在功能良好的腹壁浅静脉开口处或稍下方，或者隐 - 股静脉交汇部远端 1～2cm 处。对于小隐静脉，由于其呈较大的角度汇入腘静脉，很难看到光纤的头端。浸润麻醉后隐 - 腘静脉交汇部的角度变小，在超声波下较容易看到光纤末端。术前准确地标记隐 - 腘静脉交汇部非常重要，并且当与红色引导光束一起使用时，可以实现激光纤维的精确定位。即使是在肥胖的患者中，也可以透过皮肤看见红色光线，必要时可调暗房间灯光进行观察。

激光释放伴随带光纤导管回退，有 2 种回退方法：脉冲式回退（也叫步步回退）和连续回退。①脉冲式回退时，持续光照 1～3s 后导管带动光纤回退 1～5mm，转至下一部位再行光照，如此反复进行。该法相对简单，适合于初学者，并且易于保证每一节段的静脉接受较为一定的能量。②连续回退时光照是连续，回退速度一般为 1～3mm/s。这样光纤在导管的带动下移向远端的功能不全点。整个治疗过程可在超声甚至双功超声的监视下进行，若发现静脉闭塞不完全，可再次进行操作。对于存在双股大隐静脉且属支反流和功能不全的病例，另一支静脉干也应处理。EVLT 也可与微静脉切除、穿通静脉结扎、硬化治疗、钩区切除术和溃疡清创等其他手术或操作一起进行。

从发生器每一照射周期释放的能量（J）等于调整后的功率（W）与照射时间（S）的乘积。组织损害与所应用的激光能量呈正相关，故根据拟行治疗的静脉段的长度和管径选择合适的能量水平是有其实际意义的。能量密度即每单位长度的静脉段上所受到能量的大小，单位为 J/cm。Timperman 等和 Proebstle 等的研究表明，成功的激光治疗有赖于光纤发射的能量，当静脉接受的激光能量达到至少 70J/cm 时能达到较好的闭塞静脉的效果。静脉最初的口径大小与治疗效果之间并无相关性，只要静脉排空足够彻底并且光纤和静脉壁的接触足够紧密，接受治疗的静脉口径并不受限制。在腔内激光治疗中，波长 810nm、940nm、980nm、1320nm 和 1470nm 的激光都获得了成功，各种波长的激光所产生的效果是相同的。所有这些波长的激光都能被血液不同程度地吸收。将不同波长激光产生的能量传导至静脉壁的最基本原理都是相同的，即能量通过直接接触传导。所有波长的激光都能很好地达到治疗目的，没有那个波长效果最好之说。

EVLT 后立即将 II 级（30～40mmHg）梯度弹力袜穿在患者患肢上，并叮嘱患者在睡觉或洗澡外其他时间一直穿戴至少 2 周。使用梯度弹力袜的目的在于降低分支曲张静脉发生表浅血栓性静脉炎的风险，一旦消除了潜在的大隐静脉反流，分支曲张静脉将会萎缩。静脉腔内激光治疗后，除了即刻和适当的下肢活动外，梯度弹力袜也可以促进深静脉血流回流，减少深静脉血栓形成的可能。

（五）EVLT 的优缺点

1. 优点　与其他微创手术相比，EVLT 经手术穿刺，通过小口径、可弯曲光纤输送能量。激光穿透深度较浅，与完全依赖热能的能量来源相比，对周围组织损伤较小。EVLT 手术适应证广泛，已安装心脏起搏器的患者也可应用。

该术式可以精确控制对静脉壁的损伤，降低再通率。激光联合手术治疗可以扩大手术适应证，并取得较好疗效，在一定条件下还可以在门诊开展治疗。

2. 缺点　EVLT 常见副反应有沿大隐静脉的皮肤硬结和轻度瘀斑，罕见副作用包括未治疗的属支静脉发生血栓性静脉炎，或沿大隐静脉行径皮肤色素沉着。当需治疗的静脉离皮肤很近时，热损伤可蔓延至表皮的发育层，导致皮肤坏死。此时在浅表静脉和皮下注入生理盐水，或应用浸润麻醉，可避免皮肤热损伤。另外，在治疗时如果能适当提高激光功率，可以更好地完成对静脉内膜的闭合、收缩。与此相矛盾的是，功率升高将导致静脉腔内温度过高，烫伤周围组织、神经和皮肤。现有较好的激光系统采用光纤过热保护系统，能始终控制激光光纤顶端温度，有效防止损伤，并且由于提高了操作功率，能更好地闭合静脉。

（六）注意事项

1. 手术中要注意光纤开始发射的位置，应在隐–股静脉交界以下 1.5cm 方可使分支闭合。因为在此范围内有大流量大隐静脉的 5 个属支汇入，如果不能封闭这些属支，易出现早期再通；而过于接近隐–股静脉交界，可能进入深静脉造成损伤。为达到定位的准确性，术前应常规行超声定位，部分病例可采用术中超声定位。

2. 如果大隐静脉高度扭曲，导管不能通过，需做多点穿刺，必要时可以在超声引导下进行。

3. 在术中局部皮下注射麻醉肿胀液，不仅可在局部麻醉下手术，也可以有效减少皮肤灼伤的发生率。因为注射在静脉行程周围的药剂不仅降低了治疗中的温度，而且与表面皮肤形成隔离带，避免了灼伤的发生。

4. 手术完毕患肢需用压力袜或弹力绷带加压包扎。局部麻醉患者术后即可下床活动；腰麻和硬膜外麻醉患者于术后 6h 麻醉恢复后即可正常活动。24h 后观察术后下肢变化情况，并换穿弹力袜 4 周以上。

ELVT 若使用得当，理论上可达到闭塞功能不全的静脉干的效果，而不发生疼痛。常见的不良效果包括瘀斑和静脉炎，主要因局部静脉壁偏心性热损伤造成穿孔和血管壁外组织烧灼所致，而再通可源于受热不足而改变不充分的静脉段。近年来的一些系统性实验研究和临床结果分析扩大并加深了人们对 ELVT 操作和临床结果的认识，也促进了 ELVT 技术的维持改进和优化。有资料表明，连续法回退光导纤维、长波激光的应用、采用径向发射光纤可提高闭塞率，降低并减轻副作用，具有积极意义，能使 ELVT 朝着日益标准化和规范化方向发展。然而这些仅为从队列研究中得出的结果，要从基本上确定这些优化改进措施是否真的有效，还有必要进行一些新的与其他现行腔内热疗法和开放手术方法对比的随机研究，以验证这些结果。

三、静脉曲张射频消融治疗

慢性静脉疾病（CVD）已成为世界性的常见病，其临床症状从毛细血管扩张到皮肤溃疡。同时影响患者的生活质量。静脉曲张的治疗已被证明可改善患者的生活质量。传统上，高位结扎和剥离（HS）被认为是治疗静脉曲张的金标准。然而，在过去的 20 年中，诸如射频消融术（RFA）、静脉内激光治疗（EVLT）或冷冻手术等侵入性较低的腔内治疗方法得到了广泛的应用。2013 年 7 月美国静脉论坛（AVF）和英国国立健康与临床优化研究所（NICE）所发表的指南建议使用腔内静脉热消融技术，即射频消融（RFA）或腔内静脉激光消融（EVLA）作为治疗躯干静脉反流的一线治疗方法。在长达 5 年的随访观察这 2 种手术方法术后的研究中，已经证明血管闭合率大于 90%。静脉曲张射频消融治疗已成为静脉曲张的主要治疗方式之一。

（一）患者的选择

CVD 适应证包括症状学（CEAP）：$C_2 \sim C_4$，尤其是 C_4。需要一些技巧的适应证为 $C_5 \sim C_6$，如换药技术、加压技术、分期手术技术、硬化剂技术等。超声下静脉反流 > 0.5s，保守治疗 3 个月无

效，大隐静脉主干走行较直，无严重迂曲、直径合理 4 ～ 15mm，距离皮肤不过近，主干在隐静脉腔隙内为主。CVD 禁忌证包括同时合并深静脉血栓；大隐静脉主干内急性血栓形成；未纠正的凝血功能障碍；严重肝功能异常；妊娠、哺乳期；全身情况不能耐受手术。相对禁忌证包括静脉直径 < 2mm 或 > 15mm（但 RFA 在大至 24mm 的静脉闭合中取得过成功）；有血栓性浅静脉炎史导致大隐静脉部分梗阻；超声显示罕见的大隐静脉扭曲；静脉紧贴皮下或隐股交界处瘤样扩张。

另外，通过对患者心理学及经济学的评价，了解患者治疗目的，如美容、缓解症状，以及对费用的要求，做到个体化选择。

（二）设备的选择

RFA 设备原理为产生处于射频范围内 300kHz–1MHz 的高频交流电，通过电极传导产生能量将邻近探针的静脉壁加热至预先设定的温度，从而改变静脉壁的蛋白结构，使静脉闭合。

最初的 RFA 导管（VNUS Closure）由美国食品和药品管理局（FDA）于 1999 年批准使用，第一次报告发表于 2000 年。因操作麻烦，该导管已撤出市场。后来的 Closure Fast 射频导管（Medtronic，San Jose，CA，USA）于 2007 年推出，由 7cm 的加热元件组成，覆盖有润滑材料，集成手柄和连接电缆，VNUS RFG Plus 发生器（VNUS Medical Technologies，San Jose，CA，USA）。热元件由线圈组成，线圈在治疗周期期间由 460kHz AC 电流加热至 120℃的温度，可用 7F 引导系统，并且能加热至 120℃。其通过 7cm 长的导管段多次传递热量，每次加热时间为 20s。导管每次回撤 7cm，回撤次数取决于静脉的长度，回撤时间通常短于最初的导管。射频分段热消融加快速闭合导管安全、可行、耐受性好，能够缩短手术时间，短期效果优于以往的闭合导管（图 20-7）。

2007 年在欧洲上市了另一款 RFA 系统（Celon

RFITT），该系统利用双极射频诱导热疗。它可在60～85℃的温度下产生热量，对周围组织损伤少，采用连续回拉技术，回拉速度为 1cm/s，具有 3D 阻抗反馈功能、声音提示和机器自动调节输出功率。消融范围 1.5cm，操作灵活，一次性可以治疗大隐静脉、小隐静脉和穿通支静脉，对于扭曲的大隐静脉主干有好的适应证（图 20-8）。

Closure Fast 和 Celon RFITT 射频设备具有如下差别。

(1) 工作方式的区别：Closure Fast 不是射频能量，而是导管自身发热；Celon RFITT 是射频能量，通过射频发生器传导到组织，引起组织摩擦生热。相对于来说后者的热损伤更小。

(2) 温度的不同：Closure Fast 温度是 120℃，Celon RFITT 温度 60～90℃，前者对于肿胀麻醉液的要求更高，术后更少的疼痛和并发症。

(3) 消融范围的区别：Closure Fast 消融范围 7cm，适合膝上大隐静脉的消融，对于扭曲的大隐静脉主干通过性相对不佳；RFA 系统 Celon RFITT 消融范围 1.5cm，一次性可以治疗大隐静脉、小隐静脉和穿通支，对于扭曲的大隐静脉主干通过性好。

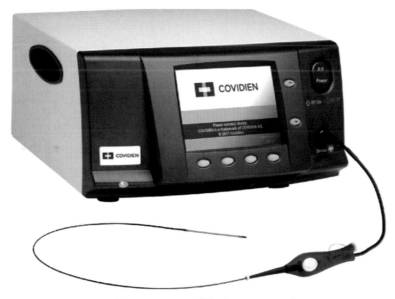

▲ 图 20-7　RFA 系统（Closure Fast）

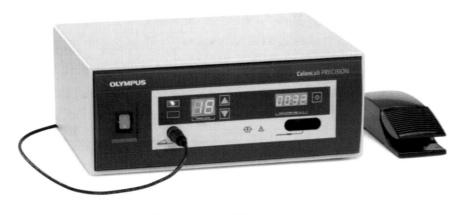

▲ 图 20-8　RFA 系统（Celon RFITT）

(4) 适应证的区别：Closure Fast 主要适合大隐静脉主干；Celon RFITT 一根导管适合 3 个系统：大隐静脉、小隐静脉和穿通支静脉，满足血管外科临床治疗的需求。

(5) 工作方式的区别：Closure Fast 每次消融 20s，操作简单，流程规范，没有组织反馈；Celon RFITT 需术者根据手感经验以适当的速度后撤导管进行射频闭合，有相应 3D 阻抗反馈功能，声音提示和机器自动调节输出功率辅助判断静脉闭合情况。

（三）手术方法

首先要常规完善术前实验室检查。术前完成全面的下肢深、浅静脉超声检查，了解深静脉是否通畅、是否存在反流。探查浅静脉及交通支静脉的分布、走行，测量血管内径和管壁厚度，彩色多普勒观察血流通畅情况及反流频谱。患者超声检查推荐取坐位或站立位，以准确评价生理情况下的反流。推荐术前在彩超监测下标记大隐静脉主干、小腿部曲张静脉及穿通支，术者应掌握超声技术（图 20-9）。

选择麻醉方式包括局麻、全身麻醉、椎管内麻醉等。

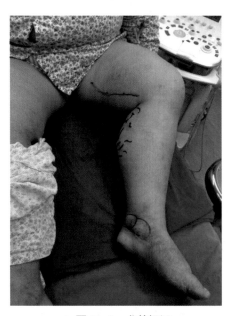

▲ 图 20-9　术前标记

对于适合局麻但对疼痛敏感的患者可试用下列方法：①术前 30～60min，沿静脉走行以利多卡因凝胶外敷，外覆保鲜膜。②术前 30～60min，口服艾司唑仑 2mg。③术中加用镇静麻醉（可能存在恶心呕吐，术后需卧床 2h）。

肿胀液浸润作为吸脂术局麻技术首次使用，利多卡因剂量为 35～55mg/kg 或更多。膨胀液的配制方法，每 500ml 生理盐水中加入 50ml 的 1% 利多卡因、1∶100 000 肾上腺素、5ml 的 8.4% 碳酸氢钠。局部麻醉溶液加 1.4% 碳酸氢钠碱化可显著提高局部肿瘤麻醉时患者的舒适性。肿胀液有 3 种作用：①麻醉（利多卡因、碳酸氢钠）；②排空血液（大量液体及肾上腺素）；③隔热保护皮肤及周围组织（大量常温液体）。

1. 体位选择　患者取头高足低仰卧位，屈膝外展（图 20-10）。

2. 穿刺要点　通过超声选择大隐静脉主干相对平直、分支比较少的区域进行穿刺；B 超定位穿刺点通常选择在膝关节上下，小腿中上方，尽量避免穿刺点太低引起隐神经热损伤。也有一些术者提出穿刺点最好在大隐静脉主干从下而上穿过浅筋膜处，这样射频导管就全程在隐静脉间隙内，肿胀液均注射于隐静脉间隙内，减少肿胀液在皮下的弥散，起到更好的保护作用。

B 超引导下穿刺，置入 21 号微穿针（图 20-11），进入导丝，撤出微穿针，尖刀扩大穿刺点，置入 7F 鞘（图 20-12）。

3. 射频导管置入　遵循无菌原则打开 Closure Fast 导管，并连接至射频发生器。通过导管尾端注水孔注入生理盐水或肝素盐水冲洗导管管腔，随后旋紧注水孔尾端的止血帽，连接射频发射机。导管头端的射频发射原件长度为 7cm，导管上 2 个邻近标记点距离为 6.5cm，每次后撤一个刻度，保证 0.5cm 的重叠。在体外，将导管与体表标记的拟进行治疗的静脉段进行比对，并将导管上的白色固定圆环滑动至血管鞘止血阀位置，以标示出拟

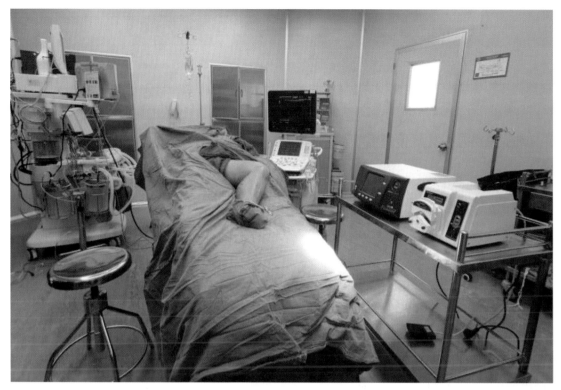

▲ 图 20-10　体位选择

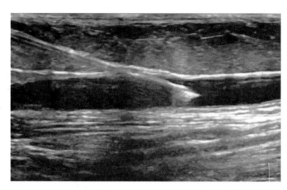

▲ 图 20-11　置入 21 号微穿针

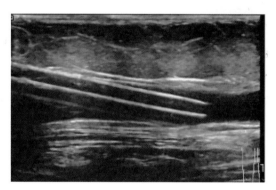

▲ 图 20-12　置入 7F 鞘

导入导管的长度。自鞘管引入射频导管，至其头端达到距离隐股静脉瓣连接处（saphenofemoraljunction，SFJ）2cm 左右处（如腹壁浅静脉开口位距离＞ 2cm，则将导管头端置于腹壁浅静脉开口远端）（图 20-13）。术者应对隐股汇入点的超声相当熟悉，该区在超声下表现为"米老鼠征"（图 20-14）。

4. 肿胀液注射要点

(1) 在射频导管到位后，患者取头低足高位或者平卧。

(2) 在导管上方皮肤表面每隔约 10cm 标记，1% 利多卡因局麻，以此标记处进连接肿胀液的长局麻针，在超声引导下沿大隐静脉走行注射肿胀液。

(3) 必须在大隐静脉走行的深浅筋膜之间的隐筋膜间隙中注射肿胀液，建议每 1cm 需要治疗的静脉给予总量约 10ml 的肿胀液，使大隐静脉的管腔压扁；SFJ 处注射约 20ml，将无导管段压闭。

(4) 在注射肿胀液后，行超声检查以确认治疗段大隐静脉主干与周围组织尤其是与皮肤的距离 ≥ 1cm。若距离不足，应该继续追加肿胀液，避免皮肤灼伤（图 20-15）。

(5) 肿胀液注射完成后，检查射频发生器显示的温度，此时温度应低于 30℃，最佳为 25℃（如温度过高，则可能是导管位于深静脉内，或肿胀液剂量不够，需检查射频设备位置或加注肿胀液）。

5. 射频消融过程要点

(1) 保持注射肿胀液时的体位。

(2) 再次行 B 超检查以确定导管头端离 SFJ 的距离为 2cm 左右，启动能量发生器，开始射频闭合治疗，分段闭合大隐静脉。此时导管的温度

从 25℃开始上升；如果患者感觉疼痛，应用 1% 利多卡因加深隐股汇合处深筋膜和肌肉交界处的麻醉。

(3) 通常在大隐静脉近端邻近隐股瓣处进行 2 次射频治疗，每次持续 20s，然后按照射频导管上的标识向静脉远端移动射频导管，每段治疗 1 次。

(4) 在闭合过程中，由于肿胀液的压迫，无须在皮肤上方压迫。对于直径较大的曲张静脉或穿静脉处，在近端闭合时建议应用超声探头压迫，使导管与血管壁充分接触，其余部位无须额外压迫。

(5) 若大隐静脉主干局部有瘤样扩张或与主干相连的穿静脉，进行 2 个循环的射频发作。

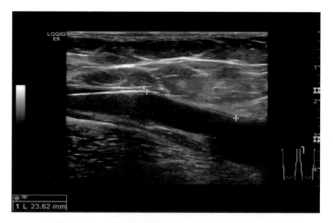

▲ 图 20-13　导管尖端离 SFJ 的距离为 2cm 左右

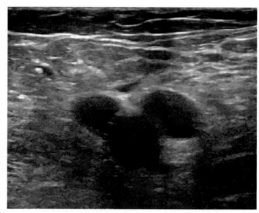

▲ 图 20-14　米老鼠征

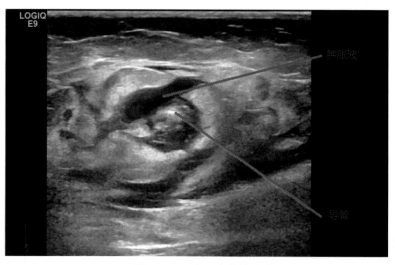

▲ 图 20-15　肿胀液注射后观

(6) 当导管后退至鞘管长度（7F 或 11F）标记时，先后撤鞘管，再撤导管。当导管上的"Ⅲ"（3 条线）刻度出现时，表示为最后一个治疗节段，需要将鞘撤出，此时发射原件尾端距离皮肤穿刺点约 2cm。

(7) 在射频治疗完毕后，行超声检查以明确大隐静脉闭合情况，再给予弹力绑带加压包扎。

将患者置于平卧位，超声探头横断图像观察股静脉，探头加压静脉可完全压缩表示静脉通畅。纵向图像观察 SFJ 下方 2cm 内血流存在，其下方静脉内有无血流。小腿曲张静脉分支进行点状剥脱或硬化剂注射治疗（详见"静脉曲张腔内硬化剂治疗"章节）。完成治疗后，沿治疗静脉主干进行偏心性压迫，点状剥脱或注射硬化剂区域覆盖厚敷料。自足部至腹股沟区进行弹力加压包扎。

小腿穿通支静脉射频消融：B 超定位穿通支静脉；1% 利多卡因局麻，尖刀穿刺，用长的局麻针在 B 超引导下试穿；B 超引导下将射频探针（RFS）穿刺置入穿通支静脉，探针的头端距离深静脉 5mm。注射适量肿胀麻醉液与穿通支静脉周围，治疗前温度在 33 ～ 39℃之间，阻抗在 200 ～ 400Ω；以 4 个方向（0°、90°、180°、270°）能量治疗各 1min，总治疗时间为 4min，温度为 85℃。

小隐静脉射频消融处理除体位选择俯卧位及穿刺点选择 2 条小隐静脉属支汇合处的上方以外，其余过程大体同上述大隐静脉处理。

6. 术后治疗　局麻患者，术后可立即下地活动。静脉麻醉及硬膜外麻醉下行手术治疗的患者，鼓励其麻醉完全清醒后可逐渐恢复日常活动，术后 2 周逐渐恢复至原运动量，期间建议间断抬高患肢，避免负重。如有局部疼痛，可进行患肢冰敷或口服非甾体类止疼药。从射频消融手术结束后，即推荐使用弹力绷带（如 ACE 绷带）或渐进式弹力袜进行加压，以减轻术后的瘀斑和肿胀，建议持续穿戴长筒弹力袜（30 ～ 40mmHg）48h

后改为膝长弹力袜（20 ～ 30mmHg）。术后尽管深静脉血栓（DVT）的风险很小，但建议在术后 24 ～ 72h 内进行彩超扫描，以排除任何血栓并发症的可能性。建议随访时间为术后 1、3、6 个月。另外，局麻或全麻下进行射频治疗的患者，围术期无须停用抗血小板或抗凝药物。

（四）疗效的评价标准

1. 双功能超声评判下肢静脉疗效

(1) 完全闭合：治疗后大隐静脉全段完全萎缩。

(2) 部分闭合：一处或多处长度不超过 1cm 的大隐静脉段出现血流再通，但未产生曲张静脉的临床症状的。

(3) 部分再通：至少一段静脉血管血流再通，并在临床上产生显著的复发性静脉曲张，但并非整段静脉再通。

(4) 完全再通：整段静脉再通。

2. VCSS 评分　根据静脉临床症状程度评分（VCSS 评分）是一种用于测量慢性静脉疾病的严重程度的标准评分系统，它可以评估患者术前及术后情况。

3. 生活质量分数 CIVIQ　CIVIQ 也可用于评估下肢慢性静脉功能不全（CVI）术后的生活质量和手术效果。韩国的一篇文章对比 RAF 及传统手术效果后认为，RAF 术后虽然疼痛感较低，但感觉异常发生率高、高昂的费用及相应的高期望值都间接的影响患者术后的生活质量分数，因此两者并无明显差异。但 Lurie 等报道了两组静脉射频闭合（RAF）与传统手术（高扎与抽剥 HL/S）术后随访 4 个月和 2 年的研究结果，这项国际多中心前瞻性研究将 85 名患者随机分配到 RFA 或 HL/S 组。结果显示，RFA 组恢复更快，术后疼痛更少，并发症更少，生活质量分数评分更高（$P < 0.05$）。Stötter 等报道了德国单中心 RCT 的结果，比较 RFA 与传统抽剥术，在 1 年时，RFA 组在生活质量和疼痛评估方面明显有更好的结果，

同时作者还发现了 RAF 组患者能更快地恢复日常活动和工作。

（五）并发症

射频闭合术后常见的并发症有术后疼痛及瘀斑、术后皮肤感觉异常、DVT 等。

1. 术后疼痛及瘀斑　静脉壁穿孔被认为是引起术后疼痛和瘀斑的主要原因，而减少术后疼痛和瘀斑正是 RFA 相对于其他血管腔内热消融治疗的主要优点。临床结果表明射频消融和血管内激光消融闭塞率无差异，但是热损伤从射频到正常组织的可能性比来自血管内激光消融的可能性小。射频消融术的优点在于射频消融术后产生的瘀伤比血管内激光消融术少。Rasmussen 等最近的一项随机临床试验报告显示，使用 Closure FAST™ 导管的 RFA 组术后疼痛明显轻于 EVLA 组。Meissner 等证明，EVLA 手术期间静脉壁穿孔的发生率高于 RFA 手术期间。在 RFA 治疗之后，在所有区段的静脉壁中的信号强度均匀化，内膜、中膜和外膜之间的边界消失，并且未穿透血管壁。这有可能是在射频针头的电极和温度反馈机制的帮助下，将能量均匀地分布到血管壁，并自动确保均匀地施加能量。

ELT 治疗对静脉壁的影响与 RFA 应用有所不同。根据所施加的激光能量，ELT 的影响范围包括低能量水平（15J/cm）的内膜凝固、中等能量水平（25J/cm）的全层凝固、高能量水平（35J/cm）下完整的或间断的血管壁穿孔，同时破坏血管周围的脂肪组织。其他作者也报道了静脉壁相对于所施加的激光能量密度的这种变化。RFA 导管上的温度传感器和相关的温度反馈机制确保射频能量均匀和可控的传输到静脉壁，这可以防止静脉壁过热导致的穿孔。另外，与先前的 RFA 和 ELT 技术不同，Closure Fast 射频导管属于节段性消融导管，在能量输送期间保持静止。这种技术避免了回拉速度的变化所引起的不同血管节段不恒定的能量变化，从而导致消融不充分或消融过度带来的闭合不全及静脉穿孔。此外，在 20s 的处理循环期间温度保持稳定在 120℃，因此避免了如 ELT 消融所见的几百摄氏度的峰值温度。这种受控的加热避免了静脉穿孔对周围组织的意外热损伤。因此，即使在高剂量的热能下，患者也可以很好地耐受该过程。

Proebstle 等在使用新一代射频导管系统的 RFA 多随机随机研究中未观察到 RFA 的严重并发症，如深静脉血栓（DVT）或热皮肤损伤，但发现感觉异常发生率为 3.2%，血栓性静脉炎发生率为 0.8%，沿 GSV 过程发生瘀斑 6.3%，皮肤色素沉着 2%。一篇荟萃分析对比 3 种方法治疗 386 例小隐静脉曲张（SSVs），指出开放手术技术和热消融技术都与神经损伤相关，术后感觉异常发生率分别为开放手术 19.6%、RAF 组平均 9.7% 和 EVLA 组平均 4.8%。由于小腿下部隐神经和静脉极为贴近，当静脉腔内导管鞘放置在小腿中段水平以下时，更可能发生隐神经损伤，这是因为在小腿的下 1/3，隐神经附着于隐静脉。

2. 深静脉血栓形成（DVT）　RFA 后有过 DVT 和血栓栓塞的报道，但在许多临床研究发现，该风险小于 1%。RFA 后的静脉血栓形成似乎多与目标静脉中消融所致血栓的延伸有关。这种机制被称为静脉内热诱导血栓形成（endovenous heat-induced thrombosis, EHIT）。导管位置不当时也可直接导致深静脉热损伤。有学者提出了用于准确描述近端大隐静脉血栓所处水平的分级方案。分级方案如下：Ⅰ级，低于腹壁浅静脉的血栓；Ⅱ级，到达腹壁浅静脉起始处的血栓；Ⅲ级，到达股总静脉但未进入股总静脉的血栓；Ⅳ级：凸入股总静脉但附壁的血栓（即 DVT）；Ⅴ级，延伸进入股总静脉但不闭塞静脉的血栓（即 DVT）；Ⅵ级，闭塞股总静脉的血栓（即 DVT）。Lawrence 等回顾 500 例患者行隐静脉射频消融治疗，13 例患者（2.6%）出现股静脉或股静脉壁血栓膨胀，没有发生股动脉血栓。有深静脉血栓病史和大隐静脉（GSV）直径＞ 8mm 的患者近端血栓扩张率明显较高（$P < 0.02$）。诊断出深静脉内血栓的患者可进行抗凝治疗（EHIT：3 级和 4 级），并应在 7～10d 内以双功能超声行随访检查。大隐静脉消融后的部分 EHIT 病例可出现血栓收缩，并且血栓在股总静脉内不再明显，此时可停止抗凝。持续的 DVT 按照标准方案处理。

（六）疗效的比较

下肢静脉曲张开放手术超过 10 年的随访成功率仅为 30%，而同期 RFA 术后随访复查成功率为 88%～93%，Nicolini 报告使用第一代 RFA 装置治疗 330 条肢体后 3 年的随访结果，观察到总闭塞率为 75%，部分闭塞（小于 5cm 静脉开放段）为 18%，不完全闭塞（大于 5cm 开放段）为 7%。使用第一代装置的多项研究中的总闭塞率为 75%～92%，部分闭塞率为 7%～26%。Merchant 等随访 5 年报道治疗组 1006 例（1222 肢），治疗静脉包括膝段以上大隐静脉（89.1%）、膝段以下大隐静脉（1.2%）、踝关节大隐静脉腹股沟（4.1%）、小隐静脉（4.3%）、副隐静脉（1.3%）。平均静脉直径为 7.5mm，最大 24mm。每年随访时静脉闭合率分别为 87.1%、88.2%、83.5%、84.9% 和 87.2%，无回流率分别为 88.2%、88.2%、88.0%、86.6% 和 83.8%。射频消融后 6 个月至 5 年，85%～94% 的肢体临床症状得到改善。逻辑回归分析显示，导管回撤速度（$P < 0.0001$）和体重指数（$P < 0.0333$）是导致术后复发的危险因素。Proebstle 等报道了新一代射频导管的早期结果，6 个月时的闭塞率为 99.6%。超过一半的患者在同一天恢复正常的日常活动，平均时间为 2.9d。Dietzek 等给出了使用 Closure Fast 射频导管进行腔内 RFA 的 5 年随访数据，闭合率达到 90.0%，Rasmussen 等将 500 例（580 条患肢）平均分为 4 组，分别接受射频消融、激光消融、超声引导下泡沫硬化治疗和手术剥脱，认为近期疗效、1 年复发率、恢复正常生活工作时间等指标射频消融组均优于其他 3 组。

腔内激光消融与腔内射频消融一直是临床讨论的热点，He 等的 Meta 分析结果显示，在手术安全性及疗效上，腔内激光消融与腔内射频消融相似，但就减少并发症而言，腔内射频消融比腔内激光消融更有优势。Whiteley 等通过随访 58 例患者 15 年的疗效，100% 的患者很乐意接受射频闭合手术，除一名患者以外的所有患者表示很乐意向朋友或家人推荐这个手术方式。

四、静脉曲张微波热消融治疗

静脉内微波热消融术治疗下肢静脉曲张的临床应用是近十年来发展起来的一种用于治疗下肢静脉曲张的新型微创热消融手术方式之一。微波热消融的原理是根据实体肿瘤如肝癌、肾癌等的微波消融治疗，通过高频微波对肿瘤组织的毁损作用达到类似外科切除的作用，国内外研究者应用来源于肿瘤热消融的微波热消融治疗系统和相应配套的微波导管来进行下肢静脉曲张的实验应用和研究。国际上，首先由 Subwongcharoen 于 2009 年报道了来源于肿瘤的微波消融系统（图 20-16）用于下肢静脉曲张的动物实验、临床实验研究的结果，研究者应用 MICROTAZE OT-110M（日本）肿瘤微波热消融系统，首先应用猪的隐静脉进行了动物实验，并在不同的能量功率下对潜在的治疗功率进行了初步的体外研究，经过动物实验后，确定了在 0W、40W、50W、60W 和 70W 输出能量功率的情况下，在 50W 和 60W 时动物猪的前肢静脉和后肢动脉被消融闭塞，而 70W 的副损伤较大，因此确定了 50W 和 60W 可用于人大隐静脉曲张的治疗。进一步应用 50W 的功率在人大隐静脉曲张患者中进行了临床研究，在不高位结扎的患者当中，通过膝下切开置入微波导管用于治疗大隐静脉曲张。超声随访发现微波热消融治疗后 1 周、6 个月、12 个月的大隐静脉主干静脉完全闭塞率分别为 100%、65%

和 65%，术后 85% 患者的静脉瓣膜反流时间明显改善，均小于 0.5s。与此同时，国内也有应用肿瘤消融系统治疗下肢静脉曲张的零星报道，并且均为小样本病例报告，并未对微波热消融治疗下肢静脉曲张的临床规范应用进行探讨。随后国内出现了具有我国自主知识产权的专用于下肢静脉曲张治疗的微波热消融系统（专利号 200620042485.1，上海）。2006 年，上海中医药大学王小平等系统报道了国产微波消融系统治疗下肢静脉曲张的临床研究，结果证明微波血管腔内热消融治疗下肢浅静脉曲张，具有微创、患者痛苦小、恢复快、美观、疗效好、并发症少、手术操作简捷等优点。随后上海九院蒋米尔教授等对微波热消融治疗静脉曲张进行了更加深入的研究，通过 20 例患者研究发现大隐静脉主干在术后均闭塞，彩色多普勒超声检查平均随访 13 个月，术后 6 个月的大隐静脉闭塞率为 95%，术后 1 年为 70%，但临床无下肢浅静脉曲张复发病例发生；临床随访 17 个月，术后 1 年静脉曲张复发率

为 6%，均为局部浅静脉曲张的复发。这些研究证实了微波热消融治疗下肢浅静脉曲张安全、有效，但长期疗效有待进一步证实。此后国内关于微波热消融治疗下肢静脉曲张的临床报道逐渐增多，但对于微波热消融治疗下肢静脉曲张的术语使用仍有较大区别，有下肢静脉微波凝固术、微波热消融治疗术、微波腔内闭合术、微波成型术等不规范的术语使用。2007—2009 年，Yang 等对微波热消融治疗下肢静脉曲张的临床效果进行了前瞻性随机对照研究，这也是国际上首个针对微波热消融治疗下肢静脉曲张的随机对照研究，也是使用国产下肢静脉曲张微波系统进行的临床研究。研究结果证实了微波热消融治疗下肢静脉曲张效果可靠，术后 6 个月、12 个月的主干静脉闭塞率分别为 99% 和 97%，术后浅静脉曲张复发分别是 0.9% 和 3.3%，同时根据国际医学术语使用规范，正式使用了微波热消融治疗下肢静脉曲张的规范术语，即静脉内微波消融术（endovenous microwave ablation，EMA）。此后，国内关于

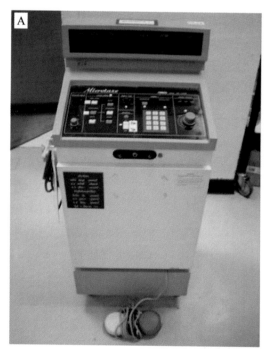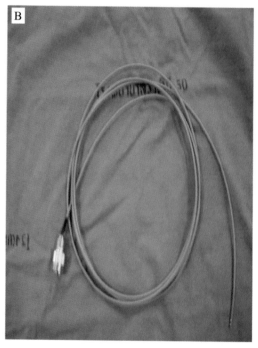

▲ 图 20-16　A. 肿瘤消融使用的微波发生系统；B. 微波电极导管
引自叶志东，刘鹏，王非. 下肢静脉曲张微创治疗的思考与评价 [J]. 中国实用外科杂志，2006, 26: 775-776.

EMA 治疗下肢静脉曲张的应用也大量出现，作为一种主要由中国人发展并广泛应用的新术式，近年来也在欧美等发达国家逐渐使用，这也是我国血管外科对国际静脉疾病治疗的贡献之一。

（一）微波热消融治疗技术参数及细节

静脉内微波消融术 EMA 作为一种新的术式，起始文献报告治疗参数多采用肿瘤热消融治疗的相关参数，国际上首先报道的是采用日本生产的 MICROTAZE OT-110M 型微波热消融治疗仪，此型机器主要是用于肿瘤消融，微波作用波段是 2450MHz，该型机器的设定功率为 0～70W，EMA 主要通过作用于血管壁和血液成分的双重作用而达到闭塞曲张血管的作用。在动物实验初期，Subwongcharoen 曾用较高功率的 70W 进行研究发现，与 50W 和 60W 相比，高功率具有更高的靶血管周围组织损伤发生率，从而增加潜在的并发症，如皮下血肿、淤血、皮肤烧伤、神经损伤等，而中等功率则在保证曲张血管闭塞率的同时，副损伤相对较少。因此，研究者后期采用

50W 作为大隐静脉曲张的治疗功率并进行了临床研究，治疗过程中大隐静脉主干消融导管的撤管速率为 3cm/min，并应用穿刺技术治疗膝下曲张静脉属支。而国内应用肿瘤消融系统治疗下肢静脉曲张的早期报道治疗了 28 例患者，采用的是功率为 0～100W 的国产肿瘤消融系统，作者在研究中设定的治疗功率为 100W，治疗时间 1～2s，间断 1～2cm 进行治疗，但由于研究中部分数据的缺陷，因此其参考价值有限。随着器械改进，出现了专用于大隐静脉曲张的主干微波热消融治疗器和曲张属支治疗针，从而更能精细化地治疗不同的静脉曲张，其示意图如图 20-17 所示，主干的微波热消融治疗器通过头端的激光定位利于手术操作和治疗，但需要在手柄处连接激光光纤，因而比较烦琐。新一代的产品将微波热消融治疗和激光指示器整合为整体，更加利于手术操作。而属支治疗针则通过静脉穿刺进行曲张静脉属支的微波消融治疗。

上海九院血管外科对微波的治疗参数进行了

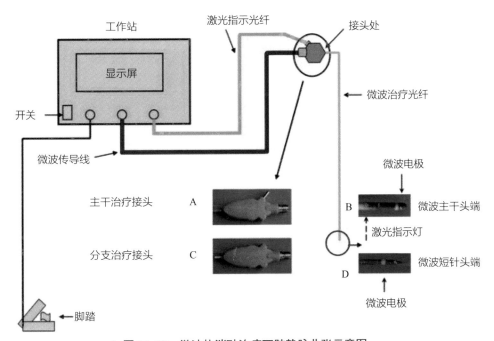

▲ 图 20-17　微波热消融治疗下肢静脉曲张示意图

A、B. 大隐静脉主干微波热消融治疗导管末端手柄和头端；C、D. 曲张静脉属支治疗针末端手柄和头端

引自 Almeida J, et al. Saphenous laser ablationat 1470nm targets the vein wall, not blood [J] . Vasc Endovas-cular Surg, 2009, 43: 467-472.

进一步研究，针对主干大隐静脉采用 70W，凝固作用时间 3～4s，属支治疗功率设定为 30W，作用时间 1～2s，取得了良好的手术效果和曲张静脉闭塞效果，但并未提及治疗导管的撤管速度，而撤管速度与手术效果和并发症存在密切关联。随着研究的深入，大多研究报道逐渐应用60～70W 的功率治疗主干大隐静脉曲张，微波作用时间 2～3s，间隔时间 1～2s，撤管速度 2～5mm/s；对于属支静脉多采用 20～30W 功率，作用时间 1～2s，间隔时间 1s，撤管速度 2～3mm/s，至此，微波热消融治疗下肢静脉曲张的手术参数基本确定。

微波热消融治疗下肢静脉曲张的手术方式和激光、射频等微创手术操作规程基本一致，对于大隐静脉根部，有的中心采取高位结扎，有的中心不采用高位结扎，笔者更推荐高位结扎的手术治疗方式，然后对主干大隐静脉和曲张属支静脉进行微波热消融治疗。应用微波热消融治疗大隐静脉曲张的手术适应证包含 CEAP 分级的 C2～C6 期患者。手术禁忌证有下肢深静脉血栓、下肢深静脉血栓形成后遗症、下肢动脉缺血性疾病、先天性血管畸形、血栓性浅静脉炎、左髂静脉或中心静脉狭窄闭塞者、下腔静脉回流障碍性疾病、下肢淋巴疾病或淋巴管炎、下肢浅静脉曲张术后复发、全身情况差不能耐受手术者、严重出血性疾病、自身免疫性疾病、怀孕或哺乳期妇女、患者拒绝微创手术。同时要求术前对浅静脉曲张进行详细的检查，明确深静脉情况及瓣膜反流程度，精确定位交通静脉及主要曲张血管位置，根据检查结果做好术前定位或标记，尤其对于交通静脉功能不全的患者，最好在术中超声辅助下进行治疗，手术效果更好。

具体的手术操作方式分为 2 种：①在高位结扎大隐静脉根部时，近心端结扎、缝合之后，经远心端将微波导管插入大隐静脉，沿血管走行可插管至大隐静脉起始部内踝处，此时再开始行微波热消融治疗。治疗过程中建议助手压迫大隐静脉治疗区域，已达到更佳闭合效果。由于微波导管存在热传导和衰减作用，可能会对治疗区域皮肤造成热损伤，建议用冰盐水纱布加压或采用麻醉肿胀液先行肿胀麻醉，然后再进行微波热消融治疗，这样会明显降低热损伤的发生率，治疗参数同前，治疗至大隐静脉断端后结扎。如果遇到因膝下曲张团块明显，不能将治疗导管插管至内踝部，可先完成大腿端的微波热消融治疗，再采取第二种方法，②在内踝处做一小切口或采用穿刺技术置入 7Fr 穿刺鞘，将导管插管至汇合点再进行微波热消融治疗。也可以直接切开或穿刺内踝部位大隐静脉，插管至大隐静脉根部，在微波导管头端激光指引下进行高位结扎，然后进行微波热消融治疗。这种操作由于顺瓣膜方向，可快速插管完成微波热消融手术，但其缺点是可能会增加局部小切口。对于膝下曲张静脉的治疗，可以直接用微波穿刺针进行穿刺治疗，需要注意的是微波穿刺针长约 15cm，可以对绝大多数曲张属支静脉进行治疗，避免了激光手术方式的反复操作，同时对合并足靴区溃疡的患者，可以在溃疡周围多点穿刺进行治疗，消融溃疡下方曲张血管团，达到促进溃疡愈合的目的。但需要注意的是，膝下属支和溃疡下方曲张血管的治疗时间不能过长，否则有可能导致穿刺点皮肤的烧伤。而对于合并交通静脉瓣膜功能不全的患者可进行直接的微波消融治疗，其临床效果也确定。推荐在术前影像标记基础下再行微波热消融治疗（图 20-18），或是在术中超声引导下直接穿刺交通静脉进行微波消融治疗（图 20-19），这两种方法能达到更好的临床效果。

（二）微波热消融治疗临床效果

微波消融治疗下肢静脉曲张手术的开展，需要通过临床病例的观察来确定其有效性。王小平等早期对 186 例下肢静脉曲张患者研究，分为微波热消融治疗组和传统的高位结扎联合曲张静脉

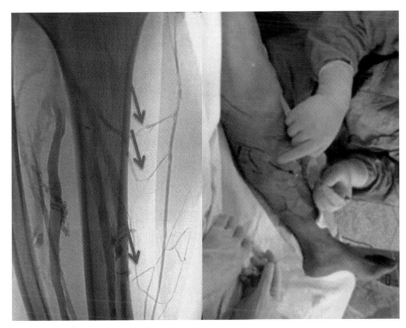

▲ 图 20-18 术前 DSA 标记交通静脉，术中直接穿刺消融治疗

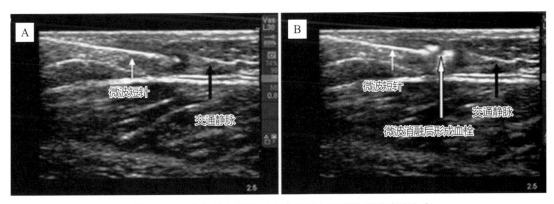

▲ 图 20-19 术中超声引导下直接穿刺交通静脉微波消融治疗
A. 超声引导下微波穿刺针直接穿刺交通静脉；B. 微波消融后，微波穿刺针头端形成血栓化

剥脱组，微波热消融治疗组每条患肢的手术治疗时间为 12.5min，而对照组传统剥脱手术组则为 45.6min，具有显著性差异。研究结果显示两组手术后患者曲张静脉均明显消失，症状消失或改善，但微波热消融治疗组切口数量和患者舒适度明显优于传统剥脱组；两组患者随访均未发现临床复发患者，通过术后超声检查发现微波热消融治疗组术后第 2 天患者下肢大隐静脉内径明显缩窄，无血流显示；管腔内可见血栓及稍强回声的光点、光带、血管壁明显增厚毛糙，完整性破坏。术后 2 周在管腔内纤维化形成，管腔内部完全闭锁，

证实了微波消融治疗下肢浅静脉曲张，具有微创、患者痛苦小、恢复快、美观、疗效好、并发症少、手术操作简捷等优点。进一步的随机对照研究显示，与剥脱手术相比，EMA 完全闭塞曲张静脉，手术时间短，出血少，切口小，微波热消融治疗患者的复发率相对较低。两组术后 VCSS（静脉曲张严重度评分）和疾病相关生活质量评分（AVVQ）均有显著改善。

微波热消融治疗联合高位结扎显示出了较好的临床效果和优越性，董瑞等对 170 例患者分为两组，微波热消融治疗组 110 例，传统剥脱组 70

例，比较了两组手术时间、术中出血量、术后下床活动时间、术后住院天数、手术并发症、术后疗效等指标。结果发现，微波手术组的手术时间（48min vs. 127min）、术中出血（16ml vs. 61ml）、术后下床活动时间（13h vs. 64.8min）、出院时间（1.4d vs. 4.7d）明显小于传统剥脱组。邓昌林等对微波热消融治疗静脉曲张对患者1年后的生活质量的影响进行了研究，发现微波热消融治疗的手术具有微创、恢复快等优点，但从术后长期效果和对患者生活质量的影响来看，微波热消融治疗组和传统剥脱组在术后1年时，其静脉严重度VCSS评分和静脉曲张问卷AVVQ评分无明显差异，证实了其临床有效性。同时对于合并下肢静脉溃疡的患者实施微波热消融治疗可以促进溃疡愈合，改善患者预后，研究证实微波热消融治疗组的溃疡愈合时间明显优于对照组，微波热消融治疗组愈合时间为45d，而传统治疗组则为74d。

（三）微波热消融治疗并发症

下肢静脉曲张热消融微创治疗术后主要并发症是热相关损伤，而最严重的并发症就是患肢深静脉血栓并发肺栓塞。目前关于微波热消融治疗下肢静脉曲张的研究文献报道微创热消融术后下肢深静脉血栓形成发生率约1%，这得益于近年来各个专业、各个科室对血栓栓塞事件防治的重视，以及快速康复理念和日间手术的开展，几乎所有的微创手术患者均在术后很短的时间内下地活动，也大大降低了深静脉血栓的形成高危因素。但是作为一种手术方式，微波热消融治疗潜在的深静脉血栓事件并发症是客观存在的。同时，我们也推荐在热消融治疗过程中，先高位结扎大隐静脉主干，然后再行微波热消融治疗，这样可以避免治疗导管误入深静脉或治疗过程中热消融部位的血栓移动而迁移至深静脉而产生严重并发症的可能。

临床报道最多见是与热损伤相关的并发症，多为直接热消融过程中热量的穿透效应和传导效应，会引起周围组织的热损伤。早期的研究显示，热损伤主要引起治疗区域的麻木不适，微波热消融治疗组发生率16.7%，并且程度较轻，平均消退时间为2.5个月；对照组发生率31.7%，平均消退时间为5.5个月。蒋米尔等对微波研究后发现，微波热消融治疗也存在激光消融治疗类似的条索样硬结现象，但基本在术后3～6周消退；穿刺点皮肤的烧伤主要出现在微波短针的穿刺部位，一般术后1～2周痊愈；术后隐神经一过性损伤发生率较高，但大多在术后1～3月恢复，无永久性损伤发生。钱水贤等对微波消融术后1个月患者进行随诊，发现皮肤灼伤发生率约为14%、17%的患者存在局部隐神经热损伤引起的皮肤局限性麻木感；术后主干浅静脉条索状僵硬或皮下硬结发生率10%。研究者对微波热消融治疗和传统外科治疗的并发症进行了分析，发现尽管在深静脉血栓、皮肤灼伤、感觉障碍等并发症的发生率方面两者无明显差异，但传统剥脱组总的并发症发生率25%，远远高于微波消融组的10%。

此外，皮下淤血也是较为常见的术后并发症。随机对照研究显示，微波热消融治疗组患者皮下淤血发生率（14.8%）明显低于传统剥脱组（31.6%）。回顾性研究发现，微波热消融治疗的淤血发生率约10.9%，而剥脱手术的发生率却达到41.7%。大多文献报道微波的瘀斑发生率在5%～20%之间。瘀斑通常由微波穿刺针或激光光纤穿破静脉而引起治疗时血压渗出所致，剥脱手术过程中由于创伤引起的皮下组织出血引起皮下淤血。因此，在手术过程中仔细治疗、避免损伤是必要的，在不确定穿刺针是否在血管腔内的情况下，不能急于进行微波治疗。此外，术后过紧的弹性绷带加压也可能导致瘀斑形成。使用弹性绷带进行适当的下肢加压可以最大限度地减少瘀斑，并且此类大多数患者可以在2周内恢复，无须进一步治疗。

穿刺点皮肤灼伤作为微波热消融的特有并发症，其发生率约 10.2%，基本发生在穿刺点部位。因此，对于此类烧伤的预防主要是在局里穿刺点约 0.5～1cm 处即停止微波热消融治疗，或应用麻醉肿胀技术均可显著降低其发生率。隐神经发生率在传统剥脱组为 28.6%，而微波消融组为 15.7%，但大多数患者均可在半年内完全恢复，这些感觉障碍主要出现在膝下曲张部位。同时热损伤的发生与术者操作不熟练、撤管速度过慢、微波消融时间过长有关。因此，规范的操作及根据患者曲张程度、血管直径设定功率就显得尤为重要。此外，微波热消融头端的温度为 90～100℃，远低于激光消融头端的 800℃，相对于其他热消融手术方式，微波消融更加安全可靠。

使用微波热消融治疗时，微波导管存在热传导效应，这也可能导致皮肤灼伤，因此建议患者使用麻醉肿胀技术，以保护皮肤免受热损伤。随着术者微波热消融手术经验的增加，常见皮肤灼伤的发生率也会随着学习曲线逐渐下降而稳定于一定水平，但不可能完全消失。热损伤导致隐神经的热损伤和物理损伤可导致肢体感觉障碍，大多数感觉障碍发生在大隐静脉主干走行区域和膝盖以下的微波消融部位，这可能与血管伴行隐神经的损伤有关。这些患者大多在术后 3 个月就完全康复而不需要而外治疗。

静脉曲张的主要不良反应是手术后复发，这与许多因素有关。目前报道的文献中关于术后复发的数据较为缺乏，大多回顾性病例报道的复发率很低，临床复发率在 1%～10% 之间，而超声术后 2 年复发率在 14.3%，远低于剥脱术 28.2%。由于临床复发和超声检测复发标准定义不同导致了复发率存在较大差异，而只有临床复发可能需要进一步处理。因此，尽管国内大多文献报道临床复发率很低，但由于缺乏长期随访数据，因此长期复发结果仍有待于进一步观察。此外，在大多的研究中部分复发可能和患者术前标记不清、

术中操作不当，从而导致原发的曲张静脉治疗不完全导致的"残留"有关，而不是真正的复发。因此，术前彩超、血管造影等术前详细检查和术前标记尤为重要，如果条件允许，在术中超声引导下再行微波热消融治疗，才能保证患者的最大获益和术后的最低复发。复发性浅静脉曲张大多发生在膝下，复发可能与新生血管形成、潜在交通静脉功能不全等因素有关。此外，在高位不结扎的患者当中会出现主干再通的病例发生从而导致的复发，因此将微波热消融和高位结扎相结合时，再通可能则很罕见。研究文献也表明大隐静脉高位结扎与其他静脉内微创手术相结合可以改善预后，在静脉内微创手术中仅结扎主干大隐静脉而保留分支血管可避免刺激新生血管形成，降低复发。

（四）微波和其他热消融术式比较

微波热消融术治疗下肢静脉曲张作为一种新型的治疗手术方式，与传统剥脱手术的治疗效果、并发症、长期效果比较，确定了其具有微创、恢复快、操作简单、效果确定的优点。但与其他微创手术方式的比较研究相对较少，目前主要是和激光消融、联合新一代硬化剂的比较。由于射频在我国开展较晚，因而缺乏微波和射频、旋切等手术方式的比较。

硬化剂作为下肢静脉曲张微创治疗的补充应用，以往由于其具有较高的复发率和治疗血管再通率的缺点，随着新一代的硬化剂技术的改进，这一缺点被大大改进，以聚多卡醇和聚桂醇为代表的新一代硬化剂在临床上重新被广泛使用。陆炯等对微波消融联合硬化剂治疗下肢静脉曲张和传统剥脱手术进行了对比研究，将 380 例患者（480 例患肢）分为两组：A 组，微波联合硬化剂；B 组，传统剥脱组。结果发现微波联合硬化剂治疗组患者的手术时间、住院时间、术中出血量均明显小于传统剥脱术组；传统剥脱术患者术后皮下淤血和隐神经损伤发生率更高；微波联合硬

化剂治疗组总的并发症发生率为6.25%，而剥脱组为35.83%。何利民等对106条患肢采用微波联合硬化剂治疗下肢静脉曲张，术后随访1个月、3个月、6个月、12个月的大隐静脉主干闭塞情况，结果证实术后大隐静脉主干闭塞完全，未见再通及复发，总的局部并发症发生率约11.3%，均完全恢复。王建春等研究发现微波联合硬化剂治疗静脉曲张与传统剥脱术总的并发症发生率无显著性差异，但剥脱组的小切口数量明显多于微波联合硬化剂治疗组，进一步说明微波热消融治疗组的临床效果确定，并且更具有美容的效果和作用，这也符合静脉曲张外科微创治疗的发展趋势。

激光消融是治疗下肢静脉曲张的主要术式之一，也是指南推荐术式。笔者团队在应用激光和微波手术治疗下肢静脉曲张之初，就对两者进行了对比研究。将70条肢体，按照性别、年龄、CEAP分级等1∶1配对，分别用激光和微波热消融术治疗。比较两组患者手术时间、患肢疼痛和并发症的发生率，结果发现微波手术时间明显快于激光治疗组（59min vs. 71min），并且瘀斑发生率更低（17.1% vs. 54.3%），但微波热消融治疗组具有较高的发生率皮肤灼伤发生率，并且主要集中在穿刺点部位（48.6% vs. 20%）；两组术后6个月的局部曲张静脉残留或复发率无显著性差异，这说明了微波热消融术具有和激光消融术一致的手术效果，并且手术时间更短。钱水贤等对249例患者分别用进行了激光消融和微波消融手术，发现激光组的手术耗时少于微波组（27.5min vs. 22.7min），微波组的3个月及1年再通率低于激光组（0.76% vs. 2%；1.5% vs. 6.5%），两组的静脉曲张评分AVVQ评分改善值和住院时间基本相当，组织灼伤、皮下硬结、瘀斑、表皮麻木等并发症率无显著差异，证实两者均是治疗下肢静脉曲张的有效术式。Mao等对306条患肢分两组进行激光和微波手术，发现两组手术时间、住院时间和AVVQ评分无差异；激光组的再通率高于微波组；微波消融的瘀斑并发症明

显低于激光消融组；而微波消融组的皮肤灼伤发生率高于激光组，但两组的长期效果和临床有效率并无统计学无差异，证实了激光和微波各有优劣，均是下肢静脉曲张微创治疗的有效选择之一。上述研究均说明了微波消融术具有与激光消融术一致的手术效果，并且微波消融可能具有更快的手术时间，更低在曲张静脉再通率，但同时存在穿刺点皮肤灼伤的风险，这也是微波消融术将来需要克服的缺点之一。

（五）展望

微波热消融治疗经过近十年的发展，作为一种主要由中国医生提出并在临床广泛应用的新型微创热消融技术，经过前瞻性随机对照研究、病例对照研究等临床试验验证了微波热消融术具有类似于激光消融和射频消融的临床有效性，目前已在国内广泛开展。微波消融术对曲张静脉的闭合率明显优于激光消融，手术时间更快，但微波消融引起的穿刺点皮肤烧伤并发症较激光热消融术多，这也是将来微波热消融技术改进的要点之处。同时，由于射频消融在我国开展较国际水平将近晚十余年，目前仍缺乏关于微波消融和射频消融技术的对比研究。同时，随着微波技术在国际上的逐渐开展和应用，期待有更多地区和国家参与的多中心RCT研究结果问世，也期待微波消融术作为一种新的微创术式被更多的下肢静脉曲张治疗的指南采用和推荐。

五、静脉曲张电凝治疗概述

腔内电凝热消融治疗下肢静脉曲张最早是在1962年由Milostanov根据现代大外科发展中关于电凝、电切组织的原理，将用于组织外科手术的电凝工作站和自制的电凝导丝连接，应用于治疗下肢静脉曲张。其主要工作原理是通过电凝产生的高温对血管壁组织产生毁损、灼伤，促使作用部位的血管产生粘连闭合，从而达到治疗的作用。但之后国外关于电凝治疗下肢静脉

曲张的报道很少，均集中于 20 世纪 60—70 年代。直到 57 年后才有了第一篇关于电凝治疗的前瞻性对照研究报道，但其病例数也只有 42 例，并且来自不同的 3 个治疗中心。尽管文献报道了电凝技术对曲张静脉的闭合率和患者生活质量的改善率与射频消融技术具有类似的临床效果，但由于单个中心样本量仅十余例，参考价值有限。

电凝技术治疗静脉曲张于 2000 年由北京大学第三医院血管外科董国祥等在国内率先报道。根据文中所述，1996 年该技术在临床开始应用，达到了较好的临床效果。此后国内关于电凝治疗下肢静脉曲张的文献报道逐渐增多，并出现了电凝技术与传统剥脱手术、其他微创手术（如激光、硬化剂）的比较或联合应用的报道，总的研究报道提示，电凝治疗下肢静脉曲张是一种简便易行、操作简单、损伤小、术后并发症较少等优势的一种微创术式。李天润等对 594 条患肢进行电凝治疗，并随访其中 500 条患肢，平均随访时间 5.8 年，皮下血肿和隐神经损伤发生率约 0.8% 和 1.2%，复发率 10.4%，证实了电凝技术治疗下肢静脉曲张疗效可靠。随后同一研究团队继续对

激光和电凝术后下肢静脉曲张的病理表现进行了临床分析，发现电凝和激光消融术后均可见静脉血管壁内皮细胞脱落、平滑肌细胞结构不清、弹力纤维和胶原纤维断裂、腔内血栓形成、管腔闭塞；两周时平滑肌细胞、弹力纤维增生，血栓完全机化，再通情况变化不明显。这些结果证实了电凝和激光均是治疗下肢静脉曲张的有效方法。裴永彬等对激光和电凝的并发症进行了分析，在 484 例患者中，7.2% 的患者静脉曲张复发，总并发症发生率约为 13.6%。

电凝治疗作为下肢静脉曲张治疗的一种微创手术方式，由于该技术不需要额外的工作基站（热消融工作站，用于支持不同的手术方式而用于曲张静脉的治疗，通常工作站系统价格较为昂贵，这也是限制很多微创术式开展的主要制约因素）。因此，在国内很多基层医院逐渐开展此项治疗。同时国内研究报道中，大多电凝导丝系统为临床医生再根据情况自制，电凝头端有柱状、环状和纺锤形（图 20-20），以及多点接触的电凝头，导管采用其他的导管或套管，因此价格相对低廉，减轻了患者的经济负担。但也制约了电

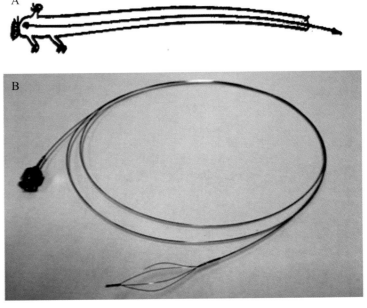

▲ 图 20-20　常见电凝导管头端形状
A. 柱状头端；B. 纺锤形头端

凝技术的广泛应用，尤其是由于各个临床中心所用的电凝导管系统和电凝操作系统的差异、电凝导丝的差异、电凝导丝头端不同的形态等因素，导致了电凝技术在技术和器械层面目前无法做到技术均衡化发展和推广，也导致了电凝技术的标准化流程推广程度不够。这导致电凝治疗手术的标准化的评价较难统一，不利于其临床研究的开展，尤其是标准化的临床推广和相关产品的标准化生产，这也是制约电凝技术发展的主要因素。

电凝技术在国内发展应用以来，现有的文献报道证实电凝技术是一种有效的微创治疗方式，将来期待有多个治疗中心 RCT 更多的实验结果来评价电凝的临床效果。此外，针对电凝器械的改进和生产也是将来改善电凝技术临床应用的关键之处。这样才会减少电凝技术应用中的选择性偏倚、单中心治疗偏倚和器械选择的偏倚，才能够促进电凝技术的推广和标准化应用，进一步客观评价电凝技术在下肢静脉曲张中的应用。

（王　坚　郭修海　金　辉
金　冲　冯一浮　杨　林）

参考文献

[1] 叶志东, 刘鹏, 王非. 下肢静脉曲张微创治疗的思考与评价. 中国实用外科杂志, 2006, 26: 775-776.

[2] Pittaluga P, Rea B, Barbe R, et al. ASVAL method: principles and preliminary result. //Becquemin JP, Alimi YS, Watelet J, eds. Updates and Controversies in Vascular Surgery. Torino: Minerva Media, 2005: 182-189.

[3] Wittens C, Davies AH, Baekgaard N, et al. Editor's choice -management of chronic venous disease clinical practice guidelines of the European Society for Vascular Surgery（ESVS）. Eur J Vasc Endovasc Surg, 2015,49: 678-737.

[4] Almeida J, Mackay E, Javier J, et al. Saphenous laser ablationat 1470 nm targets the vein wall, not blood [J] . Vasc Endovas-cular Surg, 2009, 43: 467-472.

[5] Camci M, Harnoss B, Akkersdijk G, et al. Effectivness andtolerability of bipolar radiofrequency-induced thermotherapy forthe treatment of incompetent saphenous veins . Phlebologie,2009, 38: 5-11.

[6] Newman JE, Meecham L, Walker RJ, et al. Optimising treatment parameters for Radiofrequency Induced Thermal Therapy（RFiTT）: A comparison of the manufacturer's treatment guidance with a locally developed treatment protocol . Eur J Vasc Endovasc Surg, 2014, 47: 664-669.

[7] Subwongcharoen S, Chitwiset S. Chronic venous disease treatedwith endovenous microwave ablation: long -terms results andquality of life . J Med Assoc Thai, 2014, 97: S76-S80.

[8] Proebstle TM, Alm J, et al. Three-year Europeanfollow -up of endovenous radiofrequency -powered segmentalthermal ablation of the great saphenous vein with or withouttreatment of calf varicosities . J Vasc Surg, 2011, 54: 146-152.

[9] Bone C. Tratamiento endoluminal de las varices con laser de Diodo. Estudio preliminary[J]. Rev Patol Vasc, 1999, V: 35-46.

[10] Navarro L, Min R, Bone C. Endovenous laser: a new minimally invasive method of treatment for varicose veins-preliminary observations using an 810 nm diode laser[J]. Dermatol Surg, 2001, 27: 117-122.

[11] Min R, Zimmet S, Isaacs M, et al. Endovenous laser treatment of the incompetent greater saphenous vein[J]. J Vasc Interv Radiol, 2001, 12: 1167-1171.

[12] Proebstle TM, Lehr HA, Kargl A, et al. Endovenous treatment of the greater saphenous vein with a 940 nm diode laser: thrombotic occlusion after endoluminal thermal damage by laser generated steam bubbles[J]. J Vasc Surg, 2002, 35: 729-736.

[13] Proebstle TM, Sandhofer M, Kargl A, et al. Thermal damage of the inner vein wall during endovenous laser treatment: key role of energy absorption by intravascular blood[J]. Dermatol Surg, 2002, 28: 596-600.

[14] Min R, Khilnani N, Zimmet. Endovenous laser treatment of saphenous vein reflux: long-term results [J]. J Vasc Interv Radiol, 2003, 14: 991-996.

[15] Goldman MP, Mauricio M, Rao J. Intravascular 1320nm laser closure of the great saphenous vein: a 6 to 12month follow-up study[J].Dermatol Surg, 2004, 30: 1380-1385.

[16] Timperman PE, Sichlau M, Ryu RK. Greater energy delivery improves treatment success of endovenous laser treatment of incompetent saphenous veins[J]. J Vasc Interv Radiol, 2004, 15: 1061-1063.

[17] Perkowski P, Ravi R, Gowda RC,et al. Endovenous laser ablation of saphenous vein for treatment of venous insufficiency and varicose veins: early results from a large single-center experience[J]. J Endovasc Ther, 2004, 11(2): 132-138.

[18] Min R, Khilnani N. Endovenous laser ablation of varicose veins[J]. J Cardiovasc Surg, 2005, 46(4): 395-405.

[19] Proebstle TM, Moehler T, Herdemann S. Reduced recanalization rates of the great saphenous vein after endovenous laser treatment with increased energy dosing: definition of a threshold for the endovenous fluence equivalent [J]. J Vasc Surg, 2006, 44: 834-839.

[20] Darwood RJ, Theivacumar N, Dellagrammaticas D, et al. Randomized clinical trial comparing endovenous laser ablation with surgery for the treatment of primary great saphenous varicose veins[J]. Br J Surg, 2008, 95: 294-301.

[21] Vuysteke M, Liekens K, Moons P, et al. Endovenous laser

treatment of saphenous vein reflux: how much energy do we need to prevent recanalizations?[J]. Vasc Endovascular Surg, 2008, 42: 141–149.

[22] Ravi R, Trayler EA, Barrett DA, et al. Endovenous thermal ablation of superficial venous insufficiency of the lower extremity: single-center experience with 3000 limbs treated in a 7 year period[J].J Endovasc Ther, 2009, 16: 500–505.

[23] Pannier F, Rabe E, Maurins U. First results with a new 1470nm diode laser for endovenous ablation of incompetent saphenous veins[J]. Phlebology, 2009, 24: 26–30.

[24] Theivacumar NS, Darwood R,Gough MJ. Neovascularisation and recurrence 2 years after varicose vein treatment for saphenofemoral and great saphenous vein reflux: a comparison of surgery and endovenous laser ablation[J]. Eur J Vasc Endovasc Surg, 2009, 38: 203–207.

[25] Nwaejike N, Srodon PD, Kyriakides C. 5-years of endovenous laser ablation (EVLA) for the treatment of varicose veins--a prospective study[J]. International journal of surgery (London, England). 2009, 7(4):347–349.

[26] Marston WA, Crowner J, Kouri A, et al. Incidence of venous leg ulcer healing and recurrence after treatment with endovenous laser ablation[J]. Journal of Vascular Surgery: Venous and Lymphatic Disorders, 2017, 5(4):525–532.

[27] Omeed A, Shauma H, Alexandre L, et al. Review of Endovenous Thermal Ablation of the Great Saphenous Vein: Endovenous Laser Therapy Versus Radiofrequency Ablation[J]. Dermatologic surgery : official publication for American Society for Dermatologic Surgery, 2018, 44(5):679–688.

[28] Chudnovskii V, Mayor A, Kiselev A, et al. Foaming of blood in endovenous laser treatment[J]. 2018, 33(8):1821–1826.

[29] Gulek B, Arslan M, Sozutok S. Results of a long-term performance and follow-up of Endovenous Laser Ablation procedures performed for treating great saphenous vein incompetence[J]. Pakistan journal of medical sciences, 2018, 34(6):1332–1335.

[30] Oliveira RdÁ, Mazzucca ACP, Pachito DV, et al. Evidence for varicose vein treatment: an overview of systematic reviews[J]. Sao Paulo Medical Journal. 2018, 136: 324–332.

[31] Wallace T, El-Sheikha J, Nandhra S. Long-term outcomes of endovenous laser ablation and conventional surgery for great saphenous varicose veins[J]. Journal of Vascular Surgery: Venous and Lymphatic Disorders, 2019, 7(1):148.

[32] Zhang X, Wang X, Gao C, et al. A 1470-nm laser combined with foam sclerotherapy in day surgery: a better choice for lower limb varicose veins[J]. 2018, 33(7):1505–1511.

[33] Srivatsa SS, Chung S, Sidhu V. The relative roles of power, linear endovenous energy density, and pullback velocity in determining short-term success after endovenous laser ablation of the truncal saphenous veins[J]. Journal of vascular surgery Venous and lymphatic disorders, 2019, 7(1):90–97.

[34] Nyamekye IK. A practical approach to tumescent local anaesthesia in ambulatory endovenous thermal ablation[J]. Phlebology, 2019, 34(4):238–245.

[35] Evans CJ, Fowkes FG, Ruckley CV, et al. Prevalence of varicose veins and chronic venous insufficiency in men and women in the general population: Edinburgh vein study. J Epidemiol Community Health, 1999;53(3):149–153.

[36] Eklof B, Perrin M, Delis K T, et al. Updated terminology of chronic venous disorders: The VEIN-TERM transatlantic interdisciplinary consensus document[J]. Journal of Vascular Surgery, 2009, 49(2):498–501.

[37] Smith JJ, Garratt AM, Guest M, et al. Evaluating and improving health-related quality of life in patients with varicose veins[J]. Journal of Vascular Surgery. 1999;30(4):710–719.

[38] Michaels JA, Brazier JE, Campbell WB, et al. Randomized clinical trial comparing surgery with conservative treatment for uncomplicated varicose veins[J]. Br J Surg, 2006, 93:175–181.

[39] MacKenzie RK, Paisley A, Allan PL, et al. The effect of long saphenous vein stripping on quality of life[J]. Journal of Vascular Surgery, 2002, 35(6):1197–1203.

[40] Biemans AAM, Kockaert M, Akkersdijk GP, et al. Comparing endovenous laser ablation, foam sclerotherapy, and conventional surgery for great saphenous varicose veins[J]. Journal of Vascular Surgery, 2013, 58(3):727–734.

[41] Gloviczki P, Gloviczki ML. Guidelines for the management of varicose veins[J]. Phlebology, 2012, 27[Suppl 1(Cvi)]: 2–9.

[42] Marsden G, Perry M, Kelley K, et al., Guideline Development Group. Diagnosis and management of varicose veins in the legs: summary of NICE guidance[J]. BMJ. 2013, 347:f4279.

[43] National Clinical Guideline Centre (UK). Varicose Veins in the Legs: The Diagnosis and Management of Varicose Veins. London: National Institute for Health and Care Excellence [S].UK: NICE Clinical Guidelines, No. 168, 2013.

[44] Subramonia S, Lees T. Randomized clinical trial of radiofrequency ablation or conventional high ligation and stripping for great saphenous varicose veins[J].Br J Surg, 2010, 97(3):328–336.

[45] Rasmussen LH, Lawaetz M, Bjoern L, et al. Randomized clinical trial comparing endovenous laser ablation, radiofrequency ablation, foam sclerotherapy and surgical stripping for great saphenous varicose veins[J]. Br J Surg, 2011, 98(8):1079–1087.

[46] Tolva VS, Cireni LV, Bianchi PG, et al. Radiofrequency ablation of the great saphenous vein with the ClosureFAST TM procedure: mid-term experience on 400 patients from a single centre[J]. Surgery today. 2012, 43(7)

[47] Goode S, Chowdhury A, Crockett M, et al. Laser and radiofrequency ablation study (LARA study): a randomised study comparing radiofrequency ablation and Endovenous laser ablation (810nm)[J]. Eur J Vasc Endovasc Surg, 2010, 40(2):246–53.

[48] Anwar MA, Lane TRA, Davies AH, et al. Complications of radiofrequency ablation of varicose veins[J]. Phlebology. 2012, 27(Suppl 1):34–39.

[49] Merchant RF, Pichot O. Long-term outcomes of endovenous radiofrequency obliteration of saphenous reflux as a treatment for superficial venous insufficiency[J].J Vasc Surg, 2005, 42(3):1–9.

[50] Rasmussen L, Lawaetz M, Bjoern L, et al. Randomized

clinical trial comparing endovenous laser ablation and stripping of the great saphenous vein with clinical and Duplex outcome after 5 years[J]. J Vasc Surg, 2013, 58(2):421-426

[51] Pfeifer JR. Sclerotherapy In Procedures for Primary Care Medicine[R]. Pfenninger JL (Ed),osby-Year Book, 1994.

[52] Merchant, Robert & Pichot, Olivier. Long-term outcomes of endovenous radiofrequency obliteration of saphenous reflux as a treatment for superficial venous insufficiency[J]. Journal of vascular surgery, 2005, 42. 502-509.

[53] Gloviczki P, Comerota AJ, Dalsing MC, et al. The care of patients with varicose veins and associated chronic venous diseases: clinical practice guidelines of the Society for Vascular Surgery and the American Venous Forum[J]. Journal of vascular surgery, 2011, 53:2S.

[54] Poder TG, Fisette JF, Bédard SK. Is radiofrequency ablation of varicose veins a valuable option? A systematic review of the literature with a cost analysis.Canadian journal of surgery[J]. Journal canadien de chirurgie, 2018, 61(2):128-138.

[55] Garcia-Madrid C, Pastor Manrique JO, Gómez-Blasco F, et al. Update on endovenous radio-frequency closure ablation of varicose veins[J]. Ann Vasc Surg, 2012, 26:281-291.

[56] Chandler JG, Pichot G, Sessa CS, et al. Treatment of primary venous insufficiency by endovenous saphenous-vein obliteration[J]. Vascul Surg, 2000, 34:201-213.

[57] Chandler JG, Pichot O, Sessa C, et al. Defining the role of extended saphenofemoral junction ligation: a prospective comparative study[J]. J Vasc Surg, 2000, 32:941-953.

[58] Pichot O, Sessa C, Chandler JG,et al. Role of duplex imaging in endovenous obliteration for primary venous insufficiency[J]. J Endovasc Ther, 2000, 7:451-459.

[59] Hyeong YJ, Haeng JO, Jeong KH. Radiofrequency ablation ofvaricose veins improves venous clinical severity score despitefailure of complete closure of the saphenous vein after 1 year[J].Asian Journal of Surgery. 2016. 03.004.

[60] Zuniga JM, Hingorani A, Ascher E, et al. Short-term outcome analysis of radiofrequency ablation using ClosurePlus vs ClosureFast catheters in the treatment of incompetent great saphenous vein[J]. J Vasc Surg, 2012, 55:1048-1051.

[61] Perrin M. Endovenous radiofrequency ablation of saphe nous vein reflux. The VNUS Closure procedure with Closurefast. An updated review[J]. Int Angiol, 2010, 29:303-307.

[62] Gohel MS, Davies AH. Radiofrequency ablation for uncomplicated varicose veins[J]. Phlebology, 2009, 24 (suppl 1):42-49.

[63] Nayman A., Yildiz I., Koca N. Risk factors associated with recanalization of incompetent saphenous veins treated with radiofrequency ablation catheter[J].Diagnostic and Interventional Imaging, 2016.06.003.

[64] Koch, Marc E. Tumescent Technique: Tumescent Anesthesia & Microcannular Liposuction[J]. Anesthesia & Analgesia, 2002, 94(4):1046.

[65] Butterwick K et al. Lidocaine levels during the first two hours of infiltration of dilute anesthetic for tumescent liposuction: Rapid versus slow delivery[J]. Dermatol Surg Sept, 1999, 25(9):681-685.

[66] Krasznai AG, Sigterman TA, Willems CE, et al. Prospective study of a single treatment strategy for local tumescent anesthesia in Muller phlebectomy[J]. Ann Vasc Surg, 2015, 29:586.

[67] Weiss RA, Weiss MA, Eimpunth S, et al. Comparative outcomes of different endovenous thermal ablation systems on great and small saphenous vein insufficiency: long-term results[J]. Lasers Med Surg, 2015, 47(2):156-160.

[68] Boersma D, Kornmann VN, van Eekeren RR, et al., Ünlü Ç,Reijnen MM, et al. Treatment modalities for small saphenous vein insufficiency: systematic review and meta-analysis[J].J Endovasc Ther, 2016, 23(1):199-211.

[69] Dietzek A., M. Endovenous Radiofrequency Ablation for the Treatment of Varicose Veins[J]. Vascular, 2007, 15(5):255-261.

[70] Biswas S, Clark A, Shields DA. Randomised clinical trial of the duration of compression therapy after varicose vein surgery. Eur J Vasc Endovasc Surg, 2007, 33:631-637.

[71] .Kabnick LS. Complications of endovenous therapies: statistics and treatment[J]. Vascular, 2006, 14(suppl 1):S31-2.

[72] Myers KA, Jolley D. Outcome of endovenous laser therapy for saphenous reflux and varicose veins: medium-term results assessed by ultrasound surveillance[J]. Eur J Vasc Endovasc Surg, 2009, 37:239-245.

[73] Green M, Marshall C . Does the use of warfarin affect the outcome in radiofrequency ablation (RFA) of varicose veins?[J]. International Journal of Surgery, 2015, 23:S130.

[74] Whiteley MS, Shiangoli I, Dos Santos SJ, et al. Fifteen Year Results of Radiofrequency Ablation, Using VNUS Closure, for the Abolition of Truncal Venous Reflux in Patients with Varicose Veins[J].Eur J Vasc Endovasc Surg, 2017, 54:357-362.

[75] P, Marsh,B A, Price,J M, Holdstock,M S, Whiteley.One-year outcomes of radiofrequency ablation of incompetent perforator veins using the radiofrequency stylet device.[J]. Phlebology, 2010, 25(2):79-84.

[76] Taylor DC, Whiteley AM, Fernandez-Hart TJ, et al. Ten year results of radiofrequency ablation (VNUS Closure) of the great saphenous and anterior accessory saphenous veins, in the treatment of varicose veins[J]. Phlebology, 2013, 28(6):335.

[77] Rutherford RB, Padberg Jr FT, Comerota AJ, et al. Venous severity scoring: an adjunct to venous outcome assessment[J]. J Vasc Surg. 2000;31:1307-1312.

[78] Passman MA, McLafferty RB, Lentz MF, et al. Validation of Venous Clinical Severity Score (VCSS) with other venous severity assessment tools from the American Venous Forum,National Venous Screening Program[J]. J Vasc Surg, 2011, 54(6 Suppl.):2S-9S.

[79] Launois R, Mansilha A, Jantet G. International psychometric validation of the Chronic Venous Disease quality of life Questionnaire (CIVIQ-20)[J]. Eur J Vasc Endovasc Surg, 2010, 40:783-789.

[80] Park HS1, Kwon Y, Eom BW, et al. Prospective nonrandomized comparison of quality of life and recurrence between high ligation and stripping and radiofrequency ablation for varicose veins[J].J Korean Surg Soc, 2013, 84(1):48-56.

[81] Lurie F, Creton D, Eklof B et al.Prospective randomized study of endovenous radiofrequency obliteration (closure procedure) versus ligation and stripping in a selected patient population (EVOLVeS Study)[J]. J Vasc Surg, 2003, 38:207–214.

[82] Lurie F, Creton D, Eklof B, et al.Prospective randomised study of endovenous radiofrequency obliteration (closure) versus ligation and vein stripping (EVOLVeS): twoyear follow–up[J]. Eur J Vasc Endovasc Surg, 2005, 29:67–73.

[83] Stotter L, Schaaf I, Bockelbrink A, et al. Radiowellenobliteration invaginierendes oder Kryostripping: Welches Verfahren belastet den Patienten am wenigsten?[J]. Phlebologie, 2005, 34:19–24.

[84] Goode SD, Chowdhury A, Crockett M. et al. Laser and radiofrequency ablation study (LARA study): a randomised study comparing radiofrequency ablation and endovenous laser ablation (810 nm)[J]. European Journal of Vascular and Endovascular Surgery, 2010, 40,(2). 246–253.

[85] Puggioni A, Kalra M, Carmo M, et al. Endovenous laser therapy and radiofrequency ablation of the great saphenous vein: analysis of early efficacy and complications[J]. Journal of Vascular Surgery, 2005, 42(1). 488–493.

[86] Zuniga JMR, Hingorani A, Ascher E, et al. Short–term outcome analysis of radiofrequency ablation using ClosurePlus vs ClosureFast catheters in the treatment of incompetent great saphenous vein[J]. Journal of Vascular Surgery, 2012, vol. 55, no. 4, pp.1048–1051.

[87] Goode S D, Chowdhury A, Crockett M, et al. Laser and Radiofrequency Ablation Study (LARA study): A Randomised Study Comparing Radiofrequency Ablation and Endovenous Laser Ablation (810 nm)[J]. European Journal of Vascular and Endovascular Surgery, 2010, 40(2):246–253.

[88] Corcos L, Dini S, De Anna D, et al. The immediate effects of endovenous diode 808–nm laser in the greater saphenous vein:morphologic study and clinical implications[J]. J Vasc Surg 41:1018–1024;discussion 1025.

[89] Weiss RA, Weiss MA. Con trolled radiofrequency endovenous oc clusion using a unique radiofrequency catheter under duplex guidance to eliminate saphenous varicose vein re flux: a 2–year follow–up[J]. Dermatol Surg, 2002, 28:38–42.

[90] Meissner OA, Schmedt CG, Hunger K, et al. Endovascular optical coherence tomography ex vivo: venous wall anatomy and tissue alterations after endovenous therapy[J]. Eur Radiol, 2007, 17:2384—2393.

[91] Markovic JN, Shortell CK. Update on radiofrequency ablation[J].Perspect Vasc Surg Endovasc Ther, 2009, 21: 82–90.

[92] Proebstle TM, Vago B, Alm J, et al.Treatment of the incompetent great saphenous vein by endovenous radiofrequency powered segmental thermal ablation: first clinical experience[J]. J Vasc Surg, 2008, 47:151–156.

[93] Dayan V, Cura L, Cubas S, et al. Surgical anatomy of the saphenous nerve[J]. Ann Thorac Surg, 2008, 85:896.

[94] Lawrence PF, Chandra A, Wu M, et al. Classification of proximal endovenous closure levels and treatment algorithm[J]. J Vasc Surg, 2010, 52:388–393.

[95] Campbell WB, Vijay Kumar A, Collin TW, et al. The outcome of varicose vein surgery at 10 years:clinical findings, symptoms and patient satisfaction[J]. Ann R Coll Surg Engl, 2003, 85:52–57.

[96] Fischer R, Linde N, Duff C, et al. Late recurrent saphenofemoral junction reflux after ligation and stripping of the greater saphenous vein[J]. J Vasc Surg, 2011, 34(2):236–240.

[97] Nicolini P. Treatment of primary varicose veins by endovenous obliteration with the VNUS closure system: results of a prospective multicentre study[J]. Eur J Vasc Endovasc Surg, 2005, 29:433–439.

[98] Merchant RF, DePalma RG, Kabnick LS. Endovascular obliteration of saphenous reflux: a multicenter study[J]. J Vasc Surg, 2002, 35:1190–1196.

[99] Rautio T, Ohinmaa A, Perälä J, et al. Endovenous obliteration versus conventional stripping operation in the treatment of primary varicose veins: a randomized controlled trial with comparison of the costs[J]. J Vasc Surg, 2002, 35:958–965.

[100] Pichot O, Kabnick LS, Creton D, et al. Duplex ultrasound scan findings two years after great saphenous vein radiofrequency endovenous obliteration[J] . J Vasc Surg, 2004, 39:189–195.

[101] Proebstle TM, Vago B, Alm J, et al.Treatment of the incompetent great saphenous vein by endovenous radiofrequency powered segmental thermal ablation: first clinical experience[J]. J Vasc Surg, 2008, 47:151–156.

[102] Dietzek A. RF Segmental ablation: 5–year data[R]. New York City:Annual Symposium on Vascular and Endovascular Issues, Techniques, Horizons (Veith Symposium) ; November 19, 2013.

[103] He Z,Zheng C,Zhang H,et al.Comparison of ultrasound guided endovenous laser ablation and radiofrequency for the varicose veins treatment:an updated meta–analysis[J]. Int J Surg, 2017, 39(5):267–275.

[104] Subwongcharoen S, Praditphol N, Chitwiset S. Endovenous microwave ablation of varicose veins: in vitro, live swine model, and clinical study. Surg Laparosc Endosc Percutan Tech, 2009, 19(2):170–174.

[105] 王小平，粟文娟，王珊珊，等.微波血管腔内微创治疗下肢静脉曲张.中国普通外科杂志，2006，15(12): 938–940.

[106] 黄英，施慧华，殷敏毅，等.微波凝固治疗法治疗下肢浅静脉曲张的临床体会.上海医学，2009，32(8): 672–675.

[107] Yang L, Wang XP, Su WJ, et al. Randomized clinical trial of endovenous microwave ablation combined with high ligation versus conventional surgery for varicose veins. Eur J Vasc Endovasc Surg. 2013; 46(4):473–479.

[108] 高君军，薛志高，黄俊华.腔内微波凝固治疗下肢静脉曲张 28 例.中华普通外科杂志，2005, 20(2): 132.

[109] 钱水贤，茅届齐，张慈，等.微波静脉腔内闭合术治疗下肢浅静脉曲张.中国现代普通外科进展，2009, 12(11):992–993.

[110] 董瑞，杜锡林，张章，等.腔内微波与传统手术治疗原发性下肢静脉曲张的临床对照研究.中国普通外科杂志，2013, 22(12): 1600–1604.

[111] 邓昌林，张书平，黄超红，等.大隐静脉高位结扎联合

腔内微波或传统剥脱治疗下肢静脉曲张的疗效评价 . 中国微创外科杂志, 2018, 18(12): 1112–1115.

[112] 王毅，徐建敏 . 微波静脉腔内凝固联合小切口高位结扎治疗大隐静脉曲张 50 例报告 . 中国微创外科杂志, 2010, 10(7): 635–636.

[113] 梁江，金雄伟，李满志，等 . 大隐静脉高位结扎加腔内微波消融治疗大隐静脉曲张效果分析 . 齐齐哈尔医学院学报, 2017, 38 (8):893–895.

[114] van den Bos RR, Kockaert MA, Neumann HA, et al. Technical review of endovenous laser ablation for varicose veins. Eur J Vasc Endovasc Surg, 2008, 35(1): 88–95.

[115] Sharif MA, Soong CV, Lau LL, et al. Endovenous laser treatment for long saphenous vein incompetence. Br J Surg, 2006, 93(7): 831–835.

[116] Wright AS, Sampson LA, Warner TF, Mahvi DM, Lee Jr FT. Radiofrequency versus microwave ablation in a hepatic porcine model. Radiology, 2005, 236(1): 132–139.

[117] Carradice D, Mekako AI, Hatfield J, et al. Randomized clinical trial of concomitant or sequential phlebectomy after endovenous laser therapy for varicose veins. Br J Surg, 2009, 96(4):369–375.

[118] Kalodiki E, Lattimer CR, Azzam M, et al., Bountouroglou D, Geroulakos G. Long–term results of a randomized controlled trial on ultrasound–guided foam sclerotherapy combined with saphenofemoral ligation vs standard surgery for varicose veins. J Vasc Surg 2012; 55(2):451–457.

[119] Carradice D, Mekako AI, Mazari FA, et al. Clinical and technical outcomes from a randomized clinical trial of endovenous laser ablation compared with conventional surgery for great saphenous varicose veins. Br J Surg, 2011, 98(8):1117–1123.

[120] 陆炯，刘佳苍，陆黎 . 腔内微波联合泡沫硬化剂治疗下肢静脉曲张的临床研究 . 中国临床研究, 2015, 28 (1):74–76.

[121] 何利民，毛建强，邢旭峰，等 . 腔内微波联合泡沫硬化剂治疗下肢静脉曲张 . 中国中西医结合外科杂志, 2018, 24 (2):218–220.

[122] 王建春，陈坚，刘绪舜 . 小切口大隐静脉次高位结扎联合腔内微波凝固加聚桂醇局部注射治疗下肢静脉曲张 . 中国微创外科杂志, 2015, 15 (4):329–332.

[123] 禄韶英，魏光兵，祁光裕，等 . 血管腔内微波和激光治疗下肢浅静脉曲张的对比研究 . 中华普通外科杂志, 2009, 24 (11):922–925.

[124] 茅届齐，钱水贤，王栈山，等 . 激光和微波腔内闭合术治疗大隐静脉曲张的临床研究 . 中国临床医学, 2011, 18 (2):158–159.

[125] Mao J, Zhang C, Wang Z, er al. A retrospective study comparing endovenous laser ablation and microwave ablation for great saphenous varicose veins. Eur Rev Med Pharmacol Sci, 2012, 16(7):873–877.

[126] Milostanov. Electrocoagulation as a method of choice in the surgical treatment of varicose dilatation of the veins of the lower extremities (further observations). Novyi Khirurgicheskii Arkhiv, 1962, 3:33–38.

[127] Beteli CB, Rossi FH, de Almeida BL, et al. Prospective, double–blind, randomized controlled trial comparing electroco– agulation and radiofrequency in the treatment of patients with great saphenous vein insufficiency and lower limb varicose veins. J Vasc Surg Venous Lymphat Disord, 2018, 6(2):212–219.

[128] 董国祥 . 电凝发治疗下肢静脉曲张 . 北京医科大学学报, 2000, 32 (2): 450–452.

[129] 李天润，董国祥，赵军，等 . 电凝法治疗下肢静脉曲张 426 例的远期效果 . 中国微创外科杂志, 2007, 7 (4): 380–382.

[130] 栾景源，董国祥，刘鹏，等 . 电凝及激光治疗下肢静脉曲张的病理研究, 2007, 7 (3): 289–292.

[131] 裴永彬，赵增仁，吴焕波，等 . 激光治疗与电凝治疗下肢静脉曲张的并发症及其防治 . 中国血管外科杂志 (电子版), 2008, 1 (1):37–39.

[132] 李天润，董国祥，赵军，等 . 电凝导管头端形状对大隐静脉曲张电凝效果的影响 . 中国微创外科杂志, 2006, 6 (11): 833–834.

[133] 罗奎，孙宗汉，曹扶胜 . 可控电凝头的研制及其在下肢静脉曲张电凝治疗中的应用 . 临床外科杂志, 2005, 13 (8):516.

第 21 章　下肢静脉曲张的硬化疗法

一、下肢静脉曲张的硬化剂治疗

下肢静脉曲张是常见病，下肢静脉曲张的治疗历史长，治疗方法多样。近 20 年来，下肢静脉曲张的硬化治疗越来越受到重视，硬化疗法具有简单、微创、安全、疗效确切等优点，特别是泡沫硬化剂的出现，使得静脉曲张的硬化疗法历史翻开新的一页。

（一）硬化剂治疗的发展历史

硬化剂治疗是一种将化学药物注入曲张静脉，使之发生无菌性炎症继而纤维性闭塞的方法。硬化剂分为液体、泡沫硬化剂两种类型，治疗的目标是将曲张的静脉转化为纤维条索、消除静脉曲张、改善病理性血流动力状态、缓解静脉高压，同时达到美容的效果（图 21-1）。

1682 年 Zollikofer 最早开展硬化治疗，第一次将药物注射到人体以达到硬化的目的。1930 年 Higgins 和 Kittel 最先把鱼肝油酸钠（sodium morrhuate）应用在硬化治疗上。1939 年，McAusland 首先报道了使用鱼肝油酸钠的泡沫治疗毛细管扩张，他认为泡沫硬化的优点在于良好的治疗监控。1944 年，乙醇胺油酸酯也开始以泡沫的形式使用。

Henschel 在 1963 年的一项研究中发现，高浓度的聚多卡醇注射在血管内可以引起血管壁的刺激，猜想聚多卡醇对血管有硬化作用，由此开始进行系统的研究和试验，并在 20 世纪 60 年代第一次报道了聚多卡醇（polidocanol）在硬化治疗的效果。聚多卡醇在正式投入市场使用前就以泡沫的形式使用。

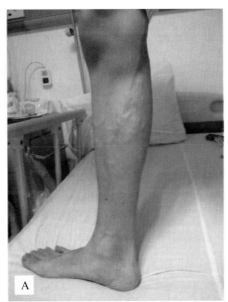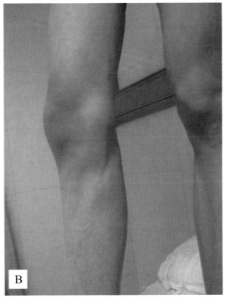

▲ 图 21-1　A. 硬化剂治疗前；B. 硬化剂治疗后

1950年，ORbach发表论文，第一次比较泡沫硬化剂与液体硬化剂的疗效，通过摇动和药瓶产生泡沫，泡沫注射后显著的引起血管痉挛，并且与等量的液体硬化剂比较，泡沫硬化剂的销量增加了3.5～4倍。泡沫硬化剂与液体硬化剂比较具有更大的表面积，而血管内皮的损伤是基于硬化剂与内膜的接触，泡沫的使用使得少量硬化剂就可以达到更大的与内膜的接触面积，因而取得理想的效果。

McAusland首次注射以泡沫的形式将空气进入曲张静脉以达到治疗效果，1957年Myer等注射40ml的空气泡沫进入静脉，未出现栓塞和卒中的并发症。而后续的研究表明，氧气和二氧化碳是制作泡沫比较好的气体，因为它们在血液中具有良好的溶解性。历史上在泡沫的制作也经历了一个发展过程，有摇晃和加压气罐等方法，1999年，Tessari首次介绍了著名的"涡流技术"，无须使用特殊的器材及设备，仅使用普通注射器和三通开关，将两个注射器接上三通开关，来回抽吸，即可制备出稠如奶油的泡沫，发展成为著名的双注射器系统（double syringe system），即"Tessari-DSS"技术。

（二）硬化剂的种类

硬化剂被注入血管后，将相当于自身容量的血液从该段血管内排挤到其他部位，然后通过硬化剂的直接化学刺激作用，导致蛋白质变性引起血管内皮损伤、脱落和胶原纤维收缩，曲张的静脉转化为纤维条索。目前常用的硬化剂包括化学性硬化剂、渗透性硬化剂和清洁剂类硬化剂。清洁剂类硬化剂，如聚多卡醇、十四烷基硫酸钠等具有固定的亲水和亲油基团，在溶液的表面能定向排列，使液体表面张力显著下降，同时具有良好的起泡性能，是目前最常使用的种类。

二、硬化剂临床应用

（一）硬化剂治疗的适应证与禁忌证

主要根据《硬化剂治疗下肢静脉曲张（中国）专家指导意见》判断硬化剂治疗的适应证和禁忌证。

1. 适应证　建议对以下静脉疾病可采用硬化剂注射：①肢浅静脉曲张（管径≤8mm）；②属支和交通支静脉曲张；③网状静脉曲张和毛细血管扩张（蜘蛛形静脉曲张）；④会阴部静脉曲张；⑤腿部溃疡周围静脉曲张；⑥静脉畸形（低流量/低流速），⑦穿通支静脉功能不全（在超声引导下）；⑧静脉曲张治疗后的残留、新发或复发。

2. 禁忌证

(1) 绝对禁忌证：①已知对硬化剂过敏者；②急性深静脉血栓形成和（或）肺动脉栓塞；③全身感染或拟硬化治疗的区域局部感染；④长期制动和限制卧床；⑤已知右向左分流的先天性心血管发育畸形，如症状性卵圆孔未闭。

(2) 相对禁忌证（需对患者进行个体获益风险评估）：①妊娠；②哺乳（中断哺乳2～3d）；③严重外周动脉闭塞性疾病；④全身情况较差；⑤严重过敏体质；⑥血栓栓塞风险较高（如有血栓栓塞病史、有严重血栓形成倾向、血流高凝状态和癌症）；⑦急性浅静脉血栓；⑧既往硬化剂治疗后发生了神经系统疾病，包括偏头痛。

（二）硬化剂治疗的术前评估与准备

1. 术前临床评估　硬化剂治疗术前评估包括病史采集、临床检查、影像学检查（超声或静脉造影）。病史采集应注意询问静脉曲张手术或硬化治疗史，采集的临床资料应进行CEAP（clinical，etiologic，anatomic，pathophysic）分级。影像学检查包括观察深、浅静脉及穿通支静脉的通畅性、直径、反流程度及部位，排除主干静脉阻塞疾病如髂静脉受压、血栓形成后综合征，制订合理的治疗方案。对怀疑卵圆孔未闭等先天性心血管发育畸形导致的右向左分流的患者，应行心脏超声检查。

2. 术前器材准备　硬化剂治疗的手术器械材料包括平稳顺滑的一次性注射器：小口径的套管针或

输液针（注射泡沫硬化剂推荐 18 ～ 25g；液体硬化剂推荐 27 ～ 33g）；三通开关；用于局部压迫的棉垫、纱布、胶带、弹力袜或弹力绷带；合适浓度的硬化剂；注射泡沫硬化剂时的超声检查设备；介入导管治疗时的导管导丝，抢救用的药物、设备及气管插管等。

（三）硬化剂的临床应用

1. 液体硬化疗法的管理　临床上可供使用的液体硬化剂有聚多卡醇、十四烷基硫酸钠、乙醇胺油酸酯、鱼肝油酸钠、高渗盐水和高渗葡萄糖液等。其中聚多卡醇又名聚桂醇 400、乙氧硬化醇，是目前最广泛使用的硬化剂，可作为液体或泡沫硬化剂两种用途。聚多卡醇作为液体硬化剂行硬化治疗时，每次注射的硬化剂浓度和用量参见表 21-1。

在液体硬化剂治疗时应注意：①患者平卧位，穿刺入静脉后回抽见血，确认穿刺针位于血管内。②硬化剂注射宜缓慢，尽可能分段注射，注射时出现剧烈疼痛提示可能注射到血管外。③注射

表 21-1　聚多卡醇液体硬化剂注射的浓度和用量

静脉曲张的程度	每次穿刺注射的液体量（ml）	浓度（%）
蜘蛛型静脉曲张	0.1 ～ 0.2	0.5
网状和细小静脉曲张	0.1 ～ 0.3	1
中等大小的静脉曲张	0.5 ～ 2.0	1 ～ 3

注：聚多卡醇液体剂量通常不超过每天每公斤体重 2mg

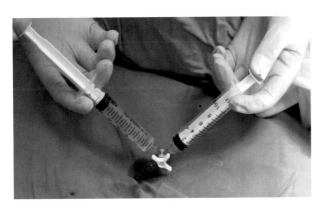

▲ 图 21-2　Tessari/DSS 法制备泡沫

完毕拔除套管针，立即沿注射的静脉行程局部压迫 5 ～ 10min，之后用弹力袜或弹力绷带维持压迫，时间根据曲张静脉的直径和部位而不同，通常 3 ～ 7d。④完成一次硬化疗程后，留观并行走 20 ～ 30min，以观察过敏反应并预防深静脉血栓形成。

2. 泡沫硬化治疗的管理　临床上可供使用的泡沫硬化剂有聚多卡醇、十四烷基硫酸钠等。泡沫硬化治疗的特点在于利用微泡沫的表面张力产生"驱血效应"，保证药物的局部浓度及与血管壁的接触面积，提高治疗效果，有效减少硬化剂的用量，减轻不良反应。

(1) 泡沫制备方法：建议采用 Tessari 法或 Tessari/DSS 法制作泡沫硬化剂。

① Tessari 法，也称为涡流技术。使用两个一次性塑料注射器产生泡沫。一个注射器内盛有液体硬化剂溶液，另一个注射器内盛有空气。两个注射器的端口与一个三通阀连接呈 90°（图 21-2），快速来回推送两个注射器的内容物 20 次，在完成前 10 次推注后将通道口尽可能关小，通过由此形成的湍流产生泡沫。② Tessari/DSS 法，即 Tessari/ 双注射器套装技术。以 Tessari 基本方法为基础，使用两个不含乳胶的 10ml 一次性塑料注射器产生泡沫，其中一个注射器带有橡胶活塞。一个注射器内盛有 1 份液体硬化剂溶液，另一个注射器内盛有空气。两个注射器的端口与一个二通接头连接成 180°。快速来回推送两个注射器的内含物 5 次，再重复推送动作 7 次（无附加压力）。

(2) 泡沫制备原则：建议采用空气作为制作泡沫硬化剂的气体成分，也可使用二氧化碳和氧气的混合物。制作泡沫硬化剂的液体硬化剂和气体的推荐比例为 1：4。网状和蜘蛛形静脉曲张建议使用液体硬化剂。

(3) 泡沫硬化剂的剂量与浓度：常规情况下，推荐每条下肢每次注射的最大泡沫用量为 10ml。如果要注射更大泡沫用量，需根据个人的风险效益

进行评估，但不能超过 20ml。在治疗较粗大的曲张静脉时，泡沫硬化剂应尽可能黏稠。如果范围广泛，建议分期治疗。建议每次静脉穿刺的聚多卡醇泡沫用量和浓度选择见表 21-2。

(4) 注射方法：原则是从近端向远端，从直径较大的静脉（如大隐静脉）再到直径较小的静脉（如蜘蛛网状静脉）。处理大腿段的大隐静脉时，使用 1%～3% 的聚多卡醇，制成泡沫后。分 2～3 个部位注射，注射需在超声监控下进行，如果观察到泡沫外渗需停止注射。处理浅表曲张静脉时，以超声探头或手按摩的方式。使泡沫硬化剂向附近的曲张静脉弥散。每次注射之后，需行足背屈运动来清除进入深静脉的泡沫。

3. **不良反应观察和处理** 临床需要观察的主要不良反应如下：①过敏反应。任何硬化剂均可引起，通常在注射后 30min 内发生，表现为皮疹、瘙痒，严重者发生过敏性休克。处理的关键是尽早发现。②深静脉血栓形成和肺栓塞。目前已有报告，过量的泡沫、口服避孕药等会增加深静脉血栓形成的发生率。有血栓形成倾向、有深静脉血栓、肺栓塞史及有家族史的患者必须予以高度重视。为减少此类患者深静脉血栓的发生，应采取术前口服抗凝药或注射低分子肝素，术中高浓度的硬化剂小剂量

多次注射，术中患者反复足部背屈，术后常规穿弹力袜等预防措施。③神经并发症。包括短暂性视觉障碍、短暂性脑缺血发作或脑卒中等症状，多见于泡沫硬化剂。短暂性视觉障碍一般表现为闪光感、视物模糊乃至一过性黑矇，持续一般不超过 2h。④血栓性浅静脉炎。表现为沿受累静脉分布的皮肤发红、疼痛、灼热的条索状物（图 21-3）。常发生于治疗后数周内，可使用非甾体抗炎药和压迫疗法处理，无须抗生素治疗。如浅静脉内有大量血栓，在治疗后 1～2 周内，可在超声引导下使用粗针引流受累静脉，压迫和挤出血栓，可迅速去除局部硬结。预防性使用低分子肝素、合适剂量和浓度的硬化剂、治疗后加压包扎、医用弹力袜和及时活动有助于预防并发症的发生。⑤色素沉着。主要原因是炎症诱导的黑色素生成、红细胞外溢、血栓机化及继发的含铁血黄素沉积（图 21-4）。微血栓是重要影响因素，早期通过清除微血栓可减轻色素沉着的发生。微血栓形成和大多数色素沉着通常于 6～12 个月内自行消失，个别情况下会持续更长时间，需要事先告知患者。⑥新生的毛细血管丛。新生的毛细血管丛定义为毛细血管扩张和静脉曲张治疗后新出现的色泽鲜红的毛细血管扩张，是硬化治疗和外科治疗后，一种影响美观的不良反应。一般新生的

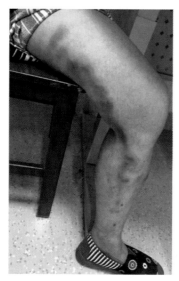

▲ 图 21-3 硬化剂治疗后血栓性浅静脉炎

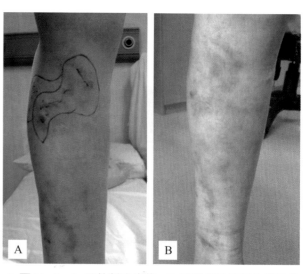

▲ 图 21-4 A. 硬件剂治疗前；B. 硬件剂治疗后色素沉着

毛细血管丛在治疗后 3 ～ 6 周出现，多在 3 ～ 12 个月后自行缓解，仅 20% 的患者症状永久性存在。新生的毛细血管丛治疗较为棘手。⑦皮肤坏死。主要与硬化剂类型及浓度、硬化剂溢出血管外、动脉内注射以及硬化剂经动静脉瘘扩散等因素有关。意外的动脉内注射是引起皮肤坏死和溃疡的主要原因之一。虽然这是继发性并发症，但这种并发症的典型临床表现往往在治疗后一周才出现。⑧其他并发症。一些患者在治疗后可出现胸闷或咳嗽，可能是泡沫在肺部的刺激引起，建议在治疗后平卧一段时间。据报道使用二氧化碳泡沫后视觉障碍和胸部症状的发生率低。其他硬化治疗的并发症包括注射部位疼痛、肿胀、硬结，轻微心血管反应和味觉异常，恶心，罕见血管迷走神经性晕厥。控制疼痛，观察患者对治疗的反应，对患者取卧位行硬化治疗，可很好地预防血管迷走神经性晕厥。

4. 压迫疗法　硬化治疗后，在注射部位局部压迫 5 ～ 10min，再用弹力绷带自远端向近端包扎下肢。弹力绷带持续包扎 3 ～ 7d 后，改为至少 1 个月内每日白天穿弹力袜，以避免或减少残留血栓、血栓性静脉炎和皮肤色素沉着的发生。此外，治疗后的 1 个月内避免过重负荷，避免长途旅行。

5. 随访　第一次随访应在术后 2 周内，这是处理不良反应的最佳时间，术后第 1 年内，分别在 1、3、6 和 12 个月进行随访，以后每年至少随访一次。

（四）硬化剂治疗的疗效评估

1. 症状、体征的评估　对蜘蛛形毛细血管扩张和网状静脉曲张，仅需要进行临床表现方面的评估即可。对 C2 及以上的静脉曲张需要临床效果和超声检查两个方面的评估。临床效果评估是对静脉曲张临床症状或体征的改善评估，如静脉溃疡、水肿、出血和炎症等。如有专科医生，可采用静脉临床严重程度评分（venous clinical severity scofe，VCSS）和患者自己填报的结果得分进行评估。

2. 形态学和血流动力学评估　对于大隐静脉、小隐静脉、属支静脉、复发性静脉曲张和静脉畸形，评价硬化疗法的效果可辅以彩色多普勒超声检查，评定标准见表 21-3。

三、小结

对于下肢静脉曲张的硬化治疗，目前已有多种方法，包括单纯性硬化治疗、超声引导下的硬化治疗、介入导管法硬化治疗、手术联合硬化治疗、腔内激光联合硬化治疗等。对于下肢静脉曲张治疗的传统手术方法，外科以隐静脉结扎和剥脱术为主，微创外科以射频消融和激光闭合术为主；在临床实践中，应根据患者的具体情况，采用手术、微创或硬化治疗或者联合治疗方法，达

表 21-2　建议每次静脉穿刺的聚多卡醇的泡沫用量和浓度选择

静脉穿刺部位	每次穿刺的平均泡沫用量（ml）	每次穿刺的最大泡沫用量（ml）	浓度百分比（%）
大隐静脉	2 ～ 4	6	1 ～ 3
小隐静脉	2 ～ 4	4	1 ～ 3
交通静脉	< 4	6	最高达 1
复发性静脉曲张	< 4	8	1 ～ 3
穿通静脉	< 2	4	1 ～ 3
蜘蛛网状静脉	< 0.5	< 0.5	最高达 0.5
静脉畸形（低流量）	2 ～ 6	< 8	1 ～ 3

表 21-3　泡沫硬化疗法的治疗效果评定标准

分级/名称	彩超标准	临床标准	症　状
0（未成功）	反流＞1s 或无变化	无变化或加重	无变化或加重
	完全未闭合或无完全闭合，管径无变化	（如静脉曲张增粗或 CEAP 标准恶化）	
1（部分成功）	反流＜1s	正常或改善	消失或改善
	靶静脉阶段部分闭塞管径缩小（部分不可压缩）	（如较小的肉眼可见静脉曲张）	
2（成功）	无反流	正常	消失或改善
	靶静脉完全消失（纤维条索：靶静脉区内不可压缩的条索状回声）	（无肉眼可见静脉曲张）	
	靶静脉阶段完全闭塞（不可压缩）		
	靶静脉未闭合，可见管腔缩小和前向血流		

到更理想的治疗效果，降低复发率及减少并发症的发生。

（张智辉）

参考文献

[1] Wollmann JC.Schaum-zwischen Vergangenheit and Zukunft[J].Vasomed, 2002, 16:34-35.

[2] Orbach EJ. Contributions to the therapy of the varicose complex[J]. J Int Coll Surg, 1950, 6:765-771.

[3] McAusland S.The modern treatment of varicose veins[J]. Med Press Circular, 1939, 201:404-410.

[4] Tessari L.Norvelle technique d'obtention de la scleromousse [J]. Phlebologie, 2000, 53:129.

[5] 中华医学会外科学分会血管外科学组，硬化剂治疗下肢静脉曲张（中国）专家指导意见 (2016) [J]. 中国血管外科杂志（电子版），2017, 9:11-26.

第22章　透析通路并发症腔内治疗

终末期肾病、尿毒症不仅是一类严重的临床疾病，更是一类社会性公共卫生问题。其治疗周期长，治疗成本高，有较高的发病率、死亡率，对家庭、社会和医疗资源都是很大的负担。中国成人的慢性肾脏疾病（chronic kidney disease，CKD）的发病率高达 10.8%，2016 年中国的人口达到 13.8 亿，而以此计算我国 CKD 病例数高达 1.49 亿人。而 CKD 患者大多不可避免地成为终末期肾病患者。随着人口老龄化的进程加快，该病的发病率会更高。

血液透析是目前世界上最主要的治疗终末期肾病的方法。而透析通路则是终末期肾病患者的"生命线"。2006 年美国国家肾脏基金会 – 肾脏疾病患者生存质量指导及 2014 年中国血液透析用血管通路专家共识都对临床医师规范选择通路及治疗并发症给出了指导意见。

目前，自体动静脉吻合形成动静脉瘘仍然是最主要的透析通路，其通畅率高，并发症相对较少。而指南中也指出了对血管通路的建立时机：①肾小球滤过率 GFR ＜ 30ml/min 的患者应接受包括肾移植在内的各种肾脏替代治疗方式的宣教，以便安排合理的治疗，必要时建立永久性透析通路。②预计半年内需进入血液透析者或者 GFR ＜ 15ml/min，血肌酐＞ 102.6μmol/L（糖尿病患者 GFR ＜ 25ml/min，血肌酐＞ 68.4μmol/L）时，建议接受血管通路位置相关医疗评估首选自体内瘘。③若行移植物内瘘，则应推迟至透析前 3 ～ 6 周进行手术。④尿毒症症状明显者应尽早手术。⑤对于 CKD4–5 期患者应注意前臂及上臂血管资源的保护。⑥重视术前的物理及影像学评估，EF（射血分数）＜ 30 者不建议行内瘘手术。⑦血管通路的选择总体原则是自体内瘘第一，移植物内瘘第二，中心静脉导管最后。而自体内瘘的建立原则为先上肢后下肢；先远端后近端；先非惯用侧后惯用侧。

本章重点阐述透析通路并发症的腔内治疗。而血液透析通路中 60% ～ 90% 均为自体动静脉瘘。需要腔内治疗的最主要并发症是自体动静脉透析通路的狭窄和闭塞，导致流量不足，无法透析。我们将流量不足的情况称为通路失功；把通路内血流完全停止称为通路失效。

通路的失功是自体动静脉瘘最常见的并发症，发生率为 23% ～ 46%。而自体动静脉瘘通常可使用 3 ～ 7 年，患者一旦出现通路失功或失效的情况应当及时的诊治，尽量的延长通路的使用时间。

近年来，越来越多的中心应用腔内技术解决通路的狭窄和闭塞问题。通过腔内治疗延长通路的使用时间是血管外科腔内治疗的一个重要的分支组成，同时面临着内科和外科同时治疗的多学科治疗。总体来说，腔内治疗最适合于以下两种情况：①吻合口及周围狭窄导致血流受限，影响了血管扩张和血管成熟；②对于长期透析的患者，因流出道狭窄或者血栓引起的通路血流下降。本章主要介绍治疗自体动静脉瘘狭窄和闭塞的常用腔内手段和方法，从而为各位临床工作者的规范腔内治疗自体内瘘狭窄和闭塞提供帮助。

一、透析通路功能障碍概述

（一）解剖学基础

血液透析的环路可以被看作是一个完整的封闭的环路，血液从心脏流出通过环路又流回心脏。而这个环路的任何一个部分出现狭窄、闭塞、都会导致整个透析通路流量不足，无法透析。

本部分重点介绍腔内治疗上肢透析通路狭窄和闭塞性病变，了解上肢血管解剖学知识对于腔内治疗上肢透析通路狭窄和闭塞性病变至关重要。

1. 上肢的动脉系统及其分支 主动脉弓有 3 条分支，分别为左侧锁骨下动脉、左侧颈总动脉、头臂干动脉。头臂干动脉又分成右侧锁骨下动脉和右侧颈总动脉。锁骨下动脉向上肢延续从第一肋水平发出左侧腋动脉。腋动脉通过腋窝，并向远端继续延伸，越过大圆肌后成为肱动脉。肱动脉沿肱骨内侧中部向远端并逐渐向肱骨的前侧前行。肱动脉大约终止于肘窝远侧 1cm，并分出桡动脉和尺动脉。部分人群会出现副肱动脉，当这只动脉出现时会携带约 1/3 的血流向远端行走并于肘窝上汇入肱动脉主干。尺动脉行走于前臂内侧并同桡动脉的浅支终止形成掌浅弓。骨间总动脉在桡骨结节的下方从尺动脉发出，并在前臂向远端发出骨间前动脉和骨间后动脉，继续向远端形成掌深弓和掌浅弓。桡动脉沿前臂外侧走行，穿过鼻烟窝同尺动脉的掌深支终止形成掌深弓，掌浅弓和掌深弓的血管汇成指动脉。主要上肢动脉解剖示意图见图 22-1，上肢 CTA 检查影像见

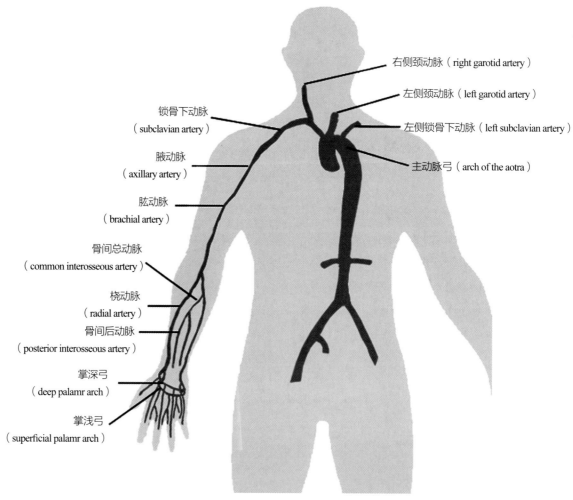

▲ 图 22-1 主要上肢动脉解剖示意图

图 22-2。

2. 上肢的静脉回流及其分支　上肢的静脉回流分为深静脉和浅静脉的回流。深静脉与同名的动脉相伴行，并与浅静脉通过穿通静脉相交通（图 22-3）。透析通路的血管正是把一根浅静脉吻合至动脉上。

浅静脉系统变异性较大，但头静脉、贵要静脉、前臂正中静脉是解剖位置相对固定的静脉。很多小静脉和未命名的静脉被称之为副静脉。

贵要静脉从手背侧发出，沿内侧或后内侧向前臂走行，向近端进入肘窝，并于旋前圆肌和肱二头肌中间越过肱动脉，然后沿肱二头肌内侧缘前行，穿过上臂筋膜汇入肱静脉并形成腋静脉（图 22-4）。由于贵要静脉位置较深，所以应用贵要静脉行动静脉瘘的手术较少，而如果应用贵要静脉同动脉吻合成瘘，通常需要将其转位移植。

前臂正中静脉起始于前臂尺侧，汇入贵要静脉或贵要正中静脉。

头静脉从手背静脉网的桡侧发出，沿前臂桡侧向近心端走行。桡动脉、头静脉动静脉瘘就是将头静脉吻合至桡动脉上，这是最常见的自体通路。在肘窝前下方，头静脉发出肘前正中静脉，连接了贵要静脉。在肘窝内，将头静脉吻合至肱动脉，形成肱动脉头静脉动静脉瘘。头静脉越过

肘窝后，沿肱二头肌的外侧缘走行，之后通过胸大肌和三角肌中间，在锁骨下方，突然穿过胸锁筋膜汇入腋静脉。头静脉汇入腋静脉的区域称为头静脉弓，对于行肱动脉、头静脉瘘的患者，这个部位容易出现狭窄的情况。

腋静脉移行为锁骨下静脉，并同颈内静脉汇成头臂静脉，双侧头臂静脉共同汇成上腔静脉汇入右心房。

许多人体解剖学专家描述了许多动静脉的变异情况，这里不再赘述。

（二）透析通路功能障碍的病因、分型、病理生理

造成自体动静脉瘘不能成熟（超过 8 周）的常见原因主要是近吻合口的内膜增生导致的内膜的狭窄。对于这种情况导致的失功，经皮球囊扩张成形术效果最好，可以有效地增加血流量，促进瘘的成熟和重塑。

透析通路的狭窄根据不同情况分型也不相同。而狭窄的标准依靠与相邻的血管进行比较，有研究者提议将狭窄定义为，其毗邻血管狭窄 50% 以上。但是并非狭窄 50% 以上均需手术治疗。根据手术方式及材料不同，分为自体动静脉瘘（AVF）狭窄和人造血管动静脉瘘（AVG）狭窄；根据狭窄程度可分为狭窄和完全闭塞；根据狭窄成因可分为血栓性闭塞和内膜增生性狭窄闭塞及混合性狭窄闭塞。但是目前常用的分型是根据解剖部位进行的分型，下面是几种常见分型。

1. 自体动静脉瘘狭窄分型

（1）入路狭窄（inflow stenosis）：入路狭窄包括 3 种情况：①流入动脉（feeding artery）狭窄，即瘘动脉段如桡动脉、肱动脉狭窄等。②动静脉吻合口狭窄（artery-vein anastomosis），即动静脉的吻合处的狭窄。③吻合口后（juxta-anastomotic），即在动静脉吻合口后 2cm 之内的狭窄。

（2）出路狭窄（inflow stenosis）：出路狭窄包括 3 种情况：①静脉主体（body）狭窄，即透析

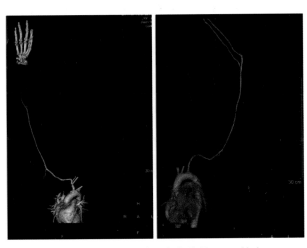

▲ 图 22-2　右上肢和左上肢的 CTA 检查
可以清晰显示桡动脉、尺动脉、肱动脉、锁骨下动脉

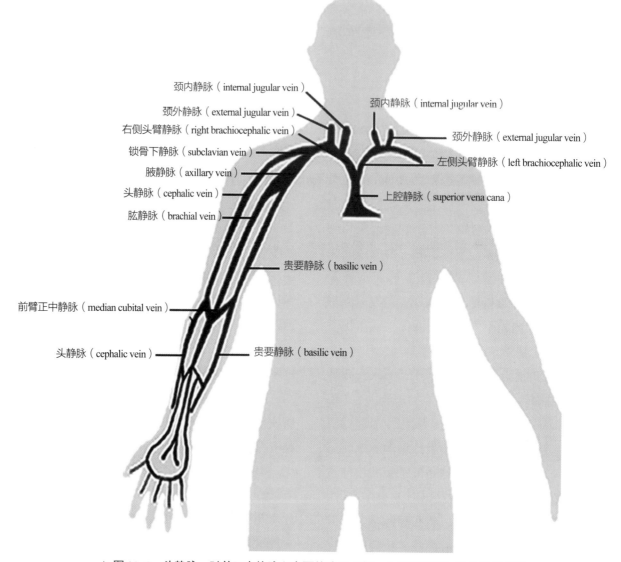

颈内静脉（internal jugular vein）

颈外静脉（external jugular vein）

右侧头臂静脉（right brachiocephalic vein）

锁骨下静脉（subclavian vein）

腋静脉（axillary vein）

头静脉（cephalic vein）

肱静脉（brachial vein）

颈内静脉（internal jugular vein）

颈外静脉（external jugular vein）

左侧头臂静脉（left brachiocephalic vein）

上腔静脉（superior vena cana）

贵要静脉（basilic vein）

前臂正中静脉（median cubital vein）

头静脉（cephalic vein）

贵要静脉（basilic vein）

▲ 图 22-3　头静脉、肘前正中静脉和贵要静脉的走行，上肢深静脉与同名动脉伴行

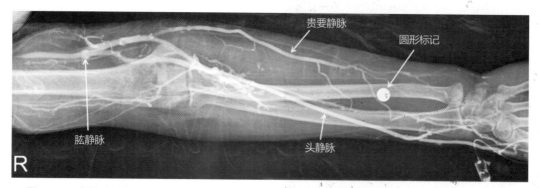

贵要静脉

圆形标记

肱静脉

头静脉

▲ 图 22-4　为静脉造影显示的正常的上肢静脉，在结扎上臂止血带后，头静脉、贵要静脉不能顺行向近端流通，通过交通支汇入肱静脉

通路成熟后，可供透析穿刺的静脉端的一段静脉主体。②流出静脉（draining veins）狭窄，即流出血管，在静脉主体的近端，静脉透析通路的流出道，包括头静脉弓（cephalic arch）。③中心静脉（central veins）狭窄，包括腋静脉、锁骨下静脉、头臂静脉、上腔静脉狭窄。

2. 人工移植物动静脉瘘狭窄分型

(1) 静脉狭窄：静脉狭窄包括 4 种情况：①移植物内的狭窄，由其内分布不均的内膜增生或血栓形成。②静脉吻合口狭窄，是最易发生狭窄的部位。③引流静脉狭窄，包括上述的静脉主体和流出静脉（不包括头静脉弓）。④头静脉弓狭窄及中心静脉狭窄。

(2) 动脉狭窄：动脉狭窄包括供血动脉狭窄和动脉吻合口狭窄。

3. 早期和晚期内瘘功能障碍

早期功能障碍，也称为成熟障碍、原发障碍等，是指动静脉瘘从未能用于透析或在使用 3 个月内失效。

晚期功能障碍是指动静脉瘘在正常使用一段时间后出现的障碍。

4. 动静脉内瘘狭窄分型

国内常将动静脉内瘘分为 3 种类型：Ⅰ型狭窄为吻合口的狭窄，狭窄的部位在吻合口处或者紧靠吻合口处；Ⅱ型狭窄为穿刺处的狭窄，包含单处较短的穿刺处狭窄或两处穿刺点之间的狭窄以及多处穿刺处狭窄；Ⅲ型狭窄为血管汇合处狭窄，主要指上臂内瘘血管汇合处狭窄，多见于肱动脉头静脉内瘘，狭窄位于头静脉弓处。

正如之前所述，不管是自体血管动静脉瘘还是人工移植物动静脉的狭窄或闭塞，究其原因是血管内膜和平滑肌增生，而其组织学表现也正是侵袭性血管内膜增生。具体表现为血管平滑肌细胞增生伴有细胞外基质的增加；内膜和外膜的新生血管增殖；巨噬细胞炎症因子的浸润，细胞因子的过度表达。当血流量减少到临界值的时候，

透析通路内可能形成血栓，而血栓的成分多为红色血栓，但是血栓头部多为白色血栓。

导致上述这些病理改变的病因尚不明确，可能的原因有：①动静脉瘘吻合处的剪切力增加，导致管壁的内膜增生，血管壁变厚，管腔变小；②在行动静脉瘘手术时的手术创伤；③血液透析时反复穿刺血管导致的继发损伤；④肾病尿毒症本身体内释放的一些炎症因子等导致的血管狭窄；⑤人工动静脉瘘移植物的生物相容性，自身免疫系统释放的炎症因子继发改变；⑥血管吻合技术问题。

二、透析通路功能障碍的诊断和评估

动静脉瘘术后 4～6 周应该对动静脉瘘进行充分评估，以便及早发现动静脉瘘的异常。应用期间应该定期对动静脉瘘进行常规监测，每周进行一次。详细的询问病史和体格检查是发现并确诊通路狭窄和闭塞的最重要方法，而辅助检查主要应用无创双功彩超进行。

1. 详细的病史询问 患者来到医院后，必须了解患者动静脉瘘的最基本的情况，以便后续的操作。内瘘建立的时间、内瘘的部位、瘘的类型、是否已经使用、使用多长时间，这 5 个问题是必须要清楚。而患者来医院检查很多是由于内瘘使用过程中出现问题，这时我们要询问，动静脉穿刺是否困难，是否透析流量不足，以便了解是否有瘘狭窄的情况。

2. 体格检查 首先要检查吻合口的情况，通常应用手指触诊感受动脉震颤。震颤与血流是正相关的，震颤越强，血流越好。听诊可听及血管杂音，杂音为低沉的隆隆样杂音。当触及动脉搏动明显无震颤时，常提示下游的狭窄，听诊时音调会变得高亢。而如果瘘完全闭塞或血栓形成，则既没有震颤也没有搏动。

瘘体的检查也非常重要，评估内瘘的可见长度、粗细和深浅，明确后可以反复穿刺。正常的

内瘘是可视的，触之柔软，易于压迫，如果搏动增强或无搏动，或内瘘不可视提示瘘体狭窄或闭塞。

3. 超声检查 多普勒超声是诊断动静脉瘘狭窄或闭塞最主要的检查方法，血管超声可以明确血管狭窄的部位、程度，通常将血管最大狭窄处的直径同该段的正常血管作比较，明确狭窄程度。狭窄超过50%，即可超声诊断狭窄。同时还可以判断瘘的流量、流速和形态，进一步判断。超声作为一个精确的技术在发现、定位和定性血管通路并发症，以及发现通路狭窄闭塞血栓形成方面的敏感性超过90%。

三、透析通路功能障碍的介入治疗

通过病史、体格检查以及多普勒超声，可以明确对于透析通路狭窄闭塞血栓形成的诊断。其部位在术前通过超声和体格检查可以基本了解。手术前尽量标记通路动脉和静脉走行，便于术中操作。

中心静脉及中心动脉透析通路狭窄闭塞治疗同原发的中心静脉及中心动脉狭窄闭塞的治疗相似，发生率不高，部分病变同 AVF 本身关系不大，本章不进行讨论，主要对诊断为吻合口及其周围的 AVF 狭窄和闭塞的介入治疗进行阐述。

针对本章，对于 AVF 狭窄的手术适应证为，凡是动静脉吻合口及其周围狭窄后闭塞的患者，均有介入手术治疗的指征，而对于急性缺血的患者可以尝试介入下溶栓治疗。

而在透析通路感染、造影剂过敏、肺动脉高压、外科翻修后 30d 内等情况下，禁忌行介入手术。

（一）吻合口及其周围狭窄或闭塞的介入治疗

吻合口及其周围狭窄或闭塞，通常应用球囊扩张术高压力球囊）进行治疗。对于该类型病变，应用球囊扩张治疗时，如果反复（2次）扩张后仍不能使通路口径达到预期范围，则需重新翻修

或者重新选择位置做瘘。不管是动脉端还是静脉端的闭塞或狭窄，自体动静脉瘘还是人工血管动静脉瘘，临床上的操作程序基本一致。

球囊扩张的技术有如下要点。

1. 术前准备药品包括 0.9% 氯化钠注射液、肝素注射液、利多卡因注射液；手术器械包括 18G 穿刺针或留置针，21G 穿刺针，0.018in 导丝，0.035in 导丝，6F 或 7F 鞘，单弯导管，压力泵，高压球囊，持针器和针线。

2. 动脉端穿刺留置针，贴膜固定造影，明确狭窄部位（常用的方法，并非必须）。

3. 根据术前评估及造影，明确狭窄部位，选择穿刺点（图 22-5）。通常选择静脉侧入路，便于术后压迫止血。

4. 利多卡因局麻，穿刺点一般位于前臂近端，向远心端穿刺。看见穿刺针有回血后，固定针芯，向前送入塑料套管，拔出针芯，手推少量造影剂准确进入血管内。

5. 送入短导丝，交换送入 6F 鞘。

6. 0.035in 导丝配合导管，小心通过狭窄或者闭塞段至动脉端。注意导丝通过是要旋转导丝头，避免用蛮力。通过闭塞段后，要造影反复确认导丝已通过闭塞段至动脉端。如果导丝无法通过，可以通过动脉端穿刺的塑料套管置入导丝双向开通。

7. 确定部位后，固定导丝，退出导管，仔细阅片明确应用球囊的长度和尺寸。通常静脉流出道球囊直径选择 5 ～ 7mm 左右，动脉端选择 4mm 左右球囊，吻合口处选择 5 ～ 6mm 球囊。也要根据造影的情况具体对待。

8. 打开球囊，通过导引导丝，将球囊送入病变部位，精确定位后进行球囊扩张（图 22-6）。

9. 球囊扩张的注意事项包括：①球囊扩张时必须应用压力泵按照球囊上的标识进行扩张，标识上标明的工作压力和爆破压力。②持续给压力至工作压力，由于血管壁的回压，球囊压力会减

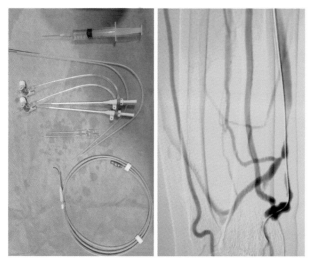

▲ 图 22-5　术前准备，置入鞘后，导丝送入，从动脉端经留置针造影显示狭窄闭塞段，也可从鞘内造影，但由于狭窄，造影剂会从其他分支流回静脉

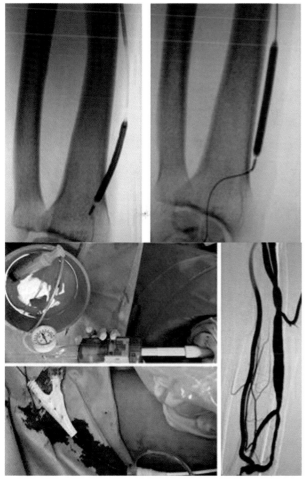

▲ 图 22-6　准备好球囊和压力泵，扩张闭塞段，注意球囊一定不要越过吻合口，因为动脉侧和静脉侧血管直径不同，容易将动脉扩破。术后造影显示血流通畅，同时可触及震颤

低，应保持球囊压力至工作压至少 3min。③球囊扩张时，由于压力作用，球囊会移位，所以球囊扩张时，必须有一只手固定好球囊的位置。④应用造影当作球囊扩张的液体，在可视的情况下进行操作。⑤选择球囊时，通畅静脉系统一般选择大于正常直径 1mm 左右的球囊，而动脉端或吻合口处选择同尺寸的球囊。⑥通畅选择高压球囊进行球囊扩张，在手术过程中通过患者反应，如果球囊扩张时患者突然剧烈疼痛不止，应该警惕扩张后出血的情况，必要时终止手术。

10. 逐步逐个扩张狭窄闭塞段，之后固定导丝，撤出导管。

11. 造影明确闭塞段是否完全扩张，触诊是否有震颤，判断是否需要再次处理。

12. 皮下缝合静脉端内衬小橡皮管，拔出导丝和鞘组后打结，应用橡皮管的压力压迫穿刺点（图 22-7）。

PTA 治疗（高压力球囊）自体动静脉瘘狭窄

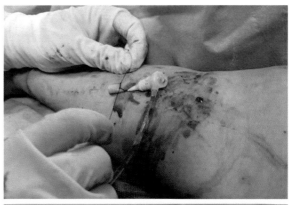

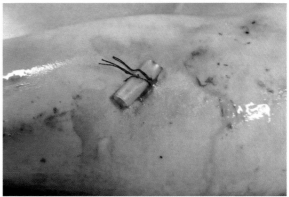

▲ 图 22-7　橡皮管压迫穿刺点止血

的 1 年通畅率能达到 80% 以上，极大地减少了透析患者因为通路狭窄问题产生的生理病理和社会经济问题。而在动静脉内不应放置血管支架，因为该部位的小支架通畅率不高，而且吻合口周围通常扭曲较大或呈"U"型。此外，瘘多位于皮下，增加了感染的机会，患者皮下支架移植物容易打折、断裂、闭塞。

（二）通路血栓形成的介入治疗

透析通路内血栓形成，是血液透析通路疾病重要的急性并发症，多数患者需要尽早处理。而通路血栓形成的腔内治疗，多数是应用在移植物动静脉瘘上，自体血管动静脉瘘内血栓形成发生概率较移植物少。对于自体血管动静脉瘘内血栓形成多数是继发于瘘吻合口周围的狭窄，所以临床大多数情况下采用开放手术取栓、术中溶栓。如果取栓效果不好，需要及时进行翻修或者重新造瘘；如果溶栓后仍有狭窄，可以应用球囊进行扩张。这种情况可以应用取栓导管取栓、溶栓导管溶栓，也可以应用吸栓装置进行吸栓治疗。

对于人造血管动静脉的患者采用介入腔内取栓溶栓吸栓治疗。不管是自体动静脉瘘还是人工血管动静脉瘘血栓形成，介入操作基本一致，临床上的操作程序基本一致。

介入取栓吸栓治疗＋球囊扩张治疗通路内血栓形成的技术要点（以 AVG 人造血管内动静脉瘘内血栓形成为例）如下。

1. 术前准备药品包括 0.9% 氯化钠注射液、肝素注射液、利多卡因注射液、手术机械包括彩超机，18G 穿刺针或留置针，0.018in 导丝，0.035in 导丝，2 个 6F 鞘，单弯导管，压力泵，高压球囊，Forgarty 取栓导管，持针器和针线（图 22-8）。

2. 该方法可以在超声引导下和彩超医师共同完成，也可以在介入 DSA 下进行治疗，术前超声明确并标记血栓的范围。

3. 以超声引导为例，超声引导下于动脉吻合口下方 1～3cm 处向静脉端穿刺，置入 6F 鞘，

同法自静脉吻合口下方 1～3cm 处向动脉端置入 6F 鞘（图 22-9）。小壶内加入 2000U 肝素钠注射液。

4. 将双侧鞘的阀门打开，一侧接入肝素盐水内，另一侧应用 20ml 注射器反复抽吸，之后交换方向再次抽吸，可抽吸出人造血管内的血栓（图 22-10）。

5. 关闭静脉侧阀门，抽吸动脉侧阀门，注射肝素盐水并移动动脉侧鞘，反复多次抽吸血栓。同法抽吸静脉侧。

6. 上述反复抽吸，直至无法抽吸出血栓，经动脉侧注射 2mg，rt-pa，观察 5min 后，进行下一步操作。

7. 超声引导下经动脉侧鞘送入导丝和双腔 Forgarty 取栓导管，直至导丝和球囊越过血栓部位，充起并拉回球囊，将血栓拉回人造血管内或挤碎，部分经过血管鞘取出，应用肝素盐水反复冲洗抽吸。彩超明确血栓情况，必要时再次取栓。

8. 撤出取栓导管，送入球囊扩张导管，逐步扩张静脉侧和人造血管内的狭窄部分。球囊扩张时吻合口的位置球扩时间可以大于 3min，其余位

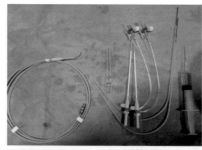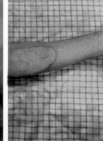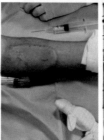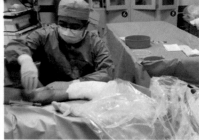

▲ 图 22-8 术前准备：导丝、导管、鞘、术前消毒、彩超等

置不必扩张太长时间，一般 1min 左右即可。

9. 同法从静脉侧送入双腔 Forgarty 取栓导管取栓，应用球囊扩张导管扩张狭窄闭塞段（图 22-11）。

10. 手术结束，可触及震颤或者使用彩超明确闭塞段已经开通，血栓已经清除。

这种取栓方法的优点是微创手术，但取栓不如开放手术彻底。在手术过程中扩碎的血栓栓塞物可能造成严重的肺栓塞和远端的动脉栓塞，引起严重的并发症。对于基础状态较差或者有要求腔内手术的患者，介入取栓治疗 + 球囊扩张手术不失为一种较为有效的治疗方式。

（三）通路介入治疗的常见问题及术后并发症处理

球囊扩张术的基本操作流程如上所述，但是在操作过程中仍有可能出现以下一系列的问题，术前、术中、术后对于术者都有非常严格的要求，需要发现问题，及时解决问题。

1. 反复穿刺，无法进入血管应及时应用彩超定位，避免反复穿刺人为造成通路血栓血肿或其他并发症（图 22-9）。

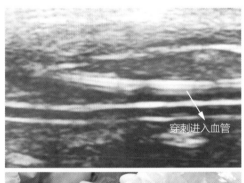

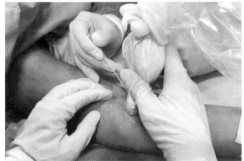

穿刺进入血管

▲ 图 22-9　超声引导下进行穿刺

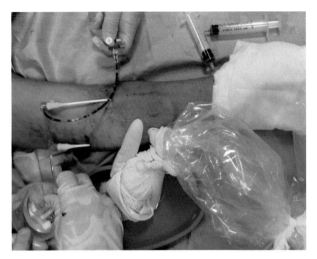

▲ 图 22-10　置入鞘后开始抽吸取栓

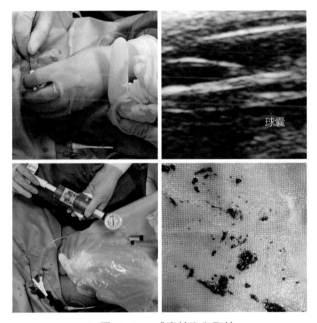

球囊

▲ 图 22-11　球囊扩张和取栓

2. 导丝无法通过闭塞段。导丝通过是要旋转导丝头，避免用蛮力，通过闭塞段后，要利用造影反复确认导丝已通过闭塞段至动脉端。如果导丝仍然无法通过，可以选用带角度的导丝、导管反复选择通过，或者选择更细的导丝和导管通过病变部位，也可通过动脉端穿刺的塑料套管置入导丝双向开通。

3. 球囊无法通过狭窄闭塞段。当导丝开通闭塞段血管后，送入球囊无法通过，术者要保持镇定，当然在术前就应选择通过性好的球囊。这时可选择更细的球囊先进入闭塞段进行预扩张，然后再应用目标球囊扩张。如果球囊进入一部分，可先低压预扩张再回抽送入球囊。

4. 球囊扩张时球囊滑脱病变部位。这时在吻合口及周围的 AVF 最常见的问题，主要原因是狭窄程度较重和选择的球囊长度太短。所以当 AVF 闭塞的时候，最好还是先选用小球囊扩张，再应用目标球囊，同时选择能够完全覆盖病变部位的球囊进行扩张。球囊扩张时术者必须用一只手固定住球囊导管，避免移位。

5. 球囊扩张时，狭窄的闭塞段无法打开。这种情况一般出现在应用普通非顺应性球囊扩张。治疗 AVF 狭窄性病变时选用高压球囊通常不会出现上述情况。如果闭塞段不易扩开，可以延长扩张时间，必要时应用切割球囊。如果球囊扩张失败，可以重新做瘘或翻修。

6. 扩张后弹性回缩。这种情况时有发生，也无法避免。应用高压球囊、切割球囊或者放置支架是一种办法。

7. 血管破裂。球囊扩张或者导丝穿破血管时，术中造影可明确破裂的位置。可以应用球囊压迫止血，如果止血失败，通常宣布介入治疗失败。有报道破裂时应用覆膜支架覆盖破裂处。但一般进行切开止血，同时对动静脉瘘进行翻修，通常不放置支架。

8. 导丝导管打结断裂，球囊破裂。如果导丝导管打结断裂，无法取出，必要时需外科手术取出。球囊破裂后应小心回撤取出球囊导管，并检查其完整性。如果有残留也应通过外科手术取出。在手术过程中正确应用导丝和导管，按说明书应用球囊，通常可以避免上述并发症。

9. 穿刺部位血肿。这是术后最常见的并发症，分为 3 级：Ⅰ级血肿，即小血肿，不限制通路血流；Ⅱ级血肿，限制通路血流；Ⅲ级血肿，即穿孔及大出血。Ⅰ级血肿可以压迫止血保守治疗。Ⅱ级血肿如果保守治疗效果不佳，或者压迫症状

严重，则需要外科手术止血。Ⅲ级血肿则必须手术治疗。在介入治疗中通常选择静脉端穿刺治疗，应用塑料皮筋打结局部压迫治疗，尽量应用较细的鞘，要充分认识到通路的血管重要性，要珍惜每一寸血管。穿刺部位出现血肿不建议放支架。

10. 肺栓塞。术前应该同患者及家属交代肺栓塞的风险，术前、术中、术后适当应用抗凝药物治疗。肺动脉 CTA 可以明确诊断，发现肺栓塞后应该规范抗凝治疗，如果是高危人群可溶栓或机械碎栓治疗。

11. 其他风险，如造影剂过敏、造影剂肾病、感染、远端动脉栓塞、心功能不全等。在这里不再赘述。

PTA 是一种安全有效易于操作的处理 AVF 狭窄的一种手段，目前正成为一种常规治疗手段。它能够及时开通病变血管，尽量保留了原有血管，增加了血管利用率。Beathard 等研究发现，对 3560 例患者行 PTA 治疗的技术成功率为 98%，而主要并发症发生率仅为 0.11%。但术后部分患者短期内会出现回缩和新生内膜增生，从而导致术后几个月再次狭窄。大量研究表明，通路狭窄后多次 PTA 治疗，可以反复开通血管，但其远期疗效不容乐观。有研究表明，应用切割球囊和药涂球囊在中远期通畅率上效果更佳，但并未达成广泛共识。对于吻合口周围的动静脉瘘狭窄，是否放置支架是有争议的，有部分研究表明，球囊扩张后狭窄率仍在 30% 以上的需要放置支架。但是笔者不建议放置支架，我们反复强调血管外科医师可以通过开放手术修补动静脉瘘，在反复球扩失败的情况下，应用开放手术开通修补血管或者重新做瘘目前是首选办法。

对于中心静脉狭窄和头静脉弓狭窄的患者，我们仍然建议进行球囊扩张治疗为主，如果弹性回缩明显，可以放置静脉支架，具体过程就不赘述。对于动脉端的狭窄，尤其是锁骨下动脉和腋动脉的狭窄，也可以通过腔内的技术解决，具体

过程相似，但是必要时可以放置动脉支架。

　　而通路血栓形成的腔内治疗，多数是应用在移植物动静脉瘘上，自体血管动静脉瘘内血栓形成的发生概率较移植物少。这种情况可以应用取栓导管取栓、溶栓导管溶栓，也可以应用吸栓装置进行吸栓治疗。如果取栓效果不好，再进行翻修或者重新造瘘；如果溶栓后仍有狭窄，可以应用球囊进行扩张。在这方面笔者所在中心大多都采用了取栓的方式进行治疗，如果取栓效果不好，台上及时进行翻修或者重新造瘘。当然也可以选择上述介入腔内取栓溶栓吸栓治疗。

　　透析通路的维护和狭窄闭塞等并发症的处理是一项长期持续的工作。对于透析患者而言，自体动静脉瘘是最佳的透析通路，而可供使用的透析通路的血管是有限的。因此，我们在手术操作的过程中，一定要珍惜血管，尽可能地减少血管损伤。而针对不同人群、不同病情以及当地的治疗条件和情况，每一位医生应当区别对待，制订不同的、适合的治疗方案。腔内介入治疗只是血管外科医师的一种治疗手段，我们还可以选择手术取栓、重建血管、瘘修补等治疗方法。腔内治疗也有多种选择，从球囊扩张支架置入到置管溶栓、吸栓。结合不同医院不同医师以及患者的不同情况，我们应该为每一位患者制订个体化的医疗方案。

（张云峰　王振峰　管　强）

第23章 浅表血管病变的腔内治疗

皮肤是人体的最大的器官，保护着各个脏器，是人体的天然屏障，也是构成人体美的重要标志。健康的皮肤体现着良好的精神面貌和自信的态度。血管作为皮肤的一个组成部分，除了运输血液，供给皮肤营养，很大程度上影响着皮肤的美观。浅表血管病变虽然大多不危及生命，但其发病率高，并且常造成患者的损容、功能障碍，并因产生一系列症状而影响其生活质量。血管瘤、血管畸形、网状静脉曲张及毛细血管扩张是常见的浅表血管病变，本章我们将对浅表血管畸形及血管瘤、网状静脉曲张及毛细血管扩张的治疗加以介绍。

一、网状静脉曲张及毛细血管扩张

下肢网状静脉曲张及毛细血管扩张多发于女性，随着生活水平及健康意识的提高，追求腿部美观的人日益增多，很多女士认为下肢的血管扩张影响形象，倾向接受治疗处理。但是，目前针对下肢网状静脉曲张及毛细毛细血管扩张的治疗报道较少。本章结合文献及笔者经验，简述其发病机制及诊断治疗方法。

（一）病因和病理

通常皮肤浅层的血液由皮内静脉及位于皮肤和皮下组织交接部位的静脉引流组成。当这个部位的静脉发生病理性扩张时，即形成毛细血管扩张和网状静脉曲张。网状静脉曲张及毛细血管扩张属于静脉疾病的 CEAP（clinical etiologic，anatomic pathophysiologic）分类的 C1 期。网状静脉是皮下扩张迂曲的蓝色静脉，通常直径在 1～3mm，毛细血管扩张的直径通常 ≤ 1mm。

毛细血管扩张俗称血红丝，大多数是后天继发产生的，也有部分患者是先天性的。在皮肤菲薄或皮肤较为透明的区域也存在一些肉眼可见的静脉，但此为正常静脉，并非网状静脉曲张或毛细血管扩张。

（二）发病因素

1. 网状静脉曲张 先天因素中静脉瓣膜缺陷和静脉壁薄弱与遗传因素有关。后天因素有长期站立、重体力劳动、妊娠、慢性咳嗽、习惯性便秘等，增加下肢静脉瓣膜压力和循环血量超负荷是主要的后天因素。

2. 毛细血管扩张

(1) 原发性毛细血管扩张症：主要与遗传因素有关，如遗传性良性毛细血管扩张等。

(2) 继发性毛细血管扩张

①气候环境因素：长期生活在较为恶劣的生活环境中，如高原空气稀薄，皮肤缺氧导致红细胞数量增多和血管代偿性扩张，持续性的血管收缩功能障碍引起永久性毛细血管扩张。长期从事接触风、冷、热、潮等不良因素的职业，如厨师、农民和运动员等也容易发生毛细血管扩张。

②激素依赖性毛细血管扩张：常为不恰当应用类固醇激素治疗的后遗症，如滥用外用类固醇激素制剂等。

③物理因素刺激：温度变化的刺激使毛细血管的耐受性超过了正常范围，引起毛细血管扩张甚至破裂。

④滥用化妆品或换肤不当后遗症：目前很多的所谓祛斑霜实际为化学剥脱制剂，或者本身具

有非常强的剥脱作用，容易使皮肤出现毛细血管扩张。换肤产品的酸性成分破坏了皮肤角质层的保护作用和毛细血管的弹性，使毛细血管扩张或破裂，结果导致敏感性皮肤的形成，治疗颇为棘手。

⑤妊娠及内分泌功能因素：女性怀孕期间循环血量增加，从而增加了静脉系统的血压。此外，毛细血管扩张的出现或受激素分泌的影响，怀孕期间激素的变化也是原因之一，应用口服避孕药的女性出现毛细血管扩张的机会也较高。

⑥遗传因素：部分人静脉壁或静脉瓣膜异常薄弱，它们的浅静脉即使在较低的血压水平也可能发展为毛细血管扩张。

⑦肥胖：体重过重增加了静脉的压力。

⑧职业因素：对于需要长时间站立或坐的工作的人，患毛细血管扩张的可能性较大。

⑨其他：创伤、跌倒、深擦伤、割伤或手术切口可能导致在受创区域或其附近形成毛细血管扩张。毛细血管扩张也可能是某些局部或全身疾病的并发症，也有一些患者病因不明确。

（三）流行病学

在波恩静脉研究中，59%的受试者患有单纯毛细血管扩张或网状静脉曲张。美国静脉论坛的国家静脉筛查项目显示，29%的参与者患有网状静脉曲张或毛细血管扩张。在爱丁堡静脉研究中，超过80%的参与者有毛细血管扩张或网状静脉曲张。美国静脉学会的调查认为，在美国有800余万人患网状静脉与毛细血管扩张，美国整形外科医师协会估计年龄超过21岁的女性50%以上患有此疾病，并且女性比男性更容易发生，男女双方的发病率随着年龄的增长而增长。加利福尼亚州圣地亚哥一项调查显示，中年人和老年人中，80%的女性和50%的男性患有毛细血管扩张或网状静脉曲张。

毛细血管扩张不是孤立的结构，它们的表现类似于其他类型的静脉血管曲张。一些小的曲张

表浅静脉和曲张毛细血管表现出微瓣膜功能不全的现象也进一步证明了这些类型的静脉曲张治疗不应被忽视。

（四）临床表现与诊断

1. 临床表现　下肢毛细血管扩张多发于女性，临床表现为皮肤的丝状、点状、星芒状或片状红斑。在日常生活中我们经常可以看到有些人群腿部扩张的毛细血管，就像一丝丝线头，许多爱美的女士常常为此十分困扰。毛细血管扩张症可表现为单发或多发，缓慢发展；可限于某部位，也可范围较广泛；可以原发，也可继发于硬皮病等疾病；既可以是局部的病变，也可以是某些疾病的特殊表现形式。

2. 诊断要点

(1) 网状静脉扩张：下肢的网状静脉曲张直径 1～3mm，通常形成分叉的网状，可伴有毛细血管扩张（图23-1）。

(2) 毛细血管扩张：毛细血管扩张好发于下肢并可呈现出多种形态。最典型的好发部位为大腿外侧、内侧、足靴区和小腿外侧，亦常见于面部（图23-2）。毛细血管壁的弹性降低，脆性增加，导致血管持续性不均匀的扩张甚或破裂，局部皮肤泛红，肉眼可见扩张的毛细血管，常伴有红色或紫红色斑状、点状、线状或星状损害的现象。尽管通常认为毛细血管扩张仅仅影响美观，但有些患者依然会抱怨疼痛或不适。

大腿外侧的毛细血管扩张通常呈树状或扇形分布，临床上非常常见，尤其常见于皮肤白皙、菲薄的女性。可伴有网状静脉曲张（图23-3）。

足靴区的毛细血管扩张通常被认为是慢性静脉功能不全的早期表现，中老年人发病率高，可伴有湿疹和色素沉着等表现（图23-4），以至于许多患者首先因皮肤瘙痒等症状就诊于皮肤科。

3. 鉴别诊断　大部分患者自行发现皮肤血管扩张或膨出而前来就诊，医生通常可以通过视诊即可比较容易地诊断毛细血管扩张和网状静脉

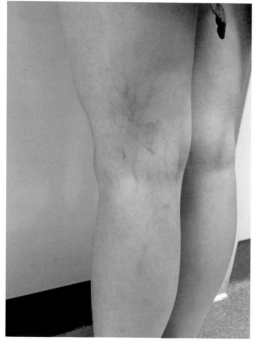

▲ 图 23-1　下肢网状静脉曲张伴毛细血管扩张

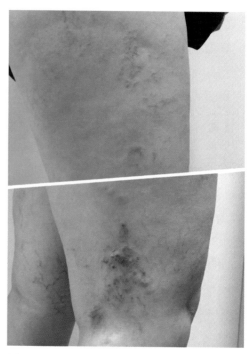

▲ 图 23-3　大腿外侧网状静脉曲张及毛细血管扩张

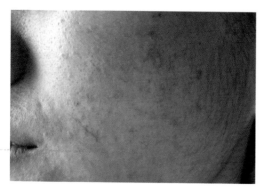

▲ 图 23-2　面部毛细血管扩张

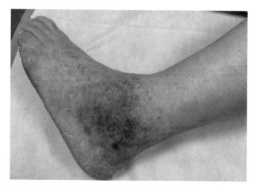

▲ 图 23-4　足靴区毛细血管扩张伴湿疹及色素沉着

曲张。但临床上仍需要详细询问病史，仔细鉴别诊断，排除因为药物或其他因素导致的病变。以下情况需要加以鉴别诊断：①部分毛细血管扩张患者可伴随有其他原因引起的静脉畸形，如Klippel-Trenaunay综合征，这种静脉畸形多发生于一侧，且伴有广泛的静脉畸形或骨肥大。②皮内静脉扩张还可见于鲜红斑痣、先天性毛细血管扩张性大理石样皮肤等。③部分患者由于长期日晒紫外线损伤、长期类固醇治疗等也可呈现出毛细血管扩张的表现。

（五）治疗方法与进展

1. 治疗原则　随着人们健康意识的提高，目前患有网状静脉曲张及下肢毛细血管扩张而寻求救治的患者越来越多。但国内对于这方面的诊治研究和报道微乎其微。对网状静脉曲张及毛细血管扩张治疗效果的评估不同于其他的静脉疾病，对静脉直径的测量是不合适的。相反，治疗成功与否通常被定义为治疗后病灶消失或不可见，这需要治疗区域的准确定位。因此，一个可靠的照相识别系统是必要的。许多学者建议对于网状静脉曲张和毛细血管扩张患者需进行病史采集、临床体检及超声检查，欧洲慢性静脉疾病硬化治疗指南也同样推荐。

爱丁堡静脉研究指出主干静脉曲张通常伴随有毛细血管扩张。虽然因果关系还不清楚，但大多数的学者认为，解决隐静脉功能不全和其他静脉曲张是解决毛细血管扩张的先决条件。对于已行静脉曲张手术的患者，残余的隐静脉或主要分支部分促进了毛细血管扩张的发展，但这些可以通过超声引导下硬化剂注射疗法得以解决。

2. 泡沫硬化剂注射　硬化剂治疗静脉性疾病有几十年的历史，早在 1944 年 Orbach 就提出泡沫硬化剂的治疗概念。1997 年有研究指出使用"微泡沫"硬化剂治疗静脉疾病，临床效果很好。这种与空气混合的泡沫硬化剂能够排空血管内的血液，增加与血管壁的作用面积，在增强治疗效果的同时，降低硬化剂浓度，减少药量，使治疗更安全。

(1) 适应证与禁忌证

①适应证：许多指南推荐硬化剂注射治疗网状静脉曲张及毛细血管扩张。虽然网状静脉与毛细血管扩张症对身体健康没有明显影响，但仍有很多患者为了腿部的美观而寻求治疗。经过多普勒超声检查很多人排除了下肢深部静脉与隐静脉瓣膜功能不全，只是单纯的网状静脉与毛细血管扩张无法用手术来解决，故目前国外应用泡沫硬化剂方法治疗网状静脉与毛细血管扩张开展十分广泛，多由血管外科医师、整形外科医师和皮肤病学医师完成。硬化治疗的目的在于治疗静脉曲张和预防可能并发症、减轻或消除现有的症状，改善病理性血流动力学状况，达到满足美容和功能要求的良好效果。

②禁忌证：绝对禁忌证包括已知对硬化剂过敏、严重的全身疾病、急性深静脉血栓、硬化治疗区局部感染或严重的全身感染、持续制动和限制卧床、周围动脉闭塞性疾病晚期（Ⅲ 或 Ⅳ 期）、甲状腺功能亢进（使用含碘硬化剂时）、妊娠（除非存在强制性医学原因）、已知症状性卵圆孔未闭。

相对禁忌证包括失代偿的腿部水肿，糖尿病晚期并发症（如多发性神经病变），动脉闭塞性疾病 Ⅱ 期，一般健康状况不佳，支气管哮喘，明显的过敏体质，已知血栓形成倾向或存在血栓栓塞事件的高危因素伴或不伴深静脉血栓病史，已知无症状性卵圆孔未闭，既往泡沫硬化治疗出现视觉障碍或神经系统功能障碍。

(2) 治疗前准备

①所需器材：大多数硬化剂注射治疗要求患者卧位，故一个可调节和可倾斜的检查床至关重要。需要准备便于移动和携带的超声检查仪。另外还需要注射器、弹力绷带、纱布等。必要的急救药品器材准备参照第二届泡沫硬化疗法欧洲共识会议声明。硬化剂注射治疗时推荐直接穿刺治疗，也有部分医师使用蝶形针。

②患者术前准备：治疗前应详细采集病史，全面体格检查。皮肤毛细血管扩张可行肉眼检查，用静脉灯对皮肤的网状静脉曲张进行冷光透照作为补充，曲张静脉和隐静脉行超声检查。详尽记录肢体的任何创伤、骨折及限制性疾病、深静脉血栓形成及治疗史、过敏史及药物史。应记录患者对治疗目标的需求，在治疗前须告知患者短期效果满意，可能需要进一步治疗。同时应告知治疗风险和可能的不良反应，如存在色素过度沉着和炎症稍高的风险，渐进性（短暂的）神经症状的风险，渐进性（短暂的）视觉障碍的风险和触发偏头痛的风险等。

治疗前，患者应停止服用阿司匹林或其他抗血小板抗凝药物。告知患者在治疗的当天不能在腿部使用任何保湿剂、乳膏、鞣乳液或防晒油。治疗时患者应携带一条备用短裤，以及弹力袜和一条长裤子或长裙，用来遮盖治疗后的腿部。此外，在治疗前后都对患部拍摄照片用以评估疗效。

(3) 治疗方法：2000 年 Tessari 公布了三通法制取泡沫硬化剂，非常简单实用，建议对所有适应证均采用 Tessari 法或 Tessari/DSS 法制作泡沫硬化剂。

①网状静脉曲张：接受和（或）建议对所有适应证均采用空气作为制作泡沫硬化剂的气体成分，也可使用二氧化碳和氧气的混合物。制作泡沫硬化剂的液体硬化剂和气体的推荐比例为 1 : 4，毛细血管扩张建议使用液体硬化剂。根据病灶部位的不同，患者取仰卧位、俯卧位、左侧卧位和右侧卧位（图 23-5）。

经治疗后的下肢弹力绷带进行包扎，笔者的经验是弹力绷带持续包扎 3d 后改为白天着弹力袜至少 1 个月，这避免了过多的残留血栓、血栓性静脉炎和皮肤色素沉着。术后压迫非常重要，随机对照研究显示硬化治疗后压迫有助于毛细血管扩张以及滋养的网状静脉消退。使用弹力绷带前，可在皮肤外涂消炎止痛消肿类的软膏，沿治疗静脉着重加压包扎。嘱患者治疗后的一个月内避免过负荷或持重，避免长途旅行。另外通常嘱患者 3 ～ 5d 复诊，以排除深静脉血栓等并发症，并告知患者术后反应包括轻微疼痛、触痛性硬结及皮肤颜色改变。

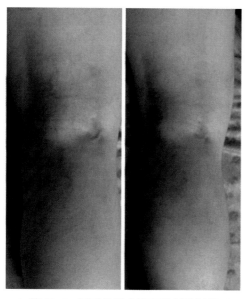

▲ 图 23-5　网状静脉曲张硬化剂注射前后

2 周后进行第一次随访，因为这是处理不良反应的最佳时间，患者通常已自行去除绷带。采用多普勒超声检查偶发的股静脉和腘静脉血栓。若静脉内残余过多血栓，可通过穿刺去除。患者取仰卧位，用一个针头（如需要，可局部麻醉）经超声引导下或触诊穿刺入静脉挤出血栓，此方法可迅速解决静脉疼痛和肿块，减少皮肤色素沉着的风险。对于残余的静脉曲张可进一步行泡沫硬化剂注射。

②毛细血管扩张：毛细血管扩张长期以来一直是治疗难点，常规治疗通常无效，药物几乎不能起到任何作用。之前曾有冷冻治疗、高频电刀治疗、同位素放射治疗等，有些方法虽能获得一定疗效，但易引起溃疡、瘢痕、放射性皮肤坏死等严重并发症，并不能达到理想的效果。

对于孤立的浅表静脉曲张及毛细血管扩张，超声引导下治疗是不必要的。但治疗前需要行超声检查以排除隐静脉功能不全和主干静脉曲张，如果存在这些问题，需要及时处理，否则单纯处理网状静脉曲张及毛细血管扩张的效果不佳。泡沫硬化剂如果注射压力过大可能导致更多的毛细血管扩张，因此最好注射液体硬化剂。治疗时需要同时处理扩张毛细血管的滋养静脉，这种治疗需要有经验的医生进行（图 23-6）。

如果不处理滋养的网状静脉曲张，尽管约 50% 的患者可以取得良好效果但疗效未必持久，另一半患者治疗效果不满意或出现更多的毛细血管扩张。治疗后的压迫对于疗效也有明显的影响，最近的一项随机试验表明，患者需在注射治疗后着 II 级弹力袜至少 3d。

由于管径的限制，仅对于直径较粗的毛细血管扩张可成功穿刺注射硬化剂，但对于管径更细的毛细血管扩张，则存在较大的困难。当然，部分更细的毛细血管扩张可在较粗血管注射治疗后逐步闭塞，但大部分患者仍残留血管无法消失，这时需要配合激光治疗。

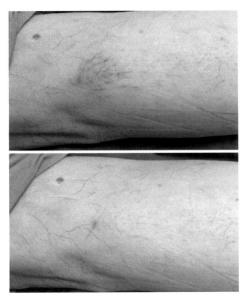

▲ 图 23-6　毛细血管扩张硬化剂注射治疗前后

3. 激光治疗　近年来，激光被广泛应用于治疗血管疾病。激光治疗是基于"选择性光热作用理论"，特定波长的光可被血液中的氧合血红蛋白所吸收，氧合血红蛋白吸收光能后转化为热能，导致血液温度升高，热能传导至血管壁，造成血管内皮细胞肿胀，血管痉挛收缩，继而发生缺氧，血管内皮萎缩、凝固、坏死，使扩张的细血管消失，从而达到治疗目的。

(1) 适应证：目前临床利用激光治疗毛细血管扩张的研究绝大部分仅局限于面部，针对下肢毛细血管的扩张的治疗研究鲜有报道。治疗面部毛细血管扩张的激光器波长一般为 585nm 和 595nm，接近氧合血红蛋白的吸收峰。此类激光治疗效果较好，但由于波长较短，激光穿透能力有限，因此对于较深在的血管扩张效果欠佳，不适于下肢毛细血管扩张的治疗。

笔者应用长脉冲 Gentle YAG 激光治疗下肢毛细血管扩张，取得了良好的疗效。长脉冲 Gentle YAG 激光的波长为 1064nm，氧合血红蛋白对该波长的吸收相对较少，但其波长较大，穿透能力较好，能有效作用于较深在的血管扩张，并且表皮黑素对该波长的竞争性吸收较少，因此在治疗

时表皮的热损伤也较轻微，不良反应较少，可适当增加能量密度从而达到更好的治疗效果。泡沫硬化剂注射后残余的毛细血管扩张采用长脉冲 Gentle YAG 激光治疗，可弥补注射治疗的不足，取得良好的效果。

(2) 治疗方法：长脉冲 Gentle YAG 激光的脉宽接近血管的热弛豫时间，能够作用于靶色基而不会造成周围组织的热损伤，并且脉宽可调范围较大，能够根据血管粗细精确地控制脉冲持续时间，缓慢加热不同管径的血管。

笔者的经验是应根据患者的毛细血管管径及肤色深浅、皮肤厚薄来调节脉宽及能量密度，原则是血管管径越大，脉宽越大；肤色越深，能量越低；皮肤越薄，能量越低。治疗时应将治疗头轻贴皮损，从血管的一端移动至另外一端，同时观察皮损颜色变化，以血管颜色变暗或是瞬间消失为宜，若皮损出现发白，表皮皱缩，提示能量过大，需降低能量，以免皮肤灼伤。治疗时光斑不重叠，嘱患者术后治疗部位皮肤不沾水、避光。

笔者近年采用硬化剂联合 Nd：YAG 1064nm 激光治疗下肢网状静脉曲张伴毛细血管扩张（图 23-7）。两种治疗方法针对治疗过程的不同阶段及不同管径的血管起作用，互相弥补，相得益彰，值得临床推广使用。

面部毛细血管扩张的治疗不同于下肢毛细血管扩张的治疗，因面部皮肤较薄，面颊及鼻翼周围皮肤的血管性皮损与光损伤、光老化以及内分泌调节紊乱有关，而且多伴有皮肤的粗糙、毛孔粗大、色斑等症状。面部毛细血管扩张症是皮肤科中较难治疗的皮损，虽然冷冻、高频电刀、多功能电离子、微波、同位素放射等的治疗能获得一定的疗效，但有引起溃疡、瘢痕、放射性坏死等并发症的可能，同时治疗过程较痛苦，患者难以接受。因此，面部毛细血管扩张一般采取强脉冲光或脉冲染料激光进行治疗。

强脉冲光及脉冲染料激光治疗毛细血管扩张

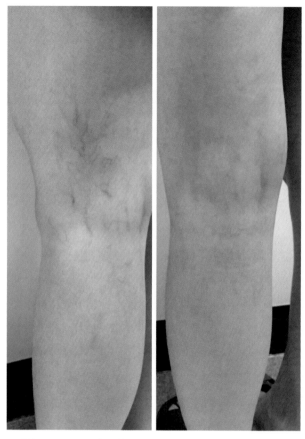

▲ 图 23-7 硬化剂注射联合激光治疗下肢网状静脉曲张伴毛细血管扩张

症的原理是利用激光的选择性光热解作用，即选定的光波被皮肤相应的色素结构吸收并产生作用，对皮损进行无损伤治疗，使其变性、凝固，同时损伤血管内皮细胞，最终导致血管闭塞退化，闭合异常增生的毛细血管以达到治疗的目的。与传统的治疗方法相比，采用强脉冲光技术治疗毛细血管扩张症，因其具有光斑大、受热均匀、无侵袭性损害、不良反应少、痛苦小、恢复时间短、效果好等优点，所以易被患者接受，也被临床广泛应用（图 23-8）。

如有以下情形禁用强脉冲光及脉冲染料激光治疗：①正在局部或全身使用类固醇者；②任何可导致光敏感的疾病增生性瘢痕者；③近期接受暴晒和即将接受暴晒者；④怀疑有皮肤癌或有皮肤癌发病倾向者；⑤孕妇和植入心脏起搏器者；⑥红斑期酒渣鼻伴有丘疹、脓疱者。

治疗应注意以下事项：①皮肤的色泽及血管的扩张程度决定着能量、脉宽、延时和治疗次数，尽可能做到治疗参数个性化；②随时注意治疗过程中的即刻反应，根据即刻反应调整个性化参数；③对于治疗面积较大者，需延长冰敷时间，直至局部肿胀烧灼感消退，可涂一些外用药；④尽量对每次照射的部位行简单标记，防止在同一部位释放过强的能量；避免皮肤灼伤、色素沉着或色素脱失等并发症的出现；⑤治疗后注意防晒，并在 1 个月内不能对治疗部位进行任何剥脱性治疗。

由于此项技术是一项较新的技术，更准确的治疗参数需要进一步研究确定。

（六）常见并发症防治

1. 硬化剂注射治疗并发症常见类型　泡沫硬化剂注射治疗并发症包括神经/感觉并发症（视觉障碍、偏头痛、类似于或实际的短暂性脑缺血发作或中风），肺部并发症（心悸/胸闷），血栓并发症（血栓性浅静脉炎、肌间静脉丛血栓形成、下肢深静脉血栓形成或肺栓塞），坏死性并发症（动脉内注射），以及从血管迷走神经性晕厥

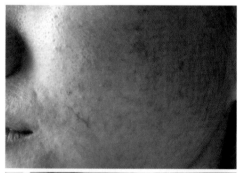
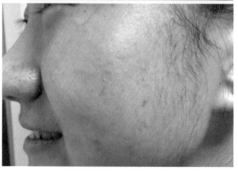

▲ 图 23-8　面部毛细血管扩张治疗前后

到败血症等多种非特异性不良反应。必须强调的是，这些并非与使用泡沫硬化剂本身相关的特殊并发症，可见于使用各种硬化剂的静脉疾病，只是液体硬化剂与泡沫硬化剂的并发症的发生率略有不同。

Munavalli 等将硬化疗法的并发症分为以下 3 种类型：①常见但短暂的并发症，包括毛细血管扩张性血管丛生、色素沉着、注射部位疼痛、刺痒（以聚多卡醇所致最重）。②罕见但自限性的并发症，皮肤坏死、血栓性浅静脉炎、隐神经或腓神经损伤、短暂性视觉障碍、血尿。③罕见的严重并发症，包括过敏反应、深静脉血栓形成、肺栓塞。

2. 严重并发症表现及处理　关于注射泡沫硬化剂后不良事件的效益／风险比的描述评价仍然存在争议，发生率因研究方法以及作者的背景、个人实践而各不相同。并发症的发生率虽然很低，而严重并发症极为特别，但并不比其他治疗方法多。以下对严重或常见的并发症及其应对措施加以介绍。

(1) 过敏反应：硬化剂注射过敏反应的发生率约 0.3%，任何剂型的硬化剂均可引起。通常过敏反应在治疗后 30min 内发生，但亦可有迟发型过敏反应。所有清洁剂类硬化剂均有重度过敏反应的报道，泡沫性硬化剂所致过敏反应发生率低于液体硬化剂。

过敏反应的临床表现包括气道水肿、支气管痉挛和循环衰竭。早期的症状和体征可较轻微，包括焦虑、瘙痒、喷嚏、咳嗽、荨麻疹、血管性水肿、喘息和呕吐，进而发生循环衰竭。因为存在血管性水肿或支气管痉挛的可能性，所以对每例患者应在呼吸正常时进行颈部和胸部听诊，检查喘鸣音和哮鸣音。大多数情况下，过敏反应表现为轻微的局部或全身荨麻疹。局部荨麻疹在注射后立即出现，一般在治疗后 30min 左右消失。

处理过敏反应的关键是尽早发现。每个治疗室应备有急救药品及设备，治疗室医师护士均应熟悉掌握急性过敏反应的处理措施。出现过敏反应时可使用口服抗组胺剂治疗。如果存在喘鸣音则应肌注苯海拉明和静脉注射糖皮质激素。据估计 0.001% 的患者在硬化治疗后发生支气管痉挛，可吸入支气管扩张剂或静脉注射氨茶碱。全身过敏反应者应立即皮下注射肾上腺素 0.2 ～ 0.5ml，必要时间隔 5 ～ 15min 重复注射。

过敏反应的预防重点在于治疗前详细了解患者是否过敏体质，做好知情告知并签署知情同意书，使患者及家属知晓硬化治疗中潜在的过敏风险。

(2) 深静脉血栓形成和肺栓塞：硬化剂治疗所致深静脉血栓形成（DVT）和肺栓塞的个例已有报道，已经发现过量的泡沫增加 DVT 的发生率。预防措施有术前停用口服避孕药；对高危人群包括存在血栓形成倾向以及存在 DVT 和肺栓塞病史或家族史者加强预防措施和病情监护；根据风险评估酌情使用低分子肝素或口服抗凝药等。

为了减少 DVT 的发生，Myers 等认为应使用高浓度的硬化剂时，治疗静脉直径不应超过 5mm、泡沫硬化剂用量应限制在 10ml 内。术中要求患者反复足部背屈，有助于驱除进入深静脉内的硬化剂。治疗后患者先步行走动 15 ～ 30min 再离开治疗区，步行有助于减缓浅表静脉的压力，增加流入深静脉系统内的血流。小规模的研究证明，硬化治疗后穿阶梯弹力袜能改善疗效，缓解硬化疗法引起的不适，降低术后 DVT 的风险。治疗后患者一般穿Ⅰ级弹力袜（20 ～ 30mmHg）或Ⅱ级弹力袜（30 ～ 40mmHg）2 周，其中第一周需要全天持续穿着。嘱患者治疗后 1 ～ 2 周每天户外活动至少 30 ～ 60min，应避免热水浴、蒸汽浴等；亦应避免举重，特别是隐股静脉结合处功能不全者。已报道 DVT 患者在 3 个月内均无症状亦不导致后遗症，可通过弹力袜或绷带压迫以及运动锻炼后缓解，多无须使用抗凝药，但必须定期常规超声检查复查。

(3) 神经并发症：神经并发症包括短暂性视觉障碍、偏头痛、类似于或实际的短暂性脑缺血发作或中风等症状，所有硬化剂剂型治疗后均可发生，但更多见于泡沫硬化剂。

神经并发症的发生机制尚不清，考虑为气体栓塞可能，可能是气泡经右向左循环分流的通路（卵圆孔未闭或肺动静脉瘘）导致的大脑气体栓塞。卵圆孔未闭在普通人群的发病率为15% ～ 25%。心脏科医生将生理盐水和空气混合物注射入臂部静脉用于超声诊断卵圆孔未闭，发生短暂性视觉障碍者极少见。因此，如果气体栓塞是神经并发症的原因，那么短暂性视觉障碍的发生率要比已经观察到的病例高许多。也有人认为使用 CO_2 泡沫可减少神经并发症的发生，但对于这一点并未达成共识。

短暂性视觉障碍一般表现为闪光感、视物模糊乃至一过性黑矇，持续不超过 2h。出现盲点者多伴有其他视觉异常如视野局部模糊不清和不规则彩色图案。部分患者可合并头痛、恶心和血管迷走神经性晕厥。短暂性视觉障碍在后续的硬化治疗过程中可再次出现。即使短暂性视觉障碍确实令人忧虑，使患者了解这纯属短暂现象以打消疑虑、恢复信心是很有必要的。

(4) 血栓性浅静脉炎：泡沫硬化治疗后血栓性浅静脉炎的发生率与外科手术后和液体硬化剂治疗后血栓性浅静脉炎相比，并无统计学差异。据报道血栓性浅静脉炎的中位发生率为 4.7%（ 0 ～ 25.0% ），后期（ ≥ 30d ）发生率为 1.3% ～ 10.3%。硬化治疗期间同时使用口服避孕药和激素替代治疗可增加血栓性浅静脉炎的发生率，甚至发生深静脉血栓形成，因此应避免使用这些药物。

血栓性浅静脉炎为浅表静脉的炎症和血栓形成，表现为沿受累静脉分布的疼痛、灼热、皮肤红斑的索条状物，但常被误诊为急性蜂窝织炎。该并发症常发生于治疗后数周内，累及到注射治疗部位的静脉。尽管肉眼观察可拟诊，但确诊需行血管彩色多普勒超声检查。

尽管血栓性浅静脉炎是一种炎性病变，但在大多数病例并未发生感染，因此无须静脉内抗生素治疗，使用非甾体抗炎药和压迫疗法处理即可。如果病变累及隐股静脉连接点或隐腘静脉连接点，适当使用低分子肝素。如果静脉或曲张静脉内含有大量血栓，在治疗后 1 ～ 2 周内受累静脉可在超声控制下和少许局部麻醉药下使用粗针引流，通过压迫和挤出血栓进行处理，其优点在于可迅速去除可触及的硬结。

由于技术原因，极少情况下可能发生泡沫硬化剂外渗到静脉外引起注射局部炎性肿块。对于对症治疗后 6 个月内仍未能吸收者，可在血栓性浅静脉炎近端和远端予以硬化治疗。

血栓性浅静脉炎亦有栓子脱落的风险，故对血栓形成风险高的患者（怀孕后、高凝状态、不能活动、治疗后远程旅游），应用硬化剂治疗时预防措施同 DVT。

(5) 色素沉着：注射硬化剂所致局部色素沉着过度的发生率在 0.3% ～ 10%，可能在泡沫硬化治疗后高些。色素沉着主要原因是炎症诱导的黑素生成刺激、红细胞外溢、血栓退化以及继发的含铁血黄素沉积。炎症的发生率与所注射的硬化剂作用的强弱、浓度的高低和剂量的大小有关。微血栓的存在是硬化治疗后色素沉着的重要影响因素。血栓形成不能被完全阻止，但应使之尽可能少发生。硬化剂的效力过强、浓度过大和注射剂量过多可使血栓增大。

因此，建议使用最低有效剂量和浓度。早期通过小切口清除微血栓可显著减轻色素沉着的发生。使用医用弹力袜的压迫治疗可使色素沉着的发生率明显下降。微血栓形成和大多数色素沉着均随着时间的延长而消失，通常于 6 ～ 12 个月内自行消失，个别情况下会持续 1 年。

(6) 皮肤坏死：注射部位的皮肤坏死比较罕

见，因为超声引导下操作可及时发现硬化剂外溢，避免持续的静脉外注射。聚多卡醇（POL）相对安全，因为低浓度低剂量的静脉外渗不会引起明显的不良反应。泡沫硬化剂外溢会引起患者疼痛，故当注射过程中患者出现剧烈疼痛需要检查导管的位置是否移位。

在 Jia 等的系统评价中，在 5 项研究包括的 781 例患者中，皮肤坏死的中位发生率为 1.3%（0.3%～2.6%）；在 5 篇会议摘要或非英文文献中，包括的 766 例患者中皮肤坏死的中位发生率为 0%（范围 0%～0.2%）。发生皮肤坏死的风险主要与硬化剂类型及其浓度，硬化剂溢出血管外，动脉内注射，以及硬化剂经动静脉吻合扩散等因素有关。意外的动脉内注射是引起毛皮肤坏死和溃疡的主要原因之一。

对于硬化剂血管外注射引起的皮肤坏死，可使用透明质酸酶促进药物在组织中的扩散渗透，增强组织对药物的吸收。对于意外动脉内注射引起的皮肤坏死，有报道称可使用伊洛前列素，但形成的溃疡面积较大者只有通过植皮术治疗。

(7) 其他并发症：部分患者在接受硬化剂治疗后可出现一过性胸闷或咳嗽，这可能是泡沫在肺部的直接效应。出现症状约 30min 后可自行缓解，因此治疗后嘱患者继续仰卧半小时左右是有益的。

其他硬化治疗后的短暂不良事件包括注射部位疼痛、肿胀、硬结，轻微心血管反应和味觉异常、恶心。罕见血管迷走神经性晕厥，控制疼痛、观察患者对治疗的反应以及患者取卧位行硬化治疗可很好地预防血管迷走神经性晕厥。偶见隐神经或腓神经损伤的报道，为穿刺时误伤所致。

3. 激光治疗的并发症及防治措施　激光治疗可能出现的并发症包括水泡、色素沉着、瘢痕等，多与参数选择不当有关。水泡多发生于肤色较深、皮肤较薄者及夏季治疗者。另外，参数个性化设置不当，如激光能量过强、脉宽过大、动态冷却持续时间过短也易出现水泡，严重者可出现瘢痕。

患者局部出现水疱和瘢痕，多因治疗时光斑重叠、局部能量过大所致。提醒临床医师应仔细进行每一次的操作，特别注意治疗后的即刻反应。

二、浅表血管瘤及血管畸形

（一）病理与生理

血管瘤和血管畸形是两种性质完全不同的病变，有着完全不同的临床表现、病程和转归。过去由于对两者的分类和诊断比较混乱，给临床治疗带来很多困难，也给患者增加了不必要的痛苦。两者在生物学特征及血流动力学方面有着本质的区别，两者诊断和治疗方法的选择及判断预后等方面也极为不同。

血管瘤和血管畸形是最常见的先天性血管系统发育异常。作为一组常见的血管疾病，其发病率约2%，发生在口腔颌面部约占全身的40%～60%，主要在颜面皮肤、皮下组织、肌层、口腔黏膜。病变治疗涉及血管外科、整形外科、口腔颌面外科、五官科、皮肤科等多个学科，长期以来临床各科对血管瘤、血管畸形分类诊断缺乏科学统一的分类标准。

血管瘤和血管畸形由 Mulliken 和 Glowaki 等于 1982 年首先正式提出，将具有血管内皮增殖和消退行为的归为血管瘤，而不具增殖倾向的血管内皮及衬里组成的血管病变归为血管畸形。他们在 Mulliken 生物学分类的基础上，确立了现代的 Hamburg 分类并被各国学者接受。血管瘤和血管畸形的区别见表 23-1。

1. 血管瘤　血管瘤是一种良性血管内皮细胞增生性疾病，以血管内皮细胞阶段性增生形成致密的网格状肿块为特征。在增生期，由于新的滋养和引流血管的不断形成，形态学上可能与高流速的血管畸形相似，但随后的退化和最终的消退现象是区别于血管畸形的主要特征。不同于血管畸形的是，血管瘤通常于出生时并不存在，而后逐渐显现，常见于高加索人、女性和早产儿，头颈部好发。血管瘤

表 23-1　血管瘤和血管畸形的区别

项　目	血管瘤	血管畸形
发病时间	多在出生后 1 个月内	通常出生时即存在
发病率（男/女）	1：3～1：7	1：1
生长速度	增殖期快于身体发育	与身体发育同步
自然消退	50%～70% 可完全消退	无
雌激素水平	E_2 多明显增高	E_2 无明显增高
泼尼松治疗	可加速病变消退	多无效
病理学改变	增殖期：可见大量的增生活跃的内皮细胞，形成团块状，偶见核分裂象，肥大细胞数目明显增多，管腔少或形成裂隙，基底膜多层 消退期：血管内皮细胞明显减少，形成大量的毛细血管管腔，血管之间纤维组织增多，在完全消退期间，原管腔部分被大量纤维组织和脂肪组织所代替，管腔受压变窄	仅表现为结构异常，是正常的内皮细胞更新，毛细血管、小静脉及淋巴管等异常扩张或形成腔窦，周围有纤维结缔组织包绕，无内皮细胞及肥大细胞增多，基底膜单层

是常见的新生儿肿瘤，比例高达 10%～12%。血管瘤的发病部位决定其临床表现，如果病灶在浅表部位，典型表现为小的红痣或红斑，可在出生后 6～12 个月时快速增生，可形成局部肿块，肿块有时生长巨大。如果病灶深在，表面覆盖的正常皮肤由于深部的病灶而呈现浅蓝色。12 个月之后，大多数血管瘤进入消退期，此期可长达 5 年以上，超过 50% 的病灶于患者 5 岁时完全退化，超过 70% 的病灶在 7 岁时完全退化，最晚可达 12 岁。当血管瘤退化后，病灶软化、萎缩，被纤维脂肪组织替代，色泽也由红色变为单一灰色。原先体积比较大的病灶，由于病灶萎缩，表面皮肤可能变得松弛而成皱纸样（crepe paper）。退化的病灶偶尔表面可遗留瘢痕或毛细血管扩张。血管瘤最常见的并发症是溃疡和出血。

浅表的血管瘤根据上述临床表现易于诊断，但为了确切治疗有症状的血管瘤，需要了解清楚它的累及范围。对于诊断有困难的病例，影像学检查必不可少，MR 目前仍是血管瘤最佳的形态学诊断与评估手段。

大约 75% 的血管瘤会自行消退而无须治疗，对于病灶增大迅速而无明确消退迹象，或出现各种并发症甚至累及周围重要解剖部位时，需考虑积极治疗。目前常用的治疗手段包括系统药物治疗、局部药物治疗、激光治疗。注意激光治疗的即刻反应，应尽可能地避免光斑重叠，否则可能导致瘢痕的产生（图 23-9）。

2. 血管畸形　血管畸形是胚胎血管发生过程中结构异常，血管内皮细胞无异常增殖，整齐排列成管腔，周围有正常网状结缔组织包绕，可见平滑肌组织，随年龄而逐渐增大，不会发生自然消退。

（1）毛细血管畸形：过去被称为毛细血管瘤、葡萄酒色斑或鲜红斑痣（PWS），属于微静脉畸形。毛细血管畸形发生率国外统计为新生儿的 0.3%～0.5%，占血管畸形的 20% 左右，临床比较常见。毛细血管畸形随年龄增长，颜色逐渐加深，厚度增加，部分会出现结节病变。

（2）静脉畸形：临床上最为常见，是一种低流速的血管畸形，传统分类称为海绵状血管瘤。病变特点为出生时即已出现畸形，病变大多发生于头面部、口腔黏膜、四肢、肝脏、脊柱及其他部位。若病变表浅，表现为皮肤或黏膜下的蓝色或紫色肿块，质地柔软，容易压缩，体位试验阳性，

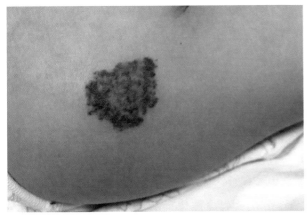
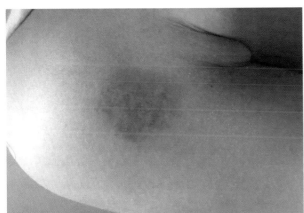
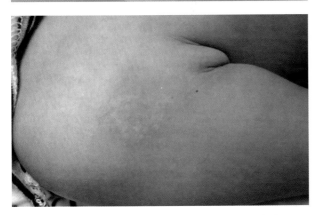

▲ 图 23-9　6 岁女童，右肩部血管瘤激光治疗前后

部分病变瘤体内可扪及静脉石。

（二）治疗

硬化剂注射疗法或结合手术切除，是目前治疗有症状的静脉畸形的主流手段。直接瘤腔内注射硬化剂可以使病灶渐进萎缩，在大多数的脉管畸形疾病中心已成为首选治疗，特别适合伴有疼痛的局限性病灶，治疗后即使病灶残留疼痛也可消失。硬化剂主要通过对血管内皮细胞的破坏来

达到治疗目的，须在 B 超、CT 或 DSA 引导下穿刺置管注射药物。

应用硬化剂血管内注射祛除病变血管的硬化治疗技术，迄今已有 100 多年的历史。

1. 操作要点　使用泡沫硬化剂治疗静脉畸形的首次大宗病例报道由西班牙格兰纳达的 Cabrera 等于 2003 年发表，其操作方法包括以下要点。

（1）每次治疗可注射 20～100ml 微泡沫，相当于液体硬化剂 3～6ml。

（2）使用的聚多卡醇浓度为 0.25%～4%，根据畸形血管团的大小和治疗区的血流动力学特点决定使用浓度。肌间静脉畸形（浸润型）需要使用较高浓度（3%～4%）。巨大静脉畸形的周边部分的浅静脉扩张应使用较低浓度（0.25%～0.5%）治疗。治疗后的残余部分，使用 1%～2% 的浓度治疗。

（3）在彩超引导下注射微泡沫 20～25ml 后，用注射器持续回抽，以显示微泡沫的稀释程度。如果抽吸出红色物，提示微泡沫被明显稀释，应抬高肢体或用手压迫治疗区，以减少局部血容量，在某些情况下应压迫供应动脉主干。再次注射相同剂量的泡沫后应达到的目标是回抽物呈粉红色或白色物（提示稀释程度较轻或无稀释）。有时快速注射第二次用量，增加微泡沫的流速可获得更大的置换血液的机械作用。

（4）在下一次疗程开始前，使用彩超评价每一疗程的结果，观察注射区内的血管内高回声和不可压缩性，治疗间隔时间为 2～4 周。

2. 禁忌证

（1）合并感染、坏死。

（2）脉管畸形血栓性静脉炎急性期。

（3）对硬化剂过敏。

（4）发热。

（5）全身感染。

3. 治疗原则

（1）治疗前须充分评估患者病情，严格掌握治疗适应证。

(2) 结合检查结果对血管瘤和静脉畸形做好定位和定性诊断评估。

(3) 合理借助超声设备等的引导开展治疗，提高治疗的安全性。

(4) 制订全盘治疗计划的同时应注重个体化治疗方案的拟订。

(5) 制订术后随访计划。

(6) 术前告知治疗过程、风险及可能的预后。

4. 治疗前准备

(1) 实验室常规检查：治疗前要进行血常规、凝血象检查和体检：常规行体温检测，心、肺功能检查。必要时还应行肝、肾功能检查。

(2) 药品器械准备：治疗前准备的器械药品包括注射器、三通阀、止血带、消毒液、胶布和弹力绷带。

(3) 硬化剂。治疗有广泛病变的患者应具备 X 线、超声影像设备的治疗室。

(4) 治疗前患者或家属应知情同意。

5. 治疗操作规范

(1) 血管瘤硬化干预治疗：治疗目的为控制婴儿血管瘤的快速增殖发展，有利退化吸收，减轻瘢痕残留实现保容。

①治疗操作。皮肤消毒后取头皮针沿血管瘤周边的正常皮肤，行瘤基底部多点穿刺（每次治疗 2 ～ 5 点穿刺），抽到回血进行注射药物，两次治疗中穿刺点不应重复，均匀围绕血管瘤完成多点治疗，治疗后 3d 内局部可有红肿、皮温增高等需现场告知。

②疗效评价。复诊观察瘤的大小直径、突出皮肤程度变化，无继续发展视为干预治疗有效。3 个月随访无变化者无须再次治疗，如有进展可酌情追加治疗 1 ～ 2 个疗程。

(2) 静脉畸形硬化治疗：治疗目的为祛除畸形血管，最大限度保容、保功能。

①治疗操作。术前消毒后穿刺，抽得回血即可注射。静脉畸形选泡沫硬化剂为佳，采取多点注射法，每次治疗泡沫总量 < 40ml。病变广泛者采用分段治疗方案安全性好。间隔 5 ～ 7d 后给予二次治疗，注射点尽量不重复，治疗中泡沫硬化剂总用量的控制相同。术后肢体或躯干治疗部位可采用加压包扎 48h。

②疗效评价。复诊见病变局部变硬，扩张的脉管变细，色泽变淡为治疗有效，畸形血管消退后随访 3 个月无复发方可结束治疗。

由于对泡沫硬化剂的认识不充分，以及缺乏相应的临床培训等原因，这项技术在国内开展较缓慢。我们期待着能有更多的医师展开相关方面的研究，使更多的患者受益于这项技术，也为静脉曲张的治疗选择提供循证医学证据。

（三）其他常见血管畸形

1. 毛细血管畸形　毛细血管畸形（CM）包括先天性和后天出现的由皮肤内异常毛细血管组成的病变，"葡萄酒色斑"是最常见的 CM。其他毛细血管畸形包括网状 CM、先天性毛细血管扩张性大理石色皮皮肤（CMTC）、一些毛细管扩张和血管扩张性疣等。

激光已经彻底改变了 CMs 的治疗。激光选择性光热作用可以治疗异常扩张的血管而不破坏邻近的健康组织，包括胶原蛋白、弹性纤维、毛囊和其他附属器的结构。使用适当的激光早期干预，不但可以减轻或清除色斑，还可以预防及控制异常软组织的生长和增生。脉冲染料激光器（PDL）被认为是 CM 的首选工具，新一代激光机带有制冷设备从而避免了表皮损伤（图 23-10）。

一部分鲜红斑痣可增厚，表面突起形成结节。对于这种疾病，单纯激光无法去除结节，只能采取手术切除，但会残留瘢痕。硬化剂治疗可以起到辅助作用（图 23-11）。

年轻的患者病灶呈有淡粉色，而年龄大的 CM 患者病灶呈红色和紫罗兰色的肥厚性分散的结节。粉红色 CM 对 PDL 的反应相比紫色结节为好。虽然暗紫色病变颜色可以改善，但很难完全

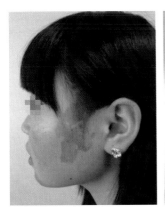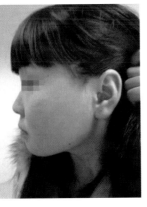

▲ 图 23-10　21 岁女性，左面部鲜红斑痣患者经多次 PDL 激光治疗前后

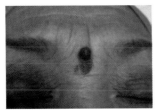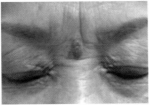

▲ 图 23-11　59 岁女性，鲜红斑痣伴结节，治疗结节前后

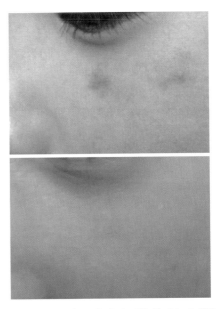

▲ 图 23-12　3 岁男童一次治疗后蜘蛛毛细血管扩张消失

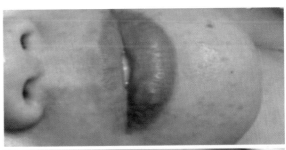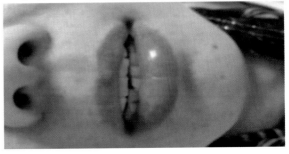

▲ 图 23-13　40 岁女性，下唇部静脉湖治疗前后

清除。

2. 蜘蛛毛细血管扩张　蜘蛛毛细血管扩张已报告在儿童中的发生率高达 15%，一些自行消退。这些病变通常出现在脸上，可以通过 1～2 次 PDL 成功治疗（图 23-12）。PDL 治疗蜘蛛毛细血管扩张相对安全，激光治疗后的红斑、紫癜和水肿可在几天内消退。若激光能量过高，可能出现水疱和结痂。除非发生感染，这些症状也可在几天内消退。

3. 静脉湖　好发于中老年人暴露部位的皮肤和黏膜，如头面部及口唇，多为单发，呈深蓝至黑色，持续加压可部分或完全排空其中的血液。虽然它通常是无症状的，但为避免外伤后出血或出于美容目的，治疗可能是需要的。唇形湖可被视为低流量的血管病变，因为它的颜色会随着压力的释放而逐渐消失。在治疗静脉湖的过程中，硬化剂会破坏内皮细胞，并引起血管内炎症反应，从而导致纤维化，病变萎缩消失（图 23-13）。

三、小结

综上所述，随着我国经济的发展和人民生活水平的日益提高，国民对生活品质的要求也越来越高，对浅表血管病变的治疗越来越重视。微创治疗是发展趋势，规范治疗可获得良好临床疗效。血管瘤、血管畸形、毛细血管扩张及网状静脉曲张若不及早治疗，常会逐渐加重，这时治疗难度、患者痛苦和经济成本都逐步升高。早期治疗对于延缓疾病进程，提高患者的生活质量尤为重要。采用注射、激光等手段微创治疗浅表血管病变越来越受到关注，具有广阔的发展前景。

（赵海光）

参考文献

[1] Abd-El-Raheem TA, Hohenleutner U, Landthaler M. Granuloma pyogenicum as a complication of fashlamp-pumped pulsed dye laser.Dermatol, 189:283, 1994.

[2] Alani HM, Warren RM. Percutaneous photocoagulation of deep vascular lesions using a fberoptic laser wand. Ann Plast Surg, 29:143, 1992.

[3] Alster TS, Kurban AK, Grove GL, et al. Alteration of argon laser-induced scars by the pulsed dye laser. Lasers Surg Med, 13:368, 1993.

[4] Alster TS, Wilson F. Treatment of port-wine stains with the fashlamp-pumped pulsed dye laser: Extended clinical experience in children and adults. Ann Plast Surg, 32:478, 1994.

[5] Altshuler GB, Zenzie HH, Erofeev AV, et al. Contact cooling of the skin. Phys Med Biol, 44:1003, 1999.

[6] Anderson RR, Parrish JA. Microvasculature can be selectively damaged using dye lasers: A basic theory and experimental evidence in human skin. Lasers Surg Med, 1:263, 1981.

[7] Apfelberg DB. Intralesional laser photocoagulation-steroids as an adjunct to surgery for massive hemangiomas and vascular malformations. Ann Plast Surg 35:144, 1995.

[8] Apfelberg DB, Maser MR, Lash H. Argon treatment of cutaneous vascular abnormalities: Progress report. Ann Plast Surg, 1:14, 1978.

[9] 赵海光，张振，陈锦安. 泡沫硬化剂联合激光治疗下肢静脉曲张及毛细血管扩张症的疗效. 中华医学美容美学杂志，2016 (3), 172-174.

[10] Ashinof R, Geronemus RG. Flashlamp-pumped pulsed dye laser for port-wine stains in infancy: Earlier versus later treatment. J Am Acad Dermatol, 24:467, 1991.

[11] Astner S, Anderson RR. Treating vascular lesions. Dermatol Ter, 18:267, 2005.

[12] Augustin M, Zschocke I, Wiek K. Psychological stress of patients with port wine stains and expectations of dye laser treatment. Dermatology, 197:353, 1998.

[13] Buscaglia DA, Conte ET. Successful treatment of generalized essential telangiectasia with the 585-nm fashlamp-pumped pulsed dye laser. Cutis, 67:107, 2001.

[14] Chang CJ, Hsiao YC, Mihm MC, Nelson JS. Pilot study examining the combined use of pulsed dye laser and topical imiquimod versus laser alone for treatment of port wine stain birthmarks. Lasers Surg Med, 40:605, 2008.

[15] Chang CJ, Kelly KM, Van Gemert MJ, Nelson JS. Comparing the efectiveness of 585-nm vs 595-nm wavelength pulsed dye laser treatment of port wine stains in conjunction with cryogen spray cooling. Lasers Surg Med, 31:352, 2002.

[16] Chapas AM, Eickhorst K, Geronemus RG. Efcacy of early treatment of facial port wine stains in newborns: A review of 49 cases. Lasers Surg Med, 39:563, 2007.

[17] Chowdhury MM, Harris S, Lanigan SW. Potassium titanyl phosphate laser treatment of resistant port-wine stains. Br J Dermatol, 144:814, 2001.

[18] del Pozo J, Fonseca E. Angiokeratoma circumscriptum naeviforme: Successful treatment with carbon-dioxide laser vaporization. Dermatol Surg, 31:232, 2005.

[19] del Pozo J, Mart í nez-Gonz á lez C, Verea MM, Fern á ndez-Torres R, Fonseca E. Venous malformation with lip involvement: Palliative treatment with carbon dioxide laser vaporization in fve cases. J Cosmet Laser Ter, 11:14, 2009.

[20] Faurschou A, Togsverd-Bo K, Zachariae C, Haedersdal M. Pulsed dye laser vs. intense pulsed light for port-wine stains: A randomized side-by-side trial with blinded response evaluation. Br J Dermatol, 160:359, 2009.

[21] Harvey RJ, Kanagalingam J, Lund VJ. Te impact of septodermoplasty and potassium-titanyl-phosphate（KTP）laser therapy in the treatment of hereditary hemorrhagic telangiectasia-related epistaxis. Am J Rhinol, 22:182, 2008.

[22] Huikeshoven M, Koster PH, de Borgie CA, et al. Redarkening of port-wine stains 10 years afer pulsed-dye-laser treatment. N Engl J Med, 356:1235, 2007.

[23] Izikson L, Anderson RR. Treatment endpoints for resistant port wine stains with 755nm laser. J Cosmet Laser Ter, 11:52, 2009.

[24] Izikson L, Nelson JS, Anderson RR. Treatment of hypertrophic and resistant port wine stains with a 755nm laser: A case series of 20 patients. Lasers Surg Med, 41:427, 2009.

[25] Jerjes W, Upile T, Hamdoon Z, Mosse CA, Akram S, Morley S, Hopper C. Interstitial PDT for vascular anomalies. Lasers Surg Med, 43:357, 2011.

[26] Koster PH, van der Horst CM, van Demert MJ, van der Wal AC. Histologic evaluation of skin damage afer overlapping and nonoverlapping fashlamp pumped pulsed dye laser pulses: A study on normal human skin as a model for port wine stains. Lasers Surg Med, 28:176, 2001b.

[27] Liu S, Yang C, Xu S, et al. Pyogenic granuloma arising as a complication of 595nm tunable pulsed dye laser treatment of port-wine stains: report of four cases. Dermatol Surg, 36:1341, 2010.

[28] Loewe R, Oble DA, Valero T, et al. Stem cell marker upregulation in normal cutaneous vessels following pulsed-dye laser exposure and its abrogation by concurrent rapamycin administration: Implications for treatment of port-wine stain birthmarks. J Cutan Pathol, 37:76, 2010.

[29] Nelson JS, Majaron B, Kelly KM. Active skin cooling in conjunction with laser dermatologic surgery. Semin Cutan Med Surg, 19:253, 2000.

[30] Nilsson MF, Passian S, Edstrom DW. Comparison of two

dye lasers in the treatment of port-wine stains. Clin Exp Dermatol, 35:126, 2010.

[31] Özdemir M, Baysal I, Engin B, Özdemir S. Treatment of angiokeratoma of Fordyce with long-pulse neodymium-doped yttrium aluminium garnet laser. Dermatol Surg, 35:92, 2009.

[32] Quan SY, Comi AM, Parsa CF, Irving ND, Krakowski AC, Cohen BA.Efect of a single application of pulsed dye laser treatment of port-wine birthmarks on intraocular pressure. Arch Dermatol, 146:1015, 2010.

[33] Qiu H, Gu Y, Wang Y, Huang N. Twenty years of clinical experience with a new modality of vascular-targeted photodynamic therapy for port wine stains. Dermatol Surg, 37:1603, 2011.

[34] Rajaratnam R, Laughlin SA, Dudley D. Pulsed dye laser double-pass treatment of patients with resistant capillary malformations. Lasers Med Sci, 26:487, 2011.

[35] Sommer S, Sheehan-Dare RA. Pulsed dye laser treatment of port-wine stains in pigmented skin. J Am Acad Dermatol, 42:667, 2000.

[36] Tissen CA, Sommer A. Treatment of lymphangioma circumscriptum with the intense pulsed light system. Int J Dermatol, 46 Suppl 3:16, 2007.

[37] Tremaine AM, Armstrong J, Huang Y-C, et al. Enhanced port-wine stain lightening achieved with combined treatment of selective photothermolysis and imiquimod. J Am Acad Dermatol, 66:634, 2012.

[38] Parlar B, Blazek C, Cazzaniga S, et al. Treatment of lower extremity telangiectasias in women by foam sclerotherapy vs. Nd: YAG laser: a prospective, comparative, randomized, open-label trial. J Eur Acad Dermatol Venereol, 2015 Mar, 29 (3): 549-554.

[39] Rabe E, Breu F, Cavezzi A, et al. European guidelines for sclerotherapy in chronic venous disorders. Phlebology, 2013, 29:338-354.

[40] Wienert V, Simon HP, Bohler U. Angioarchitecture of spider veins. Scanning electron microscope study of corrosion specimens. Phlebologie, 2006, 35:24-29.

[41] Parlar B, Blazek C, Cazzaniga S, et al. Treatment of lower extremity telangiectasias in women by foam sclerotherapy vs. Nd: YAG laser: a prospective, comparative, randomized, open-label trial. J Eur Acad Dermatol Venereol, 2015 Mar, 29 (3): 549-554.

[42] Moreno-Moraga J, Smarandache A, Pascu ML, 1064nm Nd: YAG long pulse laser after polidocanol microfoam injection dramatically improves the result of leg vein treatment: a randomized controlled trial on 517 legs with a three-yearfollow-up. Phlebology, 2014 Dec, 29 (10): 658-666.

[43] Willenberg T, Smith PC, Shepherd A, Visual disturbance following sclerotherapy for varicose veins, reticular v eins and telangiectasias: a systematic literature review. Phlebology, 2013 Apr, 28 (3): 123-131.

[44] Rabe E, Schliephake D, Otto J, et al. Sclerotherapy of telangiectases and reticular veins: a double-blind, randomized, comparative clinical trial of polidocanol, sodium tetradecyl sulphate and isotonic saline（EASI study）.Phlebology, 2010 Jun, 25 (3): 124-131.

[45] Klein A, Buschmann M, Babilas P, et al. Indocyanine green-augmented diode laser therapy vs. long-pulsed Nd: YAG（1064nm）laser treatment of telangiectatic leg veins: a randomized controlled trial. Br J Dermatol, 2013 Aug, 169 (2): 365-373.

[46] Bencini PL, Tourlaki A, De Giorgi V, et al. Laser use for cutaneous vascular alterations of cosmetic interest. Dermatol Ther, 2012 Jul-Aug, 25 (4): 340-351.

[47] Moreno-Moraga J, Hernández E, Royo J, et al. Optimal and safe treatment of spider leg veins measuring less than 1.5mm on skin type IV patients, using repeated low-fluence Nd: YAG laser pulses after polidocanol injection. Lasers Med Sci, 2013 May, 28 (3): 925-933.

[48] Munia MA, Wolosker N, Munia CG, et al. Comparison of laser versus sclerotherapy in the treatment of lower extremity telangiectases: a prospective study.Dermatol Surg, 2012 Apr, 38 (4): 635-639.

[49] Bugiantella W, Bovani B, Zini F. Endovenous and perivenous 808-nm laser treatment of lower limb collateral, reticular and telangiectasiac veins. J Cosmet Laser Ther, 2017 Feb, 19 (1): 30-35.

[50] Parlar B, Blazek C, Cazzaniga S, et al. Treatment of lower extremity telangiectasias in women by foam sclerotherapy vs. Nd: YAG laser: a prospective, comparative, randomized, open-label trial. J Eur Acad Dermatol Venereol, 2015 Mar, 29 (3): 549-554.

[51] Peterson JD, Goldman MP. An investigation of side-effects and efficacy of foam-based sclerotherapy with carbon dioxide or room air in the treatment of reticular leg veins: a pilot study.Phlebology, 2012 Mar, 27 (2): 73-76.

第24章 血管畸形及血管瘤的诊疗

门诊血管畸形患者的症状表现多样。常见血管畸形或者血管瘤。血管畸形临床界定非常混乱，有根据先天性或后天性的临床分类；有根据良恶性的分类；有根据解剖位置的定义分类。这些名词极容易混淆，同时也影响分类。1988 年，国际血管畸形研究学会提出了新的分类标准，并采用统一术语。

在漫长的医学发展中，随着对血管组织发育中的组织胚胎学和细胞学的差异，以及对临床和组织学行为影响的深入理解，临床中关于血管畸形的定义也不断变化。1863 年，德国病理学家 Rudolf Virchow 提出全部的血管畸形都称为血管瘤，并分为单纯性、海绵状、蔓状血管瘤。1974 年意大利血管外科医生 Edmondo Malan 提出，根据胚胎学将血管畸形分为静脉畸形、动脉畸形、动静脉畸形。1982 年，JohnB.Mulliken 首次提出基于血管内皮细胞生物学特性的分类方法，将此前传统意义的"血管瘤"（vascularanomalies）重新分为血管瘤和血管畸形，并阐释了两者最本质的差别，即血管瘤存在血管内皮细胞的异常增殖，而血管畸形则无此现象。

2014 年 4 月，在澳大利亚墨尔本召开的第 20 届 ISSVA 大会上，提出对 ISSVA 分类的全面修订草案（表 24-1 至表 24-3）。主要变化体现在 4 个方面：①把血管性肿瘤更加细分为良性、局部侵袭性（交界性）及恶性三类；②婴幼儿血管瘤依据形态和侵袭深度进行了分类；③血管畸形的分类更为细化；④将原分类中的一些疾病划归为确切分类待定，如疣状血管瘤、角化性血管瘤等。

（一）病因及病理生理学

在 20 世纪前叶，通常认为血管畸形是遗传性疾病，随着血管畸形及血管瘤的研究深入，人们逐渐改变了这一错误观念，当前已明确了很多病因，例如高龄妊娠、孕早期（3 个月）的接触史、感染（风疹、巨细胞病毒感染、疱疹病毒及弓形虫等）、药物（氨基蝶呤、环磷酰胺、奎宁等）、结核、低氧血症、一氧化碳等。根据其发病原理还可将其分为先天性血管畸形（CVM）及后天性

表 24-1 ISSVA 脉管异常新分类

脉管肿瘤	脉管畸形			
	单纯	混合	知名大血管来源	合并其他异常
	毛细血管畸形	CVM, CLM	累及：淋巴管	
良性	淋巴管畸形	LVM, CLVM	静脉	
局部浸润或交界性	静脉畸形	CAVM	动脉	见表 24-2
恶性	动静脉畸形	CLAVM	注意来源、过程、数量、长度、直径、瓣膜、	
	动静脉瘘	其他	交通、存在时间	

表 24-2　脉管畸形合并其他异常

名 1 称	临床表现
Klippel-Trenaunay 综合征	VM+VM ± LM+ 肢体肥大
Parkes Weber 综合征	CM+AVF+ 肢体肥大
Servelle-Martorell 综合征	肢体 VM+ 骨发育不全
Sturge-Weber 综合征	面部 + 软脑膜 CM+ 青光眼 ± 骨和（或）软组织肥大
肢体 CM+ 先天性非进行性肢体肥大	
Maffucci 综合征	VM ± 梭形细胞血管瘤 + 内生软骨瘤
巨头症	CM(M-CM/MCAP)、CM(MICCAP)
CLOVES 综合征	LM+VM+CM ± AVM+ 脂肪组织增生
Proteus 综合征	CM+VM ± I.M+ 非对称性躯体肥大
Bannayan-Riley-Ruvalcaba 综合征	AVM+VM+ 巨头症 + 脂肪组织增生

表 24-3　ISSVA 脉管肿瘤分类

性　质	名称及类型
良性肿瘤	婴幼儿血管瘤
	先天性血管瘤：快速消退型（RICH）、不消退型（NICH）、部分消退型（PICH）
	丛状血管瘤
	梭形细胞血管瘤
	上皮样血管瘤
	化脓性肉芽肿
	其他
局部侵袭性或交界性肿瘤	Kaposi 样血管内皮细胞瘤
	网状血管内皮细胞瘤
	乳头状淋巴管内血管内皮细胞瘤（PILA）
	复合型血管内皮细胞瘤
	Kaposi 肉瘤
	其他
恶性肿瘤	血管肉瘤
	上皮样血管内皮细胞瘤
	其他

血管畸形（常见于后天性动静脉瘘 AVF）。

血管畸形通过对周围组织的机械性影响（如压迫效应）及血流动力学作用产生临床症状，如一些通过对特殊部位的压迫影响呼吸、视力、听力或进食等；一部分通过动静脉瘘导致远心端血流不足引起缺血症状，甚至坏死等。

（二）临床症状

血管畸形的临床表现取决于其大小、位置及与周围组织器官的位置关系，可局限于某部分，也可遍及全身多个地方。侵及皮肤的血管畸形可见明显色素沉着或皮肤毛细血管痣。侵犯肌肉或较大的血管畸形团可因其位置及侵犯而症状各异，有的侵犯肌肉内部无压迫神经的可表现为无症状或劳累后酸胀，随着血管畸形团的增长或者形成血栓后出现疼痛而被发现。侵犯神经的血管畸形团可因其神经压迫症状而被检查出来。部分静脉畸形可因其导致骨骼应力性改变而出现一系列病症，如 KTS 等可导致肢体发育异常、双侧肢体不等长、单侧肢体肿胀等。部分动静脉畸形可因其引起的血流动力学改变导致震颤、皮温增高、静脉高压或者出血，严重者可因其肢体远端缺血导致坏死等。

1. 静脉畸形　静脉畸形（VM）表现为皮下局部肿胀、质软，可压缩。肢体下垂或静脉压力升高时可见肿物变大。压力减小或受压可见肿物减小。可多发也可散在发作，可有不同程度的疼痛且僵硬，晨起较重。一般无触痛，合并感染或血栓性静脉炎时可有明显红肿热痛。因其所在部位不同引起周围肌肉、神经等压迫症状，可造成骨骼侵犯导致骨质疏松，也可导致消化道出血及皮肤破溃等。毛细血管扩张（CM）时可表现为葡萄酒色素斑，色泽明显。散在及多发都有发现，通常伴有皮下异常体征，提示合并其他 CVM。面部 CM 提示颅内 CVM，见于 Sturge-Weber 综合征。部分累及舌、颞部的可见明显畸形；咽喉部及气管的部分严重者可危及生命；侵犯骨骼及关节的可引起病理性骨折或关节腔病变。Klippel-Trenaunay 综合征则表现为葡萄球色素斑、单侧肢体肥大、双下肢不等长等。

2. 动静脉畸形　早期通常不易发现，可有局部皮温、震颤及听诊时血管杂音。动静脉畸形多可见明显的曲张静脉、肿胀、皮温升高、远心端可因盗血导致缺血性溃疡或坏死，也有因静脉淤血导致皮肤破溃等。严重者可因 AVM 引起高排量心力衰竭。

3. 混合型血管畸形　混合型血管畸形常使受累部位软组织或骨骼组织的过度生长而出现相应的症状。四肢异常往往在出生时就非常明显（过度生长或发育不良）。不同程度的血管畸形合并淋巴管畸形时，可见明显的肢体肥大伴表浅血管的扩张、毛细血管痣等。其症状因其侵及范围如腹腔、盆腔、胸腔等不同部位而出现血尿、乳糜尿、血便、胸腔积液等。

（三）辅助检查

儿童出现局部异常或肿块时应引起高度警惕。大多数血管畸形可早期发现，详细的病史及体征一般能够提供足够多的线索，结合进一步的辅助检查（多普勒超声、CT、MRI 等）可明确诊断。血管畸形的检查应覆盖全身各个部位，如部分面积很小的血管畸形可能合并颅内血管畸形（如 Sturge-Weber 综合征）。早期检查应排除婴幼儿血管瘤，再进一步明确具体性质及分型，根据不同分型展开诊疗。血管畸形的检查应充分考虑其病变性质及可能导致的损害展开进一步检查，对于病变及并发症轻的婴幼儿病症，其诊疗应待患儿年龄稍大或完全发育后再给予进一步处理。

（四）体格检查

在采光良好的条件下，对全身进行视诊及触诊检查。听诊有无杂音及触诊有无震颤，是检查是否存在较高流量的动静脉畸形的重要查体方法，其检查顺序应该按照"视、触、动、量"顺序展开，检查时还应该包括站立位、平卧位、行走时及患肢抬高时的不同表现。对于动静脉畸形的体格检查，除了包括病变近远端的病变性质，还应该注意检查心血管系统的情况。

（五）影像学检查

影像学检查包括彩色多普勒超声、CT、MRI、DSA、淋巴显像等。

1. 彩色多普勒超声　彩色多普勒超声是临床上最常用的无创检查，因其具有无放射性、检查方便、易操作等优点而作为临床上的常用检查，可用以明确判断病变的大小、深度、性质、血流情况及局部组织关系等。其缺点在于无法携带各种条件下的影像材料供除了检查者以外的医疗人员参考。

2. MRI 检查　MRI 是临床中对于静脉畸形检查中常用到的检查，其优点在于可以清晰地提供病变的大小、深度、性质、局部组织关系，尤其是周围神经、关节、骨骼等的病变情况，为下一步的诊疗提供足够的依据。其缺点在于检查时间长、小儿多不能完全配合，多需要给予镇静药物，对于部分流量的动静脉畸形可能会漏诊其滋养动脉或者影响术前对病变性质的判断。

3. CT 检查　CT 的优点在于检查的快捷、有效，以及血管重建时对动静脉畸形的滋养血管显影清晰可靠。其缺点是对于低流量的动静脉畸形或者静脉畸形因其增强造影剂未能抵达而对边界、性质等的判断有一定困难。

4. DSA 检查　DSA 造影的优点是检查和治疗可以同时进行，对于动静脉畸形时行检查可以充分显示滋养血管、病变范围、引流静脉粗细、造影剂延迟情况等，为下一步诊疗提供明确的证据，总之，对于静脉畸形，经皮静脉穿刺需要建立在对病变有充分检查及评估的基础上，否则可能会导致部分静脉畸形显影不全。

（六）婴幼儿血管畸形与先天性血管畸形鉴别诊断

婴幼儿血管畸形的发病率高于先天性血管畸形，发病率在新生儿期为 2% ～ 3%，1 岁内发病率约 10%。其诊断主要是将血管瘤与血管畸形区分开来，两者虽然同属于血管异常，但解剖学、组织学及病理生理学表现有着本质差异。婴幼儿血管瘤源于内皮细胞的血管肿瘤，多于新生儿期发现，生长快。其病理特征为增殖期早，生长快速，随后进入缓慢期，呈自限性生长，在 12 岁以前退化完成。血管瘤在女婴中发病率高，约是男性患儿的 3 ～ 5 倍。先天性血管畸形出生时即可发现，随着身体生长伴行进展，大多数无明显加快加重病史，检查可以进一步明确诊断。

（七）治疗

并非所有的血管畸形都需要处理。在 20 世纪，由于对血管畸形的认知局限性，导致了过多的外科干预，不理想的治疗效果引起临床外科医生们对血管畸形过度处理的反思，一段时间内，血管畸形被誉为外科医生的诅咒。近年来，随着人们对血管畸形的认知及重新分类，激光、介入及硬化剂治疗技术的更新换代，也让血管畸形的诊疗进入了新的篇章。然而外科手术依然在血管畸形的诊疗中占据很重要的地位。外科性的根治切除术目前仍是部分血管畸形治疗的有效手段，但因其出血风险、肌肉、神经及周围血管损伤风险、瘢痕等，并且随着各种微创手段的提高，使得外科手段的应用逐渐减少。对于肌肉深处、侵犯肌腱或范围广的血管畸形建议腔内处理。腔内治疗主要分为栓塞、硬化、激光、电化学等。

一、静脉畸形的诊疗

近年来随着血管畸形分类的进一步细化，对血管畸形的处理从原来单纯的开放手术逐渐过渡到现在的腔内硬化、栓塞联合激光、电化学等复合处理。这些技术发展实现了对血管畸形进行姑息性治疗，通过多次的技术处理，能有效地控制症状，甚至经过多次的处理一定程度上治愈血管畸形。介入腔内技术联合外科手术治疗，有时可以兼顾两者优点达到很好的临床效果。

（一）静脉畸形的分型

静脉畸形多表现为隆起或不隆起的青紫色包块，或正常包块在回流静脉压增高时包块明显（如阻断后包块增大）。多普勒超声检查多表现为管道状无回声、MRI 则为 T_2 加权抑制相高信号。根据其不同侵犯程度及不同分类方法可有多种分型方式，但临床上我们常用的是 Puig 分型：Ⅰ 型孤立畸形静脉团，无引流静脉；Ⅱ 型引流静脉为正常静脉；Ⅲ 型引流静脉为发育异常静脉；Ⅳ 型发育不良型静脉曲张（图 24-1）。

（二）静脉畸形的诊疗

根据分型不同其处理方式多样，血管瘤和脉管畸形诊断和治疗指南（中华医学会整形外科分会血管瘤和脉管畸形学组 2016 版）提出静脉畸形的治疗有非手术（血管内硬化 / 激光 / 铜针 / 电化

学 / 压迫）和手术（单纯切除，硬化后切除，热凝及其他）等多种方式，可根据畸形的范围 / 界限 / 部位单独或联合使用，但其主要治疗方式是血管内硬化治疗。

硬化治疗的机制主要通过硬化剂使血管内皮细胞破坏，蛋白凝固，血栓形成并机化，纤维化闭塞血管畸形。硬化剂的选择常用无水乙醇、聚多卡醇、平阳霉素、尿素、明胶海绵微粒、胶及碘油等。对于分型为 Ⅰ 型及 Ⅱ 型的患者，给予硬化治疗效果好；对于 Ⅲ 型及 Ⅵ 型的血管畸形，应充分评估其引流静脉流量及相关手术风险，再给予制订手术方案，必要时引流静脉的栓塞处理后再给予硬化注射，变高流量血管畸形为低流量血管畸形后再给予处理（图 24-2）。围术期应充分重视肺栓塞及异位栓塞的风险。

栓塞常见并发症为异位栓塞（远端器官缺

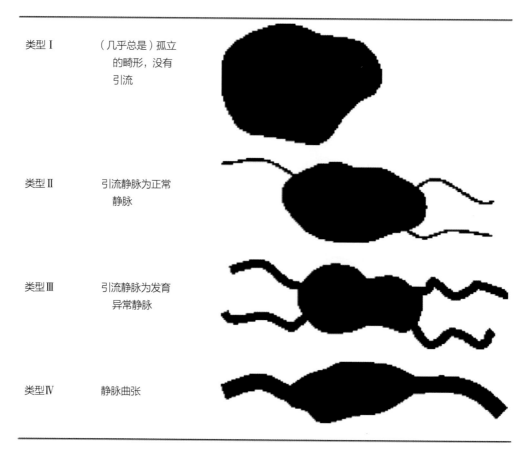

类型 Ⅰ	（几乎总是）孤立的畸形，没有引流
类型 Ⅱ	引流静脉为正常静脉
类型 Ⅲ	引流静脉为发育异常静脉
类型 Ⅳ	静脉曲张

▲ 图 24-1 Puig 分型

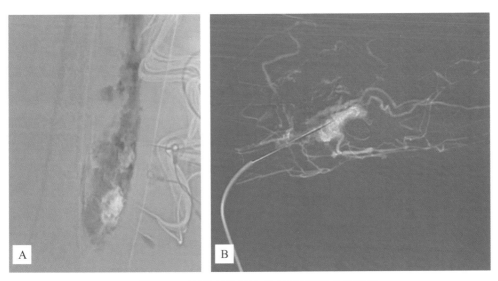

▲ 图 24-2　硬化剂注射治疗大面积静脉血管畸形

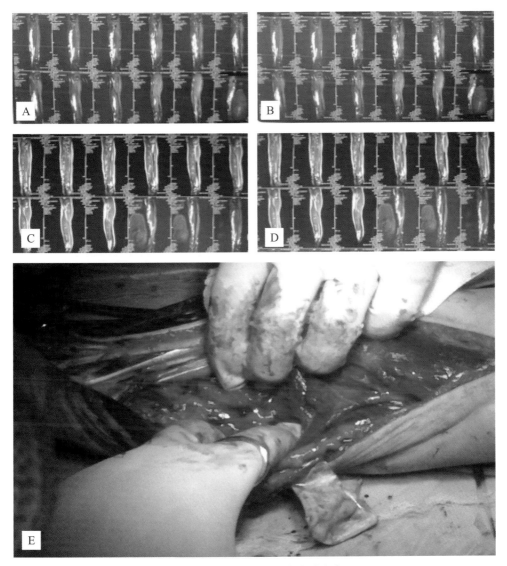

▲ 图 24-3　血管畸形的外科治疗

血，组织溃疡或坏死等），治疗过程中也可出现过敏、肺动脉栓塞等全身并发症。存在卵圆孔未闭时硬化剂可能会进入体循环导致动脉栓塞、卒中或心肌梗死。应用乙醇作为硬化剂时，有部分可能导致心脏骤停，这种情况可能是乙醇剂量过大导致的。当无水乙醇用量超过 1mg/kg 时，出现呼吸抑制、心律失常、癫痫、横纹肌溶解及低血糖风险增加，所以应严格控制无水乙醇用量不超过1mg/kg。

对于侵犯深部肌肉及神经的病变，反复处理效果欠佳时可酌情与外科手术联合治疗（图 24-3）。腔内介入处理引流静脉或联合硬化剂处理病变后再给予外科手术，有时可有效地减少术中出血，促进术后伤口的愈合。

外科手术前应充分评估血管畸形周围的邻近组织器官受累程度。通过血管造影确认滋养血管，MRI 进一步明确血管畸形的大小及范围，边界清晰、手术入路可行者可给予外科切除并联合腔内处理后可能会进一步提高手术效果。外科手术治疗应尽可能是根治性的。单纯的结扎滋养动脉或引流静脉而不处理瘤巢，可能会进一步刺激血管畸形的发展，更造成二期手术入路的困难。

对于部分引流静脉比较粗大的血管畸形，应使用弹簧圈栓塞其引流静脉以减少再次干预的风险，但弹簧圈对于幼儿或皮肤表浅的血管畸形可能出现溃疡及长时间体内移植物的远期影响，应在尝试经皮穿刺引流静脉后，采用激光腔内闭合引流静脉＋血管畸形团硬化的处理（图 24-4），虽效果不错但目前积累病例较少。

二、动静脉畸形的处理

根据其血管畸形的不同动静脉畸形分为 3 型：Ⅰ型，少于 3 支的动静脉分流，主干动静脉瘘（AVF）；Ⅱ型，多支动脉汇入单只静脉，小动脉 - 静脉瘘；Ⅲa 型，动静脉分流，小动脉 - 小静脉瘘，伴随血管扩张；Ⅲb，动静脉分流，小动脉 - 小静脉瘘，伴随血管扩张（图 24-5）。

根据其分型的差异，其处理方式也各有不同。针对硬化治疗 AVM 的瘤巢可以使用同轴导管从动脉、静脉入路，也可以经皮穿刺直达瘤巢进行。

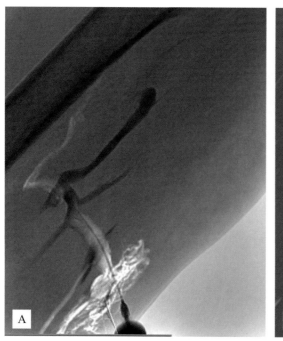
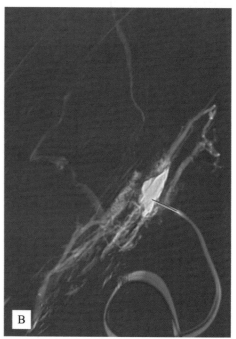

▲ 图 24-4　A. 造影穿刺引流静脉后激光闭合引流静脉；B. 硬化治疗瘤巢

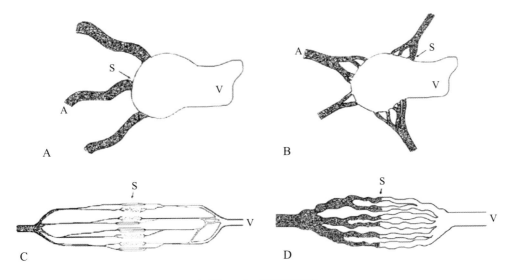

▲ 图 24-5　动静脉畸形
A. Ⅰ型；B. Ⅱ型；C. Ⅲa型；D. Ⅲb型

对于Ⅰ、Ⅱ型 AVM，若仅考虑瘤巢以上 3 种入路均可到达病灶进行治疗。对于Ⅲa 型，因病变血管太细无法经皮穿刺，只能经动脉途径治疗；对于Ⅲb 型，经动脉途径和经皮穿刺途径均可。超选择插管或直接经皮穿刺瘤巢应该替代非超选择的供养动脉主干直接栓塞，Ⅱ型 AVM 治疗效果最好。基于形态学的血管造影分类方法能够给治疗团队提供大量信息，有助于理解躯干和肢体 AVM 特点，有助于规划更好的治疗入路，以及预测治疗后的效果。

病例：高流量动静脉瘘，给予超选择后给予无水乙醇硬化后，弹簧圈栓塞滋养动脉（图 24-6）。

对于多分支供养、多分支引流的血管畸形，应充分超选择滋养动脉，分批分次处理血管畸形团。随着腔内微创技术的发展，越来越多的动静脉畸形可以通过腔内技术到达治疗效果，但外科手术仍占据至关重要的地位。很多复杂的病变不能单纯靠腔内技术解决时，可以考虑给予杂交手术方案处理，如可先考虑栓塞滋养动脉，减少术中出血，然后充分骨骼化周围正常血管，切除瘤巢。结扎引流静脉联合硬化剂应用，可进一步减少术中出血。术后的反复造影可进一步协助查看滋养血管及血管畸形团的范围。对于部分外伤性的动静脉瘤，可以考虑手术结扎或修补创伤血管治疗该类疾病。术前制定手术方案应充分考虑解剖、病变范围及手术及术后的进一步处理，覆膜支架隔绝动静脉瘘在某些特殊情况下也可以采用。

三、动脉畸形的处理

动脉畸形主要分为瘤样扩张、多分支及假性动脉瘤等。其症状多为瘤体压迫局部组织或神经导致的疼痛或感觉障碍，也有部分远端血管受到血液循环改变导致的水肿或发凉、麻木等。

对于单纯的动脉畸形的处理，常需根据其供应的靶向器官及靶向器官血流供应与该动脉的关系而制订不同的手术方案。对于相对主干的血管瘤，可应用支架联合弹簧圈栓塞治疗，也可直接栓塞或硬化。部分主干血管畸形，如腘动脉瘤可以考虑腔内隔绝或人工血管置换术、动脉瘤修补术等。

四、婴幼儿血管瘤的诊疗

（一）概述

血管瘤是最常见的良性疾病，一般婴幼儿血管瘤多发现于出生后 10d 左右，生长一般同步于婴幼儿全身发育。其中约 60% 的血管瘤发生

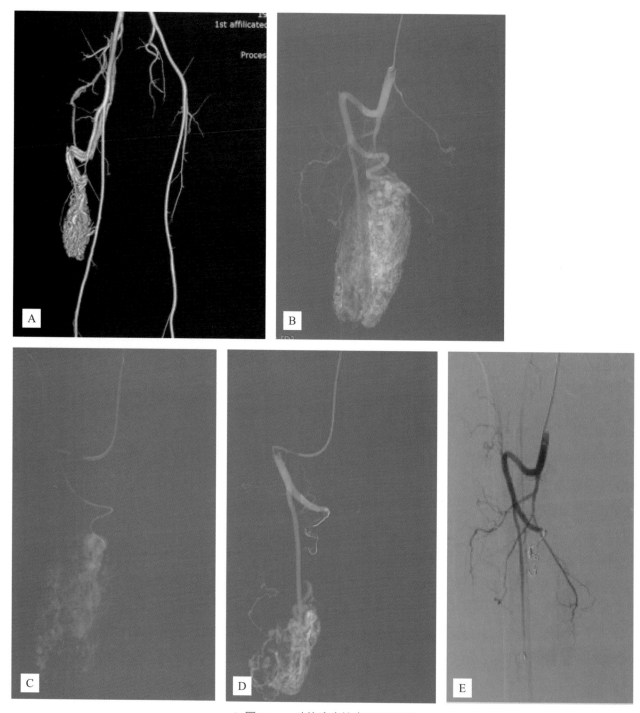

▲ 图 24-6　动静脉瘘栓塞硬化治疗

A. 术前 CTA；B. DSA 造影；C. 超选择硬化；D. 超选择硬化后栓塞滋养动脉；E. 硬化栓塞后

于口腔颌面部及头颈部，一般 1 岁内是增殖期，然后开始消退，也有一些 18 个月后才逐步消退（图 24-7）。

婴幼儿血管瘤一般都会自行消退，但其消退后其恢复程度具有不可测性，常伴有畸形、瘢痕及皮肤松弛等。一般出生 7d 至 3 个月时生长最快，3 个月至半年生长会逐渐减慢，6 月后生长更慢，1—2 岁进入稳定期后会逐渐消退。虽然部分血管瘤可以自行消退，但消退后局部往往遗留红斑、色素改变、毛细血管扩张、萎缩性瘢痕和纤

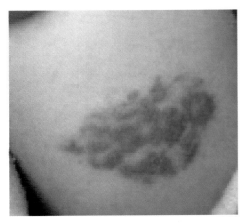

▲ 图24-7　婴幼儿血管瘤

维脂肪组织赘生物，不同程度地影响美观。等待观察期间，婴幼儿血管瘤，尤其是婴幼儿头颈部血管瘤给生长发育期患儿及家长带来的社会心理伤害显而易见。另外，约10%的血管瘤生长快速，如不积极处理，可出现各种并发症，例如呼吸道阻塞，影响视力，血管瘤发生溃疡、感染、出血，影响美观等，少数甚至危及生命。因此，除生长在隐蔽部位，体积较小或处于稳定状态的血管瘤可以等待观察外，其他情况下均需要积极治疗。治疗越早，美容和功能效果越好。

婴幼儿血管瘤必须与婴幼儿血管畸形相鉴别。婴幼儿血管瘤出生时并不明显，一般术后出生2周左右出现，出现后开始增长，其内皮细胞异常增殖，1岁后开始消退，颜色变灰，质地变软，体积减小。浅表婴幼儿血管瘤多为红色，深部病变直到晚期方可被发现，表现为皮下蓝色团块或肿物，缺乏皮肤改变的可在彩色多普勒超声下提示高流量肿物。血管畸形在出生时已发育完成，不再有快速生长期。婴幼儿血管瘤可根据其消退时间分为快速消退型和非快速消退型两种。通过病史采集及体格检查可以对90%的婴幼儿血管瘤做出判断。诊断不明时可以考虑给予影像学检查，很少需要组织活检。

超声是区分婴幼儿血管瘤、血管肿瘤及血管畸形的有效方法。血管瘤表现为软组织团块、动脉血流阻力下降和静脉流量增加。而不同于血管瘤的快速血流，血管畸形为慢速血流，但动静脉畸形时较难区分。磁共振在辅助检查中是彩超的有效补充，血管瘤在增殖期可见明显扩张的滋养血管和引流静脉。消退期血流及血管数量下降，脂肪组织逐渐增加，最后发展为无血管的脂肪团块。CTA是检查动静脉畸形的最佳检查方式，尤其术前检查时可提示滋养动脉及引流静脉，为下一步的诊疗方案的制订提供有效的依据。

（二）婴幼儿血管瘤的药物治疗

90%的婴幼儿血管瘤较小且非常局限，不影响美观及功能，多可采用观察治疗。可以通过充分的沟通安抚患者的焦虑，以达到配合观察治疗的目的。增殖期的血管瘤应密切随访，必要时积极干预。约5%的婴幼儿血管瘤可能出现皮肤溃疡，多见于唇部、肛门等。

一般血管瘤的治疗跟患者血管瘤类型等密切相关。其治疗方式主要有以下几种：口服药物治疗（普萘洛尔泼尼松等）、硬化治疗、手术治疗（外科、介入）、外用药物、核素治疗、激光治疗、冷冻治疗等。

普萘洛尔　2016年上海口腔医学杂志发表《口服普萘洛尔治疗婴幼儿血管瘤中国专家共识》一文中提到，自2008年Léauté-Labrèze等首次报道普萘洛尔对血管瘤具有显著作用以来，大量临床研究对其疗效和安全性进行了评价，发现其对血管瘤迅速有效，患者耐受性良好，诱导血管瘤消退的作用优于其他治疗方法，已经替代激素成为治疗血管瘤的一线药物，美国和欧洲相继发布了普萘洛尔治疗婴幼儿血管瘤的专家共识或专家建议。

通常在1岁以内的患儿可考口服普萘洛尔治疗。1岁以内，尤其是快速增长时口服普萘洛尔效果最佳。

(1) 适应证：普萘洛尔的适应证为婴幼儿血管瘤（年龄在1岁以内）。

(2) 禁忌证：①严重心脏疾病，包括心源性休克、窦性心动过缓、低血压、二至三度房室传导阻滞、心力衰竭者；②支气管哮喘、气道敏感性疾病、通气困难或其他肺部疾病者；③对 β 肾上腺素受体阻断药过敏者。

(3) 疗程：普萘洛尔对血管瘤的作用在第 1 周时最明显，其后的改善速度缓慢，有时甚至出现停滞期。药物治疗必须持续至少 6 个月，过早停药会导致血管瘤反弹性生长。

(4) 停药标准：血管瘤完全消退，或年龄超过 1 岁，血管瘤增殖期结束。

有部分学者报道，给予婴幼儿血管瘤给予噻吗洛尔滴眼液外敷部分患者也可以达到自愈或控制血管瘤的增长，渐进消退。0.5% 的噻吗洛尔滴眼液多用来外敷与血管瘤表面保持湿润 10min，也有给予噻吗洛尔凝胶的应用。禁忌证同样包括支气管哮喘、严重的慢阻肺、窦性心动过缓、房室传导阻滞、心功能不全等。

药物治疗中全身激素治疗、干扰素应用，或皮下激素药物注射被证明有效，尤其是合并特殊部位血管瘤，或合并心功能衰竭，或合并甲状腺功能低下的患者。皮质类固醇主要通过抑制血管生成加速血管瘤消退起到治疗作用。当合并卡梅综合征或者其他系列疾病时，如果给予激素应用效果欠佳，可考虑使用长春新碱或西罗莫司等药物治疗。

(三) 手术治疗

1. 栓塞治疗 当患者出现高输出量充血性心力衰竭时，全身应用激素效果欠佳，为了控制心力衰竭可考虑给予血管瘤栓塞治疗，多见于肝血管瘤合并较大口径血管分流时进行栓塞。栓塞后应给予持续药物治疗直至接近 1 岁，侧支肿瘤开始自限性消退，复发风险明显降低。对于部分合并卡梅综合征需要干预外周血管瘤的患者，也可考虑硬化栓塞联合外科缝扎治疗。

2. 激光治疗 部分学者应用体表激光作为浅表血管畸形的治疗，效果良好，但深部血管瘤并未明显减小，故激光治疗现多用于消退期血管瘤残余扩张毛细血管的诊疗。一些中心也有部分深部血管瘤经皮穿刺后采用普通激光腔内闭合治疗的方法应用。

3. 外科治疗 对于增殖期血管瘤，通常不给予手术处理，当局限性病变合并出血或溃疡时，可考虑手术切除。半数的血管瘤患者消退期后可出现皮肤改变（皮肤皱褶冗余、纤维化脂肪组织、色素沉着、毛细血管扩张），因涉及美观问题可以考虑给予外科整复。

(四) 血管瘤的特殊并发症

卡梅综合征（KMP），是以巨大血管肿瘤伴血小板减少及消耗性凝血功能异常为特征的临床综合征，是一种特殊类型的血管增殖性肿瘤。

最初认为 KMP 可发生于任何类型的血管瘤，现已知发生 KMP 的血管瘤并非普通血管瘤，而是特殊类型的血管瘤，即 Kaposi 样血管瘤（KHE）和丛状血管瘤（TA）。KHE/TA 为血管源性，也可能存在部分淋巴源性，为增殖性肿瘤，可向周围组织浸润转移，暂无远处转移发现。快速增长的血管瘤破坏血小板，造成凝血障碍及增加出血的风险，多见于 KHE。

KMP 的治疗主要有以下几种：①机械压迫（多见于四肢）；②放疗（联合类固醇及干扰素）；③手术，包括手术切除、药物控制后切除、姑息性切除（U 形缝合）；④介入治疗（可能出现共济失调及中风等）；⑤全身用药（西罗莫司、普萘洛尔、长春新碱、激素、环磷酰胺等）。

（宋 燕）

参考文献

[1] 邹运，陈辉，林晓曦. ISSVA 血管瘤和脉管畸形新分类 (2018 版). 中国美容整形外科杂志，2018, (12): 711–713, 后插 3– 后插 12.

[2] 罗伟，韩德清，陈玉光，等. CTA、DSA 在颅内动静脉畸

形诊治中的对比研究. 临床神经外科杂志, 2010(4): 193-194.

[3] 周晓彦, 段云友, 刘禧, 等. 头皮动静脉畸形的彩色多普勒超声诊断. 中华超声影像学杂志, 2004(9): 687-690.

[4] 林雀卿, 张靖. 婴幼儿血管瘤综合治疗模式与理念及临床治疗心得. 第十二届中国介入放射学学术大会, 译. 478-479.

[5] 郭皓, 李艺, 张刚. 静脉畸形硬化疗法的新进展. 中国实用医药, 2019(1): 192-194.

[6] 谭小云, 张靖, 周少毅, 等. 外科治疗静脉畸形术后残余静脉畸形的介入硬化治疗. 中华小儿外科杂志, 2013(2): 90-93.

[7] 李海波, 张靖. 无水乙醇联合组织胶硬化栓塞治疗儿童高回流静脉畸形的临床疗效分析. 第十二届中国介入放射学学术大会, 译. 465-465.

[8] Puig S, Casati B, Staudenherz A, Paya K. Vascular low-flow malformations in children: current concepts for classification, diagnosis and therapy. Eur J Radiol, 2005, 53(1): 35-45.

[9] 李海波, 张靖, 申刚, 等. 儿童静脉畸形硬化治疗方法选择与技术. 介入放射学杂志, 2014(4): 292-295.

[10] 牛传强, 刘珍银, 张靖, 等. 弹簧钢圈联合无水乙醇栓塞硬化治疗复杂型静脉畸形. 中华放射学杂志, 2016. (12): 963-967.

[11] 牛传强, 姜华, 周少毅, 等. 泡沫硬化疗法治疗口咽部静脉畸形的效果分析. 中华耳鼻咽喉头颈外科杂志, 2018(3): 209-213.

[12] Do YS, Park KB, Cho SK. How do we treat arteriovenous malformations (tips and tricks). Tech Vasc Interv Radiol, 2007, 10(4): 291-298.

[13] Lawton MT, Jacobowitz R, Spetzler RF. Redefined role of angiogenesis in the pathogenesis of dural arteriovenous malformations. J Neurosurg, 1997, 87(2): 267-274.

[14] 郑家伟, 王绪凯, 秦中平, 等. 口服普萘洛尔治疗婴幼儿血管瘤中国专家共识. 上海口腔医学, 2016(3): 257-260.

[15] 接丽莉, 白瑞雪, 李晓冰, 等. 局部外用噻吗洛尔治疗婴幼儿血管瘤的研究现状. 中国临床药理学杂志, 2019(4): 402-405.

[16] 杜继宇, 郭军, 董金容, 等. 外用噻吗洛尔治疗婴幼儿血管瘤的临床研究. 华西医学, 2016(6): 1095-1096.

[17] 仇雅璟. 浅表型婴幼儿血管瘤外用药物的临床研究. 上海交通大学, 译. 见: 林晓曦, 主编. 外科学(整复外科). 2013.

[18] 魏丰贤, 阎于珂, 魏振刚, 等. β 受体阻滞剂治疗婴幼儿血管瘤有效率和安全性的系统评价和 Meta 分析. 中国循证儿科杂志, 2014(6): 416-422.

[19] Moyakine AV, Kerstjens JM, Spillekom-van Koulil S, van der Vleuten CJ. Propranolol treatment of infantile hemangioma (IH) is not associated with developmental risk or growth impairment at age 4 years. J Am Acad Dermatol., 2016, 75(1): 59-63.e1.

[20] 中华口腔医学会口腔颌面外科专业委员会脉管性疾病学组. 聚桂醇硬化剂治疗口腔颌面部血管瘤和脉管畸形专家共识. 中国口腔颌面外科杂志, 2018(3): 275-278.

[21] 林雀卿, 张靖, 姜华等. 普萘洛尔联合噻吗洛尔滴眼液治疗婴幼儿血管瘤的临床研究. 中华医学会小儿外科学分会全国小儿外科学术研讨会, 译. 1-2.

[22] Zaher H, Rasheed H, El-Komy MM, et al. Propranolol versus captopril in the treatment of infantile hemangioma (IH): A randomized controlled trial. J Am Acad Dermatol, 2016, 74(3): 499-505.

[23] Boos MD, Castelo-Soccio L. Experience with topical timolol maleate for the treatment of ulcerated infantile hemangiomas (IH). J Am Acad Dermatol, 2016, 74(3): 567-570.

[24] 何晓川, 吴国平, 郭力. 局部栓塞硬化治疗婴幼儿海绵状血管瘤. 泸州医学院学报, 2001(6): 502-503.

[25] 汪松, 尹传高, 潘登等. 经导管动脉硬化栓塞联合普萘洛尔治疗婴幼儿颌面部巨大血管瘤. 介入放射学杂志, 2015(10): 853-856.

[26] Berenguer B, Mulliken JB, Enjolras O, et al. Rapidly involuting congenital hemangioma: clinical and histopathologic features. Pediatr Dev Pathol, 2003, 6 (6): 495-510.

[27] 谭小云, 张靖, 申刚, 等. Kasabach-Merritt 综合征血管造影特征分析及介入栓塞价值探讨. 中华放射学杂志, 2017(11): 852-855.

第 25 章　输液港的应用及维护

完全植入式静脉通路装置（totally implantable venous access devices, TIVAD）又称完全植入式中央静脉导管系统或全埋藏式药物输注装置，简称静脉输液港或输液港 PORT，是一种植入患者皮下且可长时间留置在患者体内的静脉输液装置。目前 PORT 是国际上首选的静脉输液装置，其可以最大限度地减少化学治疗药物对外周血管的刺激，在肿瘤化学治疗中的应用越来越广泛。1982 年 TIVAD 在国外被首次报道，美国 MD 安德森癌症研究中心的 Niederhuber JE 首先应用外科技术将 TIVAD 通过头静脉植入中心静脉，此后此项技术便逐步开始应用于临床。我国于 1988 年引进 TIVAD，该技术直到 1998 年在国内首次被报道，此后得到了广泛应用。

一、输液港及导管材质

TIVAD 主要由静脉导管系统和供穿刺的注射港座两部分组成，适用于长期输注药物（尤其是化疗药物）、补充液体、应用肠外营养进行长期营养治疗、输血和血液标本的采集等。导管材料为不透 X 线的硅橡胶或聚氨酯，特性各不相同。①硅胶导管，软、易折、易断、易上漂、表面粗糙，容易导致药物黏附和细菌定植等；②聚氨酯导管，牢固度高、柔韧性好、不易折断、生物相容性好，不易发生血栓与堵塞。港体材料由塑料、钛合金、硅橡胶、聚氨酯或多种材料混合组成。

二、临床适应证与禁忌证

1. 适应证　TIVAD 的适应证包括：①肿瘤患者需要输注刺激性、细胞毒性药物如化疗药物、靶向药物等；②需要长期输注肠外营养等高渗性药物；③需要长期或间断静脉输液治疗者；④需要反复输注血液制品；⑤需要频繁血液采样监测者。

2. 禁忌证　TIVAD 的禁忌证包括：①已知对输液港材料过敏；②拟置港部位局部或全身急性感染而未能有效控制者；③静脉回流障碍，如上腔静脉综合征或穿刺路径有血栓形成；④严重的凝血功能障碍。

三、手术相关

（一）输液港置管部位选择

置管部位应根据患者的年龄、体型、前期治疗方式，考虑血管解剖结构异常或畸形、相关机制、并发症及感染风险等综合因素选择而定。①置管部位一般可选择颈内静脉、锁骨下静脉、颈外静脉、腋静脉、贵要静脉、肱静脉、股静脉等。胸壁输液港通常首选右侧颈内静脉、右侧锁骨下静脉或腋静脉；上臂港首选贵要静脉或肱静脉；股静脉途径适合于上腔静脉阻塞患者。输液港植入应选择具有较好固定作用，并且不会影响患者正常活动，不会增加局部压力的部位。港体通常置于垂直于骨性结构部位以利于穿刺针连接，一般选择右侧锁骨下方。②需要避开的肢侧包括动静脉瘘 / 透析导管肢侧；拟行放疗或已放疗肢侧；脑血管意外后患肢侧；起搏器放置肢侧；肿瘤侵犯置港相关区域侧；乳腺手术清扫腋窝淋巴结的淋巴水肿等肢侧。应考虑患者对血管通路装置部位选择的意愿。③置港方式包括经皮穿刺和手术切开。

（二）操作位置

输液港的植入需要由临床医师在无菌的介入手术室完成，植入过程中及植入后需要行透视或胸部 X 线摄影以确保导管位置准确。

（三）术前准备

术前准备包括完善术前常规检查包括血常规、凝血功能、超声检查、器械及药品准备等。有气胸、大量胸腔积液的患者尽量避免对侧穿刺；上腔静脉阻塞或明显狭窄者可考虑行下腔静脉途径植入。与患者或家属沟通并告知手术相关风险（包括患者病情、手术目的和方式），术中和术后注意事项，可能出现的并发症及治疗费用等。与患者或家属签署知情同意书。

（四）皮肤准备

皮肤准备包括：①穿刺区域皮肤备皮；②乙醇去除皮肤表面油脂；③使用含 75% 乙醇或 10% 含碘皮肤消毒剂以穿刺点为中心向外环形消毒 3 次，直径 30cm，每次至少 30s，自然风干；④穿刺点局部麻醉。

四、手术操作

依据术前评估情况选择静脉穿刺点和港体置入部位（选择前胸壁平坦处）。TIVAD 的植入方式主要有 2 种，一种是直接切开静脉进行植入；另一种是在或不在超声或数字减影血管造影机（Digital Subtraction Angiography，DSA）的引导下进行深静脉穿刺植入。TIVAD 植入途径可以选用多个静脉，如颈内静脉、锁骨下静脉、颈外静脉、头静脉、贵要静脉等。

（一）颈静脉入路

在超声引导下，穿刺颈内静脉后置入导丝，透视下明确导丝进入上腔静脉，在穿刺处行约 5mm 切口。同侧锁骨下 2 ～ 3 横指处切开皮肤，钝性分离皮下组织。制作合适大小的囊袋，囊袋

深度 0.5 ～ 1cm，深度不宜超过胸大肌浅筋膜。用皮下隧道针做皮下隧道，连通港体皮囊处切口与颈内静脉穿刺切口，将导管通过皮下隧道，经导丝引入可撕脱鞘，经鞘引入导管。或先置入导管，后制作囊袋，即经皮穿刺静脉→进入导丝→引入可撕脱鞘→置导管成功后，再制作囊袋。利用皮下隧道针，将导管从穿刺处经皮下引入皮囊切口处。

（二）腋静脉或锁骨下静脉入路

术前准备相同，同侧前胸壁，锁骨下 2 ～ 3 横指，拟做输液港皮囊处。局部麻醉，超声引导下，向头侧穿刺锁骨下静脉或腋静脉。静脉穿刺成功后，置入导丝，透视下将导丝送入上腔静脉。沿穿刺点即留置导丝处，切开皮肤，向足侧分离皮下脂肪，制作大小合适的皮囊。沿导丝引入扩张导管和可撕脱鞘，经鞘引入导管。

（三）确定导管末端位置

导管头端的最佳位置应在上腔静脉与右心房的交界处。导管头端位置过浅将增加血栓形成、堵塞导管的发生率；过深则会不时刺激心脏，产生心脏不适症状。透视下确定导管末端后用剪刀垂直剪断，连接导管和港体。无损伤针刺入港体，回抽血液通畅，注入生理盐水证实无渗液。将港体放置于皮囊内，妥善固定，无损伤针试穿港体，回抽血液确认通路通畅，肝素水正压脉冲式封管。局部止血后依次缝合切口，再次消毒后无菌纱布覆盖。妥善固定蝶形无损伤针，留存 PORT 整体 X 线图像，确保导管行程无锐性折角。

五、港体的维护

输液港的维护包括①无损伤穿刺针每 7 天需要更换或根据患者个体差异情况、治疗周期决定；②长期不使用的港体需要每四周应用肝素水冲洗。

六、TIVAD 植入后的用药间隔时间

TIVAD 植入后可用于输注化疗药物、肠外

营养制剂、抗生素及血液制品等，但关于 TIVAD 植入至其第一次用药的合理间隔时间研究较少。Narducci F 对 815 例患者的前瞻性研究中发现，导管植入与用药的间隔时间是并发症（尤其是感染并发症）发生最重要的风险因素。导管植入与用药的间隔时间为 0 ~ 3d、4 ~ 7d、> 7d 的总并发症发生率分别为 24.4%、17.1%、12.1%，其中不同间隔时间组别感染的发生率分别为 10.6%、6.7%、2.0%。多因素分析结果表明，导管植入与用药间隔为 ≤ 7d 及 ≥ 8d 时，因并发症导致的导管移除率分别为 8.5%、4.9%，因而 Narducci F 等建议导管植入与用药应间隔至少 8d 以上，可明显降低并发症的发生率和导管移除率。

七、并发症

（一）输液港植入过程中并发症

1. 气胸　置管过程中气体进入胸腔所致气胸的发生率为 0.5% ~ 2%，锁骨下静脉穿刺出现气胸的概率较大。少量气胸通常无明显临床症状，在术中或术后几小时甚至几天后发现；大量气胸可有胸痛、呼吸困难、咳嗽等临床症状，甚至可能出现血流动力学不稳定。少量气胸（肺组织压缩 < 15%）的处理措施为临床观察、吸氧等。大量气胸或者少量气胸观察后进展，可经皮穿刺胸腔留置导管（≤ 16F）排气引流，或胸腔闭式引流等专科处理（图 25-1）。超声引导下穿刺静脉

可降低气胸发生风险。

2. 血胸　血胸较少发生。常见原因为误穿胸腔内动脉或静脉撕裂。右侧颈内静脉穿刺置管易损伤右侧锁骨下动脉及撕裂右臂静脉。每侧胸腔可容纳 2 ~ 3L 血液，难以控制的出血容易造成失血性休克，超声学检查可发现 50ml 以上胸腔积液，X 线胸片可发现 300ml 以上胸腔积液。术中 / 术后出现呼吸困难及低血压应高度怀疑血胸。出血量大、活动性出血者应及时行外科手术或介入治疗干预。

3. 误穿动脉　常见于盲穿操作。右侧颈内静脉置管误穿右侧颈内动脉，以及右侧锁骨下静脉置管穿入锁骨下动脉的概率分别为 3%、0.5%，其出血具有自限性，也可继发更严重并发症，如巨大血肿形成、静脉阻塞、气道压迫、假性动脉瘤、压迫臂丛神经、动静脉瘘形成等。发生此类情况风险因素包括凝血障碍、肝素化、高龄等。

置管过程中应快速识别误穿动脉，采取撤针、穿刺部位局部压迫止血。如出血引起相应症状或继续加重，积极对症处理（如血肿造成气道受压，行气管插管等），进行外科或者介入腔内修复等干预。建议在超声引导下静脉穿刺，注意相关血管的解剖学及体表标记，避免同一动脉多次误穿。

4. 空气栓塞　空气栓塞是罕见且致命的并发症。置管过程中，中心静脉压低于大气压并出现负压梯度时，会出现气体栓塞。通常造成循环衰竭所需的空气量为 3 ~ 5ml/kg 体重，当压力差为

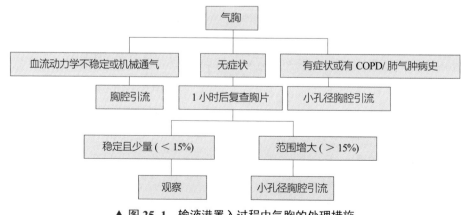

▲ 图 25-1　输液港置入过程中气胸的处理措施

3.5mmHg 时，所需气体同 14G 穿刺的时间仅为 2 ～ 3s。临床症状和进入气体量有关，进入气体量多的情况下，可出现氧饱和量降低，突发性呼吸困难，心血管泵循环中断、死亡。气体进入脑内形成相应脑栓塞症状。处理措施包括头低足高穿刺体位（Trendelenburg 位）；Valsalva 状态下穿刺及插管；操作过程中保持封闭性；应用单项瓣膜鞘；及时发现和终止空气进入血管内等。即刻处理措施包括心肺支持、高流量吸氧等对症处理，对患者予以头低足高体位且左侧卧位。

5. 心律失常　由导丝或导管进入心脏和心内膜的机械刺激而引起。多数可通过回撤导丝导管而恢复，但也有严重的危及生命的心律失常，如完全性心传导阻滞和停搏。

处理措施为，将导管尖端置于上腔静脉 - 右心房汇合处上方 1 ～ 3cm，以便体位变换时留有足够空间。

（二）输液港港体植入及留置并发症

1. 切口裂开　由于技术因素或机体免疫反应造成的切口不愈合。射线照射的皮肤、乳房表面切口等均不适于置管。化疗药物如血管内皮生长因子拮抗药贝伐单抗也会造成切口不愈合，故临床推荐置管时间与应用贝伐单抗的间隔应大于 14d。

处理措施包括重新手术，有感染者则局部和或全身抗感染；提高外科操作技术，术中尽量减少组织损伤、消除潜在的无效腔等；对于皮肤瘦薄或化疗后恶病质患者，选择合适的港装置以及港体埋置更深部位等。

2. 局部外渗　化疗过程中局部外渗发生率约为 0.1% ～ 6%，多由导管断裂、连接断开、隔膜解体或穿刺针长时间滞留港体内引起。处理措施包括定期检查维护导管，对渗出的化疗药物可采用注射解毒剂（透明质酸酶、右拉唑烷）等中和化疗药，降低局部炎性反应；对于广泛坏死的区域，可采用解毒剂联合外科清创。

3. 局部血肿　出现局部血肿时，采用局部适

当加压包扎及内科处理等。保守治疗无效者，需打开切口，引流血液，寻找出血点进行外科处理，必要时移港体等处理。制作囊袋大小适中，切口或制作囊袋出血时，要进行有效止血处理。

4. 港体功能障碍　港体功能障碍表现为不能抽出回血或者不能输液。最常见原因为导管内血栓阻塞、纤维蛋白鞘形成、DVT、导管打折、导管移位、夹闭综合征（pinch-off syndrome）、导管断裂、药物沉淀。处理措施包括定期冲刷导管，预防纤维蛋白鞘形成及药物沉积；肝素水封管。

（三）留置导管并发症

1. 导管迁移和栓塞　导管在机械性压力如夹闭综合征（pinch-off syndrome）、外部压力（快速系汽车安全带、穿较紧身的衣服、使用小的注射器冲管等）作用情况下可出现断裂。导管断裂和栓塞后最常见的并发症是心悸和心律失常。通过胸部正侧位片可检测导管情况。在瘦小患者中，导管末端应尽可能插入到足够深的位置，保持笔直，并且避免放置在骨性突起处。

2. 上肢深静脉血栓形成（U-DVT）　留置输液港患者发生上肢深静脉血栓形成的概率约为 5%。多数表现为上肢、头部或颈部浅静脉的单侧凹陷性水肿、疼痛和静脉曲张，少数可无明显临床症状，上肢血管超声及血浆 D- 二聚体检测是诊断 U-DVT 的主要手段。

处理措施包括拔出不必要的输液港；采用低分子肝素抗凝处理；抗凝持续至少 3 个月或至导管可以正常使用。

3. 感染　感染是造成导管移除的最主要原因，发生率为 5.6% ～ 8%。危险因素包括导管频繁进出、中性粒细胞减少、Huber 针反复穿刺、TPN(肠外营养）、血液恶性肿瘤（合并实体瘤）、慢性类固醇激素的使用、免疫缺陷疾病患者、血栓形成及转移性疾病。最常见的病原体是凝固酶阴性葡萄球菌（CoNS）、革兰阴性杆菌、金黄色葡萄球菌、铜绿假单胞菌和念珠菌属。临床表现

为全身炎性反应表现，尤其是应用 48h 内出现寒颤、发热（＞38℃）和（或）低血压等症状；合并有及其他部位相关的迁徙性感染是可出现相应症状。感染相关因素（表 25-1）。

感染诊断标准有 5 项：①从港体内抽血和外周血进行培养，两种血样本培养出同一种微生物；②装置血培养比外周血培养出现阳性结果时间早 2h；③局部感染和外周血培养是同一微生物；④在拔出装置后，切开港体或导管培养微生物为阳性；⑤港装置抽血和外周血培养，一项为阳性；具备上述 1、2、3、4 其中任意一项者；临床诊断明确、症状明显，排除全身其他部位感染，具备第 5 项。

八、拔港建议指征

在发生下列情况时，建议拔除输液港：①发生感染性休克、化脓性静脉炎、外周或肺脓肿、感染性心内膜炎、顽固性菌血症，局部感染处理无效，保港失败；②感染假丝酵母菌、分枝杆菌及念珠菌者等属类。

九、保港治疗失败标准

使用合适的抗生素治疗结束后，若仍存在如下情况，可认定为保港治疗失败：①仍有发热＞72h；②菌血症者＞72h；③装置内血培养仍同确诊时为同一微生物。

预防处理措施包括强化无菌操作和提高操作技术水平；超声引导下穿刺，提高穿刺准确性；确保导管尖端正确位置；使用无创针，及时拔除不必要的港装置。一般不推荐预防性使用抗生素。

十、小结

输液港为需要长期、反复静脉输液，尤其是需要长期化疗的患者提供了安全、便捷、美观、痛苦小、不良反应发生率低的输液通路，同时有效减少了护理人员的工作量。随着植入技术和装置的不断改进，该技术必将被广大医护人员和患者所接受。其缺点主要是首次植入时成本相对较高，也因此限制了其应用范围。随着我国输液港装置的自主研发，质量不断提高，成本大幅下降后，以及患者经济水平的提高，输液港的应用人群会更加广泛。输液港相关推荐意见也将为输液港适应证的合理选择与应用提供指导，从而规范输液港的临床应用（表 25-2）。

表 25-1 输液港植入感染相关因素

可控危险因素	不可控危险因素
TIVAD 使用频率：导管使用频率每增加 10%，发生感染的风险越高，尤其是 HIV	年龄：年龄越小，感染概率越大
肠外营养液，尤其是脂类的应用，可滋生细菌等微生物	血液肿瘤的化疗较实体肿瘤具有较高感染风险
置管困难造成的局部血栓形成及血肿，增加了细菌繁殖的概率	造血肝细胞移植
	体能较差的肿瘤患者
	置管前存在感染患者
	HIV 或血液肿瘤患者中性粒细胞减少
	囊胞性纤维症的糖尿病患者

表 25-2 输液港的临床应用相关推荐

推　荐	证据级别	推荐意见
输液港植入方式首选超声引导下右胸前锁骨下经颈内静脉途径	3a	B
输液港植入与用药的间隔时间应大于一周	2b	B
输液港植入前不推荐预防性应用抗生素	2b	A
若静脉置管单纯为输注肠外营养通常不推荐采用输液港	4a	D
若既需化疗又要输注肠外营养，有条件推荐使用输液港	3a	C

（李桂杰　张曙光）

参考文献

[1] Adams S, Barrett L, Brooks S, Dahler A, Jansens W, Shaw H. Central venous access devices: principles for nursing practice and education[S]. Cancer Nurses Society of Australia, 2007.

[2] Loveday H, Wilson J, Pratt R, Golsorkhi M, Tingle A, Bak A, et al. epic3: national evidencebased guidelines for preventing healthcare-associated infections in NHS hospitals in England[J]. Journal of Hospital Infection, 2014(86S1):S1-S70.

[3] Katrancioglu N. Unusual mechanical complications of central venous catheterization. Saudi[J]. Med J, 2019 Mar, 40(3):287-291.

[4] Mudan S, Giakoustidis A, Morrison D, et al. 1000 Port-A-Cath (R) placements by subclavian vein approach: single surgeon experience[J]. World J Surg, 2015, 39:328-334.

[5] Sun X, Zhang Y, Yang C, Zhou Y, Bai X, Zheng W, Jin Y. Ultrasound-guided totally implantable venous access device through the right innominate vein in older patients is safe and reliable[J]. Geriatr Gerontol Int, 2019 Mar, 19(3):218-221.

[6] Orci LA, Meier RP, Morel P, et al. Systematic review and metaanalysis of percutaneous subclavian vein puncture versus surgical venous cutdown for the insertion of a totally implantable venous access device[J]. Br J Surg, 2014, 101:8-16.

[7] Bowe-Geddes L. Planning for and successfully managing long-term venous access devices. Mosby's Nursing Consult, 2013 Dec 20, 2013.

[8] Infusion Nurses Society. Policies and procedures for infusion nursing (4th edition). Norwood, MA: Infusion Nurses Society (INS), 2011.

[9] Weinstein S, Hagle M. Plumer's principles and practice of infusion therapy (9th edition) [M]. Philadelphia, PA: Lippincott WIlliams & Wilkins, 2014.

[10] Centers for Disease Control and Prevention (CDC). Basic infection control and prevention plan for outpatient oncology settings. Atlanda, GA: Division of Healthcare Quality Promotion (DHQP), 2011.

[11] Narducci F, Jean-Laurent M, Boulanger L, et al. Totally implantable venous access port systems and risk factors for complications: a one-year prospective study in a cancer centre[J]. Eur J Surg Oncol, 2011, 37(10):913-918.

[12] Barbetakis N, Asteriou C, Kleontas A, et al. Totally implantable central venous access ports. Analysis of 700 cases[J]. J Surg Oncol, 2011, 104:654-656.

[13] Kim JT, Oh TY, Chang WH, et al. Clinical review and analysis of complications of totally implantable venous access devices for chemotherapy[J]. Med Oncol, 2012, 29:1361-1364.

[14] Imaoka Y, Kuranishi F, Ogawa Y. Usefulness of Totally Implantable Central Venous Access Devices in Elderly Patients: A Retrospective Study[J]. Ann Nutr Metab, 2018, 72(2):112-116.

[15] Yoon J, Sivakumar P, O'Kane K, Ahmed L. A need to reconsider guidelines on management of primary spontaneous pneumothorax[J]? Int J Emerg Med, 2017 Dec, 10(1):9.

[16] Aljehani YM, Almajid FM, Niaz RC, Elghoneimy YF. Management of Primary Spontaneous Pneumothorax: A Single-center Experience[J].Saudi J Med Med Sci, 2018 May-Aug, 6(2):100-103.

[17] Brass P, Hellmich M, Kolodziej L, et al. Ultrasound guidance versus anatomical landmarks for internal jugular vein catheterization[J]. Cochrane Database Syst Re, 2015, 1:Cd006962.

[18] Kainuma A, Oshima K, Ota C, Okubo Y, Fukunaga N, Suh SH.Brachiocephalic Vein Perforation During Cannulation of Internal Jugular Vein: A Case Report[J]. A A Case Rep, 2017 Nov 1, 9(9):258-261.

[19] Korkmaz O, Göksel S, Söylemez B, Durmuş K, Işbir AC, Berkan Ö. An unusual condition during internal jugular vein catheterisation: vertebral artery catheterisation[J]. Cardiovasc J Afr, 2016 Jul/Aug 23, 27(4):e17-e19.

[20] Schmidt GA, Blaivas M, Conrad SA, Corradi F, Koenig S, Lamperti M, Saugel B, Schummer W, Slama M. Ultrasound-guided vascular access in critical illness[J]. Intensive Care Med, 2019 Feb 18. doi: 10.1007/S00134-019-5564-7.

[21] Brodbeck A, Bothma P, Pease J. Venous air embolism: ultrasonographic diagnosis and treatment with hyperbaric oxygen therapy[J]. Br J Anaesth, 2018 Dec, 121(6):1215-1217.

[22] Khan H, Zaidi A. Paradoxical air embolism following central venous catheter removal. BMJ Case Rep. 2013.

[23] Nazinitsky A, Covington M, Littmann L. Sinus arrest and asystole caused by a peripherally inserted central catheter[J]. Ann Noninvasive Electrocardiol, 2014, 19:391-394.

[24] Chhabra L, Spodick DH.Complete heart block-an underappreciated serious complication of central venous catheter placement[J].J Electrocardiol, 2012 Nov-Dec, 45(6):790-792.

[25] Erinjeri JP, Fong AJ, Kemeny NE, et al. Timing of administration of bevacizumab chemotherapy affects wound healing after chest wall port placement[J]. Cancer, 2011, 117:1296-1301.

[26] Ilhan BM , Sormaz İC , Türkay R. Pinch-Off Syndrome, a Rare Complication of Totally Implantable Venous Access Device Implantation: A Case Series and Literature Review[J]. Korean J Thorac Cardiovasc Surg, 2018 Oct, 51(5):333-337.

[27] Schulmeister L. Managing vesicant extravasations[J]. Oncologist, 2008, 13:284-288.

[28] Warkentin TE. Heparin-induced thrombocytopenia in critically ill patients[J].Semin Thromb Hemost, 2015 Feb, 41(1):49-60.

[29] Wassef AW, Kass M, Parmar G, Ravandi A. An unusual cause of ventricular tachycardia: Port-A-Cath fracture and embolization into the pulmonary artery[J]. Heart Int, 2014 Aug 11, 9(1):30-32.

[30] di Carlo I, Fisichella P, Russello D, et al. Catheter fracture and cardiac migration: a rare complication of totally implantable venous devices[J]. J Surg Oncol, 2000, 73:172-173.

[31] Kleinjan A, Di Nisio M, Beyer-Westendorf J, et al. Safety and feasibility of a diagnostic algorithm combining clinical proba bility, d-dimer testing, and ultrasonography for suspected upper extremity deep venous thrombosis: a prospective management study[J]. Ann Intern Med, 2014, 160:451-457.

[32] Kearon C, Akl EA, Comerota AJ, et al. Antithrombotic therapy for VTE disease: Antithrombotic Therapy and Prevention of Thrombosis, 9th ed: American College of Chest Physicians Evidence-Based Clinical Practice Guidelines[J]. Chest, 2012, 141(suppl):e419S-e4194.

[33] Carrier M, Lazo-Langner A, Shivakumar S, et al. Clinical challenges in patients with cancer-associated thrombosis: Cana dian expert consensus recommendations[J]. Curr Oncol, 2015, 22: 49-59.

[34] Lebeaux D, Larroque B, Gellen-Dautremer J, et al. Clinical outcome after a totally implantable venous access port-related infection in cancer patients: a prospective study and review of the literature[J]. Medicine (Baltimore), 2012, 91:309-318.

[35] Lebeaux D, Ferna´ndez-Hidalgo N, Chauhan A, et al. Manage ment of infections related to totally implantable venous-access ports: challenges and perspectives[J]. Lancet Infect Dis, 2014, 14:146-159.

[36] Ye H, Zeng J, Qin W, Yang Z, Yang L, Wu Z, Du G. A totally implantable venous access port associated with bloodstream infection caused by Mycobacterium fortuitum: A case report[J].Medicine (Baltimore), 2018 Jul, 97(29):e11493.

[37] Lebeaux D, Larroque B, Gellen-Dautremer J, et al. Clinical outcome after a totally implantable venous access port-related infection in cancer patients: a prospective study and review of the literature[J]. Medicine (Baltimore), 2012, 91:309-318.

第26章 常用中心静脉置管及维护

建立稳定可靠的静脉输液通路，可以使生命支持、营养支持、抗感染、补液、化疗、输血制品等医疗措施得以实现。静脉输液通路建立与维护技术，是医疗的重要保障，是现代医疗技术的重大进步。

由于输液的药物成分、剂量，输液目的，输液时长、间隔时间，患者的静脉条件等诸多因素不同，诞生出了多种建立静脉输液通路的工具。

根据药液到达静脉的位置不同，输液工具分为①经外周静脉输注方式，主要包括外周静脉钢针或套管针、中长导管；②经中心静脉输注方式，主要包括中心静脉导管（CVC，central venous catheters）、经外周静脉置入的中心静脉导管（PICC，peripherally inserted central catheters）、输液港（PORT）。③根据导管腔数，分为单腔、双腔、三腔导管等。

各种输液工具有各自的应用条件、适应证、禁忌证、置管技术、维护规则、并发症特点及处理方法等。其中血透通路、输液港已有专门章节介绍，本章节不再赘述。本章主要介绍 CVC、PICC 两种中心静脉通路。

一、经外周静脉置入的中心静脉导管

经外周静脉置入的中心静脉导管（PICC，peripherally inserted central catheters），通常是指经上肢浅静脉置入的中心静脉导管。因目标位置是上腔静脉近心房水平，所以导管自外周静脉到中心静脉，通常要走较长距离。为了适应应用人群粗细不同的静脉，导管根据周径分为 1.9F、3F、4F、5F、6F 等。其中，单腔 4F 导管、双腔 5F 导管在成人中较常用；单腔 3F、单腔 1.9F 导管在早产儿、新生儿较常用。

由于不同人群自穿刺点到中心静脉的距离不同，PICC 置入前需测量置入长度并剪裁，故分为前端剪裁和后端剪裁两种导管。

前端剪裁导管一般为端孔，后端可有一体成形、锥形设计，或有抗反流装置，或使用特殊接头等。必须将导管置入预定深度，否则会在体外留下较长导管。前端剪裁需特别注意导管尖端剪裁平整，防止锐利尖端在置入过程中损伤静脉壁，尤其对早产儿进行输液置管时，可使用专用剪裁工具，并且检查剪裁后质量。

后端剪裁导管一般为前端抗反流导管，最常用的是三向瓣膜导管，置入预定长度后，后端剪裁，连接锁扣，长度控制相对灵活。

PICC 常用的穿刺静脉依次是贵要静脉、头静脉、肘正中静脉。随着 PICC 技术发展及超声引导技术的成熟，在上述 3 种静脉不能使用时，肱静脉、腋静脉、大隐静脉、股静脉均成为备选静脉。穿刺技术从浅静脉穿刺发展到深静脉穿刺，导管尖端除了留置上腔静脉外，也留置在下腔静脉。这种拓展为临床解决了大量静脉输液难题，但并不是真正意义的 PICC，而是采取了 PICC 工具及相关技术，完成了特殊静脉置管。

本章节所描述的 PICC，是指使用专用 PICC 套件，经外周浅静脉穿刺，置入上腔静脉，导管尖端位于上腔静脉中、下 2/3 的静脉置管方法。

（一）PICC 置管的适应证和禁忌证

1. 适应证　PICC 置管包括以下适应证：①需频繁静脉输液，预计时间超过 4 周，尤其是外周静脉条件差者。②需使用对外周静脉刺激和损害较大的药物，如化疗药物、抗生素、甘露醇、TPN、酸碱度大及渗透压高的药物等，预计时间超过 2 周。③新生儿、早产儿需要静脉支持者。④穿刺其他静脉通路困难（如外周静脉无法找到）。⑤深静脉置管存在禁忌证（如抗凝患者）。⑥家庭病床需输液患者。

2. 禁忌证

(1) 绝对禁忌证：①一周之内有明确菌血症、败血症、脓毒败血症、感染性心内膜炎等全身感染的患者，或发热原因待查，尚不能排除血源性感染者；②穿刺部位存在明确感染（脓肿、蜂窝织炎）；③穿刺部位存在开放性外伤，急性期尚不能排除感染、血栓等可能者；④正在发生血栓性疾病，伴有出血，严重无法纠正的出凝血功能障碍者；⑤各种原因所致的休克状态，正在急诊抢救中；⑥预行或已有动静脉内瘘手术的肢体；⑦确诊或疑似患者对导管材质过敏者；⑧严重精神异常，无法配合操作。

(2) 相对禁忌证：①上腔静脉综合征、通路静脉狭窄或闭塞、血栓病史，需改由其他静脉通路置管；②预置管部位不能完成穿刺或可靠固定；③乳腺癌及其术后的患侧肢体；④置管通路拟行放疗或有放射治疗史；⑤血液透析或起搏器的同侧静脉；⑥需拄拐杖的上肢。

（二）后端剪裁三向瓣膜 PICC 常规置管操作规程

1. 术前准备

(1) 物品准备：无菌置管术前需准备的物品包括治疗巾、一次性垫巾、大棉球、止血钳、无菌镊、大铺巾、孔巾、无菌手术衣、无菌无粉手套、防水垫巾、止血带、纸尺、方纱、纱布、手术剪、透明敷料、PICC 导管、无针输液接头、0.9% 氯化钠溶液、肝素盐水（0～10U/ml）、20ml 注射器、10ml 注射器、碘伏或氯己定棉签、乙醇棉签、手消毒液、锐器盒、油性笔、治疗车（表 26-1）。

(2) 操作人员准备：①洗手，戴口罩、手术帽。②查对医嘱，核对知情同意书的签署。③检查所需用物品的有效期及质量，双人查对后推车携用物至床旁。④核对患者床号、姓名、腕带信息。⑤评估患者病情、年龄、意识状态、治疗需求、各项检查指标、心理反应及合作程度、血管情况。

(3) 患者准备：向患者解释操作目的、过程及需要患者配合的事项，协助患者术前如厕，取平卧位、暴露术侧上肢。

(4) 环境准备：评估环境安静、整洁、舒适情况，关闭门窗，保持室温适宜。

2. 操作程序

(1) 向患者解释操作目的以取得合作，签署知情同意书。

(2) 协助患者平卧，术侧肢外展，下垫防水垫巾。

(3) 选择静脉：放置止血带，首选相对较粗、血流量大的静脉；通常顺序为肘上贵要静脉→肘正中静脉→头静脉。原则上，尽量离开肘横纹 2cm 以上。

(4) 测量导管长度：从穿刺点至右胸锁关节，再向下至第 3 肋间。

(5) 测量上臂围并记录：肘窝上方 10cm 处测量双侧上臂围。

(6) 手消毒液消毒双手，打开 PICC 置管包，戴无粉无菌手套。

(7) 将第一块无菌治疗巾垫在患者手臂下，助手将止血带放好。

(8) 消毒：用 75% 乙醇棉球消毒皮肤 3 遍（第一遍顺时针，第二遍逆时针，第三遍逆时针），消毒范围以穿刺点为中心，上下直径 20cm，两侧至臂缘；待 75% 乙醇干后，碘伏消毒 3 遍（消毒方

表 26-1　PICC 置管术前准备物品

物品名称	数量	物品名称	数量
1. 治疗车	2 辆	11. 20ml 注射器	2 支
2. 治疗台（床头柜）	1 个	12. 1ml 注射器	1 支
3. 一次性无菌手术衣	1 包	13. 乙醇和碘伏（乙醇和碘酊或氯己定也可）	各 1 瓶
4. 一次性无粉无菌手套	2 副	14. 棉签	1 包
5. 一次性防水垫巾 ×1、纸尺 ×1		15. 一次性抗过敏胶带	1 卷
6. 一次性置管包，内含（自上而下顺序）	1 个	16. 弹力绷带	1 包
治疗碗 ×1（含大棉球 ×6、止血钳或无菌镊 ×2）		17. 医疗垃圾桶（黄色）	1 个
治疗巾 ×1		18. 生活垃圾桶（黑色）	1 个
止血带 ×1、无菌大单 ×1		19. 锐器桶	1 个
孔巾 ×1		20. 手消液	1 瓶
弯盘 ×1（含方纱 ×4、手术剪 ×1、无菌胶贴 ×3、透明敷料 ×1）		21. 超声机	1 台
7. PICC1 根、MST 套件 1 套、导针器套件（20G/21G）1 套		22. 耦合剂	1 瓶
8. 无针输液接头	1 个	23. 纸巾	1 包
9. 2% 利多卡因	1 支	24. 记号笔	1 支
10. 100ml 生理盐水	1 袋		

法同 75% 乙醇、范围稍小于 75% 乙醇）。

（9）脱手套，洗手，穿无菌手术衣，更换第二副无菌手套。

（10）铺无菌大单及孔巾，覆盖术肢，暴露穿刺点。保证无菌区域最大化。助手酌情协助冲洗无菌手套，术者用干纱布擦干。

（11）助手协助将 PICC 导管、穿刺针及 2 支 10ml（或 20ml）注射器放入无菌区内。

（12）预冲导管：用 20ml 生理盐水预冲导管及所有配件，激活亲水性导丝，检查导管完整性。

（13）助手位于对侧扎止血带，使止血带末端远离无菌区，嘱患者握拳，使静脉充盈。

（14）静脉穿刺：①绷紧皮肤，以 15°～30° 角实施穿刺；②见到回血后降低穿刺角度，再进针 1～2mm，使穿刺针尖端完全进入静脉；③固定针芯，向前推进插管鞘，将插管鞘送入静脉。

（15）从导入鞘内退出穿刺针：①助手协助松开

止血带，嘱患者松拳；②左手食指按压插管鞘前端静脉，拇指固定插管鞘，右手撤出针芯；③将针芯妥善放置。

（16）置入导管：①固定好插管鞘，穿刺点下方放置无菌纱布，将导管缓慢、匀速送入静脉；②置入导管 25cm 时，嘱患者向穿刺侧转头，并将下颌贴肩，以防止导管误入颈内静脉，导管到达预定长度后嘱患者头恢复原位。

（17）退出插管鞘：①送管至预定长度后，可退出插管鞘；②按压插管鞘上端静脉，盖无菌纱布，退出插管鞘使其远离穿刺部位。

（18）撤出支撑导丝：①将导管与导丝的金属柄分离，左手轻压穿刺点固定导管，右手撤出导丝，移去导丝时要缓慢匀速；②将导丝妥善放置。

（19）修剪导管长度：保留体外 5cm 导管以便安装连接器，用无菌剪刀剪断导管，注意不要剪出斜面或毛碴。

(20)安装连接器：①先将减压套筒套到导管上；②再将导管连接到连接器翼形部分的金属柄上（注意一定要推进到底，导管不能起褶）；③将翼形部分的倒钩和减压套筒上的沟槽对齐，锁定两部分。

(21)抽回血和冲管：抽取回血再次确认穿刺成功，用10ml生理盐水脉冲式冲管，导管末端连接输液接头，正压封管。

(22)安装导管固定器：①撕去孔巾；②清洁穿刺点周围皮肤；③调整导管位置；④安装思乐扣。

(23)粘贴透明敷料：①在穿刺点放置2cm×2cm小纱布；②无张力放置10cm×12cm无菌透明敷料，透明敷料下缘对齐思乐扣下缘，放置后先"塑形"，然后按压整片透明敷料，边压边去除纸质边框；③取第一条无菌胶带蝶形交叉固定思乐扣下缘导管，取第二条无菌胶带固定贴膜边缘；④助手在胶带上注明PICC、穿刺日期、术者姓名缩写。

(24)整理用物，垃圾分类处理，钢针及导丝放入利器盒，脱手套及隔离衣，洗手。

(25)向患者及家属交代置管后注意事项。

(26)确定导管位置：拍X线片确定导管尖端位置并记录检查结果。

(27)术后记录：①置入导管的长度、X线胸片显示的导管位置；②导管的型号、规格、批号；③所穿刺的静脉名称、臂围；④穿刺过程描述是否顺利、患者有无不适的主诉等。

（三）超声引导改良塞丁格技术（modified seldinger technique，MST）后端剪裁PICC置管操作流程

1. 术前准备

(1)物品准备：同后端剪裁三向瓣膜PICC常规置管术前物品相似。

(2)操作人员准备：在治疗室进行。

①操作者洗手，戴口罩，戴手术帽。

②查对医嘱执行单及知情同意书签署情况。

③备齐物品，检查所需物品有效期和包装完整性。

④两人查对，推车携用物至床旁。

2. 操作步骤

(1)拿医嘱执行单及知情同意书到床旁查对床号、姓名及腕带信息，向患者解释操作目的以取得合作。

(2)摆体位，术肢外展。

(3)在穿刺肢体下垫一次性防水垫巾。

(4)选择穿刺部位：用超声仪器查看双侧上臂，选择最适合置管的血管。在超声探头上涂抹耦合剂；将超声探头垂直于上臂血管放置，血管成像清晰；选好血管后用记号笔在皮肤上做好标记。

(5)测量导管置入长度及上臂围：

①从预穿刺点沿静脉走行至右胸锁关节，向下至第3肋间即为导管置入长度；②在肘窝上方10cm处测量双侧上臂围。

(6)术者手消毒。

(7)打开PICC置管包，戴无菌手套。

(8)穿刺部位消毒：以穿刺点为中心，75%乙醇棉球消毒3遍、0.5%碘伏棉球消毒3遍，消毒范围为整臂消毒。

(9)取无菌治疗巾垫在术肢下，将无菌止血带放好。

(10)脱手套，手消毒。

(11)穿无菌手术衣，戴无菌手套。

(12)铺无菌大单及孔巾，覆盖术肢，暴露穿刺点。

(13)助手将2支20ml注射器及1支1ml注射器打开放入无菌区内并协助术者抽取1ml利多卡因，20ml生理盐水2支备用。

(14)助手打开PICC、MST套件、导针器套件及输液接头外包装，将其放入无菌区内。

(15)检查导管完整性并用生理盐水预冲洗及浸润导管、减压套筒、延长管、输液接头。

(16)将预冲洗好的PICC导管及置管用物放于

术者旁无菌区内。

(17) 助手在超声探头上涂抹适量耦合剂，并协助罩上无菌保护套。注意①将探头和导线套入保护套内，保护套四周不要触碰探头上的耦合剂；②耦合剂与保护套充分贴合，不要留有气泡；③使用无菌皮筋固定保护套；④在预穿刺点皮肤上涂抹一层无菌耦合剂。

(18) 穿刺：①选择与血管深度符合的导针架紧密安装到探头上（徒手穿刺则不需要）。将系止血带、穿刺针放入导针架，针尖斜面朝向探头，确保穿刺针针尖在导针架内，将探头垂直置于预穿刺血管上，使屏幕的圆点标记在预穿刺血管中心。②边看超声仪屏幕，边缓慢穿刺，观察针鞘中的回血。③见回血后，握住穿刺针，使针与导针架缓慢分离。④降低穿刺针角度，将导丝沿穿刺针送入血管 10 ～ 15cm，松止血带。⑤将穿刺针缓慢回撤，只留下导丝在血管中。⑥在穿刺点旁局麻，从穿刺点沿导丝向外上扩皮。⑦将扩张器及导入鞘沿导丝缓慢送入血管，并在下方垫无菌纱布。⑧按压穿刺点及导入鞘前方，将导丝及扩张器一同撤出。

(19) 固定好导入鞘，将导管沿导入鞘缓慢、匀速送入，使导管沿静脉主要回流通路飘入。如静脉充盈较差，可同步分次少量注入无菌生理盐水，充盈静脉。同时嘱患者向穿刺侧转头，并将下颌贴近肩部，以防止导管误入颈内静脉，导管到达预定长度后嘱患者头恢复原位。

(20) 拔出导入鞘：送管至预定长度后，撤出并远离穿刺点撕裂导入鞘。

(21) 助手用超声仪检查颈内静脉，初步判断导管是否异位。

(22) 撤出支撑导丝：将导管与导丝的金属柄分离，一手固定导管，一手平行缓慢撤出导丝。

(23) 修剪导管长度：保留体外 6cm 导管以便安装连接器，以无菌剪刀剪断导管，注意不要剪出斜面或毛碴。

(24) 安装连接器：先将导管穿过减压套筒，与延长管上的金属柄连接，注意一定要推进到底，导管不能起褶。将翼形部分的倒钩和减压套筒上的沟槽对齐，锁定两部分。

(25) 抽回血和冲封管：抽回血确认穿刺成功，然后用 20ml 生理盐水脉冲式冲管，导管末端连接无针输液接头并正压封管。

(26) 安装思乐扣：①撕去孔巾；②清洁穿刺点周围皮肤；③皮肤保护剂擦拭预固定部位；④调整导管位置；⑤安装思乐扣。

(27) 粘贴透明敷料：在穿刺点放置 2cm×2cm 小纱布，无张力粘贴 10cm×10cm 以上无菌透明敷料；无菌胶带蝶形交叉固定导管及透明敷料，再以胶带横向固定贴膜下缘。

(28) 助手在记录胶贴上标注 PICC、穿刺日期、穿刺者姓名，贴于贴膜下缘。

(29) 助手酌情应用弹力绷带加压包扎固定导管，协助患者取舒适卧位，整理床单位。

(30) 初步整理用物，脱手套，脱手术衣（助手协助），手消毒。

(31) 向患者及家属交代置管后注意事项。

(32) 推车回治疗室，整理用物，垃圾分类处理，洗手。

(33) 在即刻执行单上签名及执行时间，书写护理记录及置管维护记录，并保留导管条形边码粘贴于知情同意书上。

(34) X 射线摄影检测，确认导管尖端位置并记录。

3. 置管注意事项

(1) 严格遵循无菌技术及手卫生操作规程。

(2) 超声下评估血管时，注意严格区分动静脉，避免误穿动脉。

(3) 测量长度要准确，避免导管进入右心房或置入过浅。

(4) 穿刺成功送入导丝时，动作轻柔，确保导丝无卷曲。

(5) 确保导丝的软头送入静脉，不得反方向送入。

(6) 导丝在体外一定要预留至少 15cm，避免滑入体内。

(7) 沿导丝方向扩皮，避免损伤导丝和血管。

(8) 如遇送管困难，不可强行送管。

(9) 应轻柔抽去导丝，以免破坏导管及导丝的完整。

(10) 禁用容量小于 10ml 的注射器，以免损坏导管。

(11) 禁止在导管上贴胶带。

(12) 透明敷料应全部覆盖体外导管及导管固定器。

(13) PICC 置管应使用无粉无菌手套，如使用有粉无菌手套必须在接触导管前用生理盐水冲洗无菌手套并擦干。

(14) PICC 置管术操作按表 26-2 评价。

（四）PICC 导管维护

维护时间：正常情况至少每 7 天对 PICC 导管维护一次。

维护内容：更换输液接头、冲洗导管、更换透明敷料。

PICC 导管维护操作程序如下。

1. 物品准备 PICC 导管准备需要 PICC 换药包、棉签、10ml 预冲注射器、输液接头、手消毒液、污物罐、锐器盒、签字笔和 75% 乙醇。

2. 操作步骤

(1) 洗手、戴口罩，查对维护记录单。

(2) 查对各项无菌物品完整性及有效期。

(3) 携用物至患者床旁，查对床号、姓名，查看 PICC 患者维护手册。向患者解释操作目的，以取得合作。

(4) 打开 PICC 换药包，取出垫巾和皮尺。

(5) 在穿刺肢体下铺垫巾。

(6) 用皮尺测量肘正中上方 10cm 处臂围。

(7) 揭开固定输液接头的胶布，用 75% 乙醇棉签消毒皮肤，去除胶迹。

(8) 更换输液接头：①洗手；②打开输液接头包装备用；③取出预冲注射器，释放阻力，取下保护帽，安装输液接头，排气，备用；④卸下旧接头；⑤洗手；⑥戴无菌手套，取出乙醇棉片；⑦用乙醇棉片消毒导管口横截面及外壁（全方位用力擦拭 15s）；⑧连接新接头。

(9) 冲洗导管：①抽回血（回血不可抽至接头或注射器）；②使用预冲注射器，用脉冲方法冲洗导管；③实行正压封管（封管液推至 0.5～1ml，单手夹闭小夹子，移除注射器）；④脱手套。

(10) 更换透明敷料：①去除透明敷料外胶带。②用拇指轻压穿刺点，沿四周 0° 角平拉透明敷料。③固定导管，自下而上 180° 角去除原有透明敷料。④评估穿刺点有无红肿、渗血、渗液，体外导管长度有无变化。⑤洗手。⑥戴无菌手套。⑦左手提起无菌纱布覆盖的导管，右手持乙醇棉棒一根，避开穿刺点直径 1cm 处，顺时针去脂、消毒；取第二根乙醇棉棒避开穿刺点直径 1 cm 处，逆时针去脂、消毒；取第三根乙醇棉棒，消毒方法同第一根。（消毒直径 15cm，大于透明敷料的面积）。⑧取第一根碘伏棉棒以穿刺点为中心顺时针消毒皮肤及导管；左手翻转导管，取第二根碘伏棉棒逆时针消毒皮肤及导管；左手再翻转导管，取第三根棉棒顺时针消毒皮肤及导管。皮肤消毒范围为小于乙醇消毒面积，大于透明敷料面积。导管消毒至导管连接器翼形部分。⑨调整导管位置，涂抹皮肤保护剂，安装思乐扣。⑩无张力放置透明敷料，放置后先"塑形"，然后按压整片透明敷料，边压边去除纸质边框。⑪第一条无菌胶带蝶形交叉固定。⑫取第二条无菌胶带固定。⑬胶带上标注导管类型及换药日期、操作者姓名，贴于透明敷料下缘。

(11) 整理用物，脱无菌手套。

(12) 填写 PICC 患者维护手册；整理床单位，向患者交代注意事项。

操作者姓名：　　　　　　　日期：　　　　　　　得分：　　　　　　　评分者姓名：

表26-2　PICC置管术（超声引导MST-三向瓣膜式）操作评价表

内容	分值	得分
准备用物	5	
用物准备同操作标准	5	
操作步骤（95分）		
1　洗手，戴口罩；查对医嘱和知情同意书的签署	2	
2　查对床号、姓名及腕带信息，解释操作目的及配合事项；选择静脉——首选贵要静脉	2	
3　测量定位：患者平卧，术侧手臂外展90°。暴露穿刺区域，用超声系统查看双侧上臂，选择最适于置管的血管，用记号笔标记，测量置管长度和双侧上臂围并记录	3	
4　洗消手；打开PICC置管包，戴无菌手套	2	
5　消毒：助手协助抬高患者置管侧手臂①用75%乙醇棉球消毒3遍，整臂消毒；②待75%乙醇干后，碘伏棉球消毒3遍（消毒方法及范围同乙醇）	4	
6　手臂下垫无菌治疗巾，将无菌止血带放置手臂下，放下手臂	1	
7　脱手套，洗消手。穿无菌手术衣，更换第二副无菌手套	3	
8　铺无菌大单及孔巾，保证无菌区足够大	3	
9　按无菌原则准备注射器，MST套件，透明敷料，无菌胶带等于无菌区内。注射器抽取生理盐水，1ml注射器抽吸2%利多卡因。用生理盐水预冲及浸润导管、减压套筒、延长管、编波接头、检查导管完整性	2	
10　助手在超声探头上涂抹超声耦合剂，并协助助手上无菌保护套	2	
11　系止血带，保证静脉充盈	1	
12　静脉穿刺： （1）选择与血管深度符合的导针架紧密安装到探头上 （2）边看超声仪屏幕、边缓慢穿刺，观察针鞘中的回血 （3）见回血后握住穿刺针，使针与导针架缓慢分离 （4）降低穿刺针角度，将导丝沿穿刺针送入血管10～15cm，松止血带 （5）将穿刺针缓慢回撤，只留下导丝在血管中 （6）在穿刺点旁局麻，从穿刺点沿导丝向外上扩皮 （7）将扩张器及导入鞘沿导丝缓慢送入血管，并在下方垫无菌纱布 （8）按压穿刺点及扩张器前方，将导丝及扩张器一同撤出	30 2 5 2 4 4 4 5 4	

	内容	分值	得分
13	置入导管：固定好导入鞘，将导管沿导入鞘缓慢、匀速送入，同时嘱患者向穿刺侧转头，并将下颌贴近肩部，以防止导管误入颈内静脉，导管到达预定长度后嘱患者头部恢复原位	6	
14	退出导入鞘：送管至预定长度后，撤出并远离穿刺点撕裂导入鞘	4	
15	助手用超声检查颈内静脉初步判断导管是否异位	2	
16	撤出支撑导丝：将导管与导丝分离，平行撤出导丝，移去导丝时要缓慢匀速	4	
17	修剪导管长度：保留体外6cm导管以便安装连接器，平行撤出导丝，以无菌剪刀垂直剪断导管，注意不要剪出斜面或毛碴	2	
18	安装减压套筒及延长管：将导管穿过减压套筒与延长管连接，注意一定要推进到底，导管不能起褶，将翼形部分的倒钩和减压套筒上的沟槽对齐，锁定两部分	5	
19	抽回血和冲封管：抽回血确认穿刺成功后（在延长管内见到回血即可）用10ml生理盐水脉冲方式冲管，导管末端连接输液接头，并正压封管	4	
20	安装导管固定器：①撕去孔巾；②清洁穿刺点周围皮肤；③调整导管位置；④安装思乐扣	4	
21	粘贴透明敷料：在穿刺点放置2cm×2cm小纱布，无张力粘贴10cm×10cm以上无菌透明敷料，无菌胶带蝶形交叉固定导管及透明敷料，再以胶带横向固定膜下缘	2	
22	整理用物、脱手套。助手在敷贴上注明PICC、穿刺日期。根据需要弹力绷带包扎	2	
23	向患者及家属交代置管后注意事项	1	
24	确定导管位置：拍X线胸片确定导管尖端位置	1	
25	术后记录：①置入导管的长度，X线胸片显示的导管位置；②导管的型号、规格、批号；③所穿刺的静脉名称、臂围；④穿刺过程描述是否顺利，患者有无不适的主诉等	3	

(13) 洗手。

(14) 回治疗室，填写 PICC 维护记录单。

PICC 维护质量评分见表 26-3。

（五）PICC 常见并发症的预防和处理

1. **机械性静脉炎**　机械性静脉炎是由于导管机械性刺激损伤静脉壁而引起的无菌性炎症，常发生在置管后 48～72h，好发于穿刺点上方 8～10cm，一周内最为多见。此并发症表现为穿刺点上方静脉呈条索状改变，伴有红、肿、热、痛等静脉炎症状，严重时可以继发静脉血栓形成或导管相关性感染。

(1) 常见原因

①置管静脉过细、血流量低。

②置管静脉痉挛。

③穿刺部位邻近关节，关节活动诱发导管与静脉间的相对运动。

④导管固定不佳，随呼吸或上肢运动，导管与静脉间有相对运动。

⑤置管过程不顺利，反复调整导管。

(2) 预防措施

①选择直径较粗、血流量较大的静脉，完成置管。

②置管前适当饮水或补液，使静脉充盈后，再置管。

③置管操作动作轻柔、慢速、匀速送管，血管痉挛时不可强行送管。

④加强与患者沟通，缓解其紧张情绪，减少血管痉挛。

⑤合理的置管前教育，置管后减少患者肘部活动。

⑥穿刺部位远离关节，并良好固定导管。

⑦做好导管周围皮肤保护，预防皮炎出现，避免在长期留置中，因皮肤无法粘贴固定敷料而出现导管固定不牢。必要时采取预防性措施，如局部涂多磺酸黏多糖乳膏或使用增强型透明贴等。

⑧如出现置管不顺利，延迟 24h 启用导管，给静脉损伤提供修复机会。

(3) 治疗方法

①早发现、早干预。

②局部热敷。

③主动握拳运动，促进静脉回流，减少肘关节活动。

④喜辽妥、如意金黄散、疮疡膏等外用。

⑤在保证导管良好固定的前提下，使用功能性敷料改善静脉炎：水胶体敷料、保愈美等。

⑥严重时，暂缓化疗等恶化全身状态的治疗。

2. **穿刺点出血**

(1) 常见原因

①凝血机制异常或使用抗凝药物。

②压迫止血方法不正确。

③扩皮时，尖刀碰巧损伤皮肤小血管。

④静脉回流受阻、肢体严重水肿等静脉高压。

⑤导管与静脉间有过大成角，存在张力。

⑥误穿动脉。

(2) 预防措施

①置管前凝血功能评估，如明确异常，延长压迫止血时间至 15min。

②穿刺点及其近心端 5～10mm 区域均可能出血，确认压迫范围，位置准确未移位，压迫时间至少 5min。

③正确使用扩皮刀，刀刃向上，破开真皮层即止，根据导管粗细决定皮肤切开大小，避免过多切开。

④确认静脉回流通路血流通畅、导管位置良好，测量臂围变化。

⑤顺静脉走行方向，固定导管。

⑥操作者对组织结构层次有清楚认识，正常应该浅静脉穿刺，如无可使用浅静脉；应借助超声引导技术实施深静脉置管，以免有误穿动脉可能。

(3) 处理方法

①再次确认压迫止血位置、范围、时间正确。

表 26-3　PICC 维护质量评分表

操作程序	扣分标准	成绩
着装、仪表、举止符合要求	着装不符合要求（-1）	
洗手、戴口罩	六步洗手法不正确（-2）	
查对 PICC 维护记录单及维护手册 查对各项无菌物品	未查对记录单（-1） 未查对维护手册（臂围、刻度）（-1） 未检查无菌物品（-2）（漏一项 0.5）	
查对床号、姓名，解释	未查对床号、姓名（-1）；未解释（-2）	
打开换药包	过程中污染（-2）	
在穿刺肢体下放垫巾	未放置垫巾（-2）	
测量上臂围（双侧）	未测量上臂围或方法不正确（-2）	
揭开固定输液接头的胶布 去除胶痕清洁皮肤	未清除胶痕（-2） 未清洁接头下皮肤（-2）	
手消毒	未进行手消毒（-1）	
取出预冲注射器，释放阻力； 安装输液接头，排气备用	未释放阻力（-2） 未预冲接头（或污染接头）（-2）	
卸下旧接头后手消毒并戴手套	未卸旧接头（-2）；未手消毒（-1） 手套污染（-2）	
乙醇棉片包裹消毒导管接头 用力多方位擦拭 15s	未消毒接头横截面（-1） 未消毒接头侧面（-1） 擦拭时间＜15s（-2）	
评估导管	未抽回血（-2）；抽回血不正确（-2）	
冲洗导管	脉冲冲洗方法不正确（-4）	
正压封管	未做到正压封管（-2）；接头延长管不正确夹闭（-2）	
去除原有透明敷料	一手拇指未轻压穿刺点（-1）；污染穿刺点（-2） "0" 度平拉去除原有透明敷料方法不正确（-2） 未去除思乐扣黏胶（-2）；手指触及思乐扣（-1）	
观察穿刺点有无异常	未观察（-2）	
手消毒	未进行手消毒（-1）	
在 PICC 换药包内放置思乐扣 戴手套	过程中污染（-2） 手套污染（-2）	
思乐扣卸除 2D 法	未先移开 PICC 导管（-2）；未卸除思乐扣（-2） 移除时手套污染（-2）	
乙醇脱脂消毒	未提起导管（或导管提拉过高）（-2）；未避开穿刺点（-2）；无菌纱布覆盖提拉接 头时手套污染（-2）；消毒面积过小（-2）	
碘伏消毒	未以穿刺点为中心（-2）；未放平导管（-2）；未翻转导管擦拭（-2）；未擦拭到固 定翼（-2）；消毒范围小于敷料范围（-2）	
调整导管位置	导管位置不当（-2）	

操作程序	扣分标准	成绩
思乐扣固定: 4P 法	4P 法不正确(皮肤处理、按压、撕开、贴放)(-4)(每步骤 1 分);透明敷料无张力放置不正确(-2) 思乐扣未完全覆盖(-2);透明敷料位置、塑形、整片及边缘按压各扣 1 分 蝶形交叉固定方法不正确(-1);输液接头未固定(-1) 安装思乐扣前手套污染(-2)	
标注导管类型、日期,贴于透明敷料下缘	未标注姓名日期、PICC 名称(-1) 位置不正确(-1)	
整理用物	未按垃圾分类处理原则整理用物(-2)	
脱无菌手套	方法正确(-1)	
交代注意事项	未交代注意事项(或不全)(-2)	
洗手,填写导管维护记录单	未洗手(-1);未填写(-1)	
全部操作应于 15min 内完成	超时每 1 分钟扣 1 分	

②再次确认导管与静脉走行间的相对位置。

③确认出血是静脉血,二次压迫止血时间 15min。

④如仍不能止血,穿刺点放小方纱布或藻酸盐等有辅助止血功能的敷料,中延展弹力绷带局部压迫止血;注意 5mmHg 压力即可有效静脉止血,弹力绷带压力不能超过 10mmHg,否则可能造成远端肢体水肿。

⑤如切开的皮肤出血,通常为鲜红的动脉血,经两次正确位置的压迫止血应该有效止血。如有严重凝血障碍,或抗凝、溶栓治疗中,可采取上述弹力绷带辅助止血方式;如持续 24h 不能止血,需启动评估停用抗凝溶栓药物或给予止血药物的风险利弊。必要时,按照误穿动脉的弹力绷带止血方式止血(见下)。

⑥如误穿动脉引发出血,一定为鲜红的动脉血,同时可能伴有穿刺点周围血肿,需立即压迫止血;正常人手指压迫力量可以超过 200mmHg 压力,一定能对抗血压造成的出血,因此,准确找到穿刺后出血点实施压迫,是能否止血的关键。由于出血位置深,周围有血肿干扰,上臂组织疏松、压迫时容易移位,使有效压迫止血存在一定

难度。操作者需保持镇静,左手四指并排,从穿刺点开始向近心端,沿动静脉走行方向,进行持续压迫,同时注意感知深方动脉搏动,如搏动良好,说明压迫位置准确。并用右手间断检查周围是否有组织张力增高等血肿征象,确认压迫止血效果。

⑦确认动脉出血,在压迫止血满意后,仍需弹力绷带加压止血,方法如下:方纱叠成 2cm 小方块,确认覆盖自皮肤穿刺点到动脉被穿刺处的范围,弹力绷带自手背开始,至小方纱上方约 5cm 处,加压包扎,压力大约 40mmHg。弹力绷带必须自手背开始(有别于静脉止血时仅局部打绷带)。必须暴露手指,观察血供。每小时观察止血效果及患者对压力的耐受能力。6h 后拆开绷带,观察止血效果,并确认血肿有无及范围,12h 内,限制上肢活动,避免两次出血。

3. PICC 堵管 因 PICC 导管堵塞,使用过程中或再次启用前,输液速度减慢或停止。

(1) 常见原因

①药物性:药液黏稠,未及时冲管,药物相互作用后沉淀。

②血凝性:静脉压力过高,冲洗封管不当,

高凝状态。

③机械性：导管打折，导管受压，导管误入小静脉。

(2) 预防措施

①正确应用"A-C-L"（评估 - 冲管 - 封管）导管维护程序，规范和统一维护手法，使用 10ml 注射器，脉冲式冲管，每次 1～2ml，每腔总量 5～10ml；低危时，可以在每天使用完毕冲封管，或每 12h 冲管。

②在启用导管前，对药液性质进行评估，高危时，在使用完毕或使用过程中，可增加冲管次数，给予 5～10ml 生理盐水冲管（早产儿、新生儿、心衰、肾衰、危重患者抢救等，需根据情况决定冲封管液量）。

③根据患者是否高凝，有无堵管史，是否是抗反流导管等因素，决定是否给予肝素封管（肝素浓度 10U/ml）。

④体外段有效固定，防止导管折叠扭曲；

⑤确保导管尖端位置正确，必要时复查胸片定位。

(3) 预防及处理方法

①确认导管没有打折或阻塞，导管尖端位置无血栓，位于上腔静脉等目标静脉内。

②血凝性完全堵塞导管的肝素盐水回抽法：20ml 注射器抽取肝素盐水（100U/ml）2～5ml，反复回抽，将肝素水导入导管中，等待 20～30min，再反复回抽，直到将血凝块从导管中抽出。如重复 3 次以上，无效果时，可以将肝素水保留在导管中过夜，第二天再次尝试。注意不可暴力冲管，避免损伤导管或造成肺栓塞。

③少数情况下，用尿激酶 5000U/ml 替代肝素水，导入导管中过夜，有助于导管内残余血栓的断裂，起到增加再通成功率的效果。注意禁止将尿激酶注入体内。

④如导管仍不通，拔管。

⑤对于药物性未完全堵塞导管，改变 pH 或可提高溶解度，需根据堵管药物的性质具体分析。

⑥如导管再通，用 10ml 注射器将生理盐水共 20ml 脉冲式冲管后，继续使用。

4. 导管意外脱出

(1) 常见原因

①因出血、皮炎、导管体外部分过长等原因，无法妥善固定。

②更换贴膜过程中，未采取临时辅助固定措施。

③更换贴膜过程中，意外将导管拔出。

④患者咳嗽、紧张憋气、心衰等静脉压增高。

⑤患者皮肤松弛，未对导管形成有效固定力。

⑥导管远端移位到小静脉，有向外顶管的力量。

⑦在导管未有效固定的情况下，导管活塞运动产生向外位移。

⑧患者意外拔出导管。

(2) 预防措施

①防止穿刺点出血。

②预防穿刺点周围导管贴膜相关皮炎。

③置管时，测量、剪裁保证导管体外部分长短适度，一般 5cm，并妥善固定。

④对于皮肤松弛，营养状态差的患者，在导管维护时，助手进行导管辅助临时固定措施。

⑤规范导管维护护理过程，熟练操作流程，避免意外拔出。

⑥维护过程中，让患者平静，避免紧张焦虑，避免咳嗽等增加静脉压的情况出现。

⑦定期维护，向患者讲解置管后自我观察的方法及造成脱管的原因，避免敷料潮湿和过度牵拉导管引起导管脱出，患者帮助确认导管固定效果。

⑧儿童 PICC，给予自黏疏网绷带辅助固定，防止孩子摸到导管。

(3) 预防及处理方法

①预防为主，通常不建议在没有充分有效消毒的环境下将脱出的导管送回。

②脱出较多时，重新拍片，定位导管尖，确认导管是否能继续使用。

③如离开上腔静脉，但输注药物刺激性较小（非化疗药物），治疗已临近结束，充分权衡利弊后，可在与患者及家属充分沟通后，继续短期使用。

④在腋静脉以下时只能输注非刺激性液体和药物，导管使用时间不超过2周。

⑤对于后端剪裁导管，如体外段过长，可重新剪裁固定；详细记录剪裁长度、导管长度及外露长度。

⑥完全脱出者，按照拔管处理。

5.静脉血栓形成　指置管静脉内（导管外）血栓形成，根据形成血栓的静脉深浅不同，分为血栓性浅静脉炎和深静脉血栓形成；前者仅有局部充血、疼痛、静脉条索，一般不造成整个上肢水肿；后者通常突然出现，1～2d内迅速加重，引起明显上肢水肿，皮肤潮红或青紫，张力增高，浅静脉怒张，周径差变大，经过正规治疗，3周后症状明显减轻。

需要区分沿导管周围生长的纤维蛋白鞘，纤维蛋白鞘主要是因机体通过动员凝血系统，活化纤维蛋白，包裹导管，来避免导管与血液体系持续接触的排异方式。纤维蛋白鞘一般与导管粘连紧密，而血栓以无法流动的红细胞被凝血系统固定为主，与导管粘连较松，与静脉连接更紧密。纤维蛋白鞘呈白色，而血栓通常为暗紫色。

纤维蛋白鞘虽然是动员凝血系统产生的，但不是真正意义上的静脉血栓，只是形成静脉血栓时的第一步，形成血栓的"头"，又名"白血栓"。如果没有其他高凝状态因素的参与，纤维蛋白鞘会在"形成"与"溶解"的动态平衡中存在，既不会完全消失（导管是异物，需要被包裹），也不形成真正的静脉血栓，堵塞静脉，甚至全无症状。但如果出现血栓形成的危险因素，就可以在纤维蛋白鞘的基础上，完成静脉血栓形成的全过程，最终形成"红血栓"，而堵塞静脉，产生临床症状。

（1）危险因素

①静脉血栓危险因素：高凝状态、血管损伤、血流缓慢。

②导管相关性危险因素：长段载体、长期留置、占位效应。

③管尖进入血流量低的血管：导管过浅、异位、移位。

（2）预防措施

①置管前评估凝血状态，尽量不在出凝血功能不稳定阶段置管。

②如置管过程不顺利，延迟24h启用导管。

③置管后，坚持主动握拳运动（三"3"原则：用力握拳3s，用力张开手掌3s，每小时重复至少3个握张循环）。

④适量饮水或补液，尤其在化疗期间。

⑤术前充分评估，存在通路静脉狭窄时，谨慎置管。

⑥导管尖端未达到上腔静脉，不建议使用，可在透视下调整导管到位。

⑦有血栓抗凝治疗史患者，在置管后化疗前可启动抗凝治疗，预防血栓。

（3）治疗方法

①血栓性浅静脉炎，通常仅需要局部处理，热敷、喜辽妥、如意金黄散、功能性敷料（水胶体、保愈美等），帮助炎症吸收改善，严重时，可以按照深静脉血栓治疗原则处理。

②抬高患肢，患肢制动2周（自抗凝启动开始计时2周）。

③如无禁忌，立即启动抗凝治疗（低分子肝素、利伐沙班等）；根据血栓范围及位置，症状改善的时间，决定抗凝治疗时间（2周～3个月），3个月后再评估，是否有继续抗凝指征。

④如需长期稳定抗凝，可考虑换用华法林，但需充分权衡长期抗凝的必要性，抗凝期间是否有化疗干扰，如有明显化疗干扰，不建议应用华法林。

⑤对症药物（地奥司明、马栗种子提取物、羟苯磺酸钙等）消肿治疗，直到症状消失。

经过上述治疗，多数患者在3周内症状明显改善，通常上肢血栓不引起肢体坏死、感染等严重并发症。因此，PICC相关性上肢静脉血栓，不推荐静脉溶栓治疗。

6. 导管破损或断裂 导管破损未及时发现可发生断裂，断裂的导管有随血液回流进入体内，造成导管栓塞的风险，虽然通常无症状，但会对患者及家属造成较大心理恐慌。

(1) 常见原因

①锐器伤或血管钳损伤。

②操作中或维护时，过度牵拉导管。

③最容易破损断裂的位置在导管进入皮肤处，此处在维护消毒时，经历反复移位折弯，易发生疲劳损伤，一般使用时间不建议超过1年。

④如穿刺深静脉置入PICC，在导管经过深筋膜位置，容易受深筋膜组织的反复牵拉切割力，留置时间不建议超过9个月。

⑤完好导管可耐受至少172.375kPa（25psi）的压强，但长期使用的导管在易损部位，耐压能力会下降。

⑥在导管通畅的前提下，使用10ml注射器脉冲冲管安全。导管不通时，即使使用10ml注射器加压冲管，仍可产生413.7kPa（60psi）以上的压强，可导致导管破裂。

⑦拔管过程中，导管因纤维蛋白鞘或血栓的存在而无法拔除，在用力过程中可导致导管断裂。

⑧夹闭综合征（锁骨下静脉穿过锁骨与第一肋骨的锁骨下静脉沟位置时，由于两个骨骼夹角过小，导致上肢活动时，反复挤压锁骨下静脉内的导管，出现导管不通畅、导管拔除困难、导管断裂等现象）损伤导管致近心段脱落，进入心腔或肺动脉。

(2) 预防措施

①置管前严格遵守操作规程，预冲导管，检查导管完整性及有效期。

②禁止任何锐器或血管钳损伤导管。

③置管中不可暴力送管和回拉导丝，修剪导管时注意保持截面平滑无毛碴，连接器金属部分完全推入导管内，再将导管与减压套筒连接并锁牢。

④置管后妥善固定，维护时密切观察穿刺点情况及导管的完整性，指导患者更衣时动作缓慢轻柔，防止意外折断导管。

⑤除非充分权衡利弊，否则禁止超期使用导管。

⑥有可选择的浅静脉时，应避免深静脉置管。

⑦禁止在导管不畅时加压冲管，需严格执行PICC堵管的处理策略。

⑧ "3cm原则"：拔管时，每拔出3cm，须松手，观察导管是否回缩（仅被拉长，实际未被取出，无拉力后，又弹性回缩回去）。如不回缩，可以继续拔3cm；如明显回缩，可以再次尝试，但每次仅能拔出3cm（导管材质仅能耐受3cm的延展，在松开后恢复原来形状，如牵拉超过5cm，导管腔变细，导管可能断裂）；如仍无法拔除，需按照拔管困难处理策略执行。

(3) 处理方法

①体外断裂：三向瓣膜式导管发生不完全断裂时，应立即固定导管，患者肢体制动，连接20ml注射器冲洗导管确定损伤部位。如有可能，无菌方式进行修剪导管，重新固定，否则拔除导管。导管完全断裂时应逆穿刺点方向小心揭除贴膜，隔透明敷料按压住体外残端（可根据置入长度，评估有无拔出少许导管可能），无菌方式进行修剪，安装连接器，确定减压套筒与金属柄锁牢，固定导管。如无足够长度，建议拔管或变为中长导管使用。前端开口式导管发生断裂时，由于导管尾端为一体结构，只能拔管。

②体内断裂：安抚患者，减轻紧张情绪，全程严格记录。患肢暂时制动，在透视下明确导管

残余长度及位置（体内断裂通常与拔管困难有关，导管此时被静脉卡住，脱落的风险较小）。远端脱落入心腔或肺动脉者，因导管材质柔软，诱发心律失常或症状性肺栓塞的可能性极小。由介入血管科评估取导管时机及具体取出策略，详见拔管困难。

7. 拔管困难

(1) 常见原因

①纤维蛋白鞘形成，紧紧包裹导管，造成导管相对变粗，无法通过逐级变细的外周静脉，退出人体。

②纤维蛋白鞘合并静脉血栓形成，进一步加剧导管与静脉间阻力，使拔管困难。

③置管通路中，部分静脉口径过细（通常要求直径应是导管直径的2倍以上），与导管不匹配，长期留置后，薄层纤维蛋白鞘与静脉壁粘连，无法拔除。

④夹闭综合征，导管被锁骨及第一肋骨夹持。

⑤其他医源性因素，如手术过程中，导管被意外固定在静脉壁上，或导管及静脉因放疗造成完全性毁损。

⑥导管已断裂在体内，失去与体外段的连接，但在拔管前并不知晓，拔管后才发现导管缺失一定长度。

(2) 预防措施

①选择相对较粗的静脉完成置管，可以大大降低并发症。

②尽量避免深静脉置管，如需切开显露静脉时，容易找到静脉，并且损伤较小。

③导管留置期间，主动握拳运动，适量饮水，保持静脉充盈且回流，有充足血流从导管周围经过，避免纤维蛋白鞘过粗或静脉血栓形成。

④对于已经血栓抗凝治疗史的患者，再次化疗时，为保护导管，可以预防性抗凝治疗。

(3) 处理方法

①如果是纤维蛋白鞘造成的导管取出困难，

有的患者（儿童为主）导管无法拔出；有的患者（成人为主）在拔出10～20cm后，不再能继续拔出。这两种情况均需保持充分警惕，严格执行"3cm原则"，确保导管不会断裂在体内。可在完善检查后，再评估取管策略。

②取管困难时，在无菌状态下，将导管推回静脉内1～2cm，嘱患者主动握拳运动，适量饮水，24h后，再次尝试拔管，部分患者可以取出（启动了机体的溶栓机能）。

③彩超、胸片检查，必要时，透视下造影检查，明确有无血栓、导管位置及体内长度。

④在导管室，在局麻或全麻下，肩部、胸部小切口，切开腋静脉或锁骨下静脉，取出上肢内导管及近心端导管。必要时，自股静脉穿刺，使用抓捕器取出上腔静脉、心腔内、肺动脉内的残余导管。

8. 穿刺点漏液　置管后，液体持续自导管周围穿刺点流出，影响敷料干燥及固定。

(1) 常见原因及鉴别方法

①淋巴漏：穿刺扩皮时，误伤淋巴管。漏出液为透明淡黄色，缓慢持续渗漏，可持续1～2周。

②组织液：肢体水肿，组织液从穿刺处漏出，性状同淋巴漏，但速度主要与组织水肿程度密切相关。组织水肿消退后，渗漏自动停止。

③渗出液：感染先兆，渗出炎性液，可以伴有周围组织充血、水肿、疼痛等感染征象，或逐渐出现感染征象，需鉴别血栓性静脉炎和机械性静脉炎。

④药液：进入皮肤位置的导管破损，药液自导管漏出。漏出速度与输液速度有关，不输液时无明显渗液，并且漏出液体与药液成分一致。需输入有颜色的液体，进一步鉴别。

(2) 预防措施

①淋巴漏：正确使用扩皮刀，刀刃向上，破开真皮层即止。根据导管粗细决定皮肤切开大小，避免过多切开，减少损伤皮下淋巴管的机会。

②组织液：尽量避免在肢体严重水肿时置管，如病情需要必须置管时，术前需向患者家属充分交代利弊。

③渗出液：严格无菌操作；轻柔置管操作，减少组织损伤；充分评估患者自身的抗感染能力；对于有较高感染风险者，可考虑在层流室、手术室内置管。

④药液：正常使用的导管应能耐受 1 年以上的牵拉、折曲，禁忌暴力牵拉和不必要的反复折弯；良好的导管固定可以明显减少导管在皮肤入口处的折弯；禁止患儿玩耍导管末端。

(3) 处理方法

①淋巴漏：常规固定导管，局部小方纱压迫（也可放在贴膜外），自粘疏网弹力绷带低压保护，压力约 5mmHg 即可，确保换药时纱布干燥而患者局部弹力绷带不产生不适感；每周正常维护，更换贴膜，直到淋巴漏停止。

②组织液：抬高患肢，握拳运动，药物消肿治疗，必要时利尿治疗。

③渗出液：根据感染程度，决定局部消毒剂（捷克信、佛罗肽），口服抗生素，静脉应用抗生素的；如持续不能控制，需考虑拔管。

④药液：如确定漏出为输注药液，首先需谨防导管断裂体内（禁止随意牵拉、折弯导管）。无菌条件下，缓慢后撤导管，观察破口位置，待破口离开皮肤 1cm 左右，不再牵拉导管尾端，改牵拉破口前端健康导管，并完整取出，必要时在导管室行配合导丝手术，取出导管。

9. 导管异位与移位　导管异位是指置入导管后胸片提示，导管未进入上腔静脉，相当于置管不成功。导管移位是指置管达到预定位置，正常使用一段时间后发现，导管尖端离开上腔静脉，移位到其他静脉。

常见的异位、移位静脉包括 4 种情况：①折返回锁骨下静脉、腋静脉及其分支。②停留在锁骨下静脉、同侧头臂静脉（遇到阻力，无法置入

预定长度）。③进入大静脉同侧颈内静脉、对侧头臂静脉。④进入较小静脉：如胸廓内静脉，肩部、胸壁静脉，甲状腺下静脉，心包膈静脉等。

(1) 常见原因

①导管异位常见原因：静脉狭窄或闭塞；静脉走行扭曲；置管速度过快，导管未能"飘"入主干静脉；置管静脉痉挛。

②导管移位常见原因：置管过浅，肢体运动、站立位或深吸气运动时，导管尖后退出上腔静脉，运动结束时未能返回；置管过浅，导管冲封管时，导管"弹跳"移位到邻近静脉。

(2) 预防措施

①导管异位预防措施：适量饮水或补液，在静脉充盈的前提下，完成置管。做好充分术前评估，必要时行彩超检查，确保静脉通路血流通畅。置入过程手法轻柔，给导管沿血流"飘动"的机会。送管时如遇到阻力，应后撤导管 5cm，重新缓慢置入，必要时，配合少量注入生理盐水充盈静脉。

②导管移位预防措施：正确测量，避免置入过浅。目标位置为导管尖端在立位吸气胸片，位于上腔静脉近心房水平（此位置导管尖端在呼气卧位时，会进入右心房，对于成年人无影响，属于常态；但对于心腔尚小，心房壁、静脉壁发育不健全的早产儿需谨慎）；至少保证导管尖端在上腔静脉中下 2/3 区间内。限制置管侧肢体运动，避免过度伸展上肢或大幅度活动肩部。冲管使用 10ml 注射器，每次仅脉冲入 1 ～ 2ml 液体，通常仅发生导管小幅度跳跃，不造成导管移位。

(3) 治疗方法

①导管异位治疗方法：①置管术中超声检查同侧颈内静脉，如有导管进入，立即调整。明确未能置入预定长度，或反复进入颈内静脉，调整失败，需保留导管支撑丝，转移到导管室，充分消毒，透视下，完整导管置入。如造影确认静脉狭窄或闭塞，建议拔除导管，重新选择置管静脉。

②导管移位治疗方法：在导管室，透视下，完整导管调整，必要时用 0.018in 导丝配合置管。

10.贴膜相关皮炎　在穿刺点周边，固定导管位置出现皮肤糜烂、渗出、增厚、结节、色素沉着、皮屑等一系列皮炎湿疹改变。

(1) 常见原因

①对导管、贴膜、消毒剂的材质过敏。

②刺激性皮炎。

③因长期贴膜，皮肤被封包，出现湿疹样改变。

(2) 预防措施

①对敏感性皮肤、过敏体质、既往 PICC 使用过敏史的患者提前采取避免接触措施。

②预防为主，避免接触，及时治疗。

③积极宣教，出现瘙痒、疼痛、渗出，及时复诊维护。

(3) 治疗方法

①外用激素软膏，如艾洛松。

②皮肤营养，如宝术安。

③采用新型消毒剂，如捷克信（第七代季铵盐：高效杀菌，持续抑菌，无色无味无泡沫，低致敏，低刺激，不伤害导管，无须擦除，待干后直接固定导管）。

④采用新型高透气敷料，缩小贴膜面积，远隔固定，自黏疏网弹力绷带外围固定等方式，如超薄型水胶体透明贴等。

二、中心静脉导管

中心静脉导管（CVC，central venous catheters）是经颈内静脉、锁骨下静脉或股静脉穿刺，导管尖端送入腔静脉的导管，通常的置入深度为 14～25cm。此技术已被广泛应用于临床诊疗中，是急诊抢救、大中型手术、血液透析、危重医学、短期化疗、非胃肠营养等最常用的建立输液通路的方式。

与 PICC 比较，CVC 同属中心静脉，但 PICC 主要穿刺外周静脉，导管较细，走行路径较长，穿刺置管风险低，主要由静脉治疗护士完成；CVC 穿刺深静脉，有误穿动脉、动静脉瘘、血胸、气胸等穿刺并发症，甚至可能危及生命，因此，仅由有资质和经验的医师完成。

为了减少穿刺并发症，近年来发展了超声引导技术，用于颈内静脉 CVC 置入时，能够显著提高一次性穿刺成功率、减少操作时间及穿刺次数，同时节约医疗花费。此技术已被多个指南推荐，作为首选的经颈内静脉 CVC 通路置管方式，尤其适用于血容量不足、静脉塌陷，穿刺成功率大大下降时。

超声引导下穿刺分为以下两种方式：①静态引导，是在穿刺之前使用超声定位血管，分辨目标血管周围的组织结构，同时了解目标血管有无明显解剖位置变异、静脉血栓等异常，而在定位后穿刺时并不使用超声实时引导。②动态引导，是在穿刺过程中使用超声引导进针以及置入导丝，穿刺针迹在超声图像上显示出来直至刺入目标血管。

无论是根据解剖标志盲穿，还是超声引导下穿刺，主要差别在风险和成功率上；其置管技术、维护流程、并发症种类总体类似。

肾衰患者透析插管技术是特殊类型的 CVC 技术。通常使用专用双腔 10.5F 导管，经股静脉或颈内静脉入路。由于导管较粗，计划留置时间较长，因此面临更严重的并发症挑战。

（一）CVC 置管的适应证和禁忌证

1.CVC 置管适应证

(1) 急诊抢救、大中型手术、血液透析、危重医学、短期化疗、非胃肠营养等需短期建立可靠稳定静脉输液通路，预计时间不超过 4 周。

(2) 需使用对外周静脉刺激和损害较大的药物，如化疗药物、抗生素、甘露醇、TPN、酸碱度大及渗透压高的药物等。

(3) 在疾病状态不平稳时，作为建立长期静脉输液通路的过渡阶段。

2.CVC 置管禁忌证

(1) 一周之内有明确菌血症、败血症、脓毒败血症、感染性心内膜炎等全身感染的患者，或发热原因待查，尚不能排除血源性感染者。

(2) 穿刺部位存在明确感染（脓肿、蜂窝织炎）。

(3) 穿刺部位存在开放性外伤，急性期尚不能排除感染、血栓等可能者。

(4) 正在发生血栓性疾病，伴有出血，严重无法纠正的出凝血功能障碍者。

(5) 正在接受抗凝治疗者。

(6) 确诊或疑似患者对导管材质过敏者。

(7) 严重精神异常，无法配合操作。

（二）CVC 置管技术要点

1. 颈内静脉 CVC 置管

(1) 技术要点

①体位：仰卧位，肩枕过伸位，头转向对侧。

②定位：甲状软骨水平，气管食管沟内，触诊颈动脉搏动作为辅助定位。

③麻醉：皮肤常规消毒，铺无菌洞巾，以 1% 利多卡因在颈动脉搏动外后侧 5mm 处局部浸润麻醉，范围 3cm，深度 1cm，可作试探性穿刺。

④穿刺：甲状软骨水平，颈动脉搏动外后侧 5mm 处，沿动脉走行方向，向下向后及稍向外进针，指向胸锁关节的下后方。

⑤进针：边进针边抽吸，见有明显回血即表明已进入颈内静脉。

⑥导丝：确认为静脉血，稳定穿刺针，置入导丝 15cm，确认不引起心律失常。

⑦透视：有条件在导管室穿刺者，透视明确导丝进入上腔静脉。

⑧置管：撤出穿刺针，沿导丝扩皮，引入 CVC 导管，成年人左侧置入深度一般 18cm，右侧置入一般 14cm；透视确认导管尖端位于上腔静脉近心房水平。

⑨固定：皮肤缝合固定器，妥善固定导管，贴膜封闭。

(2) 注意事项

①颈内静脉穿刺点不能过低，通常在甲状软骨水平，过低有造成气胸或误穿锁骨下动脉可能。

②头低位、屏住呼吸，增加胸腔压力，可以使颈内静脉明显充盈，有利于提高穿刺成功率。

2. 锁骨下静脉 CVC 置管

(1) 技术要点

①体位：仰卧位，穿刺侧肩下垫枕，使肩向后过伸，头转向对侧。

②定位：取锁骨中点处的锁骨下缘下方 1cm 处为穿刺点。

③麻醉：皮肤常规消毒，铺无菌洞巾，从穿刺点向同侧胸锁关节上方 1cm 方向进针，以 1% 利多卡因局部浸润麻醉，范围 4～5cm，深度 1～2cm；注意麻醉锁骨骨膜。

④穿刺：从穿刺点向同侧胸锁关节上方 1cm 方向进针，针体下压皮肤及肩部，并平行用于胸壁皮肤，使针尖朝向指向锁骨深方再进针；如进针时碰到锁骨，可先回撤，略抬高针尾，紧贴锁骨下缘负压进针，深度一般为 4～5cm。

⑤进针：边进针边抽吸，见有暗红色静脉血即表明已进入锁骨下静脉。

⑥导丝：稳定穿刺针，置入导丝 15cm，确认不引起心律失常。

⑦透视：有条件在导管室穿刺者，透视明确导丝进入上腔静脉。

⑧置管：撤出穿刺针，沿导丝扩皮，引入 CVC 导管，成年人左侧置入深度一般 18cm，右侧置入一般 14cm；透视确认导管尖端位于上腔静脉近心房水平。

⑨固定：皮肤缝合固定器，妥善固定导管，贴膜封闭。

(2) 注意事项

①仰卧位时，人的肩部略向前凸，刚好影响穿刺时针尾及注射器，因此，需要肩下垫枕，使肩向后过伸，充分闪出操作空间。

②头低位、屏住呼吸，增加胸腔压力，可以

使锁骨下静脉明显充盈，有利于提高穿刺成功率。

③在人群中，存在一定比例的无症状性锁骨下静脉狭窄、闭塞者，因此在未能找到静脉时，仅能在常规穿刺范围内尝试穿刺，不可以向深方或其他方向随意尝试，否则会明显增加穿刺并发症。

④因存在夹闭综合征可能，禁忌向第一肋骨与锁骨夹角处穿刺，要尽量在锁骨内、中 1/3 交界处深方完成静脉穿刺。

⑤沿导丝扩皮时，需确认没有过大阻力，否则有夹闭综合征可能。故有放大阻力时，宁可放弃，重新穿刺，也不建议勉强置管。

3. 股静脉 CVC 置管

(1) 技术要点

①体位：仰卧位，大腿轻度外展、外旋。

②定位：腹股沟触诊股动脉搏动辅助定位。

③麻醉：会阴部备皮，常规消毒铺巾，2% 利多卡因在股血管鞘内外侧局麻，范围包含头侧。

④穿刺：在腹股沟横纹下方动脉搏动最强点内侧 5mm 处，平行于股动脉走行方向进针，针体与皮肤夹角 30° ~ 60°。皮下脂肪厚者，略抬高针尾，增大夹角，脂肪薄者，降低针尾，减小夹角。

⑤进针：边进针边抽吸，见有暗红色静脉血，即表明已进入锁骨下静脉。

⑥导丝：稳定穿刺针，置入导丝 20cm，确认置入过程无明显阻力。

⑦透视：有条件在导管室穿刺者，透视明确导丝进入同侧髂总静脉。

⑧置管：撤出穿刺针，沿导丝扩皮，引入 CVC 导管，透视确认导管尖端位于下腔静脉即可。

⑨固定：皮肤缝合固定器，妥善固定导管，贴膜封闭。

(2) 注意事项

①因下腔静脉较粗，血流量较大，虽然肾上下腔静脉及肝后下腔静脉血流量更大，但通常经股静脉的下腔静脉置管，无须刻意到达近心房水平。

②对成年人而言，置入深度一般 25cm 已进入下腔静脉，因此置管总长度不要超过 40cm，否则进入心房可能性较大。

(三) CVC 维护标准化操作流程

1. 用物准备　一次性换药包、清洁手套、无菌手套、75% 乙醇或酒精棉片、络合碘或安尔碘、快速手消毒剂、无菌透明敷料、治疗盘、无菌盒、(输液接头 1 个、10ml 生理盐水 1 支；肝素盐水 5ml；10ml 注射器 2 个，为单腔导管用物)、治疗车。

2. 护理评估

(1) 评估患者及病情、意识、活动度和配合程度。

(2) 评估病房环境，保护患者隐私。

(3) 评估穿刺部位及周围皮肤有无渗出、红肿、热痛等，有无硬结形成。

(4) 评估敷料是否干燥，有无松脱、卷边，记录置管日期、换药日期。

(5) 评估接头清洁度 (因临床上接头内有血迹的情况)。

(6) 评估导管有无脱出或移位，记录穿刺点刻度。

3. 操作前准备

(1) 操作人员准备：①洗手，戴口罩、圆帽；②查对各项无菌物品完整性及有效期。

(2) 患者准备：①查对医嘱，核对护理记录单。②核对患者信息：采用 2 种以上方式进行核对。③核对患者维护查检表。④评估患者导管及皮肤情况。⑤解释操作目的。⑥协助患者取平卧位。

(3) 环境准备：①保护患者隐私。②保持环境清洁、室温适宜。

4. 操作步骤　更换输液接头→冲洗导管→更换透明敷料。

(1) 洗手，戴口罩，推治疗车携用物至患者床旁，再次核对患者。

(2) 摆体位充分暴露患者穿刺点及换药部位，打开一次性换药包，铺无菌治疗巾于肩下或置管侧。

(3) 更换输液接头：①解开固定输液接头的胶布，关闭夹子及三通；②手消毒，戴清洁手套；③取出封管注射器，连接新输液接头，排气备用（勿将接头从包装内取出）；④一手持导管接头上方，另一手移除旧接头；⑤用75%乙醇消毒棉片或棉签消毒导管口横截面及外壁，多方位用力摩擦不少于15s，待干；⑥导管接头连接10ml生理盐水注射器。

(4) 冲洗导管：①打开夹子，抽回血（不超过输液接头）；②用10ml生理盐水脉冲式冲洗导管；③将备好的新输液接头与导管接口连接，用肝素盐水3～5ml正压封管，关闭夹子，移除注射器。

(5) 更换透明敷料：①去除原有透明敷料，一手拇指轻压穿刺点，沿四周0°平行牵拉透明敷料，180°沿导管方向撕除贴膜，由远心端向近心端去除原有敷料；②评估穿刺点情况及导管位置、置入刻度；③脱清洁手套，手消毒；④右手戴无菌手套，左手用无菌方式倾倒消毒液于换药盘中的棉球上，充分浸润棉球（在治疗车上完成）；⑤将准备好的一次性换药包放于置管侧，左手戴无菌手套；⑥用无菌纱布包裹输液接头，提起导管。乙醇脱脂消毒，避开穿刺点1cm（螺旋式消毒，顺序为顺 - 逆 - 顺；消毒面积达标，直径≥15cm），乙醇充分待干；⑦更换无菌钳，以穿刺点为中心，用络合碘或安尔碘（螺旋式消毒，顺序为顺 - 逆 - 顺；消毒面积达标，直径≥15cm；注意擦拭导管与皮肤接触的背面及固定翼缝线部位和下面，彻底清除血迹及渗出物）；消毒后充分待干，尤其应用络合碘消毒时；⑧粘贴透明敷料方法正确，无张力粘贴，沿穿刺点进行塑形；胶布使用方法：第一条胶带蝶形交叉固定导管，第二条胶带将贴膜底部的岔口封住，第三条将导管与贴膜一并固定于患者皮肤，高举平

台法固定输液接头；⑨脱手套，手消毒，将胶带（标好穿刺与更换时间）固定在蝶形交叉的下缘。

(6) 恢复患者原体位或舒适体位，整理患者衣物及床单元。向患者宣教注意事项，做好洗手记录。

(7) 操作过程有效沟通，操作过程中注意无菌原则，操作熟练、节力。

5. 注意事项

(1) 观察穿刺点及周围皮肤情况，发现红肿渗出、缝线脱落等及时通知医生。

(2) 穿刺后第一个24h更换贴膜，透明的半透膜敷料应该每5～7d更换1次，纱布敷料应该每2d更换1次。透明敷料下放置纱布应被视为纱布敷料，应该每2d更换1次。

(3) 敷料被污染（或可以污染时）、潮湿、松动、脱落或危及导管时及时更换。

(4) 更换输液接头的频率不应过于频繁，一般不超过96h。

(5) 在以下情况下，应该更换无针接头：①任何原因下的无针接头被移除；②发现无针接头中有残留血液或者其他残留物；③从血管通路装置抽取血液培养样本之前；④确定受到污染的时候。

(6) 观察患者体温、血常规、凝血变化。

(7) 医务人员应每天对保留导管的必要性进行评估，不需要时应尽早拔除导管。

(8) 输液前用75%乙醇消毒棉片或棉签消毒输液接头横截面及外壁，多方位用力摩擦不少于15s，待干；一手持导管接头上方，另一手连接输液；高举平台法固定输液接头及导管。

(9) 按照表26-4对规范中心化静脉置管维护操作考核评分。

（四）CVC 常见并发症

1. 空气栓塞　中心静脉在人体血容量不足且吸气时，可呈负压状态，在穿刺过程中或输液装置意外脱离时，空气有可能随着患者的呼吸进入血液，造成肺动脉空气栓塞。此并发症一旦发生，

表 26-4　规范化中心静脉置管维护操作考核评分标准

项目	技术操作要求	分值	评分等级				得分
			A	B	C	D	
仪表2分	仪表、着装符合要求	2	2	1	0	0	
评估6分	核对患者信息，取舒适体位	2	2	1	0	0	
	评估患者及病情，合理解释	2	2	1	0	0	
	评估病房环境，保护患者隐私	2	2	1	0	0	
操作前准备7分	洗手、戴口罩	2	2	1	0	0	
	用物准备合理、齐备；有效期及包装完好	5	5	4	2	1	
操作过程63分 · 更换接头	患者体位正确，合理暴露	2	2	1	0	0	
	换药盘放置位置正确	2	2	1	0	0	
	无菌方式取出治疗巾，无污染	2	2	1	0	0	
	在置管侧肢体下铺治疗巾，放置合理	2	2	1	0	0	
	手消毒，戴清洁手套	2	2	1	0	0	
	取出封管注射器，连接新输液接头	2	2	1	0	0	
	一手持导管接头上方，另一手移除旧接头	2	2	1	0	0	
	用75%乙醇消毒棉片或棉签消毒导管口横截面及外壁，全方位用力擦拭15s	5	5	4	2	1	
	排气，连接中心导管	2	2	1	0	0	
冲洗导管	评估导管，抽回血	4	4	0	0	0	
	用脉冲方式冲洗导管	4	4	0	0	0	
	正压封管	2	2	1	0	0	
更换敷料	评估导管及穿刺点情况	2	2	1	0	0	
	180°去除原透明敷料，方法正确	3	3	2	1	0	
	脱清洁手套，手消毒	2	2	1	0	0	
	戴无菌手套	2	2	1	0	0	
	配合者用无菌方式倒取消毒液于换药盘中的棉球上	2	2	1	0	0	
	乙醇脱脂消毒（螺旋式消毒，顺序顺-逆-顺；消毒面积达标，直径≥15cm）	5	5	4	2	1	
	乙醇充分待干	1	1	0	0	0	
	络合碘或安尔碘消毒（螺旋式消毒，顺序顺-逆-顺；消毒面积达标，直径≥15cm，擦拭导管背面）	5	5	4	2	1	
	消毒液充分待干	1	1	0	0	0	
	粘贴透明敷料方法正确（无张力粘贴，沿穿刺点进行塑形）	5	5	4	2	1	
	脱手套，手消毒	2	2	1	0	0	
	正确粘贴导管信息标识	2	2	1	0	0	

项目	技术操作要求	分值	评分等级				得分
			A	B	C	D	
操作后 2 分	整理床单位，向患者宣教注意事项	1	1	0	0	0	
	整理用物、处置方法正确	1	1	0	0	0	
整体评价 10 分	操作过程有效沟通	2	2	1	0	0	
	操作过程中注意无菌原则	5	5	4	2	1	
	操作熟练、节力	3	3	2	1	0	
提问 10 分		10	10	8	6	4	
总分		100					

后果严重，甚至危及生命，但只要正确操作，通常可以避免。

(1) 常见原因

①血容量不足。

②患者紧张，呼吸急促。

③操作不当。

④长度短于 20cm 的导管更容易出现。

(2) 预防措施

①穿刺置管时，无论是否有可能空气栓塞，在没有注射器或肝素帽封闭导管尾端或内置导丝时，术者均需保持用手指封堵导管尾端。

②双腔导管注意在启动操作前，就用肝素水预充侧孔腔，并用拇指夹封闭导管；仅使用端孔腔进行操作。

③输液后，加强巡视，检查肝素帽及三通要衔接牢固；在更换接头（三通、肝素帽）、注射器或进行换药时应夹闭导管，防止空气进入。

(3) 处理方法

①当有少量空气进入导管时，不用慌张，可用注射器抽出，直到见到回血。

②出现空气栓塞症状时，立即启动生命支持；少量空气栓塞症状为一过性，积极支持治疗后，可以自行缓解。

③必要时，抗凝治疗。

2. 导管相关性血流感染　导管内外细菌滋生，甚至生物膜形成，诱发全身感染表现，间断高热，菌血症发生。

(1) 常见原因

①未严格执行无菌操作，如消毒不正确，冲管、封管不规范，未及时更换敷料，不规范洗手等。

②其他原因造成血源性感染，累及导管，之后导管形成生物膜，成为新的感染源头。

③输液成分污染，造成导管及人体感染。

④穿刺部位被周围污染（洗澡水，汗液），沿导管进入。

⑤静脉炎、血栓形成、长期窦道等诱发的无菌性炎症，造成组织抗感染能力下降，转为感染。

⑥穿刺部位旁的感染灶，累及导管，沿导管将感染带入。

(2) 预防措施

①严格执行无菌技术和手卫生规范，按时更换无菌敷料，严格穿刺点消毒，消毒范围至少 15cm×15cm，正确行导管冲管和封管，并做好患者自我护理的健康指导。

②有免疫力低下可能的置管患者，谨防血液系统感染出现。

③尽缩短经股静脉置管的留置时间。

④注意保护导管周围皮肤、组织的活力，谨慎使用有刺激性的消毒剂。

⑤及时发现并处理导管周围皮肤、皮下的感染病灶，避免波及导管。

⑥控制导管留置的总体时间。

(3) 处理方法

①明确诊断，尽早评估新的建立输液通路方式，并限期拔除导管。

②拔管后，常规将导管尖端送培养检查。

3. **出血**　原因、处理与 PICC 类似，详见"一、(五) PICC 常见并发症的预防和处理 2. 穿刺点出血"。其出血的主要原因是误穿动脉，因并发症严重，需要积极干预。

4. **导管堵塞**　原因、处理与 PICC 类似，详见"一、(五) PICC 常见并发症的预防和处理 3. PICC 堵管"。

5. **导管脱落**　原因、处理与 PICC 类似，详见"一、(五) PICC 常见并发症的预防和处理 4. 导管意外脱出"。由于 CVC 通常缝合固定，不易松动，但因为导管较粗，顺应性较差且异物不适感明显，在缝线松动后，患者可因运动或不慎，将导管拔出。

6. **静脉血栓形成**　原因、处理与 PICC 类似，详见"一、(五) PICC 常见并发症的预防和处理 5. 静脉血栓形成"。

其中，颈内静脉血栓形成较为隐蔽，通常由于对侧颈内静脉代偿不出现水肿症状，仅有局部疼痛不适，却被置管的不适掩盖，直到拔管后再置管前彩超检查才被发现。

7. **导管断裂**　原因、处理与 PICC 类似，详见"一、(五) PICC 常见并发症的预防和处理 6. 导管破损或断裂"。最常见原因是夹闭综合征，需在穿刺锁骨下静脉时，有意向外避开第一肋骨与锁骨的夹角处，详见"二、(二) CVC 置管技术要点 2. 锁骨下静脉 CVC 置管"。

8. **气胸、血胸**　气胸和血胸是较常见的穿刺并发症，通常在颈内静脉、锁骨下静脉穿刺时，误穿胸膜顶、锁骨下动脉、胸壁动脉而发生，可

因未及时处理，而造成呼吸困难，甚至危及生命。

(1) 常见原因

①患者存在解剖异常。

②术前检查不充分，未能发现目标静脉已狭窄或闭塞；常规穿刺区域内，未能顺利找到目标静脉时，扩大了穿刺范围。

③操作技术不熟练，尚未完成学习曲线。

(2) 预防措施

①高危患者，完善检查，充分术前评估。

②熟练操作技术，无随意更改操作常规。

③术前饮水或补液，保证静脉充盈。

④必要时，配合憋气，增加静脉回流阻力，使静脉充盈。

⑤多次穿刺未果时，及时终止，重新评估目标静脉或评估选择其他静脉穿刺的可能性。

(3) 处理方法

①完善胸片或 CT 检查，评估气胸、血胸的严重程度。

②暂停静脉穿刺，启动生命支持。

③按照气胸、血胸处理原则处理。

三、透析导管的特殊性

肾衰竭患者的静脉置管血液透析是维持生命的重要途径，尤其用于紧急透析、半永久透析等情况。虽然已有上肢静脉内瘘成型术，腹膜透析等方式，但仍无法替代置管透析通路的重要作用。

透析导管是在肾衰患者中应用，并且计划应用时间较长。由于患者全身情况差，更容易发生导管相关性感染、血栓、导管堵塞等并发症。除此之外，透析导管通常为双腔，最常用 10.5F，对静脉的损伤更重。因此，一定要选择血流通畅，口径较粗的静脉置管，相对减少并发症机会。

为预防导管相关性感染，平时导管维护消毒，可选择现代消毒剂，如有表面活性剂功能的季铵盐或佛罗肽等抗菌肽类喷剂等。其优势包括喷涂即可，尽量避免反复牵拉折弯导管；抗菌剂成膜